Der weibliche Beckenboden

Klaus Goeschen • Alpaslan Caliskan
Ion-Andrei Müller-Funogea • Bernhard Liedl

Der weibliche Beckenboden

Funktionelle Anatomie, Diagnostik und Therapie aus integraler Sicht

2. Auflage

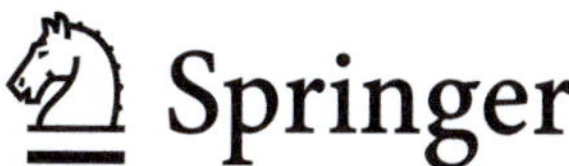

Klaus Goeschen
Medizinische Hochschule Hannover
Hannover, Deutschland

Ion-Andrei Müller-Funogea
Klinik für Gynäkologie und Geburtshilfe
Luisenhospital Aachen
Aachen, Deutschland

Alpaslan Caliskan
Klinik für Gynäkologie und Geburtshilfe
Ozel Odak Hastanesi
Denizli, Türkei

Bernhard Liedl
Zentrum für Rekonstruktive
Urogenitalchirurgie
Beckenbodenzentrum München Planegg
München, Deutschland

ISBN 978-3-662-71468-3 ISBN 978-3-662-71469-0 (eBook)
https://doi.org/10.1007/978-3-662-71469-0

Die Deutsche Nationalbibliothek verzeichnet diese Publikation in der Deutschen Nationalbibliografie; detaillierte bibliografische Daten sind im Internet über https://portal.dnb.de abrufbar.

Springer ist ein Imprint der eingetragenen Gesellschaft Springer-Verlag GmbH, DE und ist ein Teil von Springer Nature.
Die Anschrift der Gesellschaft ist: Heidelberger Platz 3, 14197 Berlin, Germany

Geleitwort

Es ist mir eine große Freude, ein Geleitwort für die 2. Auflage des Lehrbuchs Der weibliche Beckenboden zu schreiben. Das Lehrbuch ist eine stark erweiterte und aktualisierte Version des ursprünglichen Lehrbuchs von Goeschen und Petros aus dem Jahr 2009.

Dieses Lehrbuch ist in der deutschsprachigen Literatur einzigartig, da es die Symptome in den Vordergrund stellt. Es betrachtet die normale Funktion und die Dysfunktion in einer allumfassenden Weise. Es betont, wie solche Symptome mit spezifischen Ligamentschäden in Verbindung stehen und wie diese Symptome durch bewährte Ligamentreparaturmethoden geheilt oder verbessert werden können.

Das System der Integraltheorie, auf dem dieses Lehrbuch basiert, hat sich seit 2009 erheblich weiterentwickelt. Dieselben Ligamentreparaturen, die 2009 für die Heilung von Gebärmutter- und Scheidenprolaps, Harndrang und Nykturie entwickelt wurden, eignen sich auch für die Heilung anderer Erkrankungen wie interstitielle Zystitis, Vulvodynie und anorektale Dysfunktionen in Form von Stuhlinkontinenz, Darmentleerungsstörungen und sogar Intussuszeption der vorderen Rektumwand. Die Autoren, Klaus Goeschen und Bernhard Liedl, spielten eine maßgebliche Rolle bei der Entwicklung und Validierung dieser neuen Richtungen. Neue Operationstechniken werden beschrieben und durch neue Abbildungen und Erklärvideos veranschaulicht.

Die wissenschaftliche Grundlage des Lehrbuchs ist die Integrale Theorie der weiblichen Harninkontinenz (IT), die erstmals 1990 in *Acta Obstetricia et Gynecologica Scandinavica* veröffentlicht wurde. Die 79-seitige Publikation von 1990 enthielt Erkenntnisse, die lange akzeptierte Ansichten über den weiblichen Beckenboden erschütterten. Die Beckenmuskeln stützen nicht nur die Unterleibsorgane. Sie ziehen sich außerdem gegen Ligamente zusammen. Dadurch werden die Harnröhre geöffnet und geschlossen und die Vagina in entgegengesetzte Richtungen gespannt, um Harndrangbeschwerden zu kontrollieren. Es wurde nachgewiesen, dass Stress- und Dranginkontinenz sowie Entleerungsschwierigkeiten nicht von der Blase selbst herrühren, sondern von den außen befindlichen, geschwächten Beckenmuskeln, die gegen kollagenarme Ligamente kontrahieren. Diese können repariert und die Symptome dadurch geheilt oder gebessert werden. Später stellte man fest, dass fast die gleiche Ätiopathologie auch für das Anorektum gilt.

Eine Schlüsselerkenntnis von 1990, die im Tierversuch bestätigt wurde, war ein neues chirurgisches Prinzip: die Nutzung der Wundreaktion eines präzise implantierten Bandes, um neues Kollagen zur Verstärkung der geschwächten Bänder zu bilden. Diese Entdeckung bildet den Kern der in diesem Lehrbuch beschriebenen, äußerst erfolgreichen Heilung von Symptomen.

Es ist eine Tatsache, dass Frauen Hilfe suchen, weil sie unter Beckenbeschwerden leiden. Leider lehren auch heute noch viele Fachgesellschaften, dass die Pathogenese von Harndrang, Häufigkeit, Nykturie, chronischen Beckenschmerzen, abnormaler Entleerung, obstruktiver Defäkation und Stuhlinkontinenz keine bekannte Ursache hat und chirurgisch nicht heilbar ist.

Ich empfehle dieses Lehrbuch allen Kolleginnen und Kollegen, die Frauen dabei helfen wollen, ihre Lebensqualität zu verbessern, da Beckenbeschwerden schwerwiegend, ja sogar erdrückend sein können. Die in diesem Buch beschriebenen Methoden sind ausführlich erklärt, vielfach erprobt und werden einen großen Beitrag zur Erreichung dieses Ziels leisten.

Professor PEP Petros DSc DS (UWA) PhD (Uppsala) MB BS MD (Syd) FRCOG (Lond) FRANZCOG CU

31/93 Elizabeth Bay Rd, Elizabeth Bay NSW 2011 Australia

Reconstructive Pelvic Floor Surgeon and Certified Urogynaecologist (retired)

Associate Professor (Docent), Dept of Obstetrics and Gynecology, University of Uppsala Sweden

Professor, University of NSW Professorial Dept of Surgery, St Vincent's Hospital Sydney (retired)

Adjunct Professor, University of Western Australia School of Engineering and Mathematical Sciences, Perth WA (retired)

Visiting Professor Case, Western Reserve University, Ohio, USA

Vorwort zur 1.Auflage

Ich hatte das große Glück, bei vier hervorragenden Ärzten meiner Generation lernen und arbeiten zu dürfen: Prof. Gerhard Martius, Prof. Erich Saling, Prof. Jörg Schneider und Prof. Peter Papa Petros. Sie waren alle auf ihre Art Pioniere und haben die Medizinwelt bemerkenswert verändert.

Gerhard Martius war ein herausragender Arzt und Lehrer, der – wie kaum ein anderer – die Geburtshilfe und Gynäkologie beherrschte. Er hat über viele Jahre seines Schaffens zahlreiche ausgezeichnete Lehrbücher verfasst, die mehr als zwei Ärztegenerationen geprägt haben. Schon vor über 30 Jahren hat er sich gegen eine obligatorische Hysterektomie bei Beckenbodenoperationen ausgesprochen, obwohl er dafür von den meisten seiner Kollegen belächelt wurde. Wie sein Vater, Prof. Heinreich Martius (Ordinarius für Gynäkologie in Göttingen 1926–1954), hat er schon früh erkannt, dass es bei einer Gebärmutter- oder Scheidensenkung zu typischen Funktionsstörungen wie Inkontinenz, Pollakisurie, Nykturie, Urge, Blasen- und Darmentleerungsstörungen, Restharnbildung sowie Schmerzen in der Tiefe des Kreuzbeins kommt. Damit hat er den Grundstein für die Integraltheorie und auch für dieses Buch gelegt.

Erich Saling hat in einer Zeit, in der fünf von hundert neugeborenen Kindern starben, seine ganze Kraft darauf verwandt, diese katastrophalen Zustände zu verbessern. Gegen den lange anhaltenden Widerstand nahezu aller etablierten Geburtshelfer hat er es geschafft, dass heute die perinatale Sterblichkeit bei unter fünf auf 1000 Geburten liegt. Seinem Glauben an die gute Sache und seiner Zähigkeit ist es zu verdanken, dass viele Neugeborene, die früher verstorben wären, heute gesund leben können. Was, wenn es seinen Widersachern gelungen wäre, ihn aufzuhalten?

Jörg Schneider war maßgeblich daran beteiligt, dass es inzwischen ein Anti-D-Immunglobulin gibt, welches eine Sensibilisierung bei Rh-negativen Müttern verhindert. Seine Beharrlichkeit und Fähigkeit, Rückschläge wegzustecken führten dazu, dass der Morbus haemolyticus neonatorum heute nur noch selten auftritt.

Peter Papa Petros hat die Urogynäkologie gegen den Widerstand der etablierten Experten grundlegend verändert und dadurch vielen Frauen zu einem besseren Leben verholfen. In der Zwischenzeit hat auch die Industrie erkannt, dass sich mit seinen operativen Ideen viel Geld verdienen lässt. Sie ist es, die jetzt weltweit dafür sorgt, dass ihre Produkte in die Hände der Operateure gelangen. Dabei wird großer Wert auf das Vermitteln von operativen Techniken gelegt. Das Verstehen der Physiologie und das Erkennen von pathologischen Abläufen findet, wie das diagnostische Vorgehen, nach wie vor leider wenig Beachtung.

So richten sich bis heute die meisten Urogynäkologen und Urologen nach den 1958 aufgestellten Empfehlungen der International Continence Society (ICS), welche die ICS 1988 nochmals bestätigt hat:

- „Symptome sind nicht verlässlich,
- eine instabile Blase kann nicht chirurgisch geheilt, sondern muss medikamentös behandelt werden,

- nur Patientinnen mit Stressinkontinenz profitieren unter Umständen von einer Operation,
- Patientinnen mit gemischter Stress-/Urgeinkontinenz sollten nicht operiert, sondern ebenfalls medikamentös behandelt werden."

Auch in den letzten Statements von 2003 hat die ICS ihre Meinung nicht geändert. Medikamentöse Behandlung mit all ihren Nebenwirkungen und der schlechten Compliance wird nach wie vor als die Methode der Wahl für diese Patientinnen angesehen. Eine chirurgische Therapie als weitere Option wird nicht erwähnt.

Seit 1990 gibt es zahlreiche Arbeiten, die zeigen, dass eine Korrektur der bindegewebigen Halteligamente und -faszien auch die oben genannten Beschwerden heilen kann. Die Erklärung dafür findet sich in der Integraltheorie, die einen Großteil der genannten Leiden und urodynamischen Befunde als Folge eines Bindegewebeschadens erklärt.

Diese Zusammenhänge werden in dem vorliegenden Buch präzise beschrieben.

Die Autoren hegen die Hoffnung, dass Kollegen, die Interesse an modernen Behandlungsmöglichkeiten haben, dieses Buch lesen werden und nicht länger Skeptiker oder gar Gegner neuer, faszinierender Konzepte sind.

Möge die *Urogynäkolgie aus Sicht der Integraltheorie* eine Einladung sein, sich unserem Weg anzuschließen.

Klaus Goeschen
Hannover, Deutschland

Peter Papa Petros
Perth, Australia
im November 2008

Vorwort zur 2.Auflage

Der Beckenorganprolaps („pelvic-organ-prolapse", POP) wurde erstmals um 1500 v. Chr. im medizinischen Teil des Papyrus Ebers beschrieben. Euryphon empfahl um 400 v. Chr. die Methode der „Succussion" (das Umdrehen der Frau in Kopflage), während Hippokrates den Granatapfel als Pessar zur Reduktion des POP verwendete. Leonardo da Vinci (1452–1519) verfasste aufgrund seiner umfassenden Leichensektionen zahlreiche medizinische Texte zu diesem Thema. James Sims machte 1852 die Anwendung von Silbernähten in der POP-Chirurgie bekannt, während Choppin aus New Orleans 1861 über die erste vaginale Hysterektomie aufgrund von POP berichtet hat (eine bis heute angewendete Technik). Archibald Donald und William Fothergill entwickelten Ende des 19. Jahrhunderts die Manchester-Operation, bei der entweder nur die Portio oder die gesamte Gebärmutter entfernt wird.

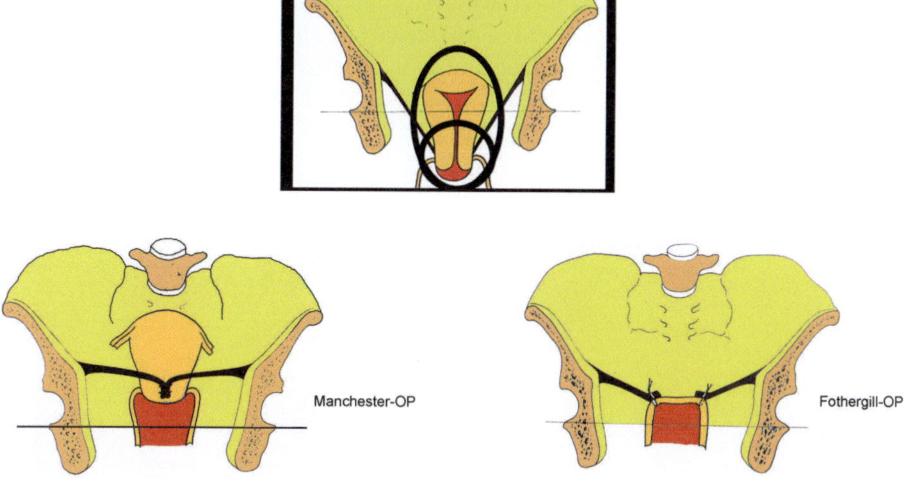

Abb. a Manchester-OP: Portio-Amputation und Elevation des Uterus durch Verkürzung der Ligg. cardinalia (CL) und sacrouterina (SUL). Fothergill-OP: Hysterektomie und Elevation der Scheide durch Verkürzung von CL und SUL

Le Fort beschrieb 1877 die partielle Kolpokleisis, eine Technik, die ebenfalls heute noch angewendet wird. Im Jahr 1898 entwickelte Thomas Watkins die Interpositionsoperation, da er nicht verstand, warum man einen gesunden Uterus entfernen soll. Howard Atwood Kelly führte 1913 die Kelly-Plikation ein, während W. Stoeckel 1917 die retropubische vesikourethrale Suspension beschrieb. Die Anhebung des Blasenhalses wurde 1961 von John Christopher Burch entwickelt. H. Martius wies 1936 in seinem chirurgischen Lehrbuch darauf hin, dass die Verengung der Vagina durch eine sog. vordere und hintere Kolporrhaphie nicht ausreiche, da die Haltefähigkeit der Vagina unzureichend sei.

Viele dieser technisch anspruchsvollen Methoden werden heute nach wie vor zur Behandlung von POP und Stressharninkontinenz mit mäßigem Erfolg eingesetzt. Trotz des Wissens, dass Organprolaps, Schmerzen, Blasen- und Darmbeschwerden bekanntermaßen zusammen auftreten können, werden die Patientinnen immer noch an unterschiedliche Disziplinen verwiesen: Gynäkologie, Urologie, Allgemeinchirurgie, Proktologie, Gastroenterologie, Neurologie und Neurochirurgie. Alle Fachgebiete verwenden unterschiedliche Nomenklaturen, Diagnoseprotokolle und Behandlungen.

Daher überrascht es nicht, dass die Rezidivoperationsraten nach Primäreingriffen in zahlreichen Studien zwischen 43 und 58 % betragen und die Misserfolgsraten für POP-Operationen weltweit mit 25–30 % angegeben werden.

Leider wird das POP-Problem und die damit verbundenen Beschwerden in der Welt nicht ab-, sondern weiter zunehmen, und zwar aus folgenden Gründen:

1) Überalterung der Bevölkerung
2) Wachstum der Weltbevölkerung
3) Steigende Lebenserwartung

Überalterung der Bevölkerung

Die Bevölkerung in Industrieländern wie Deutschland ist überaltert, mit weiter zunehmender Tendenz. Die negativen Folgen davon sind eine schlechte Lebensqualität, ausufernde kommunale und staatliche Gesundheitskosten und ein hoher Druck auf Pflegeheime.

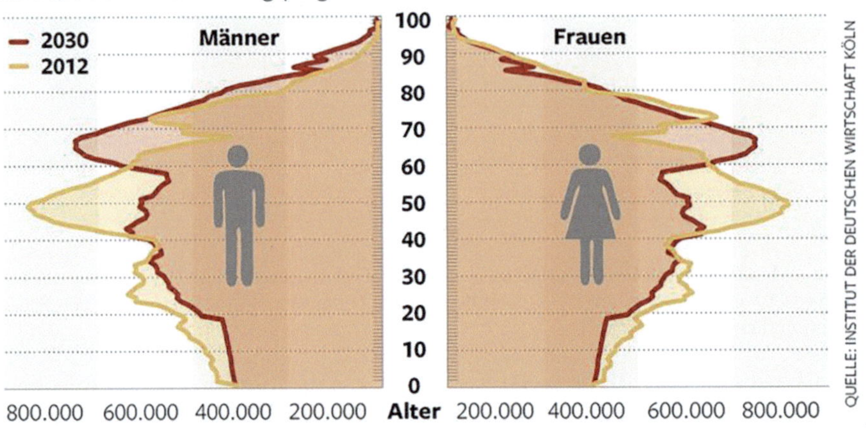

Abb. b Altersstruktur in Deutschland: Philipp Deschermeier. Die Entwicklung der Bevölkerung Deutschlands bis 2030 – ein Methodenvergleich. IW-Trends 2. 2015

Die Häufigkeit der Frauen mit Harninkontinenz liegt in Pflegeheimen bei fast 70 %. Nykturie kommt bei Frauen im Alter von 60 bis 70 Jahren bei 11–50 % vor und steigt im Alter von 80 und mehr Jahren auf 80–90 %. Die Häufigkeit der Blasenentleerungsstörungen liegt bei bis zu 59 %, die der Stuhlinkontinenz bei Frauen über 40 Jahren bei 24 %.

Nach Daten des Statistischen Bundesamts (Statista Research Department, veröffentlicht am 23.07.2024) betrug die Anzahl der Frauen in Deutschland am 31. Dezember 2023 insgesamt rund 42,9 Mio. Davon waren 9 Mio. (20,9 %) zwischen 40 und 55 Jahre alt – und befanden sich somit potenziell in der peri- oder prämenopausalen Lebensphase. Etwa zwei Drittel der Frauen dieser Altersgruppe haben bereits mit Beschwerden zu kämpfen, die ihr Leben mehr oder weniger stark belasten. Oft wissen sie nicht, dass die beginnende Perimenopause die Ursache für ihre Probleme ist. Denn obwohl es so viele Frauen betrifft, wird über das Thema mehr geschwiegen als geredet.

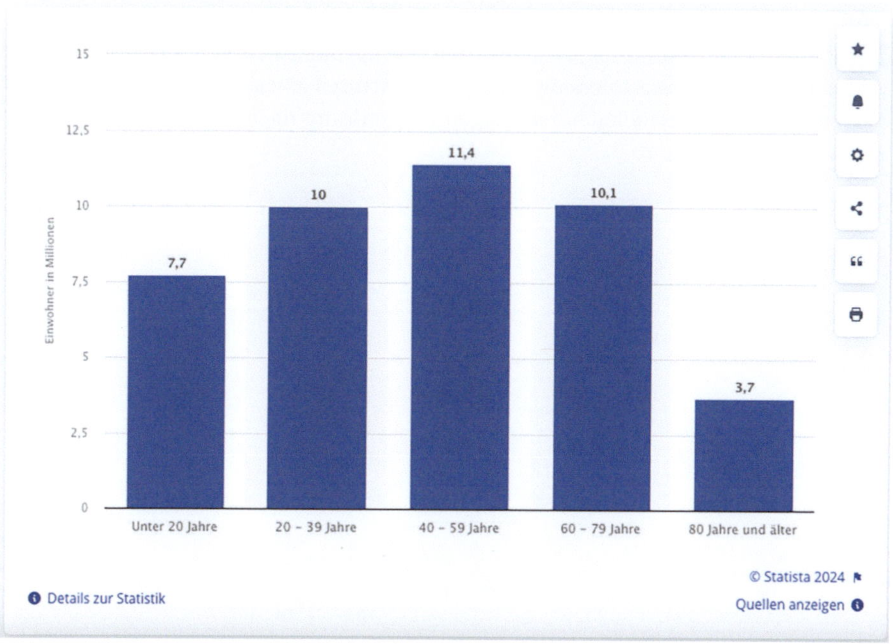

Abb. c Weibliche Bevölkerung in Deutschland nach Altersgruppen 2023.(Aus: Statista Research Department)

Für viele Frauen ist es nach wie vor ein „Tabu“, über ihre Beschwerden zu sprechen. Nur wenige nehmen Hilfe in Anspruch. Viele Patientinnen schämen sich, ihre Probleme ihrem Arzt,ihrer Ärztin oder ihren Angehörigen zu schildern, während andere glauben, dass sie damit leben müssen, weil es zum Altwerden dazu gehört. Ein weiterer wichtiger Grund ist, dass es bis vor wenigen Jahren keine dauerhaften und wirksamen Behandlungsmethoden gab und Ärzte nur wenige Optionen kannten.

Wird jetzt noch die wichtige Gruppe der >55 Jahre alten Frauen mit berücksichtigt, ergibt sich folgendes Bild:

12,5 Mio. Frauen (29,1 %) sind 56–79 Jahre alt und 3,7 Mio. (8,6 %) >80 Jahre.

Das heißt:

25,5 Millionen Frauen = ***71,6*** *% sind in Deutschland mögliche Beckenbodenpatientinnen, denen geholfen werden sollte.*

Wie kann die Behandlung erfolgen?

Abgesehen von der von Petros und Ulmsten entwickelten mitturethralen Schlinge („mid-urethralsling“, MUS) zur chirurgischen Heilung der Belastungs- bzw. Stressinkontinenz („stress urinary incontinence“, SUI) und nachfolgenden Modifikationen, die bisher seit 1991 über 10 Mio. mal in der Welt mit großen Heilungsraten angewendet wurden und werden, glauben nach wie vor viele Urolog*innen, Gynäkolog*innen und Koloproktolog*innen, dass die Pathogenese von Schmerzen, Blasen- und Darmproblemen weitgehend unbekannt und dass keine chirurgische Heilung möglich ist. Aber auch in der Gruppe der Inkontinenzpatientinnen weisen nur ca. 25 % eine reine SUI auf und können durch eine MUS-Operation geheilt werden. 75 % haben andere Inkontinenzbeschwerden, die als nicht heilbar eingestuft werden.

Aufgrund hoher Misserfolgs- und Reoperationsraten sowie geringer Patientinnenzufriedenheit ist die Suche nach der idealen Behandlung nach wie vor im Gange.

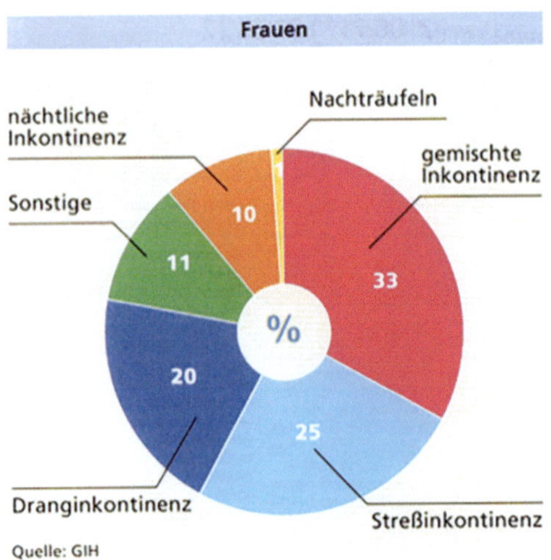

Abb. d Prozentualer Anteil der unterschiedlichen Harninkontinenzursachen

Wachstum der Weltbevölkerung

Die Weltbevölkerung wächst, und damit auch die Zahl der Frauen. „Nach Berechnung der Vereinten Nationen hat die Weltbevölkerung am 15. November 2022 die acht Milliarden-Schwelle überschritten. Somit hat die Weltbevölkerung in einer relativ kurzen Zeit erheblich zugenommen. Seit den 1960er-Jahren stieg die Anzahl der auf der Erde lebenden Menschen von drei auf nunmehr über acht Milliarden, „Tendenz steigend.“ Es wird geschätzt, dass bis zu 25 % der 4 Mrd. Frauen auf der Erde (= 1 Mrd.) unter Prolaps, Blasen- und Darmbeschwerden sowie chronischen Beckenschmerzen leiden.

Steigende Lebenserwartung

Aufgrund der zunehmenden Lebenserwartung wird es immer mehr Frauen geben, die unter POP-Problemen leiden. Die durchschnittliche Lebenserwartung in Deutschland bei der Geburt beläuft sich laut Sterbetafel 2021/2023 für Männer auf 78,2 und für Frauen 83 Jahre. Damit hat die Lebenserwartung seit dem 19. Jahrhundert rasant zugenommen und sich gegenüber den 1870er-Jahren mehr als verdoppelt. Im internationalen Vergleich liegt Deutschland knapp hinter der Spitzengruppe der Länder mit der höchsten Lebenserwartung.

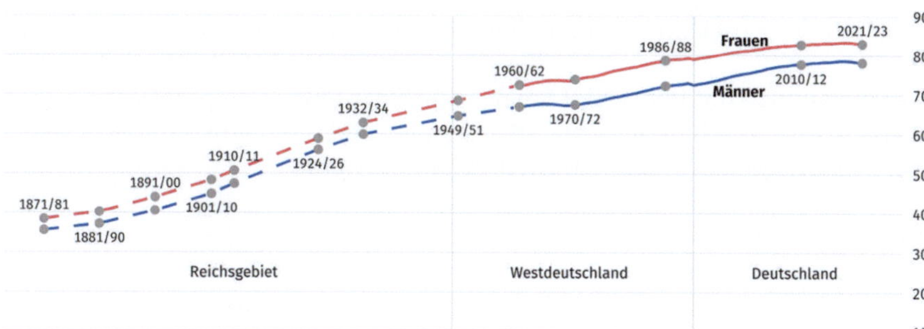

Abb. e Lebenserwartung bei Geburt seit 1876. Statistisches Bundesamt

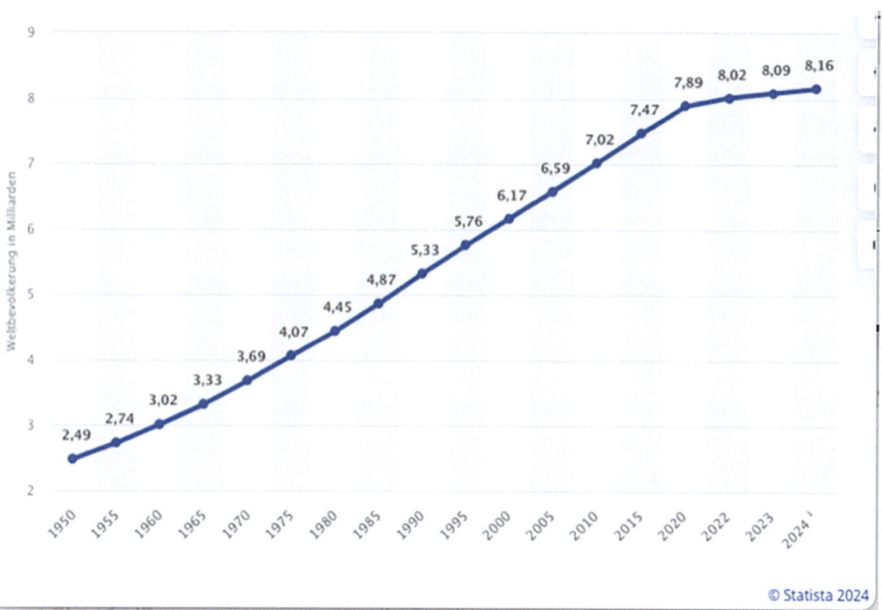

Abb. f Lebenserwartung der Weltbevölkerung. Statista 2024

Zusammenfassend lässt sich sagen, dass das Management des Beckenorganprolapses seit mehr als einem Jahrhundert Gynäkolog*innen, Urolog*innen, Proktolog*innen frustriert.

Auch die 1958 gegründete International Continence Society (ICS) hat bis heute keine wirksamen Vorschläge erarbeitet, wie diesen Frauen geholfen werden kann. Es wurden zwar die Richtlinien im Laufe der Jahre aktualisiert. Aber chirurgische Maßnahmen werden weiterhin, auch in ihrer letzten Erklärung von 2022 abgelehnt. Laut diesen Empfehlungen gilt:

- Symptome sind nicht zuverlässig.
- Eine instabile Blase kann chirurgisch nicht behandelt werden, sondern nur medikamentös.
- Nur Patientinnen mit reiner SUI können von einer Operation profitieren.
- Patienten mit Mischinkontinenz (Belastungs- und Dranginkontinenz) sollten nicht operiert, sondern medikamentös behandelt werden

Nach Meinung der ICS gilt die medikamentöse Therapie trotz vieler Nebenwirkungen und einer geringen Patientinnen-Compliance immer noch als die beste Behandlungsmethode. Veränderungen des Lebensstils und der Ess- und Trinkgewohnheiten wurden der Liste hinzugefügt, und als letzte Option werden den Patientinnen oft belastende, vorübergehende und meist ineffektive chirurgische Eingriffe an der Blase empfohlen.

Was sagt die Wissenschaft dazu

Behandlungen mit Anticholinergika bei überaktiver Blase („overactive bladder", OAB) sind kaum wirksam, verursachen lästige Komplikationen und können Demenzsyndrome verschlimmern. Opioidbehandlungen gegen chronische Beckenschmerzen können zu lebenslanger Abhängigkeit führen. Behandlungen der zweiten Wahl wie Sakralnervenstimulation und Botulinumtoxin Typ A sind teuer und für die Mehrheit der weltweit betroffenen 1 Mrd. Frauen, die unter diesen Beckenbeschwerden leiden, nicht leicht zugänglich.

Dennoch halten sich bis heute noch die meisten Urogynäkolog*innen und Urolog*innen an die Empfehlungen der ICS. Erst seit Kurzem lehnt die ICS die auf der Integraltheorie basierenden operativen Behandlungen nicht mehr grundsätzlich ab. Auch die Deutsche Gesellschaft für Urologie hat einen Arbeitskreis für „Rekonstruktive Beckenbodenchirurgie" unter dem Vorsitz des Mitautors Bernhard Liedl etabliert.

Das war aufgrund der vielfach wissenschaftlich belegten guten Operationsergebnisse mehr als überfällig.

Ursachen für mögliche Beschwerden betroffener Frauen.

Alle bisherigen Überlegungen konnten nicht erklären, warum welche Beschwerden bei POP-Patientinnen auftreten.

Peter Petros ist daher in den 1990-Jahren den Überlegungen von Hippokrates (450 v. Chr.) gefolgt, die besagt: Bevor ein wissenschaftlicher Fortschritt erreicht werden kann, muss zunächst das menschliche Denken vom Festhalten an alten Strukturen befreit werden.

Daraus hat Petros (2024) folgende Konsequenz abgeleitet (Zitat aus seinem jüngst geschrieben Review-Artikel):

> „Für mich war immer klar, dass die Ursache der weiblichen Harninkontinenz außerhalb der Blase zu suchen ist, d. h. in den Strukturen, die die Harnröhre und den Blasenhals stützen – insbesondere Bänder, Beckenbodenmuskeln und Scheide. Wenn

die Symptome der Harninkontinenz auf eine gestörte Anatomie der genannten Strukturen zurückzuführen sind, dann sollte eine Wiederherstellung der Anatomie auch die Funktion normalisieren“.

Er folgte mit diesem Ansatz **Galen**, dem großen griechischen Chirurgen, der 130 Jahre nach Christi gelebt und postuliert hat, dass die Wiederherstellung der Funktion der Wiederherstellung der Form folgt.

Ein weiterer Anlass für Petros, darüber nachzudenken, warum es in den vielen vorangegangenen Jahren keine langanhaltende wirksame Therapie für die zahlreichen, unter Beckenbodenproblemen leidenden Frauen entwickelt wurde, war das Buch *The Structure of Scientific Revolution* von Thomas Kuhn (1962), in dem Kuhn u. a. schreibt: „In und durch Krisen entstehen Innovationen.“ Und: „Erst die Anomalität ermöglicht die Entdeckung neuer Paradigmen.“

Um die Vorgänge im Becken besser verständlich zu machen, haben Petros und Ulmsten die Integraltheorie entwickelt (Petros und Ulmsten 1990a, 1993j).

Das Wort „**integral**“ bedeutet **ein einheitliches Ganzes**. Gemeint ist damit, dass der Beckenboden eine physiologische Einheit bildet. Alle Strukturen sind untereinander direkt oder indirekt mit den dazwischen liegenden Strukturen (Organen, Ligamenten, Muskeln, Faszien) verbunden. Bisher wurde dem wenig Beachtung geschenkt, was zu zahlreichen Missverständnissen und oft ineffizienten Lösungsansätzen geführt hat.

Das Paradigma der Integraltheorie versucht einen neuen Weg anzubieten, der die jahrhundertelangen, nicht verstandenen Kausalzusammenhänge erklärt. Dafür mussten die pathophysiologischen Grundlagen erarbeitet werden, die erklären, wie es zur Symptomentwicklung kommt.

Im Gegensatz zu den bisherigen Überlegungen zielt die Integraltheorie dabei in erster Linie auf die Behandlung der oben genannten **Symptome** und erst in zweiter Linie auf die Korrektur der anatomischen Veränderungen ab. Denn schon leichte anatomische Veränderungen, die üblicherweise nicht operativ korrigiert werden, können starke Beschwerden verursachen.

Trotz erheblicher Widerstände gegen diese These in den letzten 30 Jahren hat sich die Integraltheorie zu einer „Gegenrichtung“ entwickelt, die sich von den immer noch vorherrschenden, historischen Behandlungsmethoden unterscheidet. In ihrer jetzigen Form besagt diese, dass Beckenorganprolaps, chronische Beckenschmerzen, Blasen- und Darmstörungen aus verschiedenen Gründen hauptsächlich durch eine Laxheit der wichtigsten Stütz- und Haltestrukturen als eine Folge von verändertem Kollagen und Elastin verursacht werden.

Im Zusammenhang mit dieser Theorie hat Petros vor 30 Jahren als Erstes über die SUI nachgedacht und die Strukturen analysiert, mit denen Blase und Urethra verbunden sind. Er konnte nachweisen, dass ein defektes pubourethrales Ligament (PUL) zu einer SUI führen kann, und die Patientinnen nach einer chirurgische Korrektur (MUS) wieder kontinent sind.

Danach hat er den Blasenboden mit seinen Nervenendigungen analysiert und Folgendes festgestellt: Wenn die Scheidenvorderwand nachgegeben hat und durch die sakrouterinen Ligamente (SUL) nicht mehr genügend gestreckt wird, kann sie den Blasenboden nicht mehr ausreichend abstützen. Der periphere neurologische Kontrollmechanismus gerät dadurch ins Ungleichgewicht. Die Folge davon ist, dass diese Frauen ihre Blase am Tag und nachts häufig entleeren müssen und die Toilette oft nicht trocken erreichen. Dieser Zustand wird in der heutigen Literatur als „überaktive Blase“ (OAB) oder FUN (Akronym für „frequency“ = häufige Frequenz, „urgency“ = quälender Harndrang, „nocturia“ = Nykturie) bezeichnet.

Mit dem Ansatz, dass nicht die Organe die Beschwerden auslösen, sondern in erster Linie geschädigte Halte- und Stützstrukturen, also

1) Ligamente, die von Muskeln bewegt werden, und
2) Faszien, die als Stützstrukturen die Konstruktion zusammenhalten,
   konnte er viele Probleme erklären.

Daraus folgte, dass eine Korrektur der geschädigten Strukturen (Ligamente, Faszien) vorgenommen werden muss, wenn die Beschwerden geheilt werden sollen.

Da die in der Vergangenheit durchgeführten Operationen gezeigt haben, dass reparierte Strukturen wieder nachgeben, wenn schlechtes Eigengewebe an schlechtes Eigengewebe genäht wird, musste ein anderer Weg der Korrektur gefunden werden.

Tierexperimentelle und klinische Studien zwischen 1986 und 1997 haben gezeigt, dass alloplastische Netzstreifen (Tapes) für eine dauerhafte Stärkung von geschädigten PUL und uterosakralen Ligamenten (USL) unerlässlich sind.

Nilsson et al. (2013) konnten z. B. in einer Follow-up-Studie nachweisen, dass 17 Jahre nach einer TVT-Operation (TVT =„tension-free vaginal tape“) wegen SUI 91 % der Frauen noch kontinent und zufrieden waren.

Verbesserungen in der Tape-Technologie haben nach und nach dann auch die chirurgische Korrektur des POP revolutioniert. Dabei wird die Ligamentreparatur, die bei MUS erfolgreich war und ist, mit einer Korrektur der pubo- und rektovaginalen Faszie sowie der extraurethralen Bänder kombiniert, ohne dass Scheidenhaut reseziert wird.

Durch diese Ergebnisse erkannte die Industrie, dass mit den Ideen von Petros viel Geld zu verdienen war. Um die 2000er-Wende begann ein Boom der vorgefertigten Mesh-Kits. Bei den in jeweils nur einer Einheitsgröße angebotenen Meshs wurde nicht berücksichtigt, dass die Scheidenlänge – wie ja auch die Penislänge – individuell unterschiedlich ist. Anatomische Studien zeigen eine breite Spanne der Vaginallängen von 6,9 bis 14,8 cm. Ein Standard-Mesh war daher oft entweder zu kurz oder zu lang für den jeweiligen Defekt, was Dyspareunie, Erosionen sowie Blasen- und Rektumprobleme verursachte und die anfängliche Euphorie schnell verblassen ließ.

2011 äußerte die Food and Drug Administration (FDA) erste ernsthafte Bedenken hinsichtlich der Sicherheit und Wirksamkeit von transvaginalen Mesh-Operationen und ordnete 2019 an, dass die Hersteller den Verkauf von transvaginalen Mesh-Kits in den USA einstellen müssen.

Wegen der erheblichen Komplikationen wurden Operationen mit großen Netzen auch in einigen anderen Ländern (z. B. England) verboten, um sie dann bei abdominalen Implantationen im Rahmen von Sakrokolpopexien und Rektopexien zu akzeptieren. Es überrascht nicht, dass jetzt auch bei solchen Eingriffen zunehmend über ersthafte Probleme im Zusammenhang mit Netzen berichtet wird.

Die Rückkehr zu traditionellen Operationen mit nativem Gewebe wird dieses Problem nicht lösen, auch wenn Shkarupa et al. (2021) zeigen konnte, dass native Ligamentreparaturen bei prämenopausalen Frauen mit OAB und chronischen Beckenschmerzen wirksam sind.

Die sehr schlechten Ergebnisse bei postmenopausalen Frauen mit Prolaps-, Drang- und Nykturiesymptomen 18 Monate nach nativer Ligamentreparatur (Shkarupa et al. 2021) stehen in krassem Gegensatz zu den hohen 5-Jahres-Heilungsraten, die Inoue et al. (2021) bei prä- und postmenopausalen Frauen mit Beckensymptomen durch Schlingenreparatur erzielen konnten. Schlechtes Kollagen in Ligamenten und Faszien und sich daraus ergebende Probleme sind nicht nur durch Östrogenmangel oder traumatisch, sondern in allen Altersgruppen auch genetisch bedingt.

Auch Shkarupa et al. (2021) kommen daher zu dem Schluss, dass zumindest bei postmenopausalen Frauen eine kollagenbildende Methode wie ein Tape erforderlich ist, um langfristig gute Ergebnisse zu erzielen.

Eine sicher wirksame und dauerhafte rekonstruktive Chirurgie ist daher nur durch Erneuerung oder Verstärkung defekter Faszien und Ligamente mit synthetischen Materialien möglich. Dabei ist außer dem Material entscheidend, wo, wie und in welcher Größe das Mesh eingesetzt wird.

Der Schwerpunkt unseres in diesem Buch beschriebenen Vorgehens liegt auf der Erhaltung der vaginalen Elastizität und der Vermeidung vaginaler Narbenbildung an falscher Stelle: Diese kann zu massivem, unkontrollierbarem Urinverlust führen, der auf das sog. Tethered-Vagina-Syndrom (TVS) zurückzuführen ist.

Eine Fibrose des Netzes kann weiterhin die Nerven komprimieren und viszerale Schmerzen verursachen, die schwerwiegend sein können. Eine fibrotische Vernarbung beeinträchtigt außerdem die Elastizität der Scheide, die für eine unabhängige Öffnung und Schließung der Harnröhre durch entgegengesetzte Vektorkräfte erforderlich ist.

Fazit: Eine kollagene Narbenbildung, die durch Mesh entsteht, ist für die nicht elastischen Stütz- und Halteligamente wichtig, für die elastische Vagina aber kontraindiziert.

In diesem Zusammenhang haben POP-Studien von Sekiguchi (2014) (n = 60), Shkapura (2021) (n = 148) und Wagenlehner (2016) (n = 1420) Folgendes gezeigt:

Durch diskrete Reparatur der CL und USL konnten Heilungsraten von >90 % nach 12 Monaten bei POP Grad 3 und 4 erreicht werden, mit minimalen postoperativen Schmerzen und sehr geringen Tape-Erosionen. Mit dieser Methode können auch andere Ligamente, dislozierte puboviszerale Muskeln und der Dammkörper repariert werden. Denn Beckenorgane werden vorwiegend durch Ligamente in situ gehalten und abgestützt, weniger durch die Vagina: Die Bruchlast für intakte Ligamente beträgt 300 mg/mm^2, für die Vagina nur 60 mg/mm^2.

Der weibliche Beckenboden ist durch Komplexität und Diversität charakterisiert. Es handelt sich um eine Körperregion, die aus unterschiedlichen Strukturen aufgebaut ist, aus Muskeln, Bindegewebe, Faszien und Ligamenten, und eine dreidimensionale Beweglichkeit zur Verfügung stellt.

Durch den Hiatus genitalis wird die Beckenbodenregion zur größten Bruchpforte des Frauenkörpers. Auf diesen Bereich wird ein ständiger Druck durch die inneren Organe der Bauchhöhle ausgeübt.

Das zentrale Organ im Becken ist die Scheide, die abstützt und trägt, aber gleichzeitig auch beweglich und elastisch sein muss, um die Kraftvektoren der Beckenbodenmuskulatur auf die Zielorgane Blase und Rektum übertragen zu können.

Dabei übernimmt die Scheidenvorderwand durch ihre feste seitliche Verankerungen am Arcus tendineus fasciae pelvis (ATFP) eine mehr statische, tragende Aufgabe. Die Scheidenhinterwand ist überwiegend für funktionelle Abläufe wichtig, auch durch die unmittelbare Verbindung mit der Levatorplatte (LP) im mittleren und hinteren Kompartiment.

Darum entstehen hinten die meisten Probleme, wenn die Gewebespannung nachlässt, z. B. in Form des posterioren Fornixsyndroms (PFS) als Folge von Rekto-/ Enterozelen.

In diesem Bereich konnte und kann die Netzchirurgie logischerweise großen Schaden anrichten, indem sie durch Fibrose in der Verschiebeschicht die Kraftübertragung auf die Zielorgane behindert.

In diesem Zusammenhang muss betont werden, dass bei den FDA-Warnungen gegen Netze lediglich Komplikationen und Rezidivraten berücksichtigt wurden, nicht jedoch die Heilungsraten von Symptomen, die zur Verbesserung der Lebensqualität unserer Patientinnen wesentlich beitragen. Insofern müssen diese Empfehlungen dringend überarbeitet werden.

Auch wenn die Integraltheorie das Kollagen als schwächstes (und am ehesten korrigierbares) Glied hervorhebt, darf nicht vergessen werden, dass es die Beckenmuskeln sind, die mit und gegen Bänder arbeiten, um alle drei Komponenten der Beckenbodenfunktion zu kontrollieren:

1) Harnröhren- und Analverschluss,
2) Entleerung,
3) Verhinderung einer vorzeitigen Entleerung (Drang).

Eine Heilung von quälenden Symptomen durch Kunststoffbänder ist wichtig. Dennoch ergibt sich die Frage, warum die oben genannten Heilungsraten, z. B. bei Harndrang und Nykturie, „nur" bei 65–85 % und nicht bei 100 % liegen.

Können also auch Schäden an anderen Strukturen des Beckenbodens Beschwerden im Beckenbereich verursachen?

Petros (2008) konnte in einem Blindversuch an 47 Frauen mit einer mitturethralen Schlinge zeigen, dass die Mehrheit der 47 untersuchten Beckenbodenmuskelproben sehr deutliche Muskelschäden aufwiesen. 6 von 39 dieser SUI-Frauen (15 %) waren am nächsten Morgen nach MUS-Operation nicht kontinent. Diese Untersuchung deutet auf eine mögliche Rolle von Muskel- und Nervenschäden bei der Entstehung von SUI hin.

In Studien von Swash et al. (1985) wurden Nervenschäden nach Geburten bei Frauen mit Darm- und Blasenfunktionsstörungen nachgewiesen, die sich mit der Zeit nach der Entbindung besserten.

Daraus ergibt sich die Frage, wie sich diese Erkenntnisse in die Therapie einbauen lassen. In den nachfolgenden Kapiteln wird daher versucht, auch auf bisher nicht geklärte Probleme und Lösungen einzugehen. Auf Techniken, die bereits in anderen Büchern beschrieben wurden, wird nur, wenn es für das Verständnis notwendig ist, eingegangen.

Im Gegensatz zu dem bisherigen, seit Dekaden durchgeführten urogynäkologischen Standardvorgehen, das wenig effektiv ist, zielt unser in diesem Buch vorgeschlagenes Konzept in erster Linie darauf ab, quälende **Symptome** wie Harn- und Stuhlinkontinenz, häufiges Wasserlassen, Urge, Nykturie und vor allem Schmerzen in den verschiedenen Beckenbereichen langfristig zu heilen.

Um diese Vorgaben zu erreichen, ist es wichtig, die für diese Beschwerden verantwortlichen **anatomischen Veränderungen** zu kennen und so zu normalisieren, dass der Urzustand möglichst naturgetreu wieder hergestellt wird. Dabei wird nicht aus den Augen verloren, dass schon geringe anatomische Veränderungen erhebliche Beschwerden verursachen können.

Um dieses Ziel zu erreichen, wird auch überfolgende Fragestellungen nachgedacht:

- Welcher Zugangsweg ist der beste (abdominal oder vaginal)?
- Wie wirksam ist die POP-Chirurgie mit oder ohne Hysterektomie?
- Sollte künstliches oder autologes Material verwendet werden?
- Welcher Ort ist am besten geeignet, um den Scheidenapex/Uterus zu fixieren (Promontorium oder sakrospinales Ligament)?
- Was ist die effektivste Rekonstruktionskombination?

Dieses Buch wendet sich an Kolleginnen und Kollegen, die sich für seit über 25 Jahren erprobte Behandlungsoptionen interessieren, mit denen sie den zahlreichen unter Beckenbodenproblemen leidenden Frauen langfristig helfen können.

Literatur

Sekiguchi Y1, Kinjo M, Maeda Y, Kubota Y. Reinforcement of suspensory ligaments under local anesthesia cures pelvic organ prolapse: 12-month results. Int Urogynecol J. 2014 Jun;25(6):783–9. https://doi.org/10.1007/s00192-013-2281-x. [PubMed]

Shkarupa D, Zaytseva A, Kubin N, Kovalev G, Shapovalova E. Native Tissue repair of cardinal/uterosacral ligaments cures overactive bladder and prolapse, but only in pre-menopausal women. Cent European J Urol. 2021;74:372–378.

Wagenlehner F, Müller-Funogea I, Perler G, Abendstein B, Goeschen K, Inoue H, Sekiguchi Y, Sivaslioglu A, Haverfield M, Richardson P. Vaginal apical prolapse repair using two different sling techniques improves chronic pelvic pain, urgency and nocturia: a multicentre study of 1420 patients. Pelviperineology. 2016;35(4):99-104.

Swash M, Henry MM, Snooks SJ. Unifying concept of pelvic floor disorders and incontinence. Journal of the Royal Society of Medicine 1985;78: 906–911.

Petros P, Ulmsten U (1990) An integral theory of female urinary incontinence. Experimental and clinical considerations. Acta Obstet Gynecol Scand 69(S153):7–51.

Petros P, Ulmsten U (1993) Integral theory and its method for the diagnosis and management of female urinary incontinence. Scand J Urol Nephrol 153:1–93.

Inoue H, Nakamura R, Sekiguchi Y, Kohata Y, Fukuda T, Oonuma K, Uzawa Y, Watanabe R. Tissue FixaAon System ligament repair cures major pelvic organ prolapse in ageing women with minimal complications: a 10-year Japanese experience in 960 women. Cent European J Urol. 2021;74(4)552–62. [PubMed]

Klaus Goeschen
Hannover, Deutschland

Alpaslan Caliskan
Merkezefendi, Türkei

Bernhard Liedl
München, Deutschland

Ion-Andrei Müller-Funogea
Aachen, Deutschland

Inhaltsverzeichnis

I Überblick

II Anatomie und Funktion des Beckenbodens

III Die Rolle des Bindegewebes bei normaler oder gestörter Beckenbodenfunktion

Autoren

Prof. Dr. med. Klaus Goeschen Medizinische Hochschule Hannover, Hannover, Deutschland

Dr. med. Alpaslan Caliskan Klinik für Gynäkologie und Geburtshilfe, Ozel Odak Hastanesi, Denizli, Türkei

Dr. med. Ion-Andrei Müller-Funogea Klinik für Gynäkologie und Geburtshilfe, Luisenhospital Aachen, Aachen, Deutschland

Dr. med. Bernhard Liedl Zentrum für Rekonstruktive Urogenitalchirurgie, Beckenbodenzentrum München Planegg, München, Deutschland

Abkürzungen und Akronyme

A	Anus
A./Aa.	Arteria/Arteriae
AAVIS	Australian Association of Vaginal and Incontinence Surgeons
ATFP	Arcus tendineus fasciae pelvis
ATOM	anteriores transobturatorisches Mesh
B	Blase
BH	Blasenhals
BPS	Blasenschmerzsyndrom
Bv	Befestigung des Blasenbodens an der Vagina
C	„closure phase of the bladder", Urethra verschlossen
CL	kardinales Ligament
Cn	Kollagen
CT	Computertomografie
CTR	„cough transmission ratio", Hustentransmissionsratio
CX	Zervix
DI	Detrusorinstabilität
EAS	externer Analsphinkter, M. sphincter ani externus
EKG	Elektrokardiogramm
EMG	Elektromyogramm
EUL	externes urethrales Ligament
F	Faszie
FDA	Food and Drug Administration
FI	fäkale Inkontinenz, Stuhlinkontinenz
FO	Fossa obturatoria
FUN	„frequency, urgency, nocturia", Pollakisurie, Urge, Nykturie
GSI	„genuine stress incontinence"
H	Hammock, Septum urethrovaginale
IAS	interner Analsphinkter, M. sphincter ani internus
IC/BPS	interstitielle Zystitis/Blasenschmerzsyndrom
ICS	International Continence Society, internationale Kontinenzgesellschaft
IRF	ischiorektale Fossa, Fossa ischiorectalis
IRV	inferiore rektale Vene
IS	Spina ischiadica
ISD	intrinsischer Sphinkterdefekt
IVS	intravaginale Schlinge(nplastik)
LA	M. levator ani
Lig./Ligg.	Ligamentum/Ligamenta
LMA	longitudinalerAnalmuskel
LP	Levatorplatte
M./Mm.	Musculus/Musculi
MRT	Magnetresonanztomografie
MUA	Verankerung der Urethramitte
MUCP	„maximal urethral closure pressure", maximaler Urethraverschlussdruck
MUS	„mid-urethralsling", mitturethrale Schlinge
N	Nervenendigungen, Dehnungsrezeptoren am Blasenboden
N./Nn.	Nervus/Nervi
O	Öffnungsphase von Blase und Urethra

OAB	„overactive bladder“, überaktive Blase
PAP	postanale Platte
PB	„perineal body“, Perinealkörper
PC	Pudenduskanal
PCF	pubozervikale Faszie
PCM	pubokokzygealer Muskel, M. pubococcygeus
PDS	Polydioxanon
PFS	posteriores Fornixsyndrom
PL	Polyester
PM	Perinealmembran
PP	Polypropylen
PRM	puborektaler Muskel, M. puborectalis
PRS	pararektaler Raum
PS	„pubic symphysis“, Symphysis pubica
PTFE	Polytetrafluorethylen
PUL	pubourethrales Ligament
PVCS	„pelvic venous congestion syndrome“, Beckenvenenstauungssyndrom
PVDF	Polyvinylidenfluorid
PVL	pubovesikales Ligament
PVS	paravesikalerRaum
R	Rektum
RRS	rektorektalerRaum
RVF	rektovaginale Faszie
S	Sakrum
SUI	„stress urinary incontinence“, Belastungs- oder Stressinkontinenz
SUL	sakrouterines Ligament
T	Tape, Band
TFS	„tissue fixation system“, Gewebefixierungssystem
TOT	„trans-obturator tape“, transobturatorisches Band
TVS	Tethered-Vagina-Syndrom
TVT	„tensionfree vaginal tape“,spannungsfreies vaginales Band
U	Urethra
UAB	„underactive bladder“, unteraktive Blase
UGD	urogenitaler Prolaps
UI	Urgeinkontinenz
USL	uterosakrales Ligament, Lig. sacrouterinum
UT	Uterus
UVDR	Urethraverschlussdruck
V	Vagina
VP	viszeraler Plexus, Plexus visceralis
VVS	vesiko vaginaler Raum
ZCE	„zone of critical elasticity“, Zone kritischer Elastizität
ZNS	zentrales Nervensystem

Überblick

Inhaltsverzeichnis

Einführung in die Integraltheorie

Inhaltsverzeichnis

K. Goeschen et al., *Der weibliche Beckenboden*, https://doi.org/10.1007/978-3-662-71469-0_1

1

1.1 Problem

Das kleine Becken der Frau ist eine exponierte Stelle für das Auftreten von Beschwerden. Die häufigsten Klagen betreffen Schmerzen im Becken/Steißbereich, Dyspareunie, Harn- und Stuhlinkontinenz, Pollakisurie, Nykturie, ständigen Harndrang und Blasen- oder Darmentleerungsstörungen. Nur ein Teil dieser Beschwerden kann bisher organisch erklärt und kausal behandelt werden. Der Großteil scheint unklarer Genese zu sein oder wird dem neurologischen und neurovegetativen Symptomenbereich zugeordnet. Nichtssagende Diagnosen wie Pelvipathia vegetativa, Parametropathia spastica oder Pelvic congestion usw. wurden daher erfunden, um die Unkenntnis zu verschleiern.

> In diesem Buch wird die Behauptung aufgestellt, dass diese Beschwerden weitestgehend durch eine Bindegewebsschwäche im Halte- und Stützapparat des Beckenbodens bedingt sind. Schlussfolgerung: Die Wiederherstellung von Form und Struktur des Bindegewebes führt zur Normalisierung der Funktion.

Um die komplizierten Abläufe beim Öffnen und Verschließen von Blase und Darm verstehen zu können, wurde der Beckenboden bisher in Einzelabschnitte aufgeteilt. Aufgrund zunehmender Spezialisierung der Medizin haben sich verschiedene Fachrichtungen mit dem Beckenboden beschäftigt. Vorrangig zu nennen sind Gynäkologie, Urologie, Chirurgie, Proktologie, Gastroenterologie, Neurologie und Neurochirurgie. Die Mediziner haben sich dabei hauptsächlich auf ihr jeweiliges Zielorgan konzentriert und die Nachbarorgane oft anderen überlassen.

Allerdings bilden die Blase, die Vagina, der Uterus, der Darm, die glatte und quergestreifte Muskulatur, die endopelvine Faszie sowie Nerven und Gefäße eine Einheit, die auch als solche behandelt werden muss.

Heute weiß man, dass z. B. die Stuhlinkontinenz die gleiche Ursache wie die Stressharninkontinenz haben kann: In beiden Fällen kann u. U. durch Korrektur des pubourethralen Ligaments (PUL) Abhilfe geschaffen werden.

Ein Nachgeben der sakrouterinen Ligamente (SUL) und des hinteren Scheidenbereichs sind oft mit Hämorrhoiden vergesellschaftet. Durch einen erschwerten venösen Abfluss staut sich das Blut in den Hämorrhoidalvenen. Ein Veröden oder chirurgisches Entfernen der Hämorrhoidalknoten wird allein nicht zum gewünschten Erfolg führen. Ein Rezidiv ist vorprogrammiert, solange der hintere Scheidenpol und damit die Gefäße in diesem Bereich nicht wieder gestreckt sind.

Um die Vorgänge im Becken besser zu verstehen, wurde die Integraltheorie entwickelt (Petros und Ulmsten 1990a, 1993j). Das Wort „**integral**" bedeutet **ein einheitliches Ganzes**. Das wiederum meint, dass der Beckenboden eine physiologische Einheit bildet. Bisher wurde dem wenig Beachtung geschenkt, was zu zahlreichen Missverständnissen und oft ineffizienten Lösungsansätzen geführt hat.

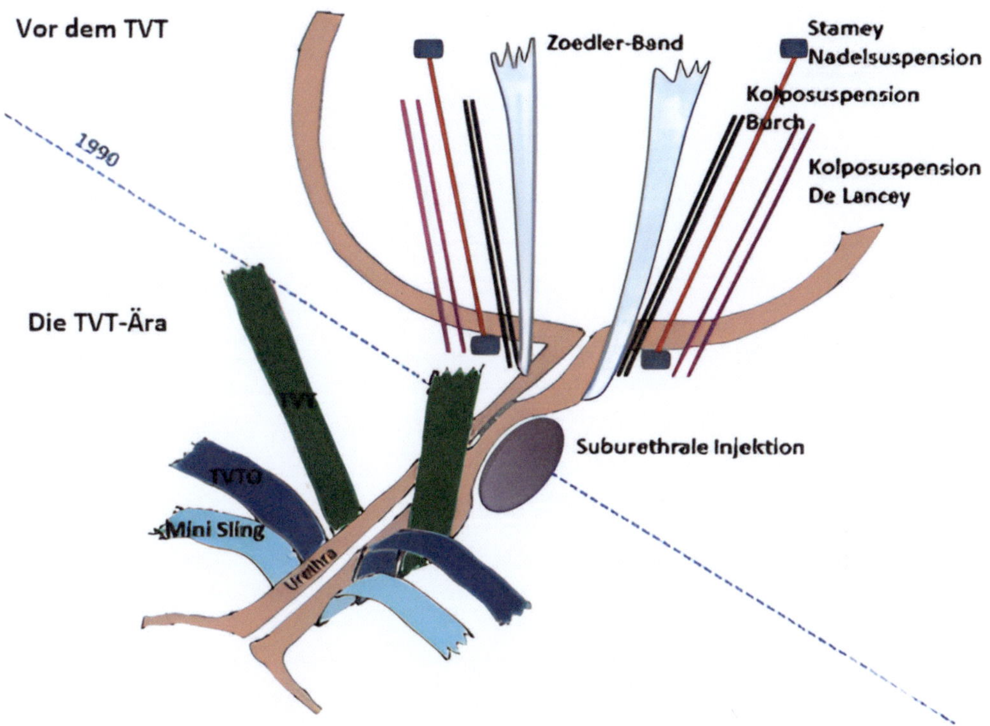

Abb. 1.1 Unphysiologische Blasenhals-Elevationsoperationen mit kurzer Erfolgsdauer. *TVT* „tension-free vaginal tape"(spannungsfreies vaginales Band), *TOT* „trans-obturator tape" (transobturatorisches Band)

So wurden z. B. im Laufe der Geschichte mehr als 150 Operationen zur Behandlung der Belastungs- oder Stressinkontinenz (SUI) beschrieben. Viele davon, z. B. bei der Burch-Kolposuspension, beinhalten eine „unphysiologische, unnatürliche" Anhebung des Blasenhalses, was oft mit einem langen Krankenhausaufenthalt, postoperativen Schmerzen, Harnverhaltung, De-novo-Dranginkontinenz, zeitabhängigen Rezidiven und Auftreten von Enterozelen in bis zu 20 % der Fälle einhergeht (Abb. 1.1). Außerdem sind diese Operationen bei Mischinkontinenz und anderen Beckenbodenstörungen unwirksam. In Abb. 1.2 ist der Trendwechsel in der Behandlung der SUI deutlich erkennbar.

> Will man Patientinnen mit Problemen im Beckenbereich helfen, ist es unerlässlich, sich mit dem gesamten Beckenboden und den dazugehörigen Organen zu befassen.

1

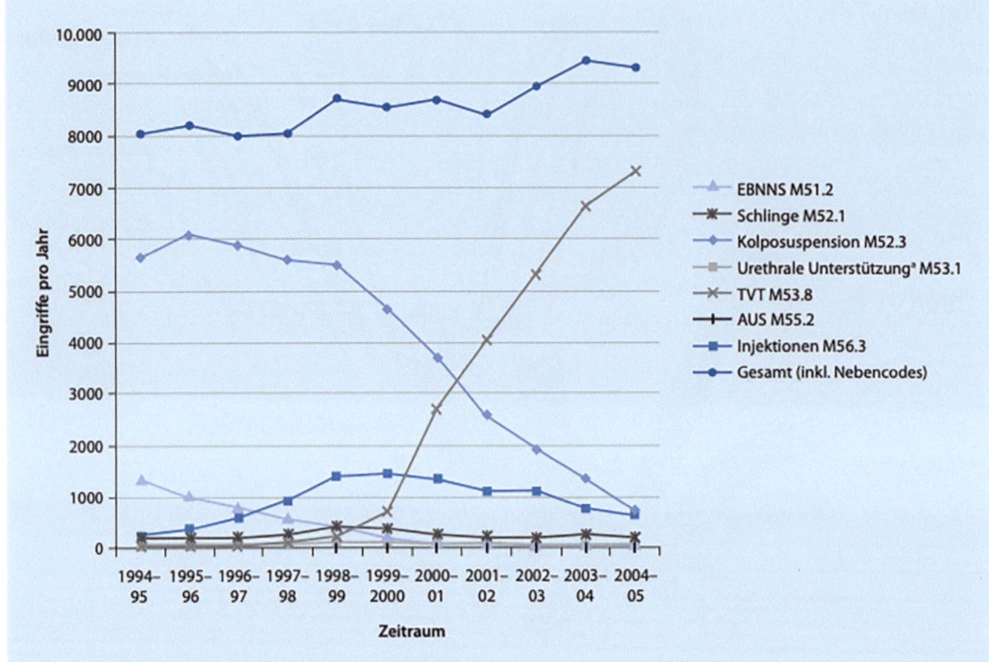

Abb. 1.2 Krankenhausstatistik England, 1994–1995 bis 2004–2005, die Trends in der Chirurgie der Belastungsinkontinenz (SUI) illustriert. *AUS* artifizieller Sphinkter, *EBNNS* endoskopische Blasenhalsnadelsuspension, *Gesamt* Gesamtzahl der Harninkontinenzoperationen (urethrale Unterstützung durch Naht, Raffung oder Plikatur der Scheidenhaut), *Injektionen* „periurethrale bulkingagents", *TVT* „tension-free vaginal tape"

1.2 Problemlösung

Wenn das in der Integraltheorie zusammengefasste Konzept korrekt ist, sollte es möglich sein, durch die Reparatur von geschädigten Bändern und Faszien eine Vielzahl von Zuständen zu heilen, die zuvor mit herkömmlichen Methoden nicht behandelt werden konnten.

Dies betrifft insbesondere die folgenden Themen:

- **Harninkontinenz**

Vereinfacht ausgedrückt handelt es sich bei einer Harninkontinenz um einen unfreiwilligen Verlust von Urin. Die beiden häufigsten Formen sind:

1. SUI
2. Drang- oder Urgeinkontinenz (UI)

Laut Literatur liegt die Häufigkeit der Harninkontinenz zwischen 10 und 60 %. Nach einer Studie von Nygaard et al. (2008) leiden 15,7 % der Frauen an einer Harninkontinenz: In der Altersgruppe zwischen 60 und 79 Jahren sind es 23,3 %, im Alter von 80 Jahren und mehr 31,7 %, in einer geriatrischen Kohortenstudie 57 % (Chong et al. 2011). In45,9 % der Fälle handelt es um SUI, in 31,1 % der Fälle um UI und in18,1 % der Fälle um eine gemischte Harninkontinenz. Somit stellt die Harninkontinenz eine wichtige Volkskrankheit dar, die die Lebensqualität erheblich mindert und für das Gesundheitssystem eine große finanzielle Belastung darstellt.

Nur die SUI gilt bisher als operativ heilbar. Für UI oder gemischte Inkontinenz (SUI/UI) werden medikamentöse Behandlungen, Lebensstiländerungen oder

Beckenbodengymnastik empfohlen. Allerdings werden Medikamente aufgrund von Nebenwirkungen oft schlecht vertragen und sind nur bei einer kleinen Patientinnengruppe begrenzt wirksam. Beckenbodengymnastik hat in der Regel eine unzureichende Wirkung, wenn Bänder und/oder Faszien geschädigt sind.

Miktionshäufigkeit

- Am Tag: Eine normale Miktionsfrequenz liegt vor, wenn die Blase bei normalen Trinkmengen (1,5–2 l/Tag) nicht häufiger als 8-mal entleert wird. Eine höhere Frequenz wird als **Pollakisurie** bezeichnet, deren Ursachen weitgehend ungeklärt sind. Medikamentöse Behandlungen und Beckenbodenübungen sind nur begrenzt wirksam.
- In der Nacht: Nächtlicher Harndrang, bei dem die Blase mehr als 1-mal pro Nacht entleert werden muss, wird als **Nykturie** bezeichnet. Die Behandlung besteht aus medikamentöser Therapie oder Blasentraining, wobei beides, wenn überhaupt, nur kurzfristig wirksam ist.

Störungen der Darmfunktion

Darmfunktionsstörungen umfassen hauptsächlich:

- Schwierigkeit, den Darm zu entleeren (**Verstopfung**)
- Unfähigkeit, Winde oder Kot zu kontrollieren (**Wind – oder Stuhlinkontinenz**)

Die Ursachen der Darminkontinenz sind weitgehend unbekannt. Allerdings wird häufig eine Schwäche des Analsphinkters oder der Muskeln des Beckenbodens dafür verantwortlich gemacht. Bei Frauen liegt die Häufigkeit von Darmfunktionsstörungen zwischen 10 % und 20 %. Die Behandlung besteht in der Regel aus der Einnahme von Medikamenten, die die Darmaktivität herabsetzen, diätetischen Maßnahmen und/oder Operationen wie z. B. der Levatorplastik. Keine dieser Therapien kann überzeugen.

Blasenentleerungsstörung

Eine Blasenentleerungsstörung liegt vor, wenn eine Person Schwierigkeiten hat, ihre Blase zu entleeren. Dies kann sich auf unterschiedliche Weise äußern (▶ Abschn. 7.2.3) und z. B. als erhöhte Restharnbildung mit chronischen Harnwegsinfektionen imponieren. Sie wird üblicherweise durch urethrale Dilatation und/oder Schlitzung behandelt, auch wenn keine Obstruktion vorliegt und die Therapie wenig effektiv ist.

Chronische Schmerzen im Becken

Bis zu 20 % der Frauen leiden unter chronischen ein- oder beidseitig ziehenden Schmerzen im Becken. Die Ursache ist in der Regel unbekannt, wird aber zumeist als psychisch eingestuft.

Um die genannten Probleme lösen zu können, ist es wichtig, ihre Ursachen zu kennen und zu verstehen, wie sie entstehen. Die Integraltheorie steht im Mittelpunkt der Problemlösung. Sie erklärt genau, wie ein normaler Beckenboden funktioniert und wann eine Störung vorliegt. Für einige Leser*innen wird die Betrachtung der Zusammenhänge neu sein.

Die Autoren haben in diesem Buch großen Wert darauf gelegt, die komplexen anatomischen und physiologischen Vorgänge so zu erklären, dass sie nicht nur von Spezialist*innen verstanden werden können, sondern auch von Ärzt*innen, die sich mit Beckenproblemen befassen.

1.3 Gesichtspunkte aus anatomischer Sicht

Statische, dynamische und funktionelle Anatomie

Im Rahmen der **statischen Anatomie** benennt die Integraltheorie die einzelnen Strukturen des Beckens (Knochen, Bänder, Muskeln, Faszien usw.) und gibt ihre normalen Positionen an.

Aus der Perspektive der **dynamischen Anatomie** zeigt sie, in welche Richtung sich diese Strukturen als Reaktion auf Muskelkontraktionen, Bauchdruck oder Schwerkraft bewegen (vorwärts, rückwärts, aufwärts, abwärts usw.).

Aus Sicht der **funktionellen Anatomie** erklärt sie, was mechanisch mit den Organen geschieht, wenn diese bewegt werden (z. B. Öffnen oder Schließen).

- **Drei Muskelschichten (innere, mittlere, äußere)**

Die innere Muskelschicht ist somatisch innerviert, verläuft horizontal und hat eine Doppelfunktion: Sie hält die Vagina, Harnröhre, Blase und das Rektum an Ort und Stelle und ermöglicht deren Öffnen und Schließen.

Die mittlere Muskelschicht ist ebenfalls somatisch innerviert und besteht aus einem vertikal verlaufenden Muskel, der die Scheide und die Blase nach unten zieht und den Blasenhals verschließt bzw. bei der Miktion den Ausflusstrakt öffnet.

Die äußere Muskelschicht besteht hauptsächlich aus quergestreifter Muskulatur, verläuft horizontal, fixiert die Organe und stabilisiert den distalen Teil der Harnröhre, die Vagina und den Anus.

- **Drei Zugrichtungen**

Für die normale Funktion der Beckenorgane sind 3 Muskelgruppen erforderlich, die in verschiedene Richtungen ziehen. Der M. pubococcygeus zieht nach vorne, die Levatorplatte (LP) nach hinten und der longitudinale Analmuskel (LMA) nach unten. Diese Muskeln ermöglichen das Öffnen und Schließen von Blase und Anorektum.

- **Drei horizontale Beckenebenen (3 Level)**

Unter Berücksichtigung der Faszien und Ligamente teilt die Integraltheorie den Beckenboden in 3 anatomische Beckenebenen (Level) ein: Level 1, 2 und 3.

- **Drei vertikale Scheidenabschnitte (3 Zonen)**

Es lassen sich 3 Bereiche unterscheiden, in denen der Stütz- und Halteapparat Schaden nehmen kann: vorne, in der Mitte und hinten. In jedem dieser 3 Bereiche befinden sich 3 Schlüsselstrukturen, die für die normale Funktion des Beckenbodens notwendig sind. Eine Schädigung einer dieser 9 Strukturen kann zu Fehlfunktionen führen.

Die **vordere (anteriore) Zone** reicht vom Meatus urethrae externus bis zum Blasenhals.

Die **mittlere Zone** erstreckt sich vom Blasenhals bis zum Gebärmutterhals oder zur Hysterektomienarbe.

Die **hintere (posteriore) Zone** reicht vom Gebärmutterhals oder der Hysterektomienarbe bis zum Perinealkörper (Centrum tendineum perinei).

1.4 Funktion aus integraltheoretischer Sicht

Schlüsselstruktur der Integraltheorie ist das Bindegewebe. Die Integraltheorie erklärt, warum geschädigtes Bindegewebe in Haltebändern oder Faszien mit typischen Beschwerden einhergehen kann und geht dabei auf folgende Störungen ein:
- SUI
- UI
- Pollakisurie
- Nykturie
- Blasenentleerungsstörungen
- Stuhlinkontinenz
- Schmerzen im Becken.

Für die Blasen- und Darmfunktion beschreibt die Integraltheorie 2 Normalzustände:
- Geschlossen (Kontinenz)
- Offen (Miktion/Defäkation)

Diese beiden Zustände sind stabil, solange das Kräftegleichgewicht nicht gestört ist. Geschädigtes Bindegewebe verändert dieses Gleichgewicht.

1.5 Die Schlüsselrolle des Bindegewebes

Die Integraltheorie baut auf dem in Faszien, Membranen und Ligamenten vorhandenen Bindegewebe auf. Das Bindegewebe ist das Hauptelement, das für die Funktion bzw. Dysfunktion verantwortlich ist.

Bindegewebe ist keine tote Materie, sondern eine lebende Einheit. Die Struktur des Bindegewebes ist alters- und hormonabhängig. Seine Qualität entscheidet über die Form und Funktion von Beckenbodenorganen, die in sich zusammenfallen, wenn sie nicht von außen gespannt werden. Um Lasten tragen zu können, müssen bindegewebige Faszien und Ligamente ausreichend fest sein. Dies wird dadurch erreicht, dass sie bis an ihr Dehnungslimit gestreckt werden können.

Diagnostik im Rahmen der Integraltheorie

K. Goeschen et al., *Der weibliche Beckenboden*, https://doi.org/10.1007/978-3-662-71469-0_2

Um die Integraltheorie klinisch anwenden zu können, wurde eine Grafik entwickelt, die die einzelnen Diagnoseschritte zusammenfasst. Diese Grafik, die oft in der Behandlung verwendet wird, wird als „grafischer Diagnosealgorithmus" bezeichnet (◘ Abb. 2.1).

> Ein Algorithmus ist eine Reihe von genauen Arbeitsanweisungen zur Lösung von Aufgaben in verschiedenen Schritten.

Der grafische Diagnosealgorithmus erleichtert die praktische Anwendung der (Integral) Theorie in der Praxis. Er ermöglicht es dem Untersuchenden, anatomische Veränderungen und die daraus resultierenden funktionellen Störungen schnell zu erkennen. Der Algorithmus zeigt behandelnden Ärzt*innen, in welchem Bereich der Vagina gesucht werden muss und welche Beschwerden auftreten können, wenn das Bindegewebe in den 3 Zonen der Vagina traumatisiert ist. Außerdem weist er darauf hin, welche beschädigten Strukturen korrigiert werden müssen.

Sogenannte simulierte Operationen (▶ Kap. 8) und andere Untersuchungen haben gezeigt, dass bestimmte Symptome (z. B. SUI) nicht immer auf dieselben anatomischen Veränderungen zurückzuführen sind. Vielmehr kann ein Schaden in der vorderen, mittleren oder hinteren Zone fast jedes Symptom hervorrufen, allerdings mit unterschiedlicher Häufigkeit. Der grafische Diagnosealgorithmus gibt an, wie groß die Wahrscheinlichkeit ist, dass ein Symptom durch eine Schädigung im vorderen, mittleren oder hinteren Bereich ausgelöst wird (◘ Abb. 2.1).

→

◘ **Abb. 2.1** Grafik, die den Diagnosealgorithmus bildlich darstellt. Mit dieser Grafik lassen sich die Zusammenhänge zwischen Funktionsstörungen und strukturellen Veränderungen in den 3 Beckenbodenzonen besser erkennen und Konsequenzen ableiten. Die Symptome sind in *verschiedenfarbigen Rechtecken* aufgelistet, die sich von der vorderen bis zur hinteren Zone erstrecken können. Die Höhe der Rechtecke gibt an, wie wahrscheinlich es ist, dass ein Symptom durch einen Schaden vorne, in der Mitte oder hinten ausgelöst ist. Dabei gibt es für alle Symptome Überschneidungen. So wird z. B. die Stressinkontinenz (SUI) zu 80 % durch Schäden im vorderen Bereich verursacht. In jeweils 10 % der Fälle sind aber Defekte im mittleren und im hinteren Bereich die Auslöser. Die wichtigsten Bindegewebestrukturen, die für die Symptome verantwortlich sein können, sind in jeder Zone in *roter*, die klinischen Befunde in *schwarzer Schrift* aufgelistet. Achtung: Es gibt keine Korrelation zwischen Prolapsgrad und Schwere der Symptome. *ATFP* Arcus tendineus fasciae pelvis, *B* Blase, *EUL* externes urethrales Ligament, *LMA* longitudinaler Analmuskel, *LP* Levatorplatte, *PB* Perinealkörper, *PCF* pubozervikale Faszie, *PCM* pubokokzygealer Muskel, *PS* Symphysis pubica, *PUL* pubourethrales Ligament, *R* Rektum, *RVF* rektovaginale Faszie, *S* Sakrum, *USL* uterosakrales Ligament, *UT* Uterus

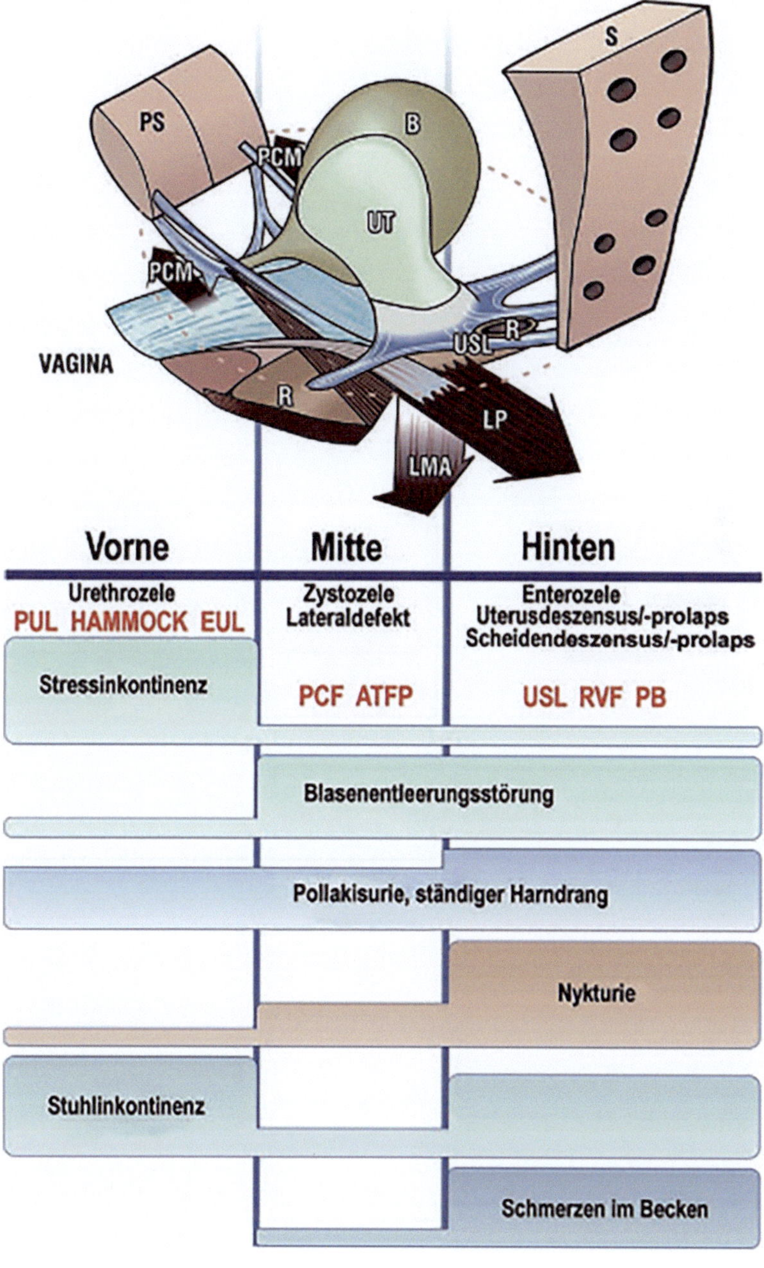
S
PS
B
PCM
UT
PCM
R
USL
VAGINA
R
LP
LMA
Vorne
Mitte
Hinten
Urethrozele
PUL HAMMOCK EUL
Zystozele
Lateraldefekt
Enterozele
Uterusdeszensus/-prolaps
Scheidendeszensus/-prolaps
Stressinkontinenz
PCF ATFP
USL RVF PB
Blasenentleerungsstörung
Pollakisurie, ständiger Harndrang
Nykturie
Stuhlinkontinenz
Schmerzen im Becken

Therapie aus Sicht der Integraltheorie

K. Goeschen et al., *Der weibliche Beckenboden*, https://doi.org/10.1007/978-3-662-71469-0_3

3

> Das Credo der Integraltheorie beruht auf dem von Galen stammenden Grundsatz und lautet: Wiederherstellung von Form und Struktur führt zur Wiederherstellung der Funktion.

Obwohl Form und Struktur in diesem Buch oft gleichbedeutend verwendet werden, gibt es einen gewissen Unterschied: Struktur zielt mehr auf Statik, Form mehr auf Dynamik ab. Will man durch eine Operation die Form und damit die Funktion normalisieren, muss man vorher genau erkannt haben, welche Strukturen geschädigt sind.

Die aus der Integraltheorie abgeleiteten chirurgischen Techniken zielen darauf ab

1. geschädigte Bänder und Faszien zu verstärken (z. B. mit Polypropylenbändern),
2. keine überschüssig erscheinende Scheidenhaut wegzuschneiden,
3. die Elastizität, vor allem im Bereich des Blasenhalses, zu erhalten.

Mit speziell entwickelten Instrumenten lassen sich die 9 Schlüsselstrukturen wieder korrigieren oder mit synthetischen Bändern verstärken, falls sie beschädigt sind (Abb. 3.1). Die auf der Integraltheorie basierende rekonstruktive Chirurgie des Beckenbodens unterscheidet sich in 4 wesentlichen Punkten von der traditionellen Chirurgie:

1. Sie ist minimal-invasiv und kann daher mit einem kurzen Krankenhausaufenthalt oder sogar ambulant durchgeführt werden.
2. Sie beruht auf chirurgischen Grundprinzipien, die darauf abzielen, Risiken, Schmerzen und langwierige Ausfallzeiten für die Patientinnen zu vermeiden.

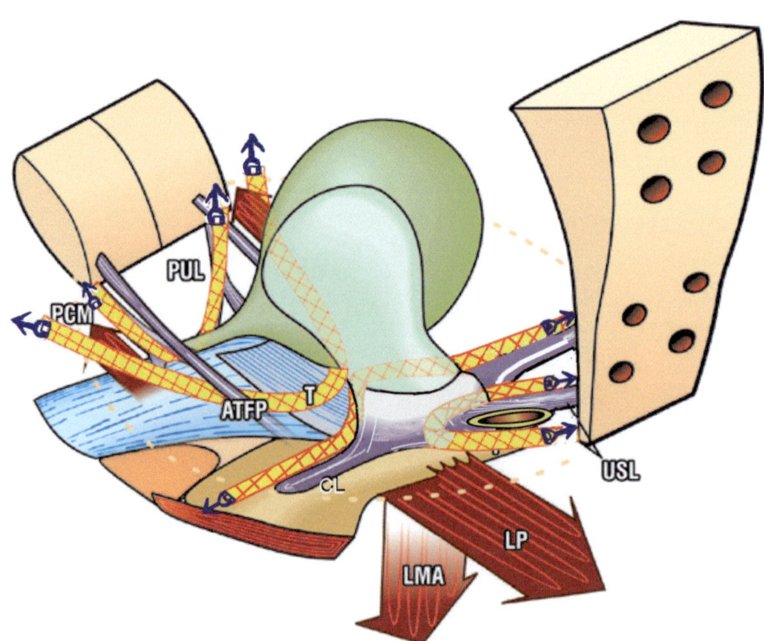

Abb. 3.1 Polypropylenbänder (*T*) können u.a. dafür benutzt werden, die 4 Hauptligamente zu verstärken. *ATFP* Arcus tendineus fasciae pelvis, *CL* kardinales Ligament, *PCM* pubokokzygealer Muskel, *PUL* pubourethrales Ligament, *USL* uterosakrales Ligament, *LMA* longitudinaler Analmuskel, *LP* Levatorplatte

3. Sie berücksichtigt alle funktionellen Veränderungen in den 3 Zonen (vorne, in der Mitte, hinten) und versucht herauszufinden, wie wichtig jede einzelne Störung für das Gesamtproblem ist.
4. Sie stellt die **Symptome,** nicht die Anatomie, in den Mittelpunkt und schließt damit auch Patientinnen mit geringen anatomischen Veränderungen, aber erheblichen Beschwerden ein.

Anatomie und Funktion des Beckenbodens

Inhaltsverzeichnis

Anatomie des Beckenbodens

Inhaltsverzeichnis

K. Goeschen et al., *Der weibliche Beckenboden*, https://doi.org/10.1007/978-3-662-71469-0_4

4

4.1 Allgemeine anatomische Grundlagen der Integraltheorie

Aus anatomischer Sicht sind für eine normale Beckenbodenfunktion Knochen, Muskeln, Faszien und Ligamente wichtig. Muskeln, Faszien und Ligamente bilden ein muskuloelastisches System, das die Form und Funktion der Beckenbodenorgane – Scheide, Blase, Harnröhre und Rektum – bestimmt. Scheide, Blase und Rektum haben keine eigene Form oder Festigkeit (Abb. 4.1). Sie sind vergleichbar mit einer semirigiden Membran und fallen wie ein Gummihandschuh in sich zusammen, wenn sie nicht von außen gespannt werden. Ihre Funktion ist von einer intakten Beckenbodenarchitektur abhängig. Im Zentrum der Integraltheorie steht das Bindegewebe, das in allen Ligamenten und Faszien enthalten ist. Bindegewebe setzt sich aus Kollagen, Proteoglykanen und Elastin zusammen. Alle Ligamente und Faszien sind histologisch gleich aufgebaut. Die Anwesenheit von Nerven, glatter Muskulatur und Blutgefäßen (Abb. 4.2) weist darauf hin, dass sich Ligamente und Faszien aktiv kontrahieren können.

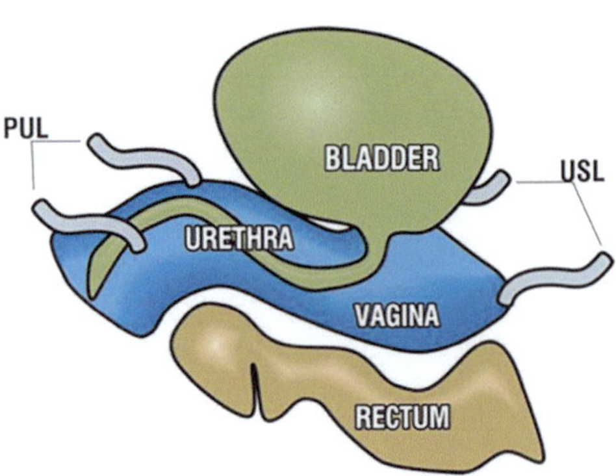

Abb. 4.1 Vagina, Urethra und Rektum haben keine eigenständige Form oder Festigkeit. Diese erhalten sie erst durch Zug der pubourethralen (*PUL*) und uterosakralen Ligamente (*USL*). Wenn diese Ligamente überdehnt sind und von den Muskeln nicht ausreichend gespannt werden, können sie nicht mehr für eine normale Form und Funktion der Organe sorgen

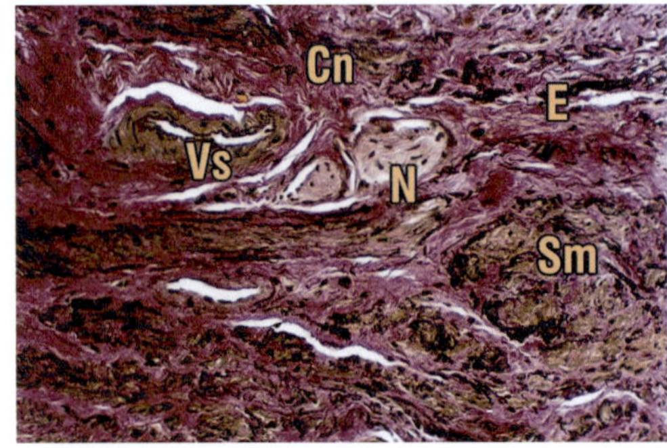

Abb. 4.2 Biopsie aus dem pubourethralen Ligament (PUL). *Cn* Kollagen, *E* Elastin, *N* Nerven, *Sm* glatte Muskeln, *Vs* Blutgefäß

Die **Faszie** wird als eine fibromuskuläre Membran definiert, die verschiedene Organwände verstärkt oder sie mit Muskeln verbindet. Faszien bestehen aus glatter Muskulatur, Kollagen, Elastin, Nerven und Blutgefäßen. Sie stellen die Hauptstruktur der Wände von Vagina, Blase und Darm dar.

Strangförmige Verdickungen der Faszien werden **Ligamente** genannt. Ligamente verbinden Vagina, Blase und Darm mit den Beckenknochen. Ligamente sind starke, aktive Strukturen mit nur geringer Dehnbarkeit.

Während Faszien die Aufgabe haben, die Organe zu stützen und zu festigen, kommt den Ligamenten die Rolle zu, die Organe an ihrem Platz zu halten und als Widerlager für die Muskeln zu dienen. Muskelkraft sorgt für die notwendige Spannung der Organwände und trägt damit zum Erhalt des Aussehens, der Form und Festigkeit bei. Wenn ein Ligament zu locker wird und seine Funktion nicht mehr erfüllen kann, wird die Muskelkraft inaktiviert und es kommt zu Funktionsstörungen.

4.2 Spezielle Anatomie aus Sicht der Integraltheorie

4.2.1 Drei anatomische Betrachtungsweisen

Die Integraltheorie betrachtet die Anatomie aus 3 Perspektiven:

1. Als **statische Anatomie** benennt die Integraltheorie alle wichtigen Strukturen im Becken und gibt ihre normale Position an.
2. Als **dynamische Anatomie** gibt sie die Richtung an, in die sich diese Strukturen als Reaktion auf Muskelkontraktionen, abdominellen Druck oder Schwerkraft bewegen.
3. Aus der Sicht der **funktionellen Anatomie** erklärt sie, was mit den Organen passiert, wenn sie mechanisch bewegt werden (z. B. beim Öffnen oder Schließen).

Um die anatomischen Sichtweisen der Integraltheorie besser zu verstehen, werden 3 Analogiemodelle verwendet:

1. Der Vergleich des Beckenbodens mit einer **Hängebrücke** erleichtert das Verständnis der **statischen Anatomie**.
2. Der Vergleich mit einem **Segelboot** erklärt die **Dynamik**.
3. Die **Trampolinanalogie** veranschaulicht die **Funktion**.

▪ Statische Anatomie

Die statische Anatomie beschreibt die Strukturen im Becken topografisch und befasst sich mit den Lagebeziehungen der Körperteile und Organe zueinander.

Die folgenden Abbildungen sollen die Leser*innen mit den anatomischen Strukturen, Abkürzungen und immer wieder verwendeten Akronymen vertraut machen.

Ein Akronym ist ein kurzes Wort, das aus den Anfangsbuchstaben mehrerer Wörter gebildet wird, z. B. PUL = pubourethrales Ligament.

Es wird empfohlen, sich für die Betrachtung der Diagramme in ◘ Abb. 4.3, 4.4, 4.5 und 4.6 ein paar Minuten Zeit zu nehmen. Danach kann der Text, wenn die Abbildungen komplexer werden, schneller nachvollzogen werden.

Hängebrückenanalogie Der Vergleich mit einer Hängebrücke (◘ Abb. 4.7) veranschaulicht, wie die Strukturen des Beckenbodens voneinander abhängen. Bei einer Hängebrücke wird die Stabilität durch die Spannung der Stahlseile erreicht (Pfeile). Wenn ein Teil des Systems nachgibt, wird das Gleichgewicht gestört, was die Stabilität und Funktion beeinträchtigt. Im schlimmsten Fall führt dies zum Ein-

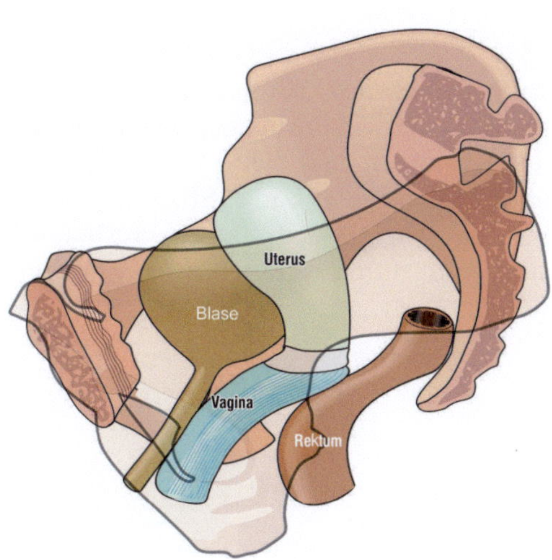

◘ **Abb. 4.3** Becken mit seinen Organen: Urethra, Blase, Vagina, Uterus und Rektum

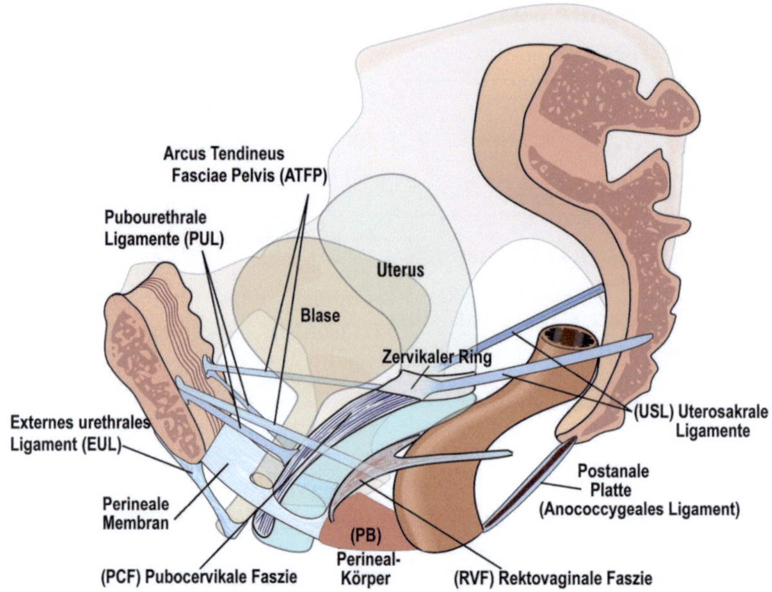

Abb. 4.4 Becken mit seinen Organen sowie den Halte- und Stützbändern: Ligamente und membranöse Strukturen sind *hellblau* gekennzeichnet; Faszienverdickungen im Bereich der Scheide wie die PCF (*dunkelblau*) und RVF (*braun*) sind andersfarbig dargestellt. *ATFP* Arcus tendineus fasciae pelvis, *EUL* externes urethrales Ligament, *PAP* postanale Platte (anokokzygeales Ligament), *PB* Perinealkörper, *PCF* pubozervikale Faszie, *PUL* pubourethrale Ligamente, *RVF* rektovaginale Faszie, *USL* uterosakrale Ligamente

sturz der Brücke (Prolaps). Anatomisch gesehen werden Form und Stabilität dadurch erreicht, dass die Scheide und Blase über Ligamente (PUL, USL, ATFP) und Faszien (F) mit dem Becken verbunden sind und durch Muskelkräfte gespannt werden.

Dynamische Anatomie

Die dynamische Anatomie zeigt an, in welche Richtung sich Muskeln kontrahieren und gegen welche Bänder diese Muskeln ziehen. Abb. 4.8 stellt die für dynamische Bewegungsabläufe erforderlichen anatomischen Komponenten schematisch dar.

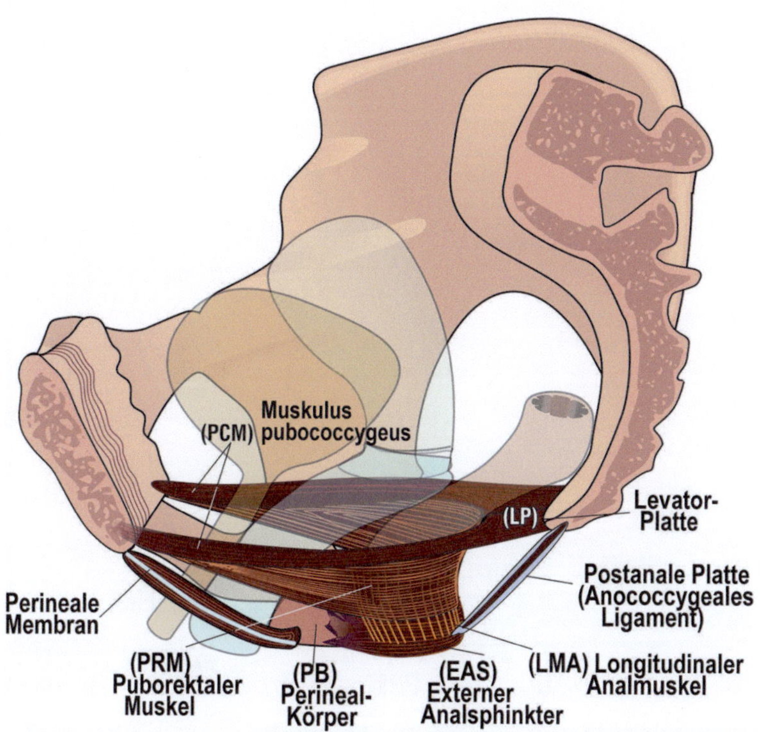

Abb. 4.5 Becken mit seinen Organen und Muskeln: Die Muskeln sind *braun* und mit *Streifen* dargestellt. *EAS* externer Analsphinkter, *LP* Levatorplatte, *LMA* longitudinaler Analmuskel, *PAP* postanale Platte (anokokzygeales Ligament), *PB* Perinealkörper, *PCM* M. pubococcygeus, *PM* Perinealmembran, *PRM* M. puborectalis

Segelbootanalogie Die dynamischen Vorgänge im Becken sind vergleichbar mit denen auf einem Segelboot (Abb. 4.9). Das Segel (Vagina) ist am Mast (Beckenboden) über Vorstag und Vorfall (Ligamente) befestigt. Durch Dichtholen der Vorschot (Muskel) erhält das ansonsten im Wind flatternde Segel Profil, und das Boot bewegt sich vorwärts (die Scheide wird nach vorne gezogen, verschließt die Urethra von hinten und unterstützt die Dehnungsrezeptoren im Bereich des Blasenbodens).

Wenn Segel und Seile nicht fest sind, wird die Kraft des Windes nicht auf das Boot übertragen und es bewegt sich nicht vorwärts.

Der Analogieschluss lautet: Wenn die Schoten (Ligamente) locker sind, flattert das Segel (Vagina) im Wind (fehlender Urethraverschluss, Urgeinkontinenz). So wie ein Boot nicht vorwärts fährt, wenn das Segel „flattert“, so kann auch die überdehnte Scheide nicht nach vorne gezogen werden, um die Urethra zu verschließen oder die Dehnungsrezeptoren zu unterstützen, wenn die Bänder erschlafft sind.

4

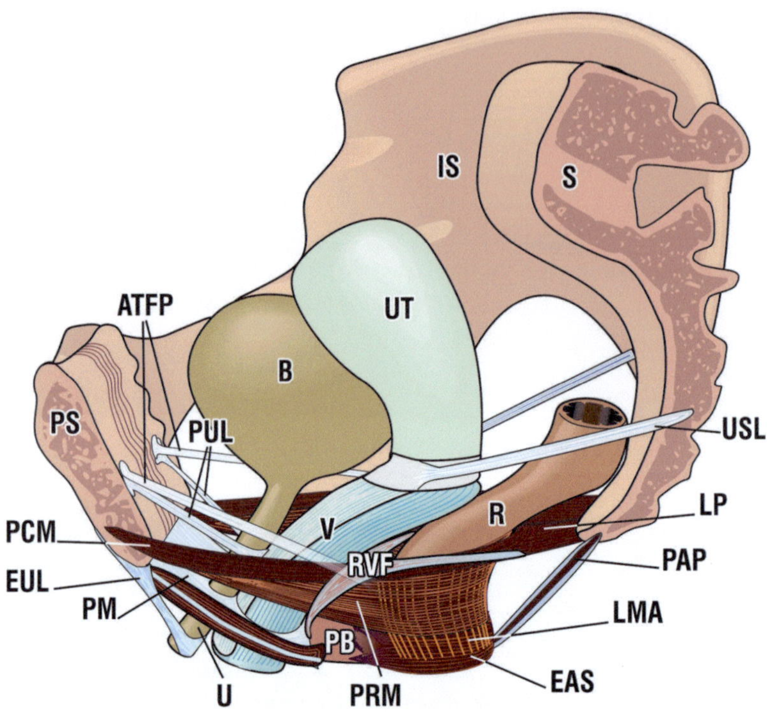

Abb. 4.6 Beziehung zwischen Beckenmuskeln, Organen, Ligamenten und Faszien. **Organe:** *B* Blase, *R* Rektum, *U* Urethra, *UT* Uterus, *V* Vagina; **Knochen:** *IS* Spina ischiadica, *PS* Symphysis pubica, *S* Sakrum; **Halteligamente:** *ATFP* Arcus tendineus fasciae pelvis, *EUL* externes urethrales Ligament, *PUL* pubourethrale Ligamente, *USL* uterosakrale Ligamente; **Muskelkräfte:** *LMA* longitudinaler Analmuskel, *LP* Levatorplatte, *PAP* postanale Platte (anokokzygeales Ligament), *PCM* M. pubococcygeus, *PM* Perinealmembran, *PRM* M. puborectalis; **Stützfaszien:** *PCF* pubozervikale Faszie, *RVF* rektovaginale Faszie

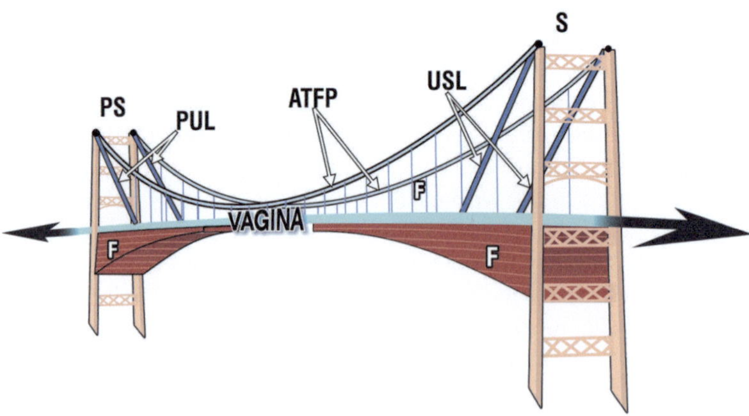

Abb. 4.7 Hängebrückenvergleich. Die Festigkeit wird dadurch erreicht, dass die Stahlseile (PUL, ATFP und USL, *Pfeile*) gespannt sind. Gibt ein Teil nach, ist die gesamte Statik betroffen. *ATFP* Arcus tendineus fasciae pelvis, *F* Faszien, *PS* Symphysis pubica, *PUL* pubourethrale Ligamente, *S* Sakrum, *USL* uterosakrale Ligamente

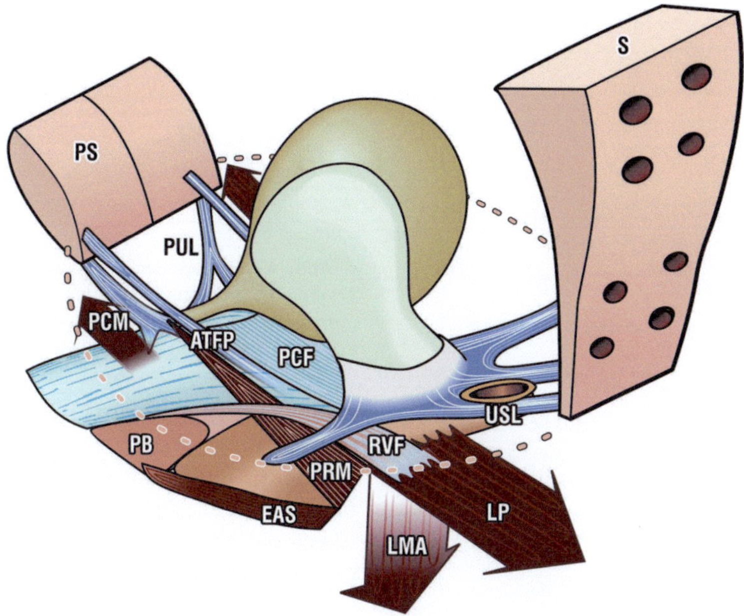

Abb. 4.8 Grafische Darstellung der dynamischen Anatomie: Die *Pfeile* zeigen die Zugrichtung der Muskeln auf. Die Muskelkräfte ziehen gegen die Halteligamente *PUL, ATFP* und *USL* und strecken diese. Es wird weiter veranschaulicht, wie die Beckenorgane durch Ligamente gehalten und durch Muskeln, die an denselben Ligamenten ansetzen, gestreckt werden. Dadurch werden Form und Spannung der Organe gewährleistet. Alle Muskelkräfte benötigen ausreichend festes Bindegewebe für eine gute Funktion. *ATFP* Arcus tendineus fasciae pelvis, *EAS* externer Analsphinkter, *LMA* longitudinaler Analmuskel, *LP* Levatorplatte, *PB* Perinealkörper, *PCF* pubozervikale Faszie, *PCM* M. pubococcygeus, *PRM* M.puborectalis, *PS* Symphysis pubica, *PUL* pubourethrale Ligamente, *RVF* rektovaginale Faszie, *S* Sakrum, *USL* uterosakrale Ligamente

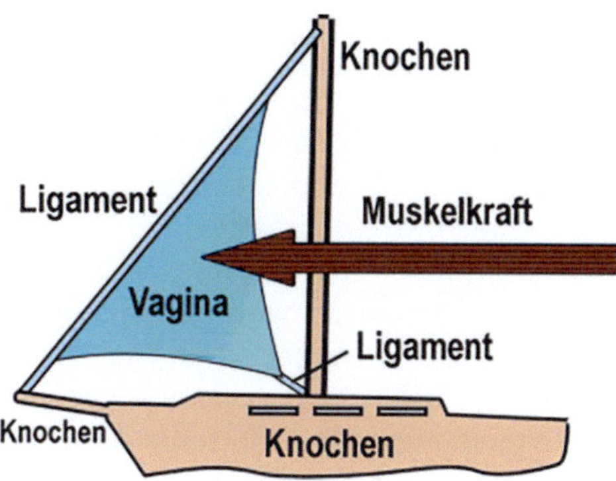

Abb. 4.9 Segelbootanalogie. Bei losen Schoten erhält das Segel kein Profil und bewegt das Boot nicht ausreichend vorwärts. Bei losen *Ligamenten* kann die Scheide nicht gestreckt werden, um die Urethra ausreichend zu verschließen

Funktionelle Anatomie

Die funktionelle Anatomie erklärt, wie Organe reagieren, wenn Muskelkräfte auf sie einwirken. Sie befasst sich mit der Funktion der 3 Muskelkräfte, die für den normalen Verschluss der Blase verantwortlich sind (Abb. 4.10), sowie mit den 2 Muskelkräften, die für das Öffnen der Blase (Miktion) zuständig sind (Abb. 4.11; ▶ Kap. 9).

Die Trampolinanalogie zeigt, wie dieselben Muskeln den Verschluss- und Miktionsreflex kontrollieren.

Trampolinanalogiex Der Beckenboden funktioniert wie ein Trampolin, das aus einem Sprungtuch (Membran = Vaginal-

4

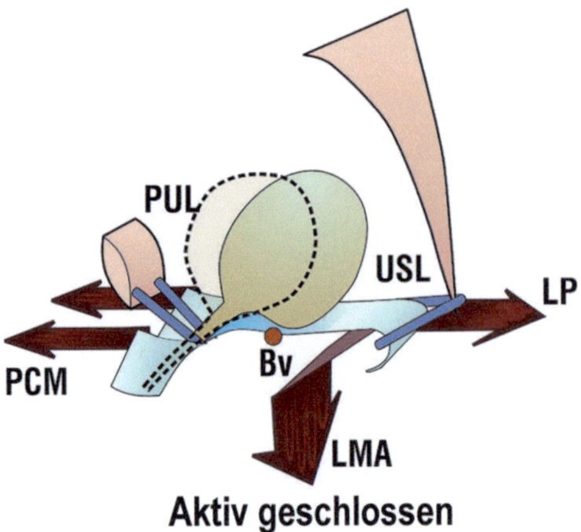

Abb. 4.10 Aktiver Blasenverschluss. Das Diagramm zeigt, wie die 3 Muskelkräfte *PCM*, *LP* und *LMA* die Urethra und den Blasenhals strecken und verschließen. *Rote Pfeile* Muskelkräfte, *blau* Vagina; *grün* Blase und Urethra, *violett* Knochen. *Bv* Befestigung des Blasenbodens an der Vagina, *LMA* longitudinaler Analmuskel, *LP* Levatorplatte, *PCM* pubozervikaler Muskel, *PUL* pubourethrales Ligament, *USL* uterosakrales Ligament

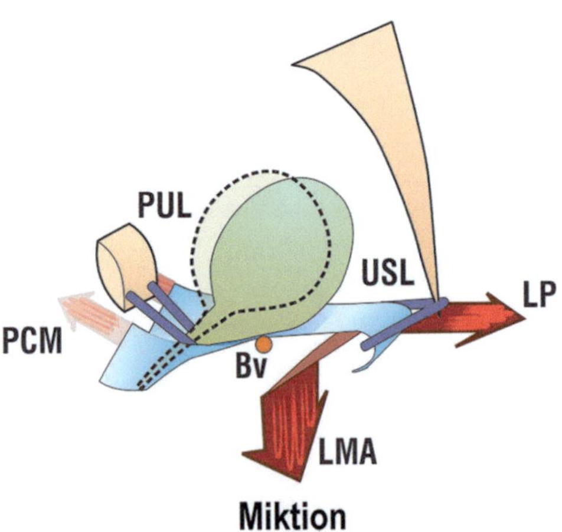

Abb. 4.11 Miktion. Das Diagramm zeigt, wie die 2 Muskelkräfte *LP* und *LMA* die Urethra öffnen (*rote Pfeile*), wenn PCM, der vordere Muskel, erschlafft. *Rote Pfeile* Muskelkräfte, *blau* Vagina, *grün* Blase und Urethra, *violett* Knochen. *Bv* Befestigung des Blasenbodens an der Vagina, *LMA* longitudinaler Analmuskel, *LP* Levatorplatte, *PCM* pubozervikaler Muskel, *PUL* pubourethrales Ligament, *USL* uterosakrales Ligament

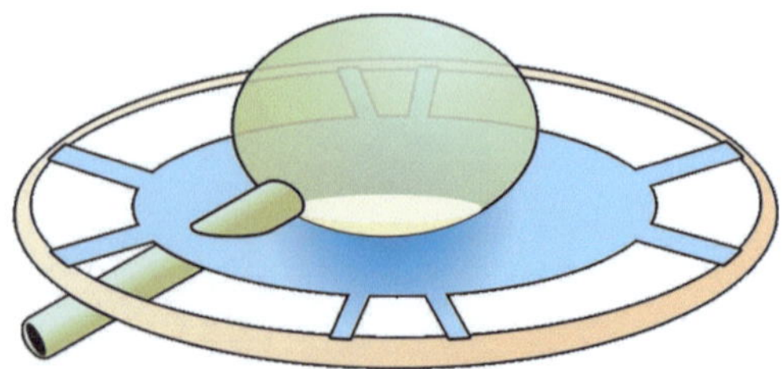

Abb. 4.12 Der Beckenboden arbeitet wie ein Trampolin: Er besteht aus einer *Membran* (Vagina), *Sprungfedern* (Ligamente) *vorne, mittig und hinten,* die am *Rahmen* (Beckenknochen) befestigt sind

wand) und Zugfedern (Ligamente) besteht (Abb. 4.12). Die Zugfedern sind vorne, in der Mitte und hinten am Beckenknochen befestigt. Auf dem Sprungtuch liegt die Blase, die einem elastischen Gummiballon gleicht. Wenn sich die Blase mit Flüssigkeit füllt, werden die Trampolinmembran und die Federn nach unten gedrückt.

Der Bereich der Blase, der von der Trampolinmembran abgestützt wird, der Blasenboden, enthält Nervenendigungen, die durch die Dehnung beim Füllen der Blase stimuliert werden (Abb. 4.12). Diese Signale werden ans Gehirn gesendet, wodurch Informationen über den Füllzustand der Blase übermittelt werden. Ab einem bestimmten Füllzustand gibt das Gehirn den Befehl zur Entleerung der Blase. Wenn die Patientin in diesem Moment nicht zur Toilette gehen kann, ziehen die Beckenbodenmuskeln das Trampolin stramm. Der Blasenboden wird angehoben, wodurch die Dehnung und somit die Reizung der Nervenendigungen verringert wird und die Patientin keinen Harndrang mehr verspürt.

Dieser intelligente Mechanismus funktioniert nur, wenn alle Strukturen des Trampolins intakt sind. Wenn Bänder oder Membranen, z. B. durch eine Geburt, überdehnt sind (Abb. 4.13), kann das Trampolin nicht mehr ausreichend durch die Beckenbodenmuskeln gespannt und damit der Blasenboden nicht ausreichend angehoben werden. Die Membran oder Bänder hängen

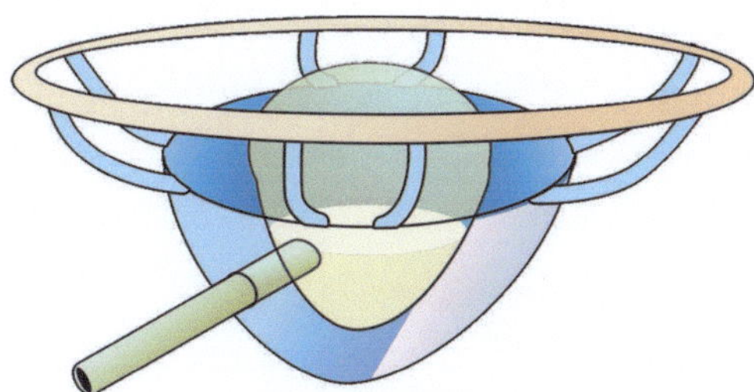

■ **Abb. 4.13** Wenn die Bänder oder die Membran überdehnt sind, ist das Trampolin nicht mehr funktionsfähig

durch (■ Abb. 4.13). Die Dehnungsrezeptoren werden frühzeitig aktiviert, und der Harndrang wird bereits bei geringem Füllungsvolumen ausgelöst, obwohl der eigentliche Miktionsreflex normal ist. Die Patientin verspürt schon bei geringer Blasenfüllung einen Harndrang, gegen den sie nicht angehen kann. Die Folgen sind Urge, Pollakisurie und Nykturie.

4.2.2 Drei anatomische Muskelschichten

Vereinfacht gesagt, besteht die Beckenbodenmuskulatur aus 3 Schichten: innerer, mittlerer und äußerer Schicht (■ Abb. 4.6 und 4.14a, b; Petros und Ulmsten 1997). Es ist wichtig zu beachten, dass diese 3 Muskelschichten nicht genau den 3 Bindegewebsstrukturen entsprechen, die im Folgenden beschrieben werden (■ Abb. 4.20).

Die **innere Schicht** besteht im vorderen Bereich aus dem medialen pubokokzygealen Muskel (PCM) und dem mehr lateral gelegenen puborektalen Muskel (PRM) sowie der Levatorplatte (LP) im hinteren Bereich (■ Abb. 4.15).

Die **mittlere Schicht** wird vom longitudinalen Analmuskel (LMA) gebildet, einem kurzen, nicht mit dem Rektum verbundenen, quergestreiften Muskel, der die innere und äußere Muskelschicht miteinander verbindet (■ Abb. 4.14 und 4.16).

Die **äußere Schicht** setzt sich aus Muskeln der Perinealmembran, (PM), dem externen Analsphinkter (EAS) und der postanalen Platte (PAP) zusammen (■ Abb. 4.17).

■ Innere Muskelschicht

Die innere Muskelschicht ist somatisch innerviert, verläuft horizontal und hat eine Doppelfunktion: Sie hält die Organe Vagina, Urethra, Blase und Rektum in ihrer Position und ermöglicht deren Öffnung und Schließung. Der vorne gelegene PCM zieht die Organe nach vorne, die hinten gelegene LP nach hinten. Die Pfeile in ■ Abb. 4.15 zeigen die Zugrichtung der Muskeln.

Der PCM entspringt etwa 1,5 cm über dem Symphysenunterrand. Sein medialer Anteil inseriert in die Seitenwand der distalen Vagina. Sein lateraler Anteil zieht beidseitig nach hinten zur Rektumhinterwand (■ Abb. 4.15; (Zacharin 1963). Die beiden Muskelbäuche vereinigen sich hier und verbinden sich mit den Fasern der LP.

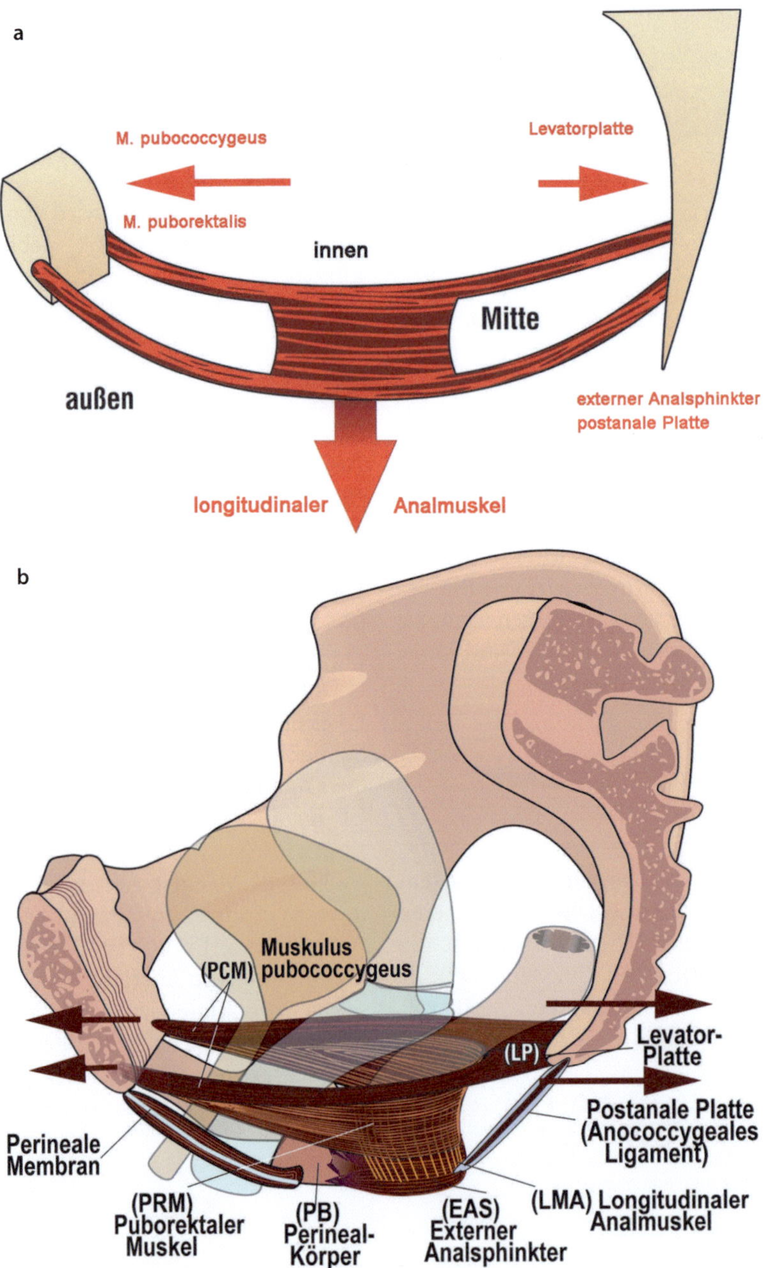

Abb. 4.14 **a**, **b** Schematische Darstellung der 3 Beckenbodenschichten. Die *innere und äußere* Muskelschicht ziehen horizontal. Sie öffnen und verschließen die Organe Blase und Rektum. Die *mittlere* Schicht, der LMA, zieht nach unten. Die *äußere* Muskelschicht mit der PM, dem EAS sowie der PAP zieht horizontal. Sie verankert und fixiert die Organe. *EAS* externer Analsphinkter, *LP* Levatorplatte, *LMA* longitudinaler Analmuskel, *PAP* postanale Platte (anokokzygeales Ligament), *PB* Perinealkörper, *PCM* M. pubococcygeus, *PM* Perinealmembran, *PRM* M.puborectalis

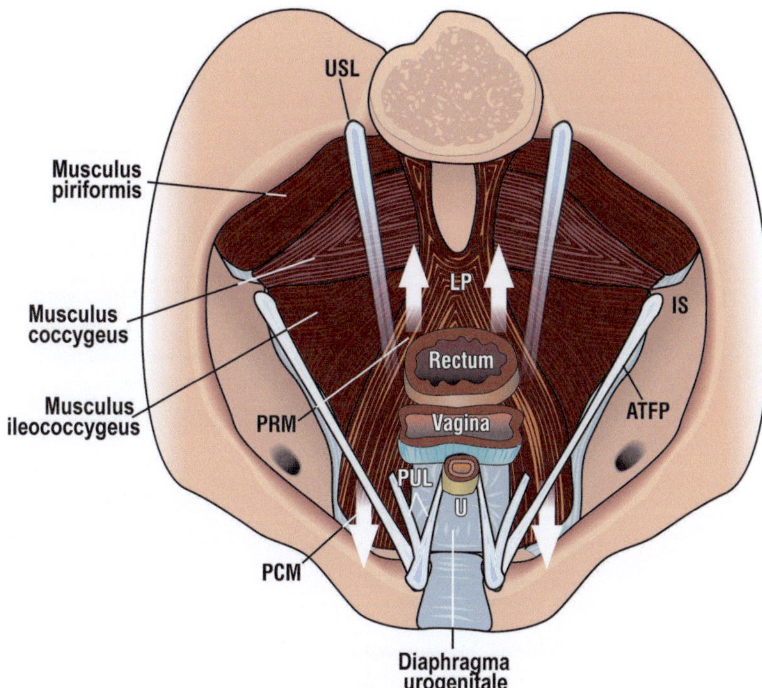

◘ Abb. 4.15 Innere Muskelschicht des Beckenbodens. *ATFP* Arcus tendineus fasciae pelvis, *IS* Spina ischiadica, *LP* Levatorplatte, *PCM* pubozervikaler Muskel, *PRM* puborektaler Muskel, *PUL* pubourethrales Ligament, *U* Urethra, *USL* uterosakrales Ligament

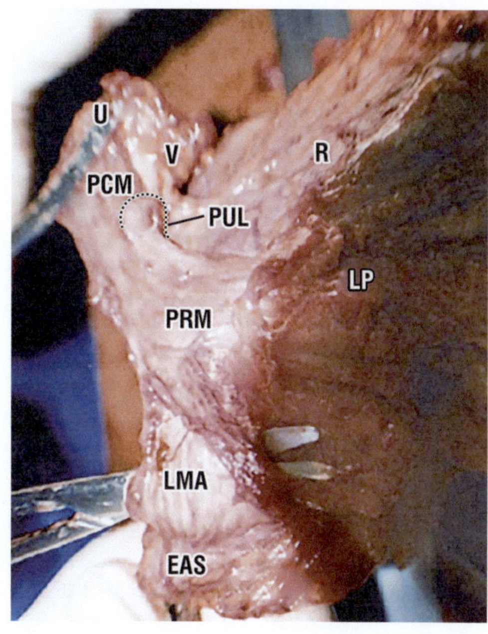

◘ Abb. 4.16 Longitudinaler Analmuskel (*LMA*), Ursprung und Insertion. Anatomisches Kadaverpräparat von einer weiblichen Leiche ohne knöchernes Gerüst. Blase und Vagina sind in Höhe des Blasenhalses entfernt worden. *U* Urethra, *V* Vagina, *PCM* anteriore und laterale Anteile des M. pubococcygeus. Diese laufen zur Rektumhinterwand (*R*), vereinigen sich hier mit der kontralateralen Seite und bilden einen Teil der Levatorplatte (*LP*); *EAS* externer Analsphinkter, *PRM* M. puborectalis, *PUL* Insertion des pubourethralen Ligaments in den *PCM*

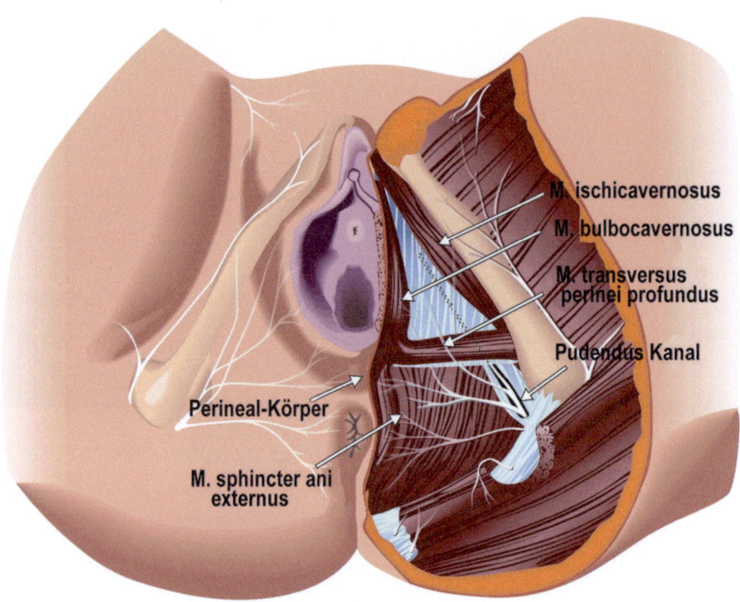

Abb. 4.17 Die äußere Muskelschicht des Beckenbodens verankert die Organe distal (Netter 1989)

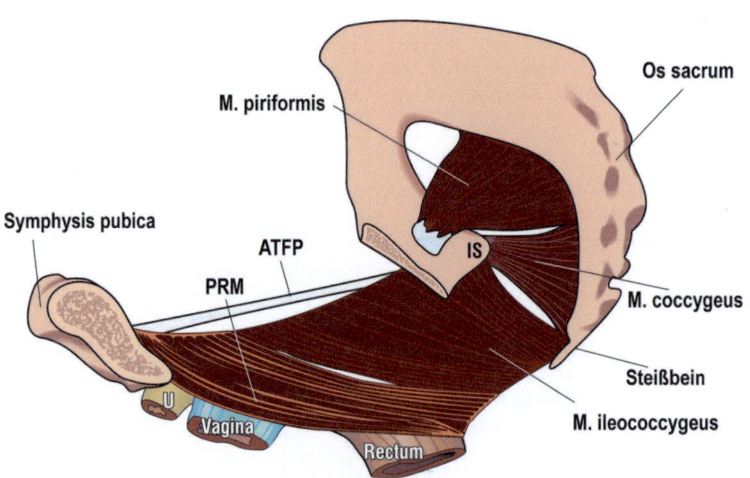

Abb. 4.18 M. puborectalis (*PRM*), *ATFP* Arcus tendineus fasciae pelvis, *IS* Spina ischiadica

Die LP besteht aus dem PCM, PRM und M. iliococcygeus und inseriert in die Rektumhinterwand. Sie ist für den hinteren Zug der Muskeln verantwortlich.

Spezielle Rolle des M. puborectalis (PRM)

Der PRM (Abb. 4.18) entspringt medial vom PCM (s. oben) und durchquert alle 3 Muskelschichten. Er zieht vorne unter dem PCM nach lateral, legt sich eng an die Rektumseitenwand an und inseriert in die Rektumhinterwand. Während der PCM ein flacher, horizontal verlaufender Muskel ist, verläuft der PRM mehr vertikal, medial vom und teilweise unter dem PCM.

Durch die Kontraktion des PRM, beispielsweise beim sog. Kneifen, um den Durchgang von Urin oder Stuhl zu verhindern, werden die LP nach oben und die rektale Krümmung nach vorne gezogen und der anorektale Winkel vergrößert sich. Der PRM leistet somit einen wichtigen Beitrag zur Kontinenz des Darms. Unter **„Kneifen“** versteht man die Bewegung, die erfolgt, wenn eine Patientin die Beine kreuzt und die Beckenbodenmuskeln nach oben zieht.

Mittlere (verbindende) Muskelschicht

Die mittlere Muskelschicht besteht aus dem quergestreiften und somit ebenfalls somatisch innervierten LMA (Courtney 1950) (Abb. 4.16). Der LMA ist ein vertikaler Muskel, der Scheide und Blase nach unten zieht und den Blasenhals verschließt bzw. bei der Miktion den Ausflusstrakt öffnet. Kranial ist der LMA mit den Fasern der LP und lateral mit den PCM und PRM verbunden. Kaudal inseriert er über die inneren (IAS) und äußeren analen Sphinktermuskeln (EAS) in den Perinealkörper (PB). Dorsal verläuft er, wie in Abb. 4.16 durch die Scherenspitze gezeigt, teilweise um das Rektum herum, inseriert jedoch nicht in dieses. Er darf nicht mit dem longitudinalen glatten Rektalmuskel verwechselt werden, der Teil der Rektumwand ist.

Bei Kontraktion des LMA wird die LP nach unten gezogen. Weil die LP in die Rektumhinterwand inseriert, wird auch das Rektum nach unten abgewinkelt, sobald sich der LMA kontrahiert.

Diese Abwärtsbewegung ist jedoch nur möglich, wenn der PB fixiert ist und nicht, wie es nach traumatischen Geburten der Fall sein kann, nachgibt. Außerdem dürfen die Achsen von Urethra, Vagina und Rektum nicht zu steil verlaufen, wie dies nach bestimmten Operationen der Fall ist (z. B. nach einer Williams-Richardson-Operation zur Fixierung der Vagina; Abb. 4.19), da die Organe ab einem Winkel von über 45° nicht mehr rotiert werden können.

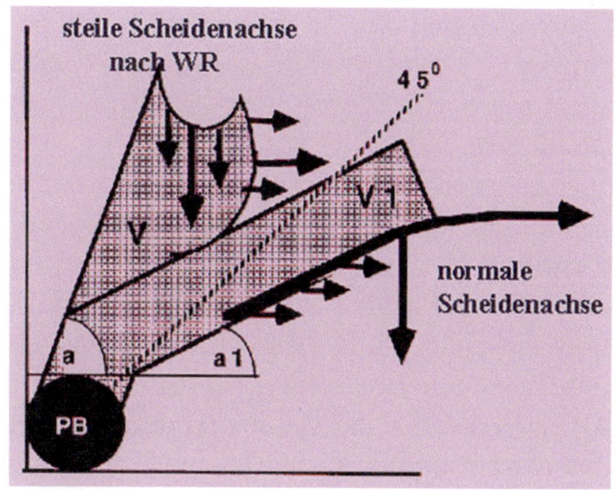

Abb. 4.19 Druckbelastung des oberen Scheidenpols, Zug der Levatorplatte (LP) nach hinten und des longitudinalen Analmuskels nach unten begünstigen nach Steilstellung der Scheidenachse >45° die Enterozelenbildung. *PB* Perinealkörper, *WR* Williams-Richardson-Vaginopexie

Äußere Muskelschicht

Die äußere Muskelschicht besteht hauptsächlich aus quergestreifter Muskulatur, verläuft horizontal, stabilisiert die Organe und sorgt für die Fixierung der distalen Teile von Urethra, Vagina und Anus (Abb. 4.17). Sie ist der Garant dafür, dass die Bauchorgane in ihrer normalen Position bleiben.

Sie setzt sich zusammen aus
- den in der PM gelegenen Muskeln: M. bulbocavernosus, M. ischiocavernosus, M. transversus perinei superficialis und profundus,
- dem Centrum tendineum perinei (PB),
- dem EAS und
- der PAP.

Damit vaginale Geburten möglich sind, ist nach unten keine knöcherne Abdichtung des Bauchraums möglich. Die Natur hat als Abdichtung eine Platte erschaffen, die in der Mitte einen derben sehnenartigen Bereich, das Centrum tendineum perinei (PB), aufweist, in den zahlreiche Muskeln und Bänder einstrahlen. Der PB stellt den Hauptverankerungspunkt für die Muskeln der PM, den EAS und den LMA dar (Petros 2002).

Diese spannen das Centrum tendineum perinei wie Zuggurte eine Hangebrücke und verhindern ein übermäßiges Durchhängen des Beckenbodens.

Der auch M. bulbospongiosus genannte M. bulbocavernosus, zieht vom PB bogenförmig nach vorne zum Lig. suspensorium clitoridis. Er liegt unter den Labia majora und umschließt mit seinen beiden Muskelbäuchen den Introitus vaginae (◘ Abb. 4.17). Er streckt und stabilisiert den distalen Teil der Urethra und bewirkt eine Verengung des Introitus.

Der M. ischiocavernosus bildet die laterale Begrenzung der PM und verläuft vom Tuber ischiadicum nach vorne bis zur Ansatzstelle des M. bulbocavernosus. Seine Kontraktion trägt zur Dilatation des äußeren Harnröhrenmeatus (Meatus urethrae externus) bei.

Der M. transversus perinei profundus erstreckt sich vom PB seitlich in einem rechten Winkel zum Tuber ischiadicum über den M. bulbocavernosus. Er ist ein kräftiger Muskel, der den PB lateral stabilisiert und den medialen Teil des Beckenbodens stützt. Posterior wird der PB durch den EAS fixiert.

Zwischen dem EAS und dem Steißbein befindet sich die postanale Platte (PAP), eine Sehnenplatte mit quergestreiften Muskeln, die in den EAS inseriert.

4.2.3 Drei Zugrichtungen der Beckenbodenmuskulatur

Für die normale Funktion der Beckenorgane sind 3 Muskelgruppen erforderlich, die in unterschiedliche Richtungen ziehen (◘ Abb. 4.8):

- Nach vorne: PCM und PRM
- Nach hinten: LP (M. iliococcygeus und M. coccygeus)
- Nach unten: LMA

Diese Muskeln sind verantwortlich für

- das Schließen und Öffnen der Blase sowie
- das Schließen und Öffnen des Anorektalbereichs.

4.2.4 Drei horizontale Beckenebenen (Level)

Die Faszien und Bänder des Beckenbodens spielen eine Schlüsselrolle für die Statik und Funktion der Organe. Die Integraltheorie, die Faszien und Bänder berücksichtigt, unterteilt den Beckenboden daher in 3 anatomische Beckenebenen (Level; ◘ Abb. 4.20). Die wichtigsten Halte- und Stützstrukturen in diesen 3 Ebenen sind folgende:

Level 1: pubovesikale Ligamente (PVL) mit präzervikalem Gilvernet-Bogen, puberzervikale Faszie (PCF), Trigonum, Zervikalring, uterosakrale Ligamente (USL)

Level 2: pubourethrale Ligamente (PUL), Arcus tendineus fasciae pelvis (ATFP), rektovaginale Faszie (RVF)

Level 3: externe urethrale Ligamente (EUL), PM, PB

■ Level 1

Pubozervikale Faszie (PCF)

Die PCF erstreckt sich von den lateralen Sulci bis zum vorderen Teil des Zervikalrings (◘ Abb. 4.20 und 4.21) und ist dort bogenförmig mit den kardinalen Ligamenten (CL) und USL verbunden. Ein Abreißen der PCF vom zervikalen Ring kann zu einer hohen Zystozele und sogar zu einer vorderen Enterozele führen.

Pubovesikale Ligamente (PVL)

Die PVL ziehen von der Symphysenhinterwand zum quer verlaufenden präzervikalen Gilvernet-Bogen, einer festen fibro-

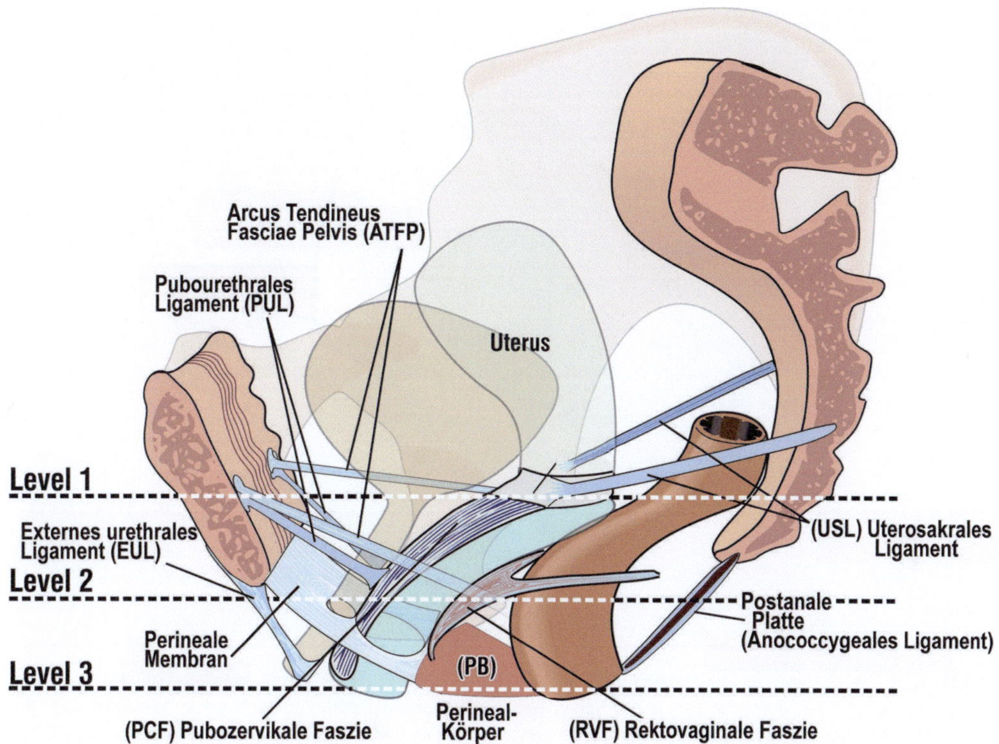

Abb. 4.20 Bindegewebeschichten der 3 horizontalen Level – sagittaler 3-D-Schnitt durch das Becken, der die Beziehungen zwischen den Hauptbindegewebestrukturen, den Organen und den Beckenknochen zeigt. *ATFP* Arcus tendineus fasciae pelvis, *EUL* externes urethrales Ligament, *PAP* postanale Platte (anokokzygeales Ligament), *PB* Perinealkörper, *PCF* pubozervikale Faszie, *PM* perineale Membran, *PUL* pubourethrale Ligamente, *RVF* rektovaginale Faszie, *USL* uterosakrale Ligamente

muskulären Membran an der Vorderwand der Blase (Abb. 4.22).

Laut Ingelman-Sundberg (1949) verstärken die PVL diesen Bereich und sind die Hauptstützstruktur der vorderen Blasenwand. Bei Kontraktion des PCM wird das Septum urethrovaginale (Hammock) nach vorne gezogen und die Urethra wird fixiert. Der Meatus urethrae internus befindet sich in der „O“-„O“-Ebene. Die Zugrichtungen der LP und des LMA sind so ausgelegt, dass sie bei Kontraktion die vordere Vaginalwand und das Trigonum um den Ansatzpunkt des PVL drehen. Dieser Mechanismus wirkt wie ein Klappenventil und verschließt die Blase. Das PVL ist weit entfernt von der Stelle, durch die das kindliche Köpfchen bei einer vaginalen Geburt tritt, weshalb es selten beschädigt wird.

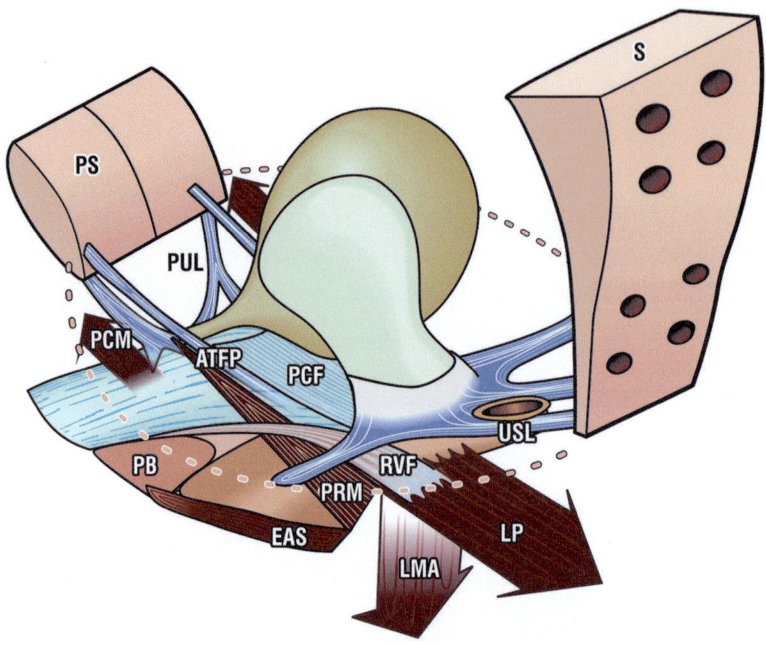

Abb. 4.21 Befestigungen der Faszien und Mechanik der Zugkräfte. *Vorne* ist die Faszie der Scheidenwand mit den pubourethralen Ligamenten (*PUL*) verbunden, *seitlich* mit dem Arcus tendineus fasciae pelvis (*ATFP*), *hinten* mit dem kardinalen und uterosakralen (*USL*) Bandkomplex und *unten* mit dem Perinealkörper (*PB*) und dem M. sphincter ani externus (*EAS*), der den *PB* stabilisiert. Die pubozervikale und rektovaginale Faszie werden von den in 3 verschiedene Richtungen ziehenden Muskeln *(PCM-, LP- und LMA-Pfeile)* gespannt, wodurch die Scheide ihre Festigkeit erhält. *LMA* longitudinaler Analmuskel, *LP* Levatorplatte, *PCF* pubozervikale Faszie, *PCM* pubokokzygealer Muskel, *PRM* puborektaler Muskel, *PS* Symphysis pubica

Präzervikaler Gilvernet-Bogen

Die Verdickung des PVL an der Vorderwand der Blase wird als präzervikaler Gilvernet-Bogen bezeichnet (Abb. 4.22). Diese membranöse Verstärkung dient dazu, ein unkontrolliertes Zurückweichen der vorderen Blasenwand zu verhindern und so ein Zusammenfallen der Blase während des Wasserlassens zu vermeiden. Der präzervikale Gilvernet-Bogen hilft, den Blasenhals während körperlicher Anstrengung verschlossen zu halten.

Trigonum

Das Trigonum (Abb. 4.22) bildet einen Teil des Blasenbodens und besteht hauptsächlich aus glatter Muskulatur. Diese Muskelschicht erstreckt sich von der Blase entlang der hinteren Wand der Urethra bis zum Meatus urethrae externus. Obwohl es kein echtes Ligament ist, verhält es sich ähnlich wie eines. Es schient die hintere Wand der Urethra und erleichtert dadurch die für die Miktion notwendige Öffnung des Ausflusstrakts. Aufgrund seiner Position an der Hinterwand der Urethra und Blase dient das Trigonum als Gegenpol für die Hammock-Muskeln, die bei einer Kontraktion des PCM die Urethra von hinten verschließen.

Zervikaler Ring

Die Zervix besteht aus einem kollagenen Ring, an dem sowohl die CL und USL als auch die PCF und RVF anhaften (Abb. 4.23). Der Zervikalring ist die stärkste Struktur im Beckenboden. Er ist 8-mal stärker als die Ligamente und 20-mal stärker als die Vaginalwand.

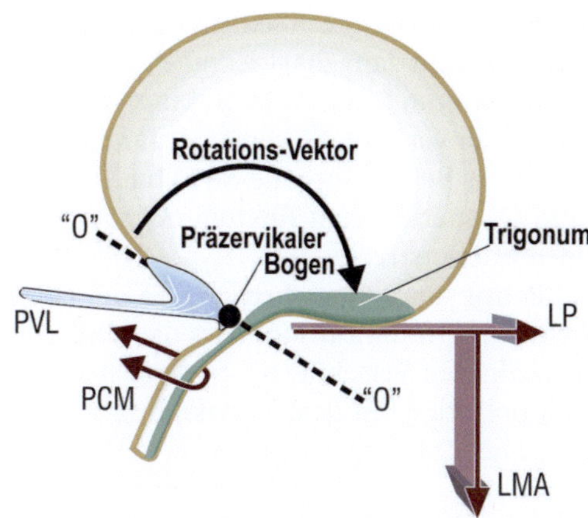

Abb. 4.22 Die Bedeutung des präzervikalen Gilvernet-Bogens für den Verschluss des Blasenhalses (Sagittalschnitt). Die *Pfeile* repräsentieren die Zugrichtung der Muskeln. Wenn *PCM* relaxiert, können *LP*/*LMA* den Ausflusstrakt entlang der „O"-„O"-Ebene öffnen. *LMA* longitudinaler Analmuskel, *LP* Levatorplatte, *PCM* pubokokzygealer Muskel, *PVL* pubovesikales Ligament

Die PCF und RVF, die an der Zervix befestigt sind, bieten den Scheidenwänden zusätzliche Stabilität (Abb. 4.24). Wenn die Vaginalwände erschlaffen, nimmt auch die Spannung in der PCF und RVF ab. Dadurch können der Uterus und der obere Teil der Vagina nach unten sinken, was zu einem ute-

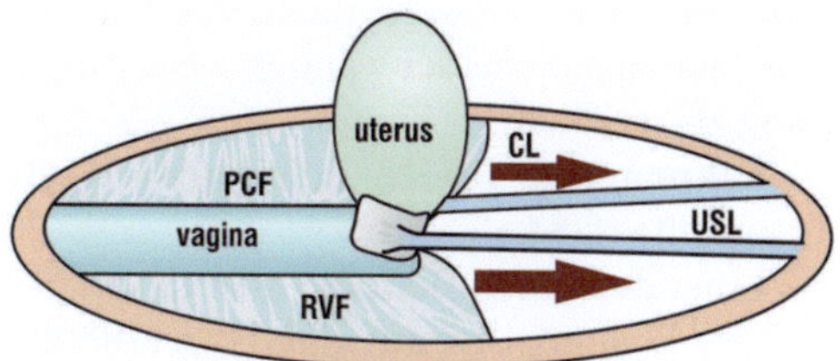

Abb. 4.24 Verstärkung der Scheidenwände durch Faszien. Die pubozervikale Faszie (*PCF*) und die rektovaginale Faszie (*RVF*) verstärken die Scheidenwände, damit es nicht zur Intussuszeption (Einstülpung) kommt. *CL* kardinale Ligamente, *USL* uterosakrale Ligamente

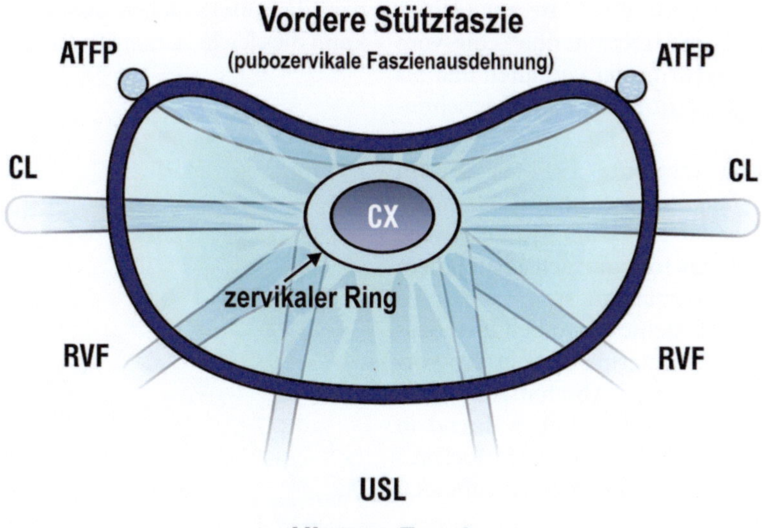

Abb. 4.23 Bedeutung des *zervikalen Rings* für die Befestigung der Beckenfaszien. Alle Faszien und Ligamente inserieren direkt oder indirekt in den *zervikalen Ring*. 3-D-Blick in den posterioren Teil der Scheide. *ATFP* Arcus tendineus fasciae pelvis; *CL* kardinale Ligamente, *RVF* rektovaginale Faszie, *USL* uterosakrale Ligamente

rovaginalen Prolaps führt. Pathogenetisch handelt es sich hierbei um eine Intussuszeption, also eine Einstülpung des kranialen Vaginalbereichs nach distal. Eine alleinige Reparatur der USL ist daher für eine effektive Behandlung des Prolapses nicht ausreichend. Es müssen auch die seitlich und nach unten verschobenen Faszien wieder an die USL und CL herangebracht werden, um den lateralen Scheidenwänden neue Spannung zu verleihen.

Sakrouterine (SUL) oder uterosakrale Ligamente (USL)

Einer der ersten Berichte über das uterosakrale Ligament ist auf das Jahr 1708 datiert und stammt von Philip Verheyn. Unter dem Titel „uteri connexio" beschrieb Verheyn, dass der Gebärmutterhals unten mit der Vagina, hinten mit dem Rektum und vorne mit der Blase verbunden ist.

Im Jahr 1862 betonte der Wiener Anatom Joseph Hyrtl in seinem Lehrbuch *Anatomie* besonders die Existenz von „Ligg. vesicouterina", die von der Blase zur Gebärmutter, und „Ligg. rectouterina", die vom Rektum zur Gebärmutter verlaufen und als strangförmige peritoneale Falten beschrieben wurden.

Symington erwähnte 1914 in seinem Lehrbuch *Quain's Elements of Anatomy* erstmals, dass in den USL Muskelgewebe vorhanden ist, das topografisch eng mit dem Plexus pelvicus verbunden ist.

Im Jahr 1950 stellte Campbell fest, dass in den „Ligg. sacrouterina" nur in den vorderen und mittleren Abschnitten glatte Muskelfasern vorhanden sind, während in den hinteren Abschnitten nur lockeres Bindegewebe, Gefäße und Nerven gefunden wurden.

1938 veröffentlichte Martius, dass die USL hauptsächlich aus glatter Muskulatur bestehen, die sich spastisch kontrahieren und bei Reizung schmerzhaft sein können. Die Bedeutung der posterioren Suspension für die Beckenorgane ist weiterhin umstritten.

Fritsch erwähnte in seinem Lehrbuchbeitrag aus dem Jahr 2008 lediglich das „Lig. rectouterinum", das vom Rektum zur Gebärmutter verläuft. Seiner Ansicht nach gibt es keinen Beweis für eine Struktur, die sich vom Os sacrum zum Rektum oder zur Gebärmutter erstreckt.

Petros und Goeschen wiesen in ihren Lehrbüchern darauf hin, dass die USL von den sakralen Vertebrae S2–S4 ausgehen und sich posterior mit dem Zervikalring verbinden. Die USL halten den Fornix in Position. Ein alters- oder geburtsbedingter Verlust an Kollagen und Elastizität kann zu einem Uterusprolaps und einer Dehnung der USL führen. Die Blutversorgung des proximalen Teils der USL erfolgt über den Ramus descendens der Uterusarterie. Bei einer Hysterektomie wird diese Hauptblutquelle entfernt, was zu weiterer Atrophie und Schwächung der USL führt (◘ Abb. 4.25). Die in den USL verlaufenden Nerven sind empfindlich gegenüber Dehnung. Bei Patientinnen, die unter solchen Beschwerden leiden, kann dies leicht demonstriert werden, indem

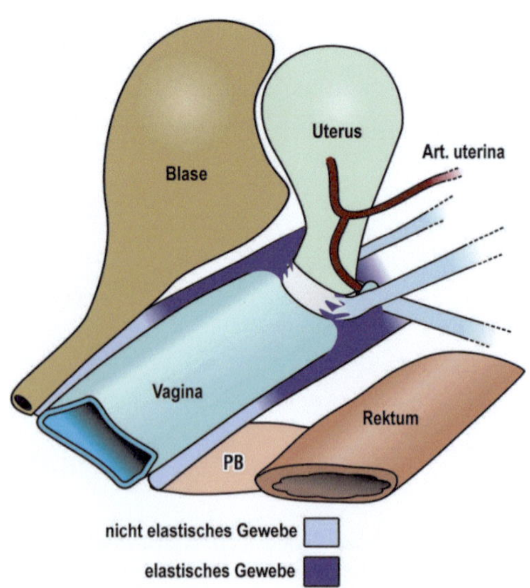

◘ **Abb. 4.25** Der Ramus descendens der A. uterina versorgt die Zervix sowie die sakrouterinen (SUL) und kardinalen Ligamente (CL). *PB* Perinealkörper

das untere Blatt eines Spekulums vorsichtig in die Scheide eingeführt wird. Eine sanfte Unterstützung lindert in der Regel die Schmerzen, während übermäßiges Dehnen die Schmerzen verstärken kann.

Im Jahr 2012 konnten Forgács et al. in ihren Untersuchungen an 11 weiblichen Leichen das Lig. rectouterinum makroskopisch lokalisieren. Sie fanden eine Verbindung zwischen dem lateralen Teil des Rektums und dem Zervikalring sowie zusätzlich entlang des Bindegewebes des Paraproktiums bis zur Oberfläche des Kreuzbeins. Aufgrund dieser Beobachtungen kamen sie zu dem Schluss, dass der Begriff „Lig. sacrouterinum" korrekt ist. Zudem entnahmen sie für die histologische Untersuchung 2 jeweils 1 cm lange Gewebeproben aus dem vorderen und hinteren Teil des Ligaments. Beide Proben wiesen typisches festes fibröses Bindegewebe, Blutgefäße und längs verlaufende glatte Muskelfasern auf, wie es für ein Ligament typisch ist.

Die USL entspringen auf Höhe von S2, S3 und S4 am Kreuzbein (Os sacrum) und inserieren ringförmig in den hinteren Zervikalbereich (◘ Abb. 4.20). Die Blutversorgung dieser Ligamente erfolgt hauptsächlich über den Ramus descendens der A. uterina. Die USL halten den oberen Pol der Vagina in Position. Der LMA ist an den USL befestigt und kann seine Wirkung nur entfalten, wenn diese Bänder ausreichend stabil sind.

Eine verminderte Spannung des Bindegewebes in den uterosakralen Ligamenten kann nicht nur zu einem Prolaps führen, sondern auch dazu, dass die in den USL verlaufenden unmyelinisierten Nerven nicht mehr vor Zug geschützt sind und dadurch Beckenschmerzen auftreten. In älteren Lehrbüchern wurde dieses Phänomen als „schwebende Pein" bezeichnet (Martius 1946). Diese neurologischen Beschwerden haben einen peripheren, nicht zentralen Ursprung.

In ähnlicher Weise können Symptome wie Dranginkontinenz, Pollakisurie und Nykturie auftreten, wenn die Dehnungsrezeptoren im Blasenboden nicht mehr ausreichend abgestützt werden, weil die vordere Vaginalwand oder die sie spannenden Bänder erschlafft sind. Diese neurologischen Symptome werden peripher und nicht zentral ausgelöst. Daher können die genannten Symptome in etwa 80 % der Fälle durch eine rekonstruktive Operation des USL in Form einer posterioren Schlingenoperation geheilt werden (Petros 1997; Farnsworth 2002; Goeschen und Gent 2004; Caliskan et al. 2018).

▪ Level 2

Pubourethrales Ligament (PUL)

Das PUL (◘ Abb. 4.20, 4.26 und 4.27) befindet sich hinter der PM. Es entspringt im unteren Bereich der hinteren Symphysenwand und verläuft nach kaudal, wobei es

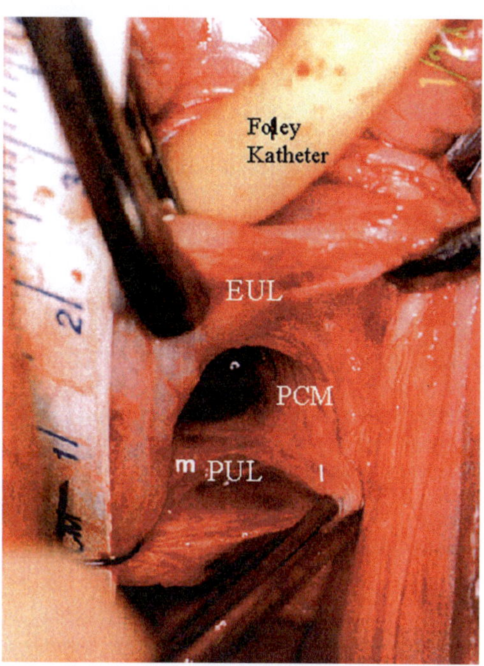

◘ **Abb. 4.26** Stütz- und Haltebänder der Urethra – Operationssitus: Blickrichtung auf eine Inzision im linken paraurethralen Sulcus. *EUL* externes urethrales Ligament, *PCM* pubokokzygealer Muskel, *PUL* pubourethrales Ligament; *m* mediale Seite, *l* laterale Seite

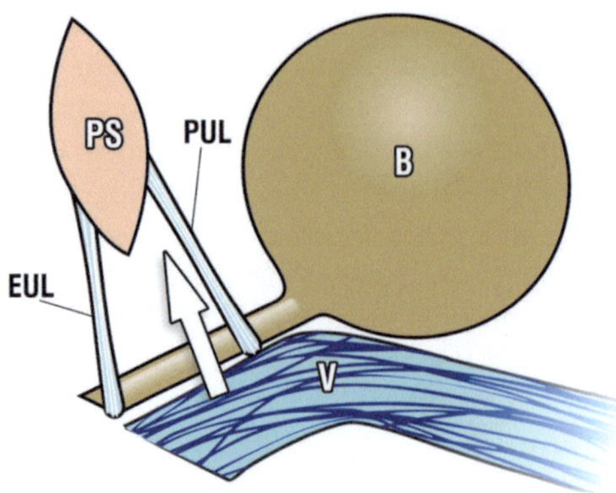

Abb. 4.27 Anatomische Zeichnung zu Abb. 4.25 aus sagittaler Sicht. *Pfeil* Zugrichtung des M. pubococcygeus. *B* Blase, *EUL* externes urethrales Ligament, *PS* Symphysis pubica, *PUL* pubourethrales Ligament, *V* Vagina

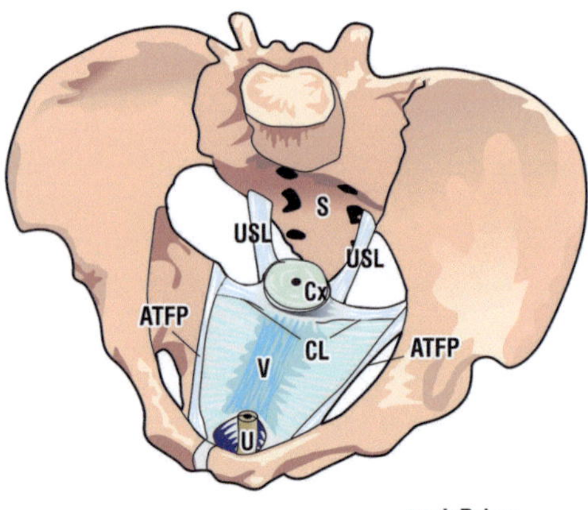

Abb. 4.28 Aufhängung der Scheide am ATFP nach Palma. Die Scheide ist wie eine Trampolinmembran zwischen dem ATFP aufgespannt und an ihm, dem vorderen Teil des zervikalen Rings und den kollagenen Strukturen, die in die CL einstrahlen, befestigt. *ATFP* Arcus tendineus fasciae pelvis, *CL* kardinales Ligament, *CX* Zervix, *S* Sakrum, *USL* uterosakrales Ligament, *U* Urethra, *V* Vagina

medial in die mittlere Urethra und lateral in den PCM und die Vaginalwand inseriert (Zacharin 1963; Petros 1998).

Arcus tendineus fasciae pelvis (ATFP)

Der ATFP (Abb. 4.20 und 4.28) verläuft horizontal. Er entspringt an der hinteren Wand der Symphyse, direkt oberhalb des PUL, und erstreckt sich bis zur Spina ischiadica (IS). Die Vagina hängt wie ein Tuch, das an 2 Wäscheleinen befestigt ist, vom ATFP herab (Abb. 4.28; Nichols und Randall 1989). Die LP und benachbarte Muskeln spannen das ATFP und damit auch die Vagina.

Befestigung der Vagina am ATFP durch Faszien

Die Faszie der Vaginalwand erstreckt sich seitlich zum ATFP und ist an beiden Seiten wie ein Trampolin am ATFP aufgehängt (Abb. 4.28). Anterior verschmilzt sie mit der PCF und posterior mit der RVF (Abb. 4.28).

Rektovaginale Faszie (RVF)

Die RVF, auch Denonvilliers-Faszie genannt, breitet sich wie ein Laken zwischen den lateralen Rektumspfeilern aus und zieht unten vom PB nach oben zur LP (Abb. 4.6). Die RVF ist mit den USL und der Faszie des zervikalen Rings verbunden.

Verschiebeschichten

Die Faszienschichten der Organe sind durch Zwischenräume voneinander getrennt (Abb. 4.29). Diese Räume ermöglichen es den Organen, sich unabhängig voneinander zu bewegen und gegeneinander zu verschieben. Eine gute Beweglichkeit ist auch wichtig, damit beim Geschlechtsverkehr keine Schmerzen auftreten. Diese Räume enthalten keine Blutgefäße und stellen daher ideale Präparierschichten bei chirurgischen Eingriffen dar.

Level 3

Externes urethrales Ligament (EUL)

Das EUL befindet sich vor der PM (Abb. 4.20 und 4.26) und fixiert den Meatus urethrae externus an der Vorderfläche des absteigenden Symphysenastes. Das EUL verläuft kranial zur Klitoris und kaudal zum PUL. Es ist wahrscheinlich identisch mit dem von Robert Zacharin beschriebenen anterioren pubourethralen Ligament.

Perinealkörper (PB) und Perinealmembran (PM)

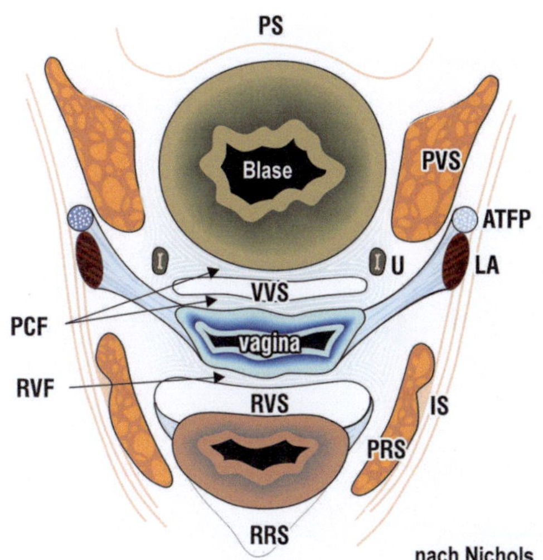

Abb. 4.29 Verschiebeschichten (Räume) zwischen den Bindegewebeschichten. Transversalschnitt durch den Bereich der Scheide direkt unterhalb der Zervix. *ATFP* Arcus tendineus fasciae pelvis, *LA* M. levator ani, *IS* Spina ischiadica, *PCF* pubozervikale Faszie, *PRS* pararektaler Raum, *PVS* paravesikaler Raum, *PS* Symphysis pubica, *RRS* retrorektaler Raum, *RVF* rektovaginale Faszie, *RVS* rektovaginaler Raum, *U* Ureter, *VVS* vesikovaginaler Raum

Die Natur hat als Abdichtung nach unten eine Platte erschaffen, die in der Mitte einen derben sehnenartigen Bereich, den PB bzw. das Centrum tendineum perinei, aufweist, in den zahlreiche Muskeln und Bänder einstrahlen (Abb. 4.19). Der PB stellt den Hauptverankerungspunkt für die Muskeln der PM, den EAS und den LMA dar (Petros 2002). Diese spannen das Centrum tendineum perinei wie Zuggurte eine Hängebrücke und verhindern ein übermäßiges Durchhängen des Beckenbodens.

4.2.5 Drei vertikale Vaginalabschnitte (Zonen)

In der Integraltheorie wird zwischen 3 vertikalen Scheidenabschnitten (vorderer, mittlerer und hinterer Zone) unterschieden, die jeweils über typische Funktionen verfügen und wichtige Strukturen beinhalten. Die

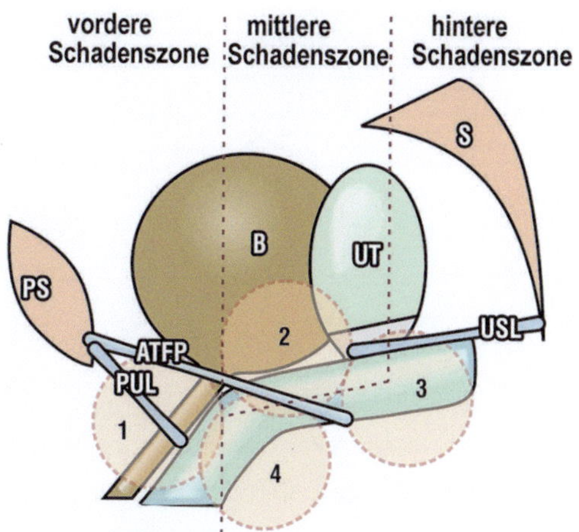

Abb. 4.30 Die 3 Zonen *(vorne, Mitte, hinten)*, in denen Schäden auftreten können. Die *Kreise* stellen das kindliche Köpfchen beim Durchtritt durch den Geburtskanal dar. *1–4* Schadensbereiche durch das kindliche Köpfchen beim Durchtritt durch den Geburtskanal. *ATFP* Arcus tendineus fasciae pelvis, *B* Becken, *PS* Symphysis pubica, *PUL* pubourethrales Ligament, *S* Sakrum, *UT* Uterus

Schädigung einer dieser 9 Strukturen in den 3 Zonen (z. B. durch eine Geburt) kann zu spezifischen Beschwerden führen (Abb. 4.30 und 4.31).

Die **vordere(anteriore) Zone** erstreckt sich vom Meatus urethrae externus bis zum Blasenhals und enthält 3 wichtige Strukturen (Abb. 4.31):

1. EUL
2. Suburethrale Hängematte (Hammock)
3. PUL

Die **mittlere Zone** erstreckt sich vom Blasenhals bis zur Zervix oder zur Hysterektomienarbe. Sie enthält ebenfalls 3 wichtige Strukturen, die traumatisiert werden können:

1. ATFP
2. PCF
3. Verbindung von PCF und zervikalem Ring

Besonderheit der mittleren Zone: In der mittleren Zone gibt es die Besonderheit, dass sowohl eine ausgeprägte Gewebeschlaffheit als auch eine Gewebestarrheit zu Funktionsstörungen führen kann. Rund um

4

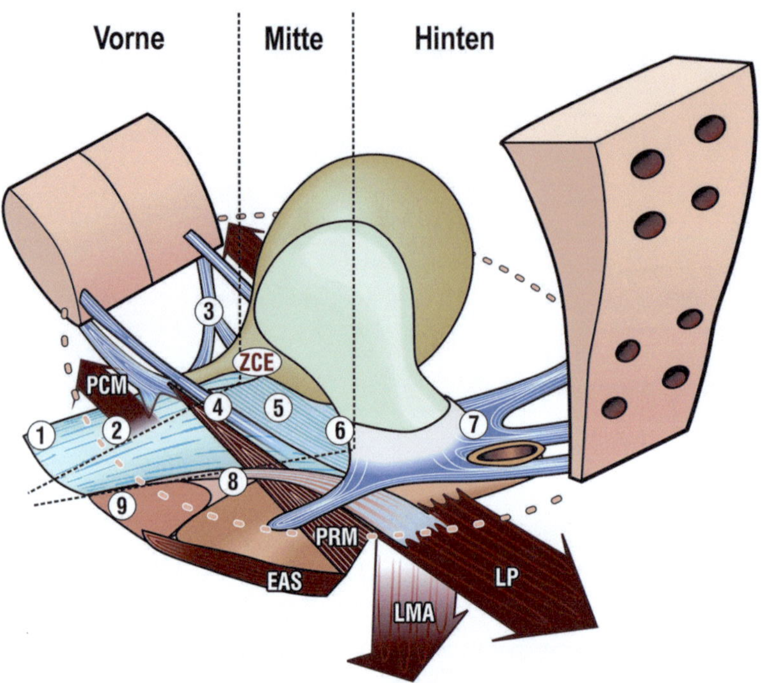

Abb. 4.31 Die 9 Hauptstrukturen in den 3 Beckenbodenzonen, die laut Integraltheorie bei Schädigung einer chirurgischen Korrektur bedürfen. 3-D-Sicht in das Becken von hinten oben. Die *gestrichelte Linie* stellt den Beckenring dar. *1* externes urethrales Ligament (EUL), *2* suburethrale Hängematte (Hammock), *3* pubourethrales Ligament (PUL), *4* Arcus tendineus fasciae pelvis *(ATFP)*, *5* pubozervikale Faszie (PCF), *6* zervikaler Ring, *7* uterosakrale Ligamente (USL) *8* rektovaginale Faszie (RVF), *9* Perinealkörper (PB). *EAS* M. sphincter ani externus, *LMA* longitudinaler Analmuskel, *LP* Levatorplatte, *PCM* M. pubococcygeus, *PRM* M. puborectalis, *ZCE* Zone kritischer Elastizität

den Blasenhals befindet sich als Teil der PCF die sog. Zone der kritischen Elastizität (ZCE). Diese Zone sollte als Sonderbereich betrachtet werden, da das Öffnen und Schließen der Blase von der guten Elastizität dieser Zone abhängt. Ein elastizitätsbedingter Verlust durch postoperative Narbenbildung in der ZCE führt zu einem Zustand, der als „Tethered-Vagina-Syndrom" (TVS) bezeichnet wird (▶ Abschn. 7.2.1). „Tethered" bedeutet in diesem Zusammenhang „angebunden" oder „fixiert". Infolge der starren Narbe kann die Harnröhre nicht mehr richtig verschlossen werden, sodass beim Aufstehen der Patientin reichlich Urin abfließt. Das TVS ist daher eine rein iatrogene (ärztlich bedingte) Störung.

Die **hintere (posteriore) Zone** erstreckt sich von der Zervix oder der Hysterektomienarbe bis zum PB. In dieser Zone können 3 Hauptstrukturen geschädigt werden (Abb. 4.31):
1. USL
2. RVF
3. PB bzw. Centrum tendineum perinei

Funktion des Beckenbodens und seiner Organe

Inhaltsverzeichnis

K. Goeschen et al., *Der weibliche Beckenboden*, https://doi.org/10.1007/978-3-662-71469-0_5

Aus der Perspektive der Integraltheorie muss der Beckenboden gleichzeitig eine statische und dynamische Funktion erfüllen. Er muss sicherstellen, dass die Beckenorgane ihre Positionen beibehalten und dennoch geöffnet und geschlossen werden können, ohne dass es zu übermäßigen Positionsveränderungen kommt.

5.1 Stütz- und Haltefunktion

Die Beckenbodenmuskulatur ist so abgestimmt, dass sie bei geringem Energieverbrauch die Beckenorgane streckt und abwinkelt (Pfeile, ■ Abb. 5.1). Die dabei erzeugte kontinuierliche Spannung wirkt dem intraabdominalen Druck und damit einer

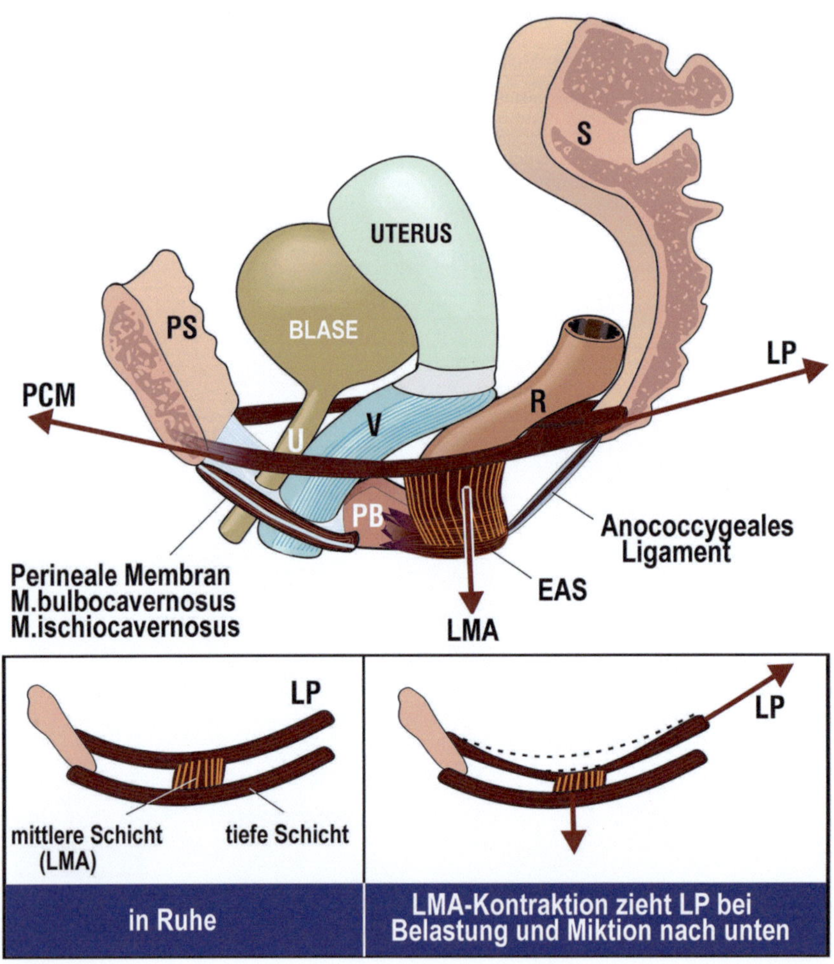

■ **Abb. 5.1** Zusammenspiel der oberen und unteren Beckenbodenmuskeln. *Pfeile* zeigen die Zugrichtung der Muskeln an. *EAS* M. sphincter ani externus, *LMA* longitudinaler Analmuskel, *LP* Levatorplatte, *PB* Perinealkörper, *PCM* M. pubococcygeus, *PS* Symphysis pubica, *R* Rektum, *S* Sakrum, *U* Urethra, *V* Vagina

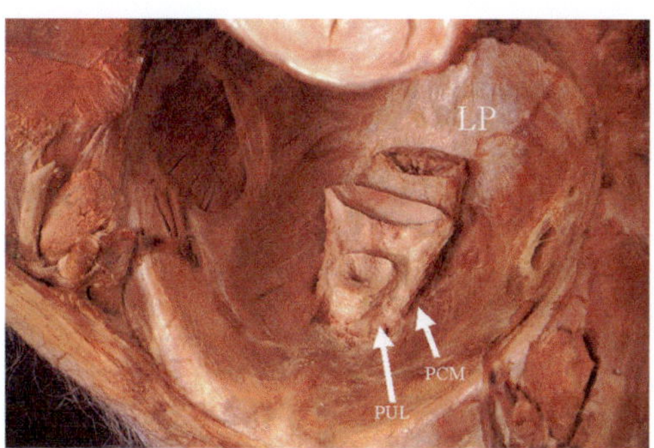

Abb. 5.2 Sektionspräparat: Die endopelvine Faszie dichtet Zwischenräume ab und wirkt wie eine Gummimatte. *LP* Levatorplatte, *PCM* M. pubococcygeus, *PUL* pubourethrales Ligament

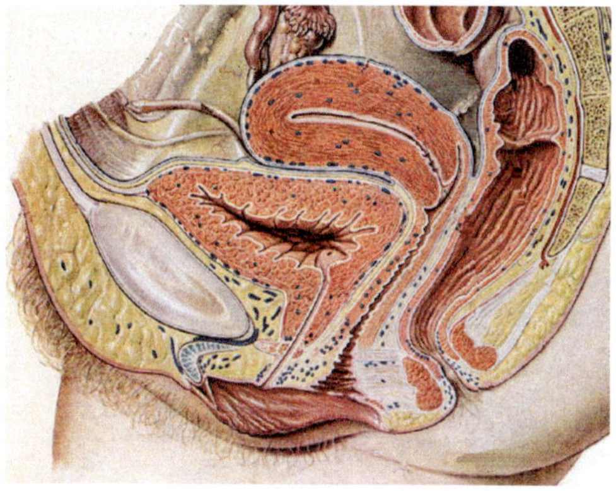

Abb. 5.3 Ältere anatomische Zeichnungen zeigen, dass die Scheide keine Abknickung aufweist

Prolapsentstehung entgegen. Die quergestreifte Beckenbodenmuskulatur, das sog. rhabdomuskulofibröse System, enthält hauptsächlich langsame Zuckungsfasern, die Slow-Twitch-Fasern.

> Die Slow-Twitch-Fasern sind erforderlich, um den intraabdominellen Druck aufrecht zu erhalten. Sie garantieren weiterhin Form, Struktur, Öffnung und Verschluss von Blase, Darm und Vagina.

Die quergestreiften Muskeln können den für den Verschluss dieser Organe notwendigen Dauertonus alleine nicht gewährleisten. Dafür ist das elastische System des sog. lissomuskulofibrösen Systems erforderlich, einer viszeral innervierten Muskel-Bindegewebe-Platte. Diese Einheit, die von Lahodny auch als „endopelvine Faszie" bezeichnet wird (Abb. 5.2), ist eng mit der Skelettmuskulatur verbunden, dichtet die Zwischenräume ab und wirkt zusätzlich wie eine Gummimatte.

5.2 Öffnen und Schließen der Blase

Unsere Anatomielehrbücher zeigen, dass die Scheidenachse ohne Abknickung etwa im Winkel von 45° nach dorsal durch den Beckenboden verläuft (Abb. 5.3). Neuere Studien hingegen beweisen, dass die Vagina ab dem mittleren Drittel fast horizontal verläuft (Abb. 5.4a, b und 5.5a, b). Das ist für die Zugrichtung der 3 wichtigsten Muskeln – den M. pubococcygeus (PCM), die Levatorplatte (LP) und den longitudinalen Analmuskel (LMA) – von großer Bedeutung.

Insbesondere bei abdominal durchgeführten Operationen ist es nicht möglich, eine wirksame und dauerhafte Reparatur auf 3 Ebenen zu erreichen. Eine Wiederherstellung der normalen Vaginalachse ist von abdominal nicht möglich. Physiologischerweise inserieren die USL in die sakralen Vertebrae S2–S4. Bei einer promontorialen Fixation, die normalerweise bei der Laparoskopie oder Laparotomie durchgeführt wird, entsteht eine zu vertikale Scheidenachse, da sich das Promontorium erheblich höher befindet (Abb. 5.5a, b). Dadurch wird der Douglas-Raum erweitert, und es erhöht sich das Risiko für ein Rezidiv oder die Entstehung eines neuen Prolapses im Vergleich zu vaginalen Ansätzen (Abb. 5.6a, b, und 5.7).

Fazit:

1. Die Beckenorgane sind einem höheren intraabdominalen Druck ausgesetzt und neigen stärker zu einem Prolaps (Abb. 5.8).

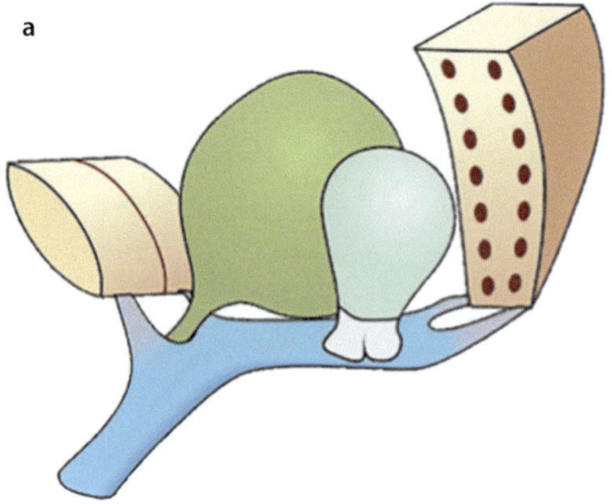

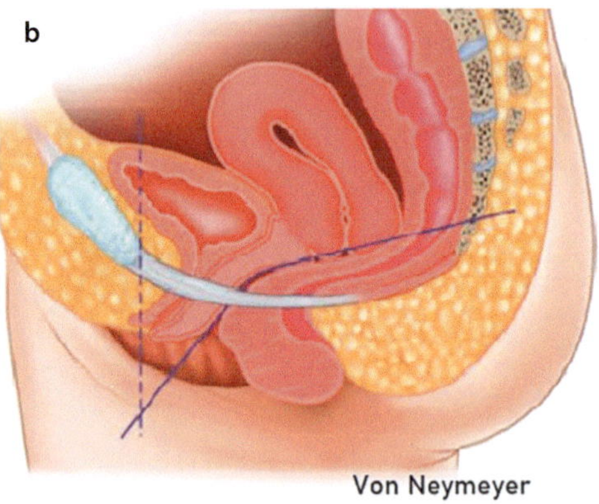

Abb. 5.4 **a**, **b** Zwei schematische Zeichnungen zeigen, dass die Vagina im vorderen Teil in einem Winkel von 45°und ab dem mittleren Drittel fast horizontal verläuft. Die Vagina hat eine umgekehrte Bananenform, hinten mit einer eher horizontalen Achse, ihre Spitzeweist in Richtung des unteren Kreuzbeins (S2–S4; **b**)

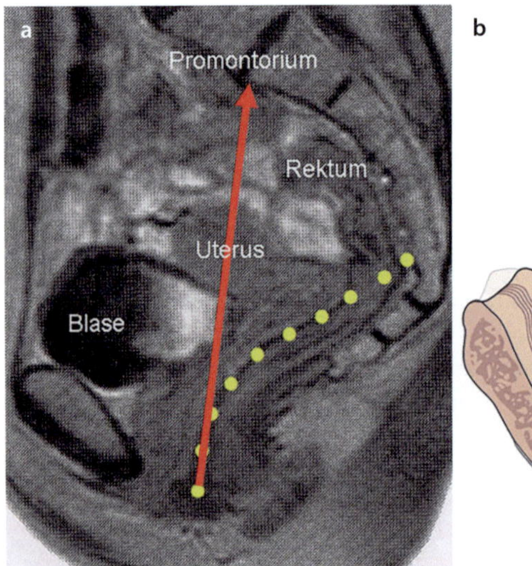

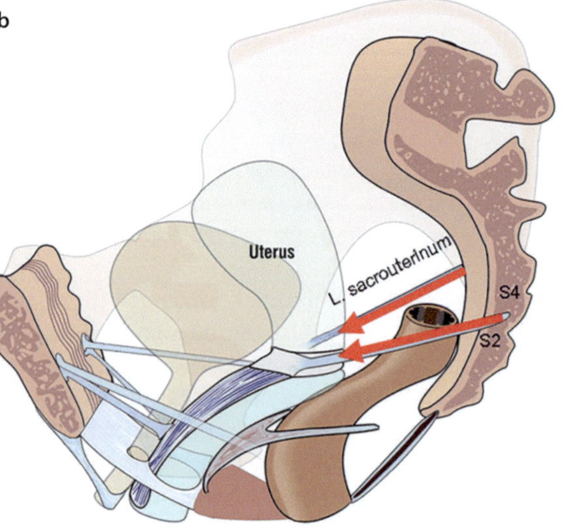

Abb. 5.5 **a** MRT-Aufnahme des weiblichen Beckens in aufrechter Position. Sagittalansicht der Beckenorgane. *Gestrichelte gelbe Linie* normale, bananenförmig nach hinten gebogene Vaginalachse, *roter Pfeil* unphysiologische vertikale, nicht gebogene Achse der Vagina nach Laparotomie oder laparoskopischer Sakrokolpopexie. **b** Verlauf des uteroskralen Ligaments (USL) von den sakralen Vertebrae S2–S4 zum zervikalen Ring

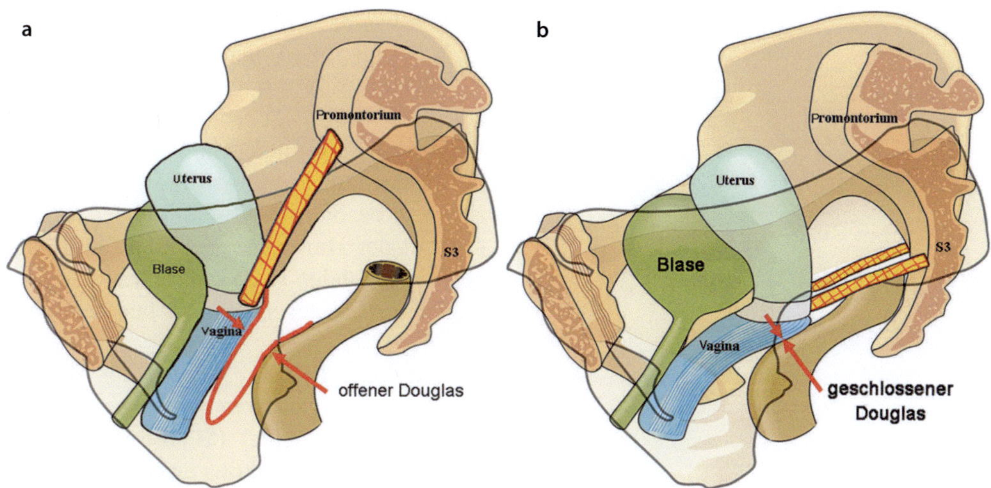

Abb. 5.6 **a** Schematische Darstellung des weiblichen Beckens in aufrechter Position nach abdominaler Kolposakropexie. Sagittale Ansicht. Die Fixierung des Scheidenapex und des Gebärmutterhalses am Promontorium mit einem Netz zieht die Gebärmutter nach vorne und öffnet den Douglas-Raum. **b** Schematische Darstellung des weiblichen Beckens in aufrechter Position nach vaginaler Kolposakropexie. Sagittale Ansicht. Die Fixierung des Scheidenapex und des Gebärmutterhalses am Wirbelkörper S3 mit einem Tape schafft eine normale Vaginalachse und hält den Douglas-Raum geschlossen

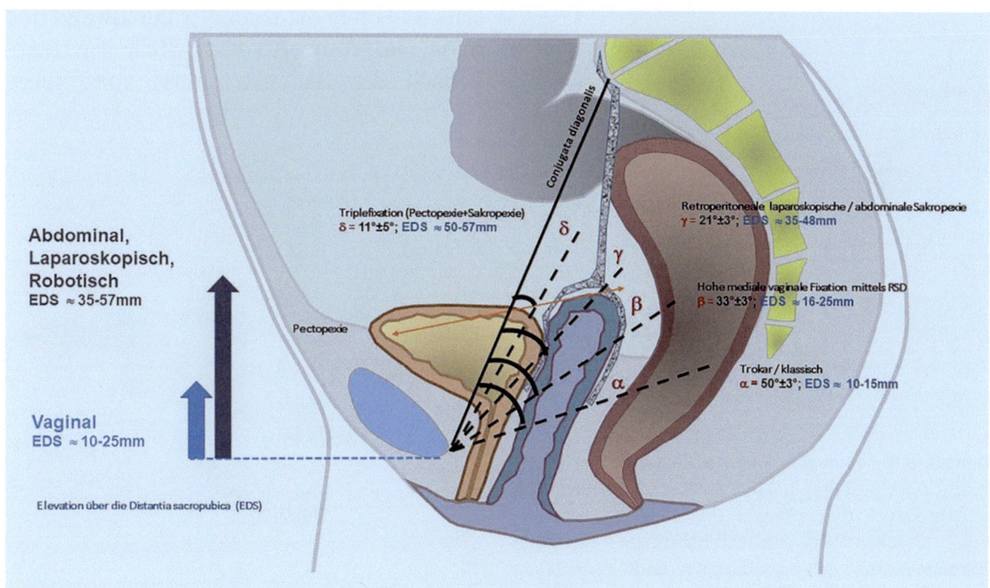

Abb. 5.7 Anhebungswinkel der Vagina aufgrund verschiedener chirurgischer Techniken zur apikalen Fixierung. *EA* Anhebungswinkel der Vagina, *EDS* Anhebung über die Distantia sacropubica. *RDS* wiederverwendbare Nahtvorrichtung

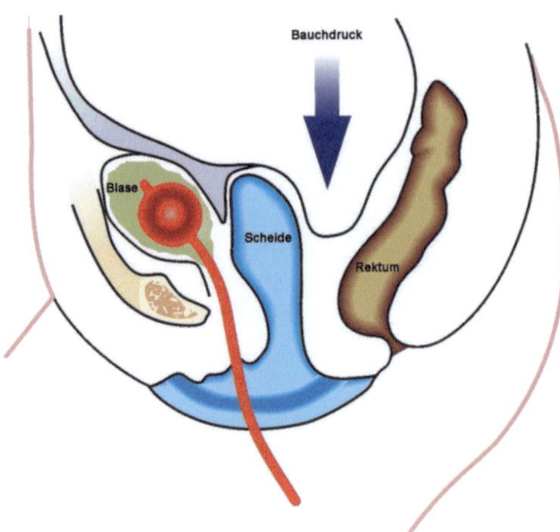

Abb. 5.8 Vagina in unphysiologischer vertikaler Position nach abdominaler Korrektur. Der nicht abgestützte offene hintere Raum ermöglicht es dem intraabdominalen Druck und der Schwerkraft (*dunkelblauer Pfeil*), den Douglas-Hohlraum nach unten zu drücken, was zu einem Vaginalprolaps, einer Entero-/Rektozele und einer rektalen Intussuszeption führt

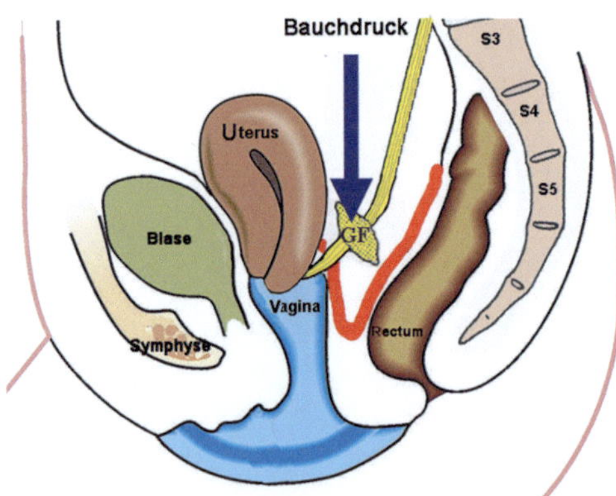

Abb. 5.9 Vagina in unphysiologischer vertikaler Position nach abdominaler Korrektur. Der intrabdominale Druck (*dunkelblauer Pfeil*) und die Schwerkraft drücken das nicht abgestützte Ganglion Frankenhäuser (*gelb*) nach unten und verursachen Schmerzen. *GF* Ganglion Frankenhäuser, *PS* Symphysis pubica

2. Der stärker geöffnete hintere Raum kann zur Entwicklung einer neuen Enterozele und zu Schmerzen führen (Abb. 5.9).
3. Die Vagina wird weniger stark durch das LP und LMA nach unten gedrückt (Abb. 5.5).

Eine weitere grundlegende Voraussetzung für die normale Funktion des Beckenbodens ist, dass bestimmte Abschnitte der Vagina fest mit der Harnröhre, der Blase und dem Darm verbunden sind, während andere Bereiche sich frei gegeneinander bewegen können.

Die Blase liegt im Bereich des Blasenbodens auf der vorderen Scheidenwand und ist dort an ihr fixiert (Abb. 5.10). Die Blasenhalsregion und das proximale Drittel der Harnröhre sind frei beweglich. Die distalen zwei Drittel der Harnröhre sind im Hammock-Bereich fest mit der Scheidenvorderwand verbunden. Am Übergang von der proximalen, frei beweglichen Harnröhre zur distalen, fixierten Harnröhre inseriert das pubourethrale Ligament (PUL) beidseits seitlich in die vordere Vaginalwand und in die Harnröhre. An dieser Stelle wird maßgeblich der Blasenverschluss kontrolliert.

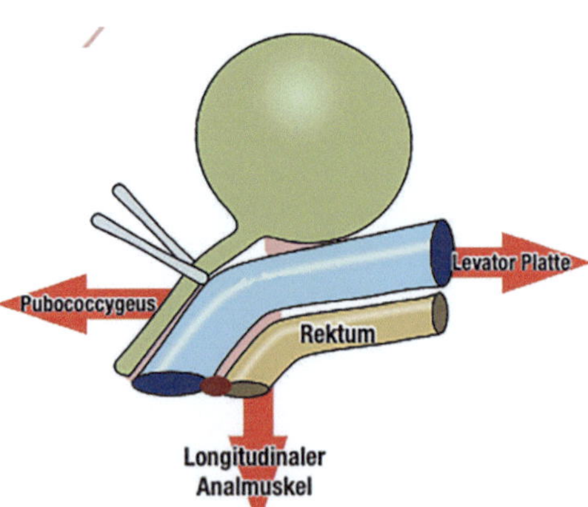

Abb. 5.10 Die Blase ist im Bereich des Blasenbodens, die Urethra in den distalen zwei Dritteln mit der Scheidenwand verbunden (*braun*). Blasenhals und proximale Urethra sind frei. Das Rektum ist ebenfalls im mittleren und oberen Scheidenbereich frei gegen die Scheide verschiebbar. *LP* Levatorplatte, *LMA* logitudinaler Analmuskel, *PCM* M. pubococcygeus

Hier weist die Vagina eine Krümmung auf und verläuft fast horizontal nach hinten. Auf diese Weise kann der horizontale Zug der inneren Beckenbodenmuskulatur optimal auf die Vaginalwände übertragen werden.

Die hintere Vaginalwand haftet im distalen Scheidendrittel fest am Perinealkörper (PB) und an der Rektumvorderwand. Im mittleren und oberen Vaginalbereich ist das Rektum frei gegen die Vagina verschiebbar. Dadurch können Vagina, Rektum und Blasenhalsregion, unabhängig voneinander gestreckt werden, was für das Öffnen und Schließen von Blase und Rektum unabdingbar ist.

Blasenöffnung und -verschluss sind komplexe Vorgänge, die sowohl mechanischen als auch neurologischen Einflüssen unterliegen. Um die komplexen Wechselwirkungen zu verstehen, ist es hilfreich, diese Prozesse Schritt für Schritt zu beschreiben. Dadurch können Störungen in den verschiedenen Bereichen erkannt und möglicherweise korrigiert werden.

Die Integraltheorie betrachtet die Dynamik des Öffnens und Schließens der Harnröhre und der Blase aus 2 verschiedenen Perspektiven:

1. Mechanische Steuerung im Bereich von
- Harnröhre,
- Blasenhals,
- Gefäßplexus

2. Neurologische Steuerung:
- Peripher
- Zentral

5.2.1 Mechanische Steuerung

▪ Bedeutung der Urethra für Blasenverschluss und Blasenöffnung

Um das Schließen und Öffnen der Blase zu verstehen, ist die Bedeutung der Harnröhre hervorzuheben. Wie bereits erwähnt, inseriert das PUL seitlich in die vordere Vaginalwand und die Harnröhre, und zwar an der Übergangsstelle vom proximalen, frei beweglichen Bereich der Harnröhre zum distalen, fixierten Bereich. Diese Region stellt den Dreh- und Angelpunkt für den Verschluss der Harnröhre und damit der Blase dar.

Die 3 Hauptmuskeln PCM, LP und LMA inserieren über Bänder in die Vaginalwände und spannen sie bei Kontraktion. Diese Bewegungen werden auf den Blasenboden, den Blasenhals, den proximalen Teil der Harnröhre und die distalen zwei Drittel der Harnröhre übertragen, wenn die Verbindung zwischen den Ligamenten, der Vagina, der Blase und der Harnröhre intakt ist. Eine Schädigung der Bänder oder des Bindegewebes in den Vaginalwänden kann die Muskelkontraktion schwächen und zu einer Störung im Schließ- und Öffnungsmechanismus des Ausflusstrakts führen.

Die folgenden 3 Muskelgruppen, die sich in unterschiedliche Richtungen bewegen, sind für den aktiven Verschluss der Blase bei körperlicher Belastung verantwortlich (◘ Abb. 5.11a–d):

- LP (Mm. iliococcygeus und coccygeus): Zug nach hinten
- PCM: Zug nach vorne und
- LMA: Zug nach kaudal.

Die LP zieht die Vagina und damit auch die mit ihr am Blasenboden fixierte Blase nach hinten. Wenn die Vaginalwand elastisch ist und das PUL nicht nachgibt, wird die Harnröhre durch die Vagina und das PUL von hinten eingeengt. Zusätzlich zieht der PCM die Vaginalwand zusammen mit dem PUL nach vorne, was zu einer weiteren Einengung der Harnröhre führt. Abschließend kontrahiert sich der LMA und zieht die Vagina und die Blase nach unten, wodurch sich die Urethra um den Fixpunkt nach unten dreht und komplett verschlossen wird. Der PCM und die LP wirken somit gegen das PUL, der LMA gegen das uterosakrale Ligament (USL).

Für den **kontinuierlichen Verschluss der Harnröhre in Ruhe** ist ein elastischer Dauer-

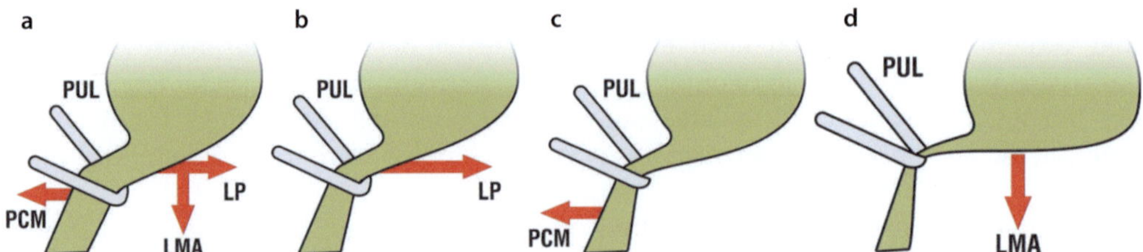

Abb. 5.11 **a–d** Blasenverschluss. **a** Die 3 Zugrichtungen der 3 beteiligten Muskelgruppen. **b** Die Levatorplatte zieht Scheide und Blase nach hinten, die Urethra verbleibt in situ und wird von hinten komprimiert. **c** Der PCM zieht nach vorne und engt das Lumen weiter ein. **d** Der LMA zieht die Blase nach unten und verschließt das Lumen. *LMA* longitudinaler Analmuskel, *LP* Levatorplatte, PCM M. pubococcygeus, *PUL* pubourethrales Ligament

5

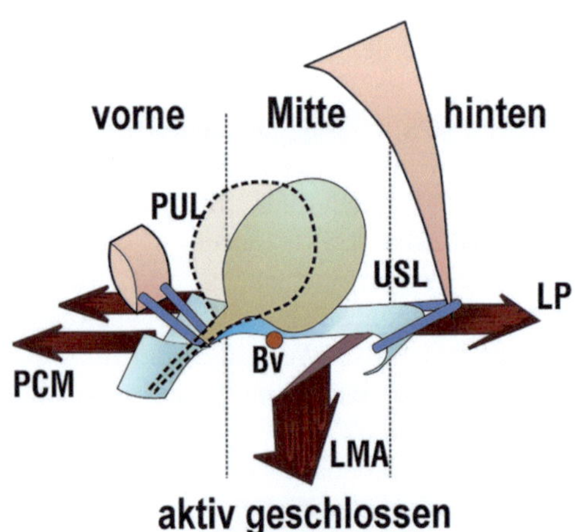

Abb. 5.12 Aktiver Verschluss. Alle 3 Muskeln kontrahieren. *Bv* Befestigung des Blasenbodens an der Scheide; Die *gestrichelte Linie* stellt die Blase in Ruheposition dar. Die *graugrüne Farbe* gibt die Position der Blase unter körperlicher Belastung an. *LMA* longitudinaler Analmuskel, *LP* Levatorplatte, *PCM* pubokokzygealer Muskel, *PUL* pubourethrales Ligament, *USL* uterosakrales Ligament

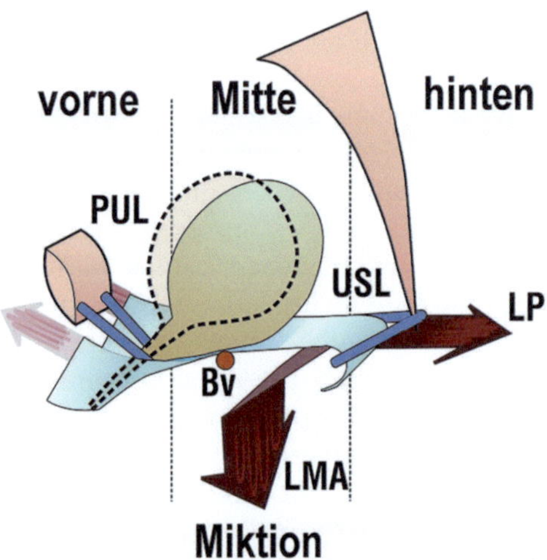

Abb. 5.13 Miktion. Die LP und der LMA ziehen den Blasenboden nach hinten. Wenn der PCM relaxiert, öffnet sich der Ausflusstrakt. Die *gestrichelte Linie* stellt die geschlossene, die *grüne Farbe* die geöffnete Position der Blase dar. *Bv* Befestigung des Blasenbodens an der Scheide, *LMA* longitudinaler Analmuskel, *LP* Levatorplatte, PCM pubokokzygealer Muskel, *PUL* pubourethrales Ligament, *USL* uterosakrales Ligament

tonus der „langsam kontrahierenden" bzw. Slow-Twitch-Fasern des PCM und des M. puborectalis (PRM) sowie der LP und des LMA notwendig. Die gestrichelte Linie in Abb. 5.12 stellt die Blase im Ruhezustand dar, während die grüne Farbe die Position der Blase unter körperlicher Belastung zeigt.

Um den **Blasenhals zu öffnen**, kontrahieren sich nur die nach hinten (LA) und nach unten (LMA) ziehenden Muskeln, während der PCM erschlafft (Abb. 5.13). Dies führt zur Bildung eines Trichters im Bereich des Blasenhalses und der proximalen Harnröhre, wodurch der Ausgang geöffnet wird. In Abb. 5.13 stellt die gestrichelte Linie die geschlossene Blase dar, während die grüne Farbe die geöffnete Position der Blase symbolisiert.

Das Öffnen und Schließen der Harnröhre und des Blasenhalses wird daher hauptsächlich durch die Kontraktion oder

Entspannung des PCM bestimmt. Auch das in ▶ Abschn. 4.2.4 beschriebene Trigonum spielt dabei eine wichtige Rolle. Es erstreckt sich von der Blase entlang der hinteren Wand der Harnröhre bis zum äußeren Meatus. Das Trigonum schient die hintere Wand der Blase und der Harnröhre und erleichtert so zum einen das Öffnen des Ausgangs, was für das Wasserlassen notwendig ist. Zum anderen stellt es einen Gegenpol für die Hammock-Muskulatur dar, indem es die Urethra von hinten verschließt, wenn der PCM kontrahiert.

> Merke: Auch wenn die Begriffe „Öffnen" und „Wasserlassen" oft synonym verwendet werden, bezeichnen sie nicht dasselbe.

Das Öffnen der Harnröhre hängt hauptsächlich von mechanischen Faktoren ab (z. B. genuine Stressinkontinenz; ▶ Abschn. 10.1.1). Das Wasserlassen hingegen wird durch einen neurologischen Reflex ausgelöst. Entspannung des PCM aktiviert die Dehnungsrezeptoren am Blasenboden und somit den Miktionsreflex (▶ Abschn. 4.2.1). Der M. detrusor vesicae kontrahiert, und der Urin wird ausgeschieden.

Die Bedeutung der Blasenhalsregion für das Schließen und Öffnen der Blase

Dieser Mechanismus wurde bereits oben erklärt. Er wird hier aber nochmals beschrieben, um ein Hin- und Herblättern zu vermeiden.

Eine wichtige Rolle beim Öffnen und Schließen im Bereich des Blasenhalses spielt das pubovesikale Ligament (PVL). Das PVL erstreckt sich von der Symphysenhinterwand bis zum quer verlaufenden präzervikalen Gilvernet-Bogen, einer festen fibromuskulären Membran an der Blasenvorderwand (▶ Abb. 4.22).

Die membranöse Verstärkung verhindert, dass die vordere Blasenwand unkontrolliert nach hinten abweicht und dadurch beim Wasserlassen einfällt. Der präzervikale Gilvernet-Bogen hilft, den Blasenhals während körperlicher Belastung geschlossen zu halten.

Bei Kontraktion des PCM wird die suburethrale Hängematte (Hammock) nach ventral gezogen und die Harnröhre fixiert. Der Meatus urethrae internus befindet sich auf der „O"-Ebene. Die Zugrichtung des LP und des LMA ist so ausgelegt, dass bei ihrer Kontraktion die vordere Vaginalwand und das Trigonum um den Ansatzpunkt vom PVL rotiert werden. Dieser Mechanismus wirkt wie ein Klappenventil und verschließt die Blase. Da das PVL weit entfernt von dem Bereich ist, durch den der Kopf des Kindes bei einer vaginalen Geburt tritt, wird es nur selten beschädigt.

Eine weitere Voraussetzung für das reibungslose Öffnen und Schließen der Blase ist ausreichend dehnbare glatte Muskulatur im Bereich des Blasenhalses und der proximalen Harnröhre. Dieser Vorgang wird schematisch in ◘ Abb. 5.14 dargestellt. Nur wenn das System der glatten Muskulatur ausreichend dehnbar ist, kann die proximale

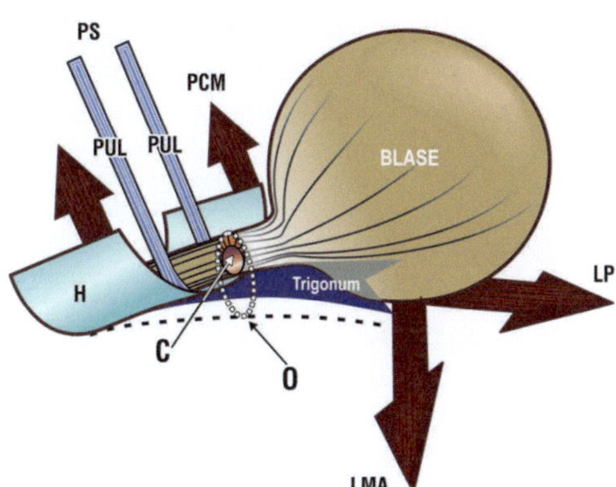

◘ **Abb. 5.14** Bedeutung der glatten Muskeln für Öffnung und Verschluss der Urethra. Nur wenn die glatte Muskulatur ausreichend dehnbar ist, kann die proximale Urethra im Bereich des Blasenhalses verschlossen (*C*) oder geöffnet (*O*) werden. *Gestrichelte Linie* Scheide, *braun* Urethra und Blase, *dünne schwarze Linien* gemeinsame glatte Längsmuskulatur von Blase und Urethra, *Pfeile* Muskelkräfte, *H* Hammock (*hellblau*), *LMA* longitudinaler Analmuskel, *LP* Levatorplatte, *PCM* pubokokzygealer Muskel, *PS* Symphysis pubica, *PUL* pubourethrales Ligament

Harnröhre im Bereich des Blasenhalses geschlossen oder geöffnet werden.

Dafür ist weiterhin ein ausreichend festes PUL notwendig, das die Urethramitte fixiert und den 3 Muskelkräften (Pfeile) erlaubt, auf diesen Bereich einzuwirken. Wenn PUL und PCM gespannt sind und die Harnröhre fixieren, können die nach hinten ziehenden Muskeln LP und LMA die Wände der proximalen Harnröhre im Bereich des Blasenhalses strecken und annähern (C in ◘ Abb. 5.14). Wenn PCM entspannt ist und LP und LMA sich kontrahieren, erweitert sich das Lumen der Harnröhre (O in ◘ Abb. 5.14), wodurch der Ausflusstrakt geöffnet wird.

Zusätzlich zu einem intakten PUL benötigt der PCM auch ein ausreichend stabiles Hammock, um die Harnröhre wirksam verschließen zu können. Wenn das PUL oder das Hammock lose ist, wird die Harnröhre durch die Kontraktion von LP und LMA während körperlicher Anstrengung in die geöffnete Position „O" gezogen, ohne dass die betroffene Person das verhindern kann. Im Gegensatz zum PVL werden das PUL und das Hammock häufig im Rahmen einer vaginalen Geburt beschädigt.

Die Bedeutung des Gefäßplexus für den Blasenverschluss

Wenn sich die 3 Muskeln, deren Muskelkräfte in verschiedene Richtungen ziehen, kontrahieren, spannen sie die hintere Blasenwand und das Trigonum an, wodurch das Lumen der Harnröhre verengt und der venöse Rückfluss verringert werden (◘ Abb. 5.14). Der Gefäßplexus schwillt in Richtung des Lumens an (◘ Abb. 5.15). Das hufeisenförmige System der quergestreiften Muskulatur kontrahiert sich und verschließt das Lumen „a". Dieser Mechanismus bietet zusätzlichen Schutz vor unkontrolliertem Urinverlust (s. intrinsischer Sphinkterdefekt in ▶ Abschn. 10.1.2).

Überprüfung der Theorie in der Praxis

Das theoretische Konzept der mechanischen Steuerung des Öffnens und Schließens der Urethra kann in der Praxis mit herkömmlicher Röntgenuntersuchung mit einem lateralen Miktionszystogramm überprüft werden. Die folgenden Röntgenbilder (◘ Abb. 5.16, 5.18 und 5.20) stammen von derselben Patientin. Die weißen gestrichelten horizontalen und vertikalen Linien verbinden die gleichen knöchernen Punkte miteinander.

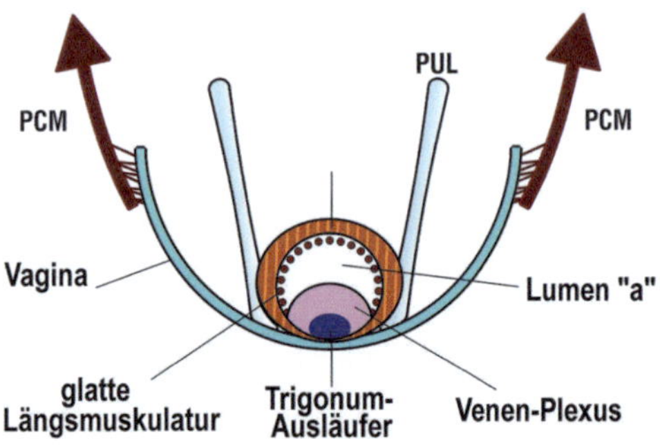

◘ **Abb. 5.15** Die Bedeutung des Gefäßplexus für den Urethraverschluss. *PCM* pubokokzygealer Muskel, *PUL* pubourethrales Ligament

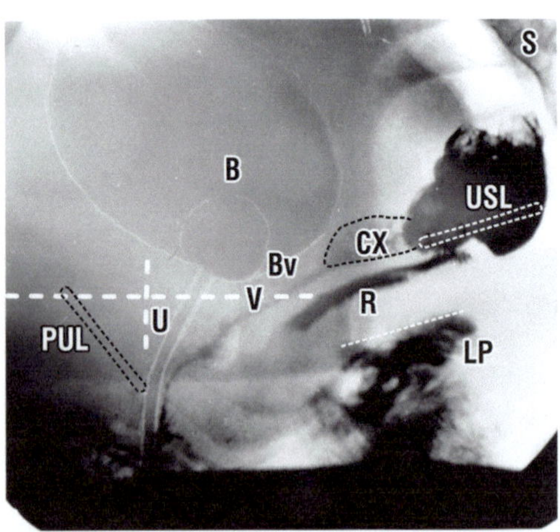

◘ **Abb. 5.16** Verschluss in Ruhe. Laterales Zystogramm im Sitzen. *B* Blase, *Bv* Befestigung des Blasenbodens an der Vagina, *CX* Zervix, *LP* Levatorplatte, *PUL* pubourethrales Ligament, *U* Urethra, *USL* uterosakrales Ligament, *V* Vagina

Für die Urethra gibt es 3 normale Zustände:
1. Verschluss in Ruhe
2. Verschluss bei Belastung
3. Öffnung bei Miktion

Verschluss in Ruhe Der Verlauf der Urethra lässt sich anhand der Position des Foley-Katheters erkennen (◘ Abb. 5.16). Der Ballon liegt in der Blase. Im Bereich der Urethramitte, zu der das PUL hinzieht, findet sich eine Winkelbildung. Ab hier verlaufen die Urethra und die Vagina eher horizontal. Der Blasenhals liegt über der gestrichelten horizontalen Linie, die Urethra hinter der gestrichelten vertikalen Linie.

In Ruhe ist die Urethra verschlossen (◘ Abb. 5.16). Dies geschieht, weil die Slow-Twitch-Fasern des PCM die Vagina nach vorne gegen das PUL sowie die LP und der LMA die Urethra nach hinten gegen die USL ziehen.

◘ Abb. 5.17 stellt dieses Szenario schematisch dar. Die Urethra, eingebettet in die suburethrale Hängematte (Hammock), wird durch den PCM nach vorne, während die horizontale Vagina von der LP und dem LMA nach hinten unten gezogen wird. Normale vaginale Elastizität und die Kontraktion der Muskeln mit Slow-Twitch-Fasern gewährleisten den Verschluss der Urethra.

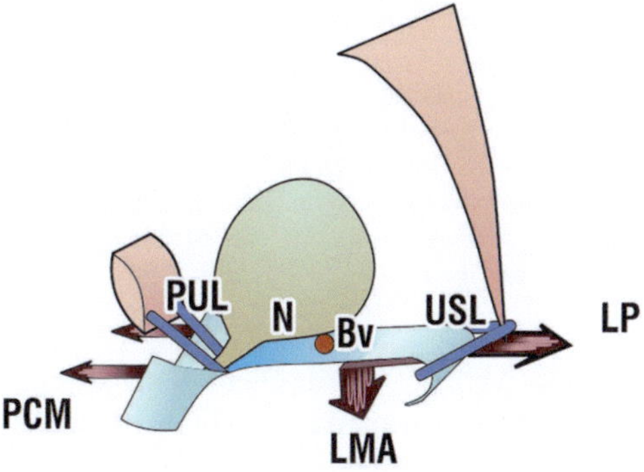

◘ **Abb. 5.17** Schematisches Modell der urethrovesikalen Einheit in Ruhe, korrespondierend mit der Röntgenaufnahme in ◘ Abb. 5.15. *Bv* Befestigung des Blasenbodens an der Vagina, *LMA* longitudinaler Analmuskel, *LP* Levatorplatte, *N* Dehnungsrezeptoren, *PCM* pubokokzygealer Muskel, *PUL* pubourethrales Ligament, *USL* uterosakrales Ligament

Verschluss bei Belastung (Husten, Pressen) In ◘ Abb. 5.18 wird dieselbe Person aufgefordert, zu pressen. Die nach hinten gerichteten Muskulaturen der LP haben die horizontale Vaginalwand, den Blasenboden und das Rektum nach dorsal gegen einen Fixpunkt im Bereich des PUL gezogen. Der PCM hat die Vagina und Urethra nach vorne vor die vertikale Linie gezogen (Pfeil nach vorne), wodurch die Urethra jetzt nahezu rechtwinklig nach hinten verläuft. Der nach unten ziehende LMA (Pfeil nach unten) bewirkt, dass der Blasenboden sich weit unter der horizontalen Linie befindet und die Scheide in diesem Bereich nahezu horizontal verläuft. Die Pfeile unter dem „V" zeigen eine Kontraktion der oberflächlichen und tiefen Perinealmuskeln an. Die kleinen Pfeile über „R" zeigen die Richtung der rückwärts und abwärts gerichteten Kräfte. ◘ Abb. 5.19 ist eine schematische Darstellung der in ◘ Abb. 5.18 beschriebenen Situation.

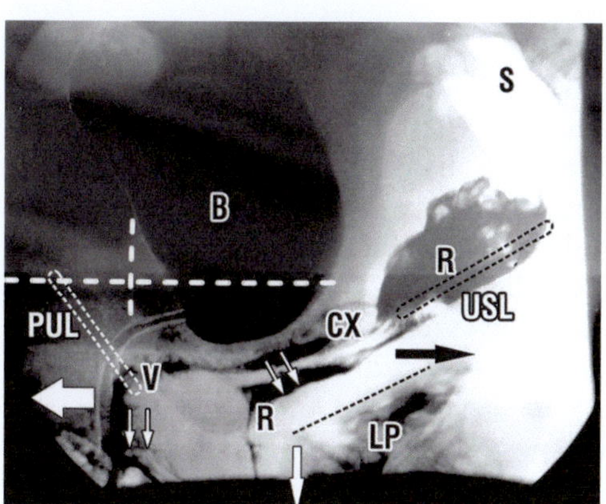

◘ **Abb. 5.18** Urethralverschluss bei Belastung (Husten oder Pressen). Gleiche Röntgenaufnahmeposition wie in ◘ Abb. 5.16. Die obere Scheide und die Urethra sind gestreckt und in Höhe des PUL nach hinten abgewinkelt. Die Urethra wurde vor die vertikale und der Blasenboden unter die horizontale Linie gezogen (*gestrichelt* eingezeichnet). *B* Blase, *CX* Zervix, *LP* Levatorplatte, *PUL* pubourethrales Ligament, *R* Rektum, *S* Sakrum, *USL* uterosakrales Ligament, *V* Vagina

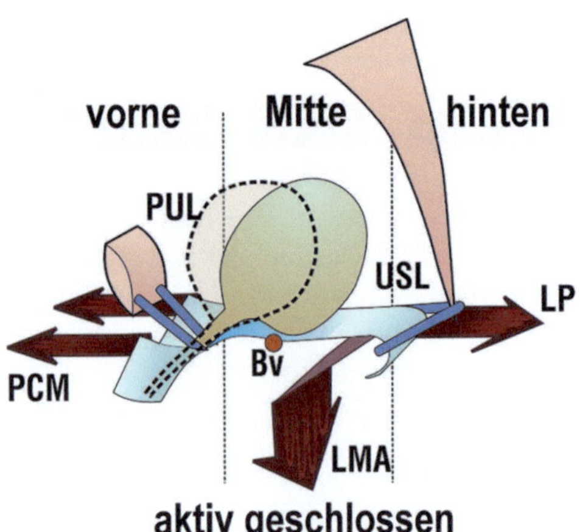

Abb. 5.19 Die Scheide überträgt Muskelkräfte, um Urethra und Blasenhals zu verschließen. Im Vergleich zu Abb. 5.12 (Ruheposition) strecken und rotieren die Fast-Twitch-Fasern der 3 in verschiedene Richtungen ziehenden Muskeln (*PCM, LP, LMA*) die Scheide und den Blasenboden um den Ansatzpunkt des pubourethrales Ligament (PUL), wodurch der Blasenhals abgeknickt wird. Der PCM verschließt die Urethra. Die Ruheposition ist *gestrichelt* eingezeichnet. *Bv* Befestigung des Blasenbodens an der Vagina, *LMA* longitudinaler Analmuskel, *LP* Levatorplatte, *PCM* pubokokzygealer Muskel, *PUL* pubourethrales Ligament, *USL* uterosakrales Ligament

Urethraöffnung während der Miktion Während der Miktion erschlafft der PCM, während sich die posterioren (LP) und inferioren Muskeln (LMA) zusammenziehen. Dies führt zur Bildung eines Trichters im Bereich des Blasenhalses und der proximalen Urethra, wodurch der Ausflusstrakt geöffnet wird (Abb. 5.20).

Im Röntgenbild ist zu sehen, dass die Vorwärtskraft fehlt, wodurch die Urethra hinter die vertikale Linie zurückbewegt wird. Der posteriore Zug dehnt die Vagina und zieht den Blasenboden nach hinten gegen das PUL. Der Einfluss des LMA, der den Blasenboden weit unter die horizontale Linie zieht, ist gut zu erkennen. Der Ausflusstrakt ist trichterförmig geöffnet, wodurch die Miktion ermöglicht wird. Abb. 5.21 zeigt die EMG-Darstellung.

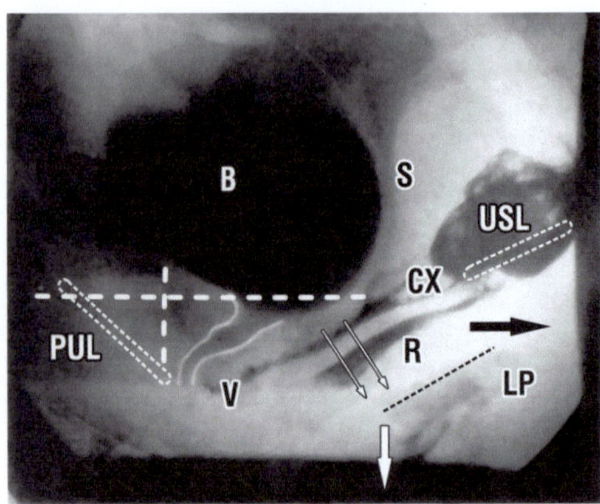

Abb. 5.20 Urethraöffnung während der Miktion. Gleiche Röntgenaufnahmeposition wie in Abb. 5.16. *B* Blase, *CX* Zervix, *LP* Levatorplatte, *PUL* pubourethrales Ligament, *R* Rektum, *S* Sakrum, *USL* uterosakrales Ligament, *V* Vagina

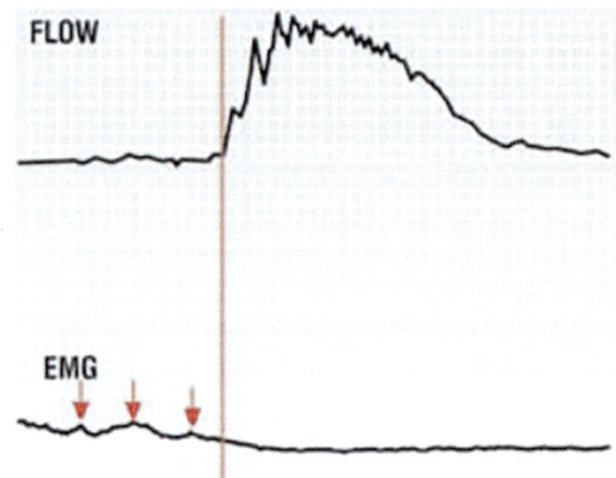

Abb. 5.21 Das Elektromyogramm(EMG) im hinteren Fornix zeigt das Einsetzen der Muskelkontraktion vor Beginn der Entleerung (*Pfeile*). Diese Beobachtung steht im Einklang mit einer aktiven Öffnung des Ausflusstrakts, um den Strömungswiderstand zu verringern

In Abb. 5.22 wird schematisch gezeigt, dass eine Relaxation des PCM den nach hinten unten gerichteten Muskelkräften ermöglicht, den Ausflusstrakt zu öffnen. Da der Urethrawiderstand umgekehrt proportional zur 4. Potenz des Radius ist (s. Hagen-Poiseuille-Gesetz in ▶ Abschn. 9.1.8), vermindert dieser Vorgang erheblich

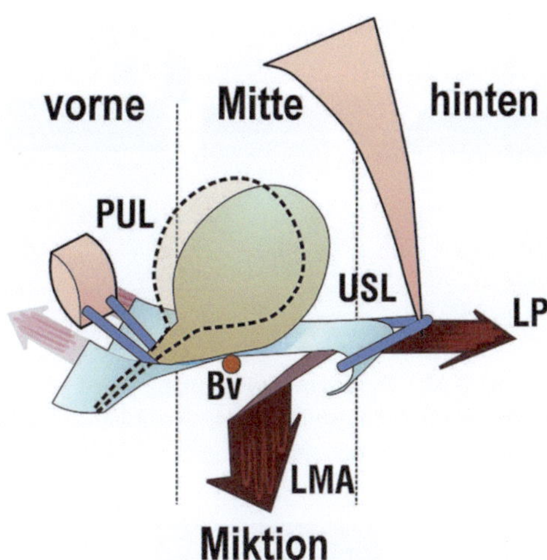

Abb. 5.22 Miktion. Diese Abbildung korrespondiert mit Abb. 5.19. Der *gestrichelte Umriss* der Blase zeigt die Ruheposition an. *Bv* Befestigung des Blasenbodens an der Vagina, *LMA* longitudinaler Analmuskel, *LP* Levatorplatte, *PUL* pubourethrales Ligament, *USL* uterosakrales Ligament

den Druck, den der M. detrusor vesicae benötigt, um den Urin auszupressen.

Eine ähnliche Trichterbildung tritt ungewollt auf, wenn ein Defekt des PUL vorliegt oder der PCM geschwächt ist (Abb. 5.23a, b). Dann fehlt beim Husten, Pressen etc. der Zug nach vorne, während sich die LP und der LMA normal kontrahieren.

Der Ausflusstrakt öffnet sich, was zu unkontrolliertem Urinverlust und zur Stressinkontinenz (SUI) führt.

Aus dem physiologischen Zusammenwirken von Muskelkräften und Bändern wird deutlich, dass Inkontinenz nicht nur durch Schäden im vorderen Bereich, sondern in allen 3 Bereichen verursacht werden kann.

5.2.2 Neurologische Steuerung

Es gibt 2 neurologische Kontrollmechanismen, die eine Miktion verhindern oder zulassen können:

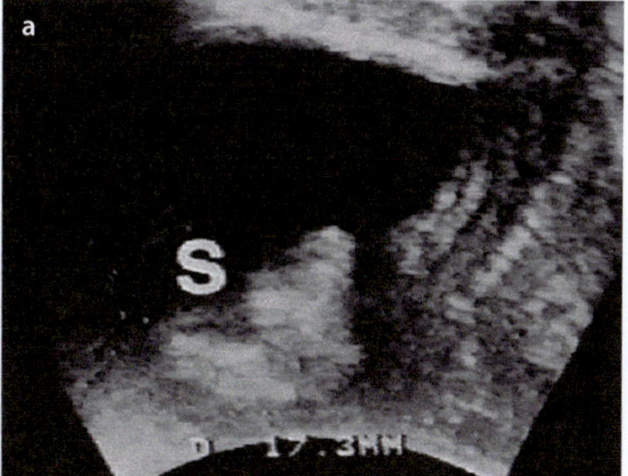

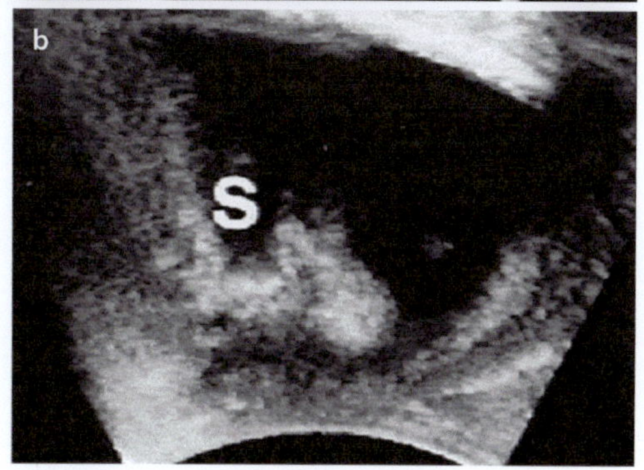

Abb. 5.23 **a, b** Patientin mit Stressinkontinenz (SUI) infolge eines defekten pubourethralen Ligaments (PUL). **a** In Ruhe. **b** Beim Husten kommt es zur Trichterbildung. *PS* Symphysis pubica

1. Zentrale Kontrolle
2. Periphere Kontrolle

Beide neurologischen Kontrollsysteme stehen in enger Beziehung zueinander.

Zentrale Kontrolle

Das zentrale Nervensystem (ZNS) koordiniert und steuert alle Strukturen, die die Urethra und den Anus öffnen und schließen. Der zentrale Mechanismus entspringt im Kortex und wirkt über das Miktionshemmzentrum (Abb. 5.24). Es wird angenommen, dass derselbe Mechanismus auch eine Rolle bei der Defäkation spielt.

Das Miktionshemmzentrum im ZNS lässt sich mit einer Falltür vergleichen, die durch kortikale Befehle geöffnet oder ge-

5

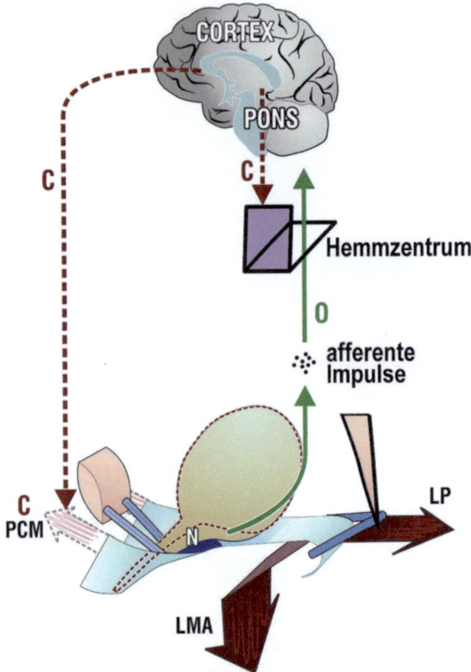

Abb. 5.24 Blasenkontrolle aus neurologischer Sicht. Blase in geöffneter Position. Die geschlossene Phase „C" ist durch *gestrichelte Linien* dargestellt, die geöffnete Phase „O" durch *durchgezogene Linien*. Afferente Impulse „O" aktivieren die für die Miktion notwendigen Schritte: Relaxation von PCM und Deaktivierung des Hemmzentrums. „C" aktiviert die für den Verschluss notwendigen Abläufe: Aktivierung des Hemmzentrums und Kontraktion von PCM. Beachte die identische Position von LP und LMA bei Verschluss und Öffnung. *LMA* longitudinaler Analmuskel, *LP* Levatorplatte, *N* Dehnungsrezeptoren, *PCM* M. pubococcygeus

schlossen wird und durch afferente Signale von den Dehnungsrezeptoren des Blasenbodens (Abb. 5.24) blockiert oder oder auf Durchlass gestellt werden kann. Ist die Falltür geöffnet, erreichen die afferenten Signale aus der Blase das Gehirn und lösen die notwendigen Schritte für die Miktion aus. Eine geschlossene Falltür blockiert die peripheren Impulse, und der Miktionsreflex wird vom zentralen Hemmzentrum unterdrückt.

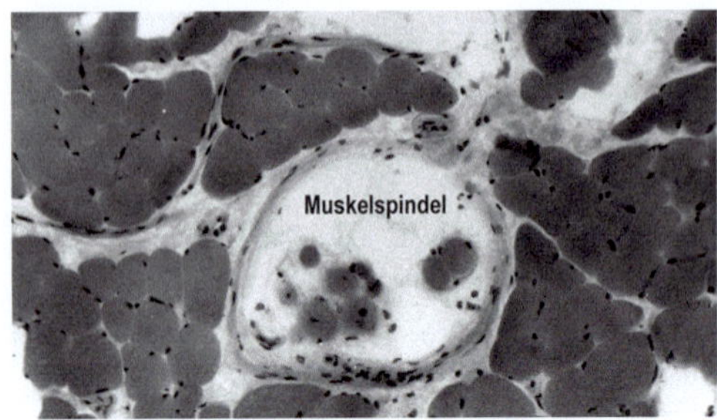

Abb. 5.25 Die Scheidenspannung wird durch Muskelspindeln kontrolliert, die im vorderen Anteil des pubokokzygealen Muskels (PCM) anzutreffen sind

Periphere Kontrolle

Der periphere neurologische Mechanismus geht vom muskuloelastischen System des Beckenbodens aus. Die Existenz von Nervenendigungen in Bändern und Faszien zeigt, dass hier eine periphere Steuerung stattfindet. Über diese Nerven ist es möglich, die Spannung in der Vaginalwand dauerhaft aufrechtzuerhalten, was für das Öffnen und Schließen der Urethra notwendig ist.

Die Muskelspindeln im PCM (Abb. 5.25) verfügen über ein komplexes, fein abgestimmtes Kontrollsystem. Wie in Abb. 5.24 gezeigt, erkennen die Spindelzellen in den Beckenmuskeln (Pfeile) die Gewebespannung, wobei die Spannung in der Vaginalwand durch ein präzises Feedbacksystem vom Kortex ausbalanciert wird (Abb. 5.26). Ein suffizientes Halte- und Stützsystem ist notwendig, um eine ausreichende Gewebespannung zu gewährleisten, und die Grundvoraussetzung für Kontinenz.

Neurologische Steuerung der Miktion

Um eine normale Miktion handelt es sich, wenn die Blase kontrolliert auf Wunsch entleert und wieder verschlossen werden kann. Der dafür notwendige Miktionsreflex wird peripher durch Dehnungs- und Volumen-

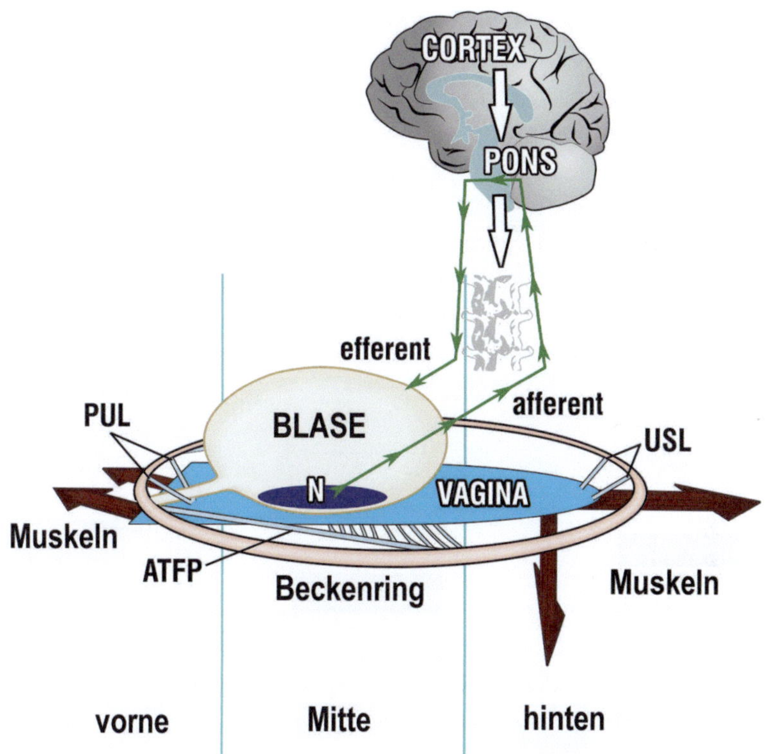

Abb. 5.26 Periphere Kontrolle der Bindegewebespannung erklärt durch die Trampolinanalogie. Lose Ligamente erlauben den Muskeln nicht, die Scheidenwand ausreichend zu spannen. Die im Blasenboden vorhandenen Dehnungsrezeptoren (*N*) werden gereizt. *N* feuert vorzeitig und arbeitet gegen den zentralen Hemmmechanismus (*weiße Pfeile*). Der Miktionsreflex wird kurzzeitig aktiviert und wieder unterdrückt (instabile Blase). *ATFP* Arcus tendineus fasciae pelvis, *PUL* pubourethrales Ligament, *USL* uterosakrales Ligament

rezeptoren am Blasenboden aktiviert. Die Empfindlichkeit dieser Rezeptoren variiert von Patientin zu Patientin. Kontrolliert und koordiniert wird der Miktionsreflex vom ZNS über ein Feedbacksystem. Der normale Miktionsreflex setzt sich aus 4 Hauptkomponenten zusammen (Abb. 5.27):

1. Der hydrostatische Druck einer vollen Blase aktiviert die Dehnungsrezeptoren, die afferente Signale zum Kortex senden.
2. Die vorderen quergestreiften Muskeln relaxieren.
3. Die Fast-Twitch-Anteile der hinteren quergestreiften Muskeln öffnen den Ausflusstrakt und reduzieren den Urethrawiderstand erheblich, wodurch der Urinabfluss ermöglicht wird.
4. Der M. detrusor vesicae kontrahiert in der Form, dass er einen Spasmus erzeugt (Creed 1979), wodurch der Urin herausgepresst wird.

Wenn der afferente Stimulus von den Dehnungsrezeptoren aufhört, entspannen sich die Fast-Twitch-Fasern der hinteren Muskeln. Das von ihnen nach hinten gezogene Gewebe kehrt in seine Ausgangsposition zurück und verschließt die Urethra. Die entspannten vorderen Muskeln kontrahieren sich erneut.

5

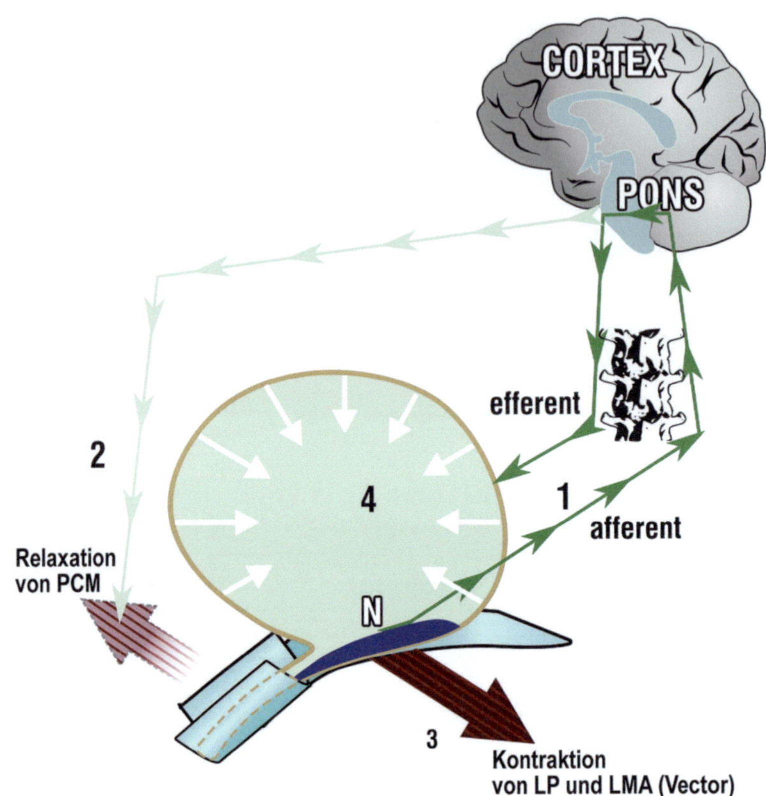

Abb. 5.27 Der normale Miktionsreflex besteht aus 4 Phasen *(1–4)* und wird durch periphere Dehnungs- und Volumenrezeptoren *(N)* am Blasenboden aktiviert. *LMA* longitudinaler Analmuskel, *LP* Levatorplatte, *PCM* pubokokzygealer Muskel

Neurologische Kontrolle des Blasenverschlusses

Während sich die Blase füllt, senden die Dehnungs- und Volumenrezeptoren am Blasenboden afferente Impulse an das Gehirn, um über den Füllungszustand der Blase zu informieren (Abb. 5.24). Ist eine Entleerung der Blase zu diesem Zeitpunkt nicht möglich, werden die afferenten Impulse durch die Aktivierung der zentralen Hemmzentren (gestrichelte rote Linie) reflexartig unterdrückt.

Wenn die Vaginalwände zu locker sind, um den Blasenboden ausreichend stützen zu können, hat das kortikale Hemmzentrum nur eine begrenzte Möglichkeit, den Miktionsreflex zu unterdrücken. Wie bei einem beschädigten Trampolin hängen die Vaginalwände durch und können durch Muskelzug nicht mehr ausreichend gestreckt werden. Da der hydrostatische Druck nicht vermindert wird, sendet der Blasenboden immer stärkere Signale an das Gehirn, was letztlich zu einer Blasenentleerung bei geringer Füllmenge führt.

Die Patientin empfindet die ständigen afferenten Signale als quälenden Harndrang und muss sowohl tagsüber als auch nachts häufig zur Toilette gehen. Bei der Messung des Blasendrucks werden phasische Detrusoraktivitäten oder eine geringe Blasenkapazität festgestellt.

5.3 Öffnung und Verschluss der anorektalen Region

In der Integraltheorie wird angenommen, dass der gleiche Mechanismus, der für die Blase gilt, auch für die anorektalen Funktionen zutrifft. Mit Ausnahme des PRM sind dieselben Bänder und Muskeln am Öffnen und Schließen der anorektalen Region beteiligt (s. auch ▶ Abschn. 2).

Das schlauchförmige Anorektum besteht aus longitudinalen und ringförmigen Muskeln und ist 12–15 cm lang. Der distale Teil dieses Rohrs, der Anus, weist eine weiche Gewebestruktur mit wenig Eigenspannung auf. Damit das Öffnen und Schließen stattfinden kann, muss der Anus gut fixiert sein. Anus, Vagina und die unteren 2–3 cm der Urethra sind von einem dichten fibromuskulären Gewebe umgeben.

Der PB stellt den Hauptverankerungspunkt für den Anus und die distale Vagina dar. Die Kontraktionen des externen Analsphinkters oder M. sphincter ani externus (EAS) und der Muskeln in der Perinealmembran (PM) sorgen für die distale Fixierung des Anus (Petros 2002). Die tiefen perinealen Muskeln (▶ Abb. 4.19) sind für die proximale Fixierung verantwortlich.

Der interne Analsphinkteroder M. sphincter ani internus (IAS) besteht aus dem rektalen zirkulären Muskelsystem und wird durch den myenterischen Plexus innerviert. Der EAS ist eine Fortsetzung des M. levator ani und kann wie der PRM motorisch willkürlich durch den N. pudendus (S2–S4) kontrolliert werden.

▪▪ Anorektaler Verschluss

Der anorektale Verschlussmechanismus ist dem des urethrovesikalen Verschlusses ähnlich. Ein suffizienter Verschluss der Urethra bei Belastung ist nur möglich, wenn die Urethra durch die Muskeln gegen den Fixpunkt (PUL) gezogen wird, wodurch eine Abknickung entsteht (◘ Abb. 5.19).

Dasselbe Prinzip gilt auch für das Anorektum. Der für die Kontinenz entscheidende anorektale Winkel (◘ Abb. 5.28) wird wie folgt gebildet:

Die Rektovaginalfaszie (RVF; ◘ Abb. 5.28) verläuft unten vom PB bis nach oben zur LP (Nichols und Randall 1989). Die LP inseriert in die Rektumhinterwand. Bei körperlicher Belastung ziehen LP und LMA die Rektovaginalfaszie und das Rektum nach hinten und unten in Richtung des Anus, der durch die Kontraktion des PRM (M. puborectalis) fixiert wird. Dadurch entsteht der anorektale Winkel, der für den Verschluss des Darms notwendig ist. Der PRM entspringt am unteren Teil der Symphyse, verläuft vertikal, medial neben dem PCM, nach dorsal und komprimiert die Seitenwände des Anus, wobei er die hintere Wand verankert.

Ein dichter Verschluss des Anus wird außerdem durch Folgendes gewährleistet:

- Tonische Muskelaktivität des IAS
- Willkürliche Kontraktion des EAS
- Polsterung durch anale Schleimhautfalten und -gefäße

Es wird angenommen, dass die Differenzierung zwischen Flatus und Stuhl dadurch gelingt, dass der Darminhalt durch Entspannung des IAS Kontakt zum Anorektum aufnimmt, wobei spezielle afferente Nervenenden, die als sensorische Endkörperchen fungieren, gereizt werden.

▪▪ Anorektale Öffnung

Eine ungestörte Defäkation ist nur möglich, wenn die vordere Rektumwand gestreckt und gespannt ist. Dies wird durch eine intakte RVF, die tiefen transversalen Perinealmuskeln, den PCM und den PB gewährleistet. Durch Kontraktion des PCM werden die Rektumvorderwand und die Vagina nach vorne gezogen, wodurch ein semirigides Rohr entsteht, das die Passage von Kot erleichtert.

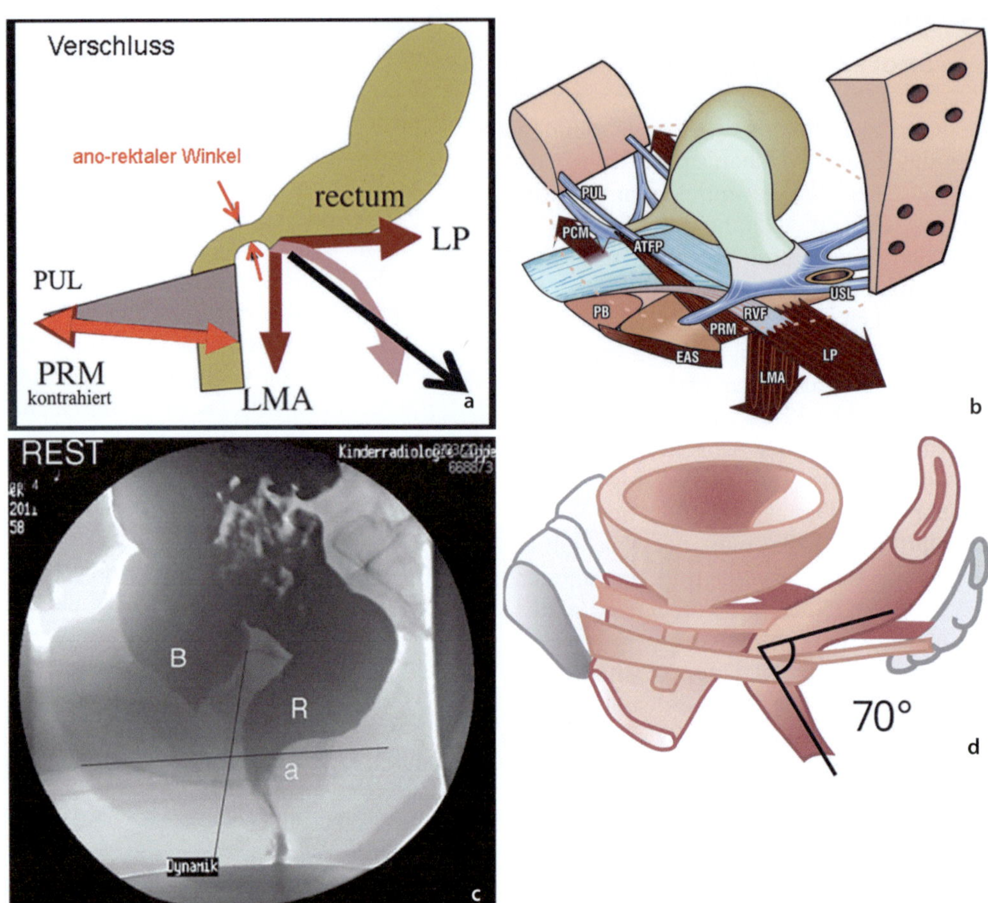

Abb. 5.28 **a, b** Stabiler anorektaler Verschluss. LP und LMA ziehen bei Kontraktion das Rektum und die RVF nach hinten und unten um den kontrahierten PRM, wodurch der anorektale Winkel gebildet wird. Der PCM spannt den PB und die vordere Rektumwand. **c, d** Normales Proktogramm in Ruhe mit einem deutlichen anorektalen Winkel. *ATFP* Arcus tendineus fasciae pelvis, *B* Blase, *EAS* externer Analsphinkter, *LMA* longitudinaler Muskel, *LP* Levatorplatte, *PCM* pubokokzygealer Muskel, *PB* Perinealkörper, *PRM* puborektaler Muskel, *PUL* pubourethrales Ligament, *R* Rektum, *RVF* rektovaginale Faszie, *USL* uterosakrales Ligament

Wenn gleichzeitig der PRM relaxiert, ziehen die LP und der LMA die hintere Rektumwand nach dorsal, wodurch der anorektale Winkel geöffnet wird. Dies erleichtert die Entleerung des Rektums weiter (Abb. 5.29). Das Rektum zieht sich zusammen und Fäzes wird ausgepresst.

Die Öffnung des anorektalen Winkels ist nur möglich, wenn das PUL und das USL intakt sind, da die LP gegen das PUL und der LMA gegen die das ziehen (Abb. 5.29).

Stuhlinkontinenz: Wenn das PUL defekt ist, verankert der PRM die Rektumhinterwand nicht. LP und LMA können die Wand unkontrolliert nach hinten ziehen und den ano-rektalen Winkel öffnen. Dadurch kann unkontrolliert Stuhl abgehen. (Abb. 5.30).

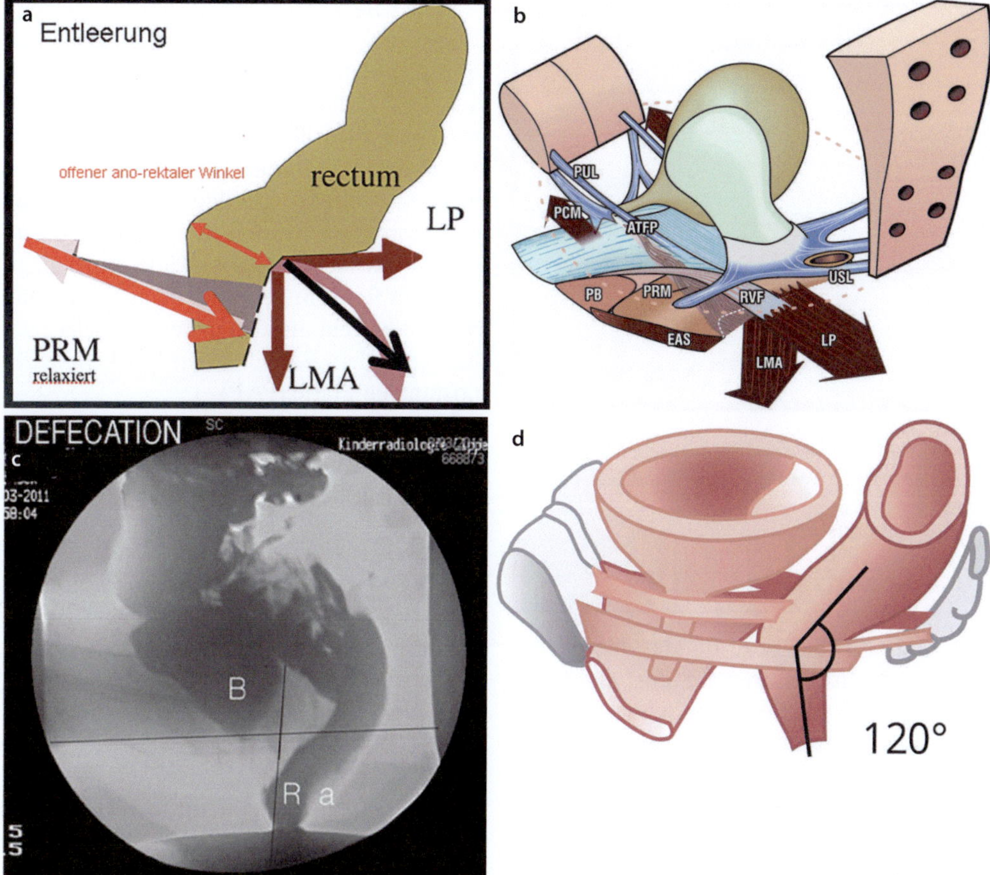

■ **Abb. 5.29** **a**, **b** Stabile anorektale Öffnung (Defäkation). Wenn der PRM relaxiert, öffnen die LP und der LMA den anorektalen Winkel, indem sie die Rektumhinterwand nach hinten ziehen. Die RVF spannt die Rektumvorderwand und der PCM zieht sie nach vorne, wodurch ein semirigides Rohr entsteht, das die Defäkation erleichtert. Das Rektum zieht sich zusammenund Fäzes wird ausgepresst. Die *gestrichelten Linien* zeigen die Verschlusssituation an. **c**, **d** Während der Defäkation sinkt das Rektum nach unten und der anorektale Winkel öffnet sich. Die Rektumvorderwand wird nach vorne gezogen, wodurch das Rektumlumen verdoppelt wird. *ATFP* Arcus tendineus fasciae pelvis, *B* Blase, *EAS* externer Analsphinkter, *LMA* longitudinaler Analmuskel, *LP* Levatorplatte, *PB* Perinealkörper, *PCM* pubokokzygealer Muskel, *PRM* puborektaler Muskel, *PUL* pubourethrales Ligament, *R* Rektum, *RVF* rektovaginale Faszie, *USL* uterosakrales Ligament

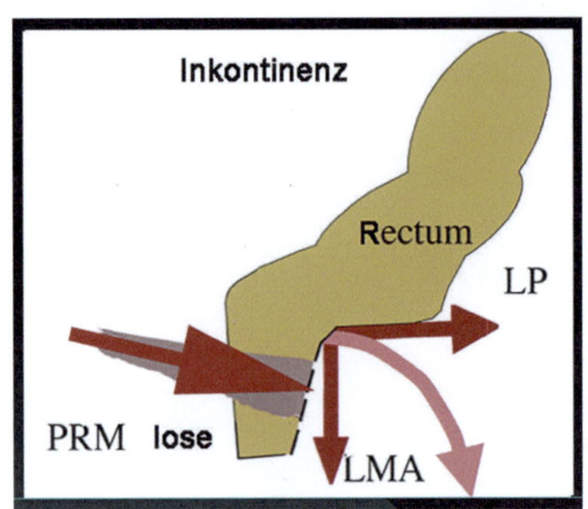

Abb. 5.30 Stuhlinkontinenz: Bei defektem PUL ist der anorektale Winkel geöffnet und Kot entleert sich

Zusammenfassung Teil II

Muskeln, Faszien und Bänder bilden ein muskuloelastisches System, das die Form und Funktion der Beckenbodenorgane (Vagina, Blase, Harnröhre und Rektum) bestimmt. Die Integraltheorie konzentriert sich auf das Bindegewebe, das in allen Ligamenten und Faszien vorhanden ist. Während die Faszien die Organe stützen und festigen, müssen die Ligamente die Organe an Ort und Stelle halten und den Muskeln als Widerlager dienen. Die Muskelkraft sorgt für die notwendige Spannung der Organwände. Wenn ein Ligament erschlafft, wird die Muskelkraft inaktiviert und es kommt zu Funktionsstörungen.

Die Integraltheorie betrachtet die Beckenanatomie aus 3 Perspektiven. Im Rahmen der **statischen Anatomie** benennt sie alle wichtigen Strukturen im Becken und zeigt deren normale Position an. Als **dynamische Anatomie** gibt sie die Richtung an, in die sich diese Strukturen als Reaktion auf Muskelkontraktionen, Bauchdruck oder Schwerkraft bewegen. Aus Sicht der **funktionellen Anatomie** erklärt die Theorie, was mit den Organen passiert, wenn sie mechanisch bewegt werden (z. B. Öffnen oder Verschluss).

Die Beckenbodenmuskulatur besteht, vereinfacht dargestellt, aus 3 Schichten. Die innere Schicht setzt sich im vorderen Bereich aus dem medial verlaufenden PCM, dem lateral gelegenen PRM und die LP im hinteren Bereich zusammen. Die mittlere Schicht wird vom LMA gebildet, einem kurzen quergestreiften Muskel, der die innere und äußere Muskelschicht verbindet, aber nicht mit dem Rektum verbunden ist. Die äußere Schicht besteht aus den in der PM gelegenen Muskeln, dem EAS und den Muskeln in der postanalen Platte (PAP).

Unter Berücksichtigung der Faszien und Bänder wird der Beckenboden in der Integraltheorie in 3 anatomische Ebenen eingeteilt:
- Level 1: pubozervikale Faszie (PCF), PVL mit Gilvernet-Bogen, Trigonum, zervikaler Ring, USL
- Level 2: PUL, Arcus tendineus fasciae pelvis (ATFP), RVF
- Level 3: externes urethrales Ligament (EUL), PM, PB

Es gibt 3 Hauptmuskeln, die in verschiedene Richtungen ziehen:
1. PCM
2. LP
3. LMA

Diese Muskeln helfen bei der Öffnung und Schließung der Harnröhre und des Anus und halten die Beckenorgane in Position. Für die Miktion erschlafft der PCM, für die Defäkation der PRM, wodurch die LP und der LMA die Urethra und den Anus öffnen. Der PRM arbeitet unabhängig von PCM, LP und LMA.

Muskeln, Faszien und Bänder bilden ein muskuloelastisches System, das durch mechanische und periphere neurologische Kontrolle im Gleichgewicht gehalten wird. Die Dehnungsrezeptoren und unmyelinisierten Nervenfasern am Blasenboden repräsentieren die neurologische Komponente dieses Systems. Das System kann jedoch nur dann ungestört funktionieren, wenn das Bindegewebe des mechanischen Systems ausreichend Spannung aufweist.

Geschädigtes Bindegewebe stört das neurologisch-mechanische Gleichgewicht und führt zu den in Teil I aufgelisteten Beschwerden. Wenn das Bindegewebe locker ist, können beispielsweise die Dehnungsrezeptoren am Blasenboden nicht ausreichend abgestützt werden. Dies führt zu einer frühzeitigen Aktivierung der Dehnungsrezeptoren, was als Harndrang wahrgenommen wird. Selbst eine geringe Lockerung der Bindegewebsspannung kann erhebliche Probleme verursachen.

Die Rolle des Bindegewebes bei normaler oder gestörter Beckenbodenfunktion

Inhaltsverzeichnis

Bindegewebe bei normaler Funktion

Inhaltsverzeichnis

K. Goeschen et al., *Der weibliche Beckenboden*, https://doi.org/10.1007/978-3-662-71469-0_6

Das Bindegewebe ist die Schlüsselstruktur der Integraltheorie. Ohne grundlegendes Wissen über die physikalischen und biomechanischen Eigenschaften des Bindegewebes ist es unmöglich, normale oder gestörte Funktionen zu erkennen bzw. den diagnostischen Ablauf und die daraus resultierenden Konsequenzen zu verstehen.

> Die Biomechanik ist eine Wissenschaft, die physikalische und technische Prinzipien der Körperfunktionen untersucht. Sie wurde entwickelt, um die zur Funktion bei tragenden Komponenten, wie die Qualität des Gewebes sowie die Stärke und Richtung der Muskelkraft, mathematisch zu analysieren.

Ein Muskelriss führt z. B. zu einer Funktionsbeeinträchtigung der betroffenen Region (bei Verletzung eines Muskels lässt dessen Kontraktionskraft nach). Ähnlich verhält es sich mit dem Bindegewebe: Durch Überdehnung oder Zerreißung verliert es seine Festigkeit und Funktion.

Im Bereich des Beckenbodens scheint eher ein Bindegewebe- als ein Muskelschaden für Funktionsstörungen verantwortlich zu sein. Dafür spricht, dass zahlreiche Symptome allein durch Korrektur des bindegewebigen Halte- und Stützapparats geheilt werden können. Muskelverletzungen scheinen mehr modifizierend als ursächlich auf Funktionsabläufe Einfluss zu nehmen.

6.1 Bindegewebe aus biomechanischer Sicht

Bindegewebe ist in allen Faszien und Ligamenten vorhanden. Es ist der allgemeine Oberbegriff für Gewebe, das Kollagen, Proteoglykane und Elastin enthält. Kollagen bringt strukturelle Festigkeit, Elastinfasern sorgen für Elastizität, und Proteoglykane wirken als Kitt. Man kann sich das Bindegewebe wie eine Betonsäule vorstellen: Proteoglykane entsprechen dem Beton, Kollagen den Eisenstäben und Elastin dem Energiespeicher. Im Ruhezustand hat Kollagen eine S-Form und nimmt unter Zug in einen geraden Verlauf ein (■ Abb. 6.1).

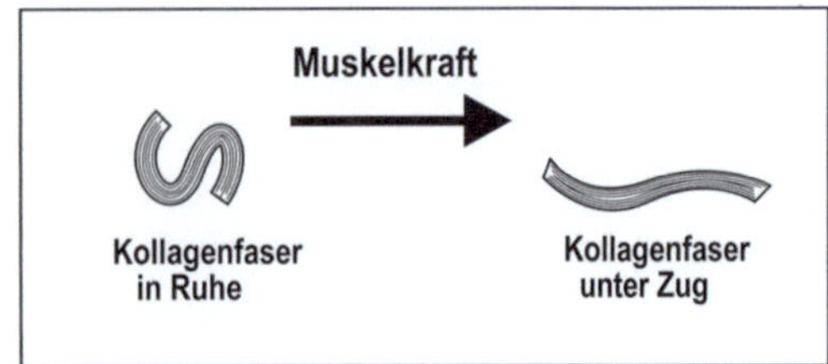

■ **Abb. 6.1** In Ruhe weist Kollagen eine S-Form auf. Unter Zug wird es gestreckt

In vollständiger Streckung verhält sich Kollagen wie eine starre Stange, die übermäßige Dehnung verhindert. In dieser Stellung wird jede Krafteinwirkung ohne Federung direkt weitergeleitet. Daher hängt die Dehnbarkeit des Gewebes wesentlich von der Form der Kollagenfasern ab. Um eine normale Form und Funktion zu gewährleisten, muss eine ausreichende Menge an intaktem, s-förmigem Kollagen vorhanden sein. Kollagen hat eine hervorragende strukturelle Festigkeit bei guter Elastizität, und seine elastischen Anteile wirken als „Schockabsorber" und Energiespeicher. Sie ermöglichen es dem Gewebe, nach einer Dehnung in seine Ausgangsform zurückzukehren.

6.2 Biomechanik der Vagina

Die Vagina ist eine elastische Bindegewebsmembran. Das Kollagen in der Vaginalwand reißt bei einer Spannung von 60 mg/mm^2 (Yamada 1970). Die Reißgrenze in einem Band liegt mit bei rund 300 mg/mm^2 etwa 5-mal höher. Reines Kollagen, wie es in Sehnen oder dem zervikalen Ring vorkommt, kann Kräften von bis zu 1500 mg/mm^2 standhalten. Eine Sehne dehnt sich nicht, da alle Kollagenfasern parallel verlaufen, während Ligamente mäßig dehnbar sind.

Die Vaginalwand weist vonNatur aus nur eine geringe Festigkeit auf. Ihre Stabilität erhält sie hauptsächlich durch eine Faszienschicht, die an den Stellen, an denen die Ligamente ansetzen, besonders stark ausgeprägt ist, beispielsweise am Scheidenpol(Apex). Die Vagina kann die notwendigen Muskelkräfte (z. B. für das Öffnen und den Verschluss der Urethra) nur dann weiterleiten, wenn sie vollständig gespannt ist. Die dadurch erreichte Festigkeit der Vaginalwand wirkt gleichzeitig dem hydrostatischen Druck am Blasenboden entgegen. Dies verhindert eine frühzeitige Reizung der Dehnungsrezeptoren und damit einen zu früh ausgelösten Miktionsreflex.

Die Vagina hat keine Regenerationsfähigkeit, das bedeutet, dass entferntes Gewebe sich nicht erneuert. Das Wegschneiden von Scheidengewebe, Zug und Druck auf die Wundränder, führen zur Erweichung der Wand. Wenn die Wand zu weich wird, kann sie nachgeben und sich ähnlich wie die Darmwand, ein- oder ausstülpen. Insofern handelt es sich bei einem vaginalen Prolaps, genauso wie bei einem inneren Rektumprolaps, um eine Invagination oder Intussuszeption. Daher müssen bei einer Prolapsoperation alle geschwächten Wände verstärkt werden, um ein Rezidiv zu verhindern.

Bindegewebe bei gestörter Funktion

Inhaltsverzeichnis

K. Goeschen et al., *Der weibliche Beckenboden*, https://doi.org/10.1007/978-3-662-71469-0_7

7.1 Ursachen für einen Bindegewebeschaden

Bindegewebe ist keine tote Materie, sondern eine lebende Einheit. Seine Struktur kann verändert werden durch:

- Hormone
- Alter
- Operationen
- Geburten

7.1.1 Einfluss der Hormone

7

Das Bindegewebe in den urogenitalen Organen ist hormonempfindlich. Das trifft gleichermaßen auf die Zervix mit reiner Kollagenstruktur wie auch auf die Scheide und die Ligamente im Beckenbodenbereich zu.

Während der Schwangerschaft wird Kollagen durch Relaxin, Prostaglandine und andere Hormone depolymerisiert, wodurch sich der Anteil von Glykosaminoglykanen (ein Synonym für Proteoglykane) im Bindegewebe ändert. Die Vaginalwand wird dadurch elastischer, sodass sich der Geburtskanal erweitern kann. Das Gleiche passiert auch in den Halte- und Stützligamenten.

Eine Erweichung der Vaginalwand im Bereich der suburethrale Hängematte (Hammock) vermindert die elastische Verschlusskraft der Urethra, was zu Urinverlust bei körperlicher Anstrengung führen kann, also zur Schwangerschafts-Stressinkontinenz. Eine verminderte Spannung der Vaginalwand kann zudem die Dehnungsrezeptoren in der Blase vorzeitig reizen und den Miktionsreflex frühzeitig auslösen. Dies macht sich als Blaseninstabilität, Pollakisurie, Urge und Nykturie bemerkbar. Schwangere Frauen empfinden dies als unangenehmes Harndranggefühl und müssen häufig zur Toilette gehen.

Eine verringerte Gewebespannung kann auch für Schmerzen im Beckenbereich verantwortlich sein, insbesondere wenn die uterosakralen Ligamente (USL) den Druck auf die sie begleitenden Nervenfasern nicht abfangen können. Dies äußert sich als nach unten ziehender Schmerz im Stehen.

Die erhöhte Dehnbarkeit des Halte- und Stützgewebes erklärt auch, warum ein Uterovaginalprolaps oder Deszensus erstmals während der Schwangerschaft auftreten kann.

Nach der Geburt bilden sich die Veränderungen im Bindegewebe in der Regel wieder zurück, wodurch ein großer Teil der Beschwerden verschwindet. Bei etwa einem Drittel der Frauen bleiben die Probleme jedoch bestehen.

7.1.2 Der Einfluss des Alters auf das Bindegewebe

Mit zunehmendem Alter wird Kollagen durch eine Zunahme der zwischen- und intramolekularen Verbindungen bis zu 400 % steifer, und das Gewebe schrumpft. Gleichzeitig wird es hart und brüchig. Die S-Form des Kollagens verliert an Elastizität und kann nicht mehr so leicht wie in jungen Jahren gedehnt werden.

Darüber hinaus nimmt der Elastingehalt bei Frauen ab Mitte 20 ab. Der altersbedingte Elastinverlust (Yamada 1970) führt zu einer Verringerung der Wandspannung. Dadurch werden die Kollagenfasern zunehmend gestreckt. Je weniger funktionelles Elastin vorhanden ist, desto mehr werden die Kollagenfasern durch die Schwerkraft gedehnt und geben nach.

Die zunehmende Starrheit der Kollagenfibrillen und der altersbedingte Elastinverlust führen zu einer bis zu 60%igen Verringerung der Dehnbarkeit des urogenitalen Gewebes (Yamada 1970). Dies erklärt den Elastizitätsverlust des Vaginalrohrs im Alter.

Exzision und Dehnung von Vaginalgewebe im Rahmen einer Operation lockern die Scheide weiter auf. Deshalb sollte bei einer Operation streng darauf geachtet werden, dass kein Vaginalgewebe weggeschnitten wird. Übermäßige Weite kann in Länge umgewandelt werden, zu viel Haut kann in Schichten übereinander gelegt die Wand verstärken. Die Scheidenwand, die entfernt wurde, kann sich nicht wieder regenerieren.

Der Elastizitätsverlust der Vaginalwand wirkt sich funktionell so aus, dass zu wenig Energie für den Verschluss der Urethra vorhanden ist. Dies ist vergleichbar mit einem Hosenträger, der nach einem Riss des Gummibandes nicht mehr funktioniert. Dies erklärt den sich langsam entwickelnden unkontrollierten Urinverlust bei Patientinnen mit niedrigem urethralen Verschlussdruck (s. intrinsischer Sphinkterdefekt in ▶ Abschn. 7.2.1). Solche Patientinnen müssen sich zunehmend auf die langsam kontrahierenden Fasern (Slow-Twitch-Fasern) der vorderen Muskeln verlassen, um die Urethra beispielsweise beim Gehen geschlossen zu halten. Diese Muskelfasern ermüden jedoch nach etwa 20 min, was zu unkontrolliertem Urinverlust führt.

Die altersbedingte Schrumpfung der Vagina im Bereich des Blasenhalses erklärt auch das Wiederauftreten von Inkontinenz viele Jahre nach einer erfolgreichen Blasenhalsoperation. Der Zug starker hinterer Levatormuskeln auf die nicht mehr elastische Vagina im Bereich des Blasenhalses führt zur Öffnung des Blasenausgangs, zur Bildung eines Trichters und schließlich zu unkontrolliertem Urinverlust. Die schwächeren vorderen Muskeln können dies wegen des Elastizitätsmangels nicht verhindern. Aufgrund der starren Vaginalwand öffnet sich der Blasenhals, wenn der Befehl zum Schließen gegeben wird, da die 3 Muskelkräfte nicht mehr koordiniert zusammenwirken.

In diesem Zusammenhang sollte das Segelboot-Beispiel (▶ Abb. 4.9) erneut in Erinnerung gerufen werden, da es eine gute Veranschaulichung der beschriebenen Problematik bietet: Wenn die Segel (Vagina) und Schoten (Ligamente) nicht dicht geholt werden können, wird die Windkraft nicht auf das Boot übertragen und es bewegt sich nicht vorwärts. Der Analogieschluss ist folgender: Wenn die Schoten (Ligamente) lose sind, flattert das Segel (die Scheide) im Wind.

Ebenso kann eine schlaffe Vagina die Urethra nicht nach vorne ziehen, um sie zu schließen, oder die Dehnungsrezeptoren am Blasenboden nicht stützen, wenn die Bänder zu locker sind.

Da das Bindegewebe hormonabhängig ist, können Östrogene dem Kollagenabbau vorbeugen und die Spannung der Vaginalwand verbessern. Um den Kollagenverlust zu verhindern, ist eine prophylaktische Östrogengabe, zumindest lokal, ab der Menopause vorteilhaft.

7.1.3 Auswirkungen einer Hysterektomie auf die Funktion der Ligamente

Der Beckenboden der Frau ähnelt der Kuppel einer Kathedrale (◘ Abb. 7.1a–c). Im Zentrum dieser Kuppel liegt der Uterus. Die Cervixuteri stellt den zentralen Verankerungspunkt dar und bildet, ähnlich wie in architektonischen Strukturen, den Schlussstein des Beckenbodens. Der Schlussstein ist der letzte Stein, der an der Spitze eines Bogens oder einer Brücke platziert wird. Er ist der Schlüsselstein, der die anderen Steine abstützt und die Struktur stabilisiert. Wird der Schlussstein entfernt, ist der Einsturz der Brücke unvermeidlich. Obwohl er sich an der Spitze befindet, ist er der wesentliche Stabilitätsfaktor.

Wie außen im Perinealkörper (PB) laufen alle Befestigungsbänder am zervikalen Ring zusammen: vorne die pubozervikale Faszie (PCF), in der Mitte die Kardinalligamente (CL) und hinten die rektovaginale Faszie (RVF) und die USL (◘ Abb. 7.2). Der zervikale Ring ist nicht dehnbar und die stärkste Struktur im Beckenboden.

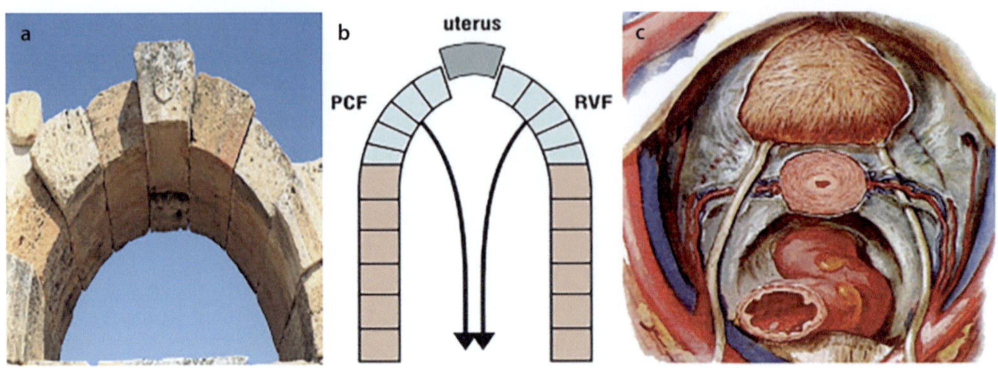

Abb. 7.1 Der Beckenboden einer Frau ähnelt der Kuppel einer Kathedrale. *PCF* pubozervikale Faszie, *RVF* rektovaginale Faszie

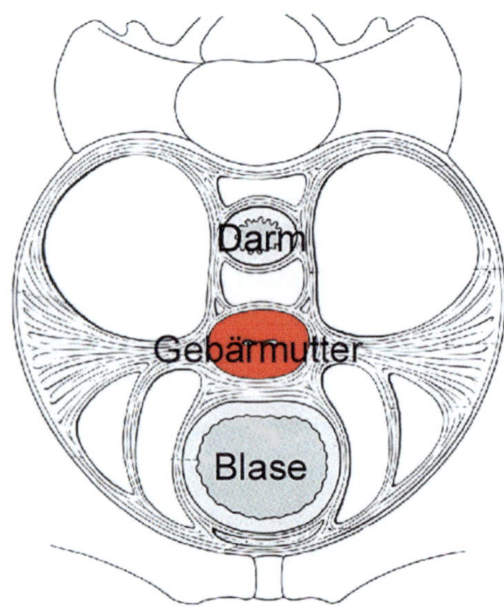

Abb. 7.2 Die Gebärmutter, zu der nahezu alle Befestigungsbänder des Beckenbodens ziehen, ist zentral im Beckenboden verankert und bildet den „Schlüsselstein" der Konstruktion

Um die Form und Stabilität eines Bogens zu bewahren, muss jeder Stein an der richtigen Stelle sitzen. Wenn ein Stein oder ein stützendes Element entfernt wird, fällt die Kuppel in sich zusammen. Dasselbe gilt für den Beckenboden.

Wenn die komplexe Architektur des Beckenbodens durch die Entfernung der Gebärmutter verändert wird, kommt es zu einer ähnlichen Schwächung wie in einer Kuppel. Da die Gebärmutter direkt oder indirekt mit allen wichtigen Stütz- und Haltebändern verbunden ist, wird jeder auf sie einwirkende Druck oder Zug auf die Bänder übertragen. Dadurch werden die Haltebänder trainiert und gestärkt.

Nach der Entfernung der Gebärmutter wirken Druck- und Zugkräfte nur noch auf die weiche Vaginalwand. Das bedeutet, dass die Bänder nicht mehr ausreichend beansprucht werden, was zu ihrer Atrophie führt. Dies kann zu einer Erschlaffung des Gewebes und in der Folge zu einem vaginalen Prolaps, Blasen- und Darmproblemen sowie Schmerzen im Unterbauch führen.

Wenn eine Hysterektomie erforderlich ist, sollte eine suprazervikale oder subtotale Hysterektomie bevorzugt werden, um den Beckenboden zu schonen. Dabei sollte darauf geachtet werden, den absteigenden Ast (Ramus descendens) der A. uterina zu erhalten, da die USL und der zervikale Ring über diesen versorgt werden. Wenn der Gebärmutterhals entfernt werden muss, wird eine intrafasziale Hysterektomie empfohlen, bei der die CL und USL zentral, beispielsweise durch Tabaksbeutelnähte, miteinander verbunden werden. Dies bildet eine fibröse Plombe im Zentrum.

Patientinnen, die sich einer totalen Hysterektomie unterziehen, haben im späteren Leben ein deutlich höheres Risiko für Blasenfunktionsstörungen. Inkontinenzprobleme treten verstärkt auf (Brown et al. 2000).

7.1.4 Auswirkungen der Geburt auf die Funktionsfähigkeit der Ligamente

Da Elastin eine geringe Zugfestigkeit aufweist, können die Faszien und Ligamente im vaginalen und rektalen Bereich während der Geburt stark gedehnt werden oder sogar zerreißen. Die in ◻ Abb. 7.3 dargestellten Kreise symbolisieren die Schäden, die das Bindegewebe an verschiedenen Stellen erleiden kann, wenn der Kopf des Babys den Geburtskanal passiert. Es gibt 4 Bereiche, in denen Geburtsverletzungen zu typischen Problemen führen können (◻ Abb. 7.3):

1. Scheidenvorderwand im äußeren, infralevatorialen Drittel der Vagina:
   - Defekt des Hammock
   - Defekt des pubourethralen Ligaments (PUL) und/oder
   - Defekt des externen urethralen Ligaments (EUL)
2. Mittleres intralevatoriales Drittel der Vagina:
   - Zentraler Defekt mit Pulsionszystozele oder
   - Lateraler Defekt durch Schädigung des Arcus tendineus fasciae pelvis (ATFP)
3. Inneres supralevatoriales Drittel der Vagina:
   - Uterusprolaps
   - Enterozele
4. Hintere Vaginalwand im Bereich des Rektovaginalseptums, des Centrum tendineum perinei oder des M. sphincter ani externus:
   - Rektozele
   - Defekt des PB
   - Mukosa- oder Analprolaps
   - Sphinkterriss

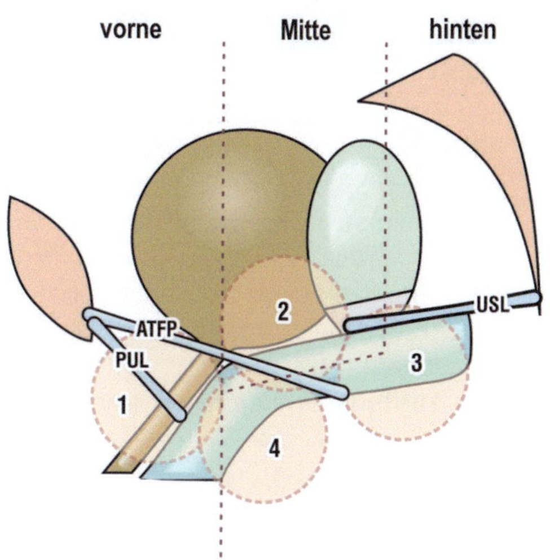

◻ **Abb. 7.3** Schematische Darstellung der Zonen (*1–4*) und Strukturen, bei denen während der Geburt Bindegewebeschäden auftreten können. *ATFP* Arcus tendineus fasciae pelvis, *PUL* pubourethrales Ligament, *USL* uterosakrales Ligament

Da die genannten Strukturen bei Geburten oft zerreißen, kommt es bei Multiparae häufiger zum Scheidenprolaps als bei Nulliparae.

7.2 Auswirkungen von Bindegewebeschäden auf die Funktion

Grundsätzlich gilt: Für eine normale Funktion müssen die Beckenorgane eine normale Form haben. Eine normale Form hängt von intakten Bindegewebsstrukturen in den Faszien und Ligamenten der Organe ab. Schäden am Bindegewebe führen zu Formveränderungen und somit zu Funktionsstörungen. Es ist jedoch wichtig, zu beachten, dass nicht alle Patientinnen mit Bindegewebeschäden Symptome im Urogenitaltrakt zeigen. Außerdem gibt es keine direkte Korrelation zwischen dem Ausmaß der anatomischen Veränderungen und der Schwere der Symptome (Jeffcoate 1962). Beispielsweise können Patientinnen mit einem großen Prolaps symptomfrei sein,

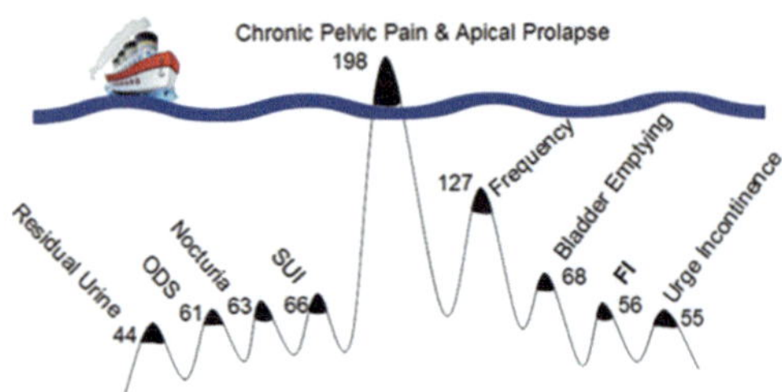

■ **Abb. 7.4** Eisbergdiagramm. Die Spitze des Eisbergs, der chronische Beckenschmerz, war die Hauptbeschwerde der Patientin und der Grund für die Operation. Unter der Wasseroberfläche befinden sich die gleichzeitig bestehenden Blasen- und Darmbeschwerden. *FI* Stuhlinkontinenz, *ODS* obstruktives Defäkationssyndrom, *SUI* Stressinkontinenz

während Patientinnenmit nur geringen Veränderungen unter starken Beschwerden leiden.

Goeschen und Gold überprüften 2017 die Daten von Patientinnen, die wegen unerträglicher Beckenbodenschmerzen aufgrund eines posterioren Fornixsyndroms (PFS) operiert wurden, und wandten das „Pescatori-Eisberg-Konzept" an (■ Abb. 7.4). Das Eisbergkonzept besagt, dass Patientinnen sich oft mit nur einem Hauptsymptom vorstellen (Spitze des Eisbergs), während andere Beschwerden, obwohl vorhanden, nicht erwähnt werden. Bei Patientinnen, die wegen chronischer Beckenbodenschmerzen behandelt wurden, fanden sie heraus, dass Blasen- und Darmfunktionsstörungen in 30–40 % der Fälle ebenfalls vorhanden waren.

Die Art der Symptome hängt von den anatomischen Strukturen ab, in denen eine Schädigung des Bindegewebes vorliegt. Nachfolgend wird erklärt, welche Symptome auftreten und warum, wenn verschiedene Faszien und Ligamente geschädigt sind.

Aus mechanischer Sicht ist eine ausreichende Spannung in der Vaginalwand erforderlich, um die Harnröhre zu verschließen und die Dehnungsrezeptoren am Blasenboden zu unterstützen (■ Abb. 7.5). Die notwendige Spannung wird durch das fibromuskuläre System in den Faszien und Ligamenten sowie durch Kontraktionen der Slow-Twitch-Muskelfasern erzeugt und aufrechterhalten. Ein Nachgeben der Bindegewebsspannung (■ Abb. 7.5) kann zu einer Erschlaffung der Bänder (Sprungfedern) oder der vaginalen Faszie (Trampolinmembran) und somit zu Funktionsstörungen führen.

Wie die Trampolinanalogie zeigt, spannen die Muskelkräfte bei Kontraktion zunächst die Membran und werden erst ab einer gewissen Spannung weitergeleitet. Um die Urethra öffnen oder schließen zu können, muss der Punkt SE in der Zugdehnungskurve erreicht sein (oberer Teil der ■ Abb. 7.5).

Wenn das Bindegewebe geschädigt und eine Falte in der Vagina (L) vorhanden ist, muss die Muskelkraft (Pfeile) zuerst den lockeren Abschnitt der Wand (L) glatt ziehen und spannen, bevor ein suffizienter Zug auf die Vaginalwand ausgeübt wird. Da ein Muskel sich nur auf eine bestimmte Länge (E) zusammenziehen kann, wird SE_L nicht erreicht. Daher werden die Muskelkräfte nicht auf die Urethra, den Blasenboden und den Darm übertragen. Die Folgen sind:

1. Die Urethra kann nicht verschlossen und gestreckt werden. Es tritt eine Stressinkontinenz (SUI) und/oder ein intrinsischer Sphinkterdefekt auf.
2. Die Dehnungsrezeptoren des Blasenbodens werden nicht effektiv unterstützt. Dies führt zu einem frühzeitig aktivierten Miktionsreflex und zu einer Detrusorinstabilität (DI).
3. Der Ausflusstrakt kann nicht normal geöffnet werden. Es kommt zu einer Blasenentleerungsstörung.
4. Die Nervenfasern in den USL werden nicht abgefedert. Dies führt zu Beckenschmerzen.
5. Der anorektale Bereich kann nicht ausreichend geöffnet und verschlossen werden, was zu anorektaler Obstipation oder zu Stuhlinkontinenz führt.

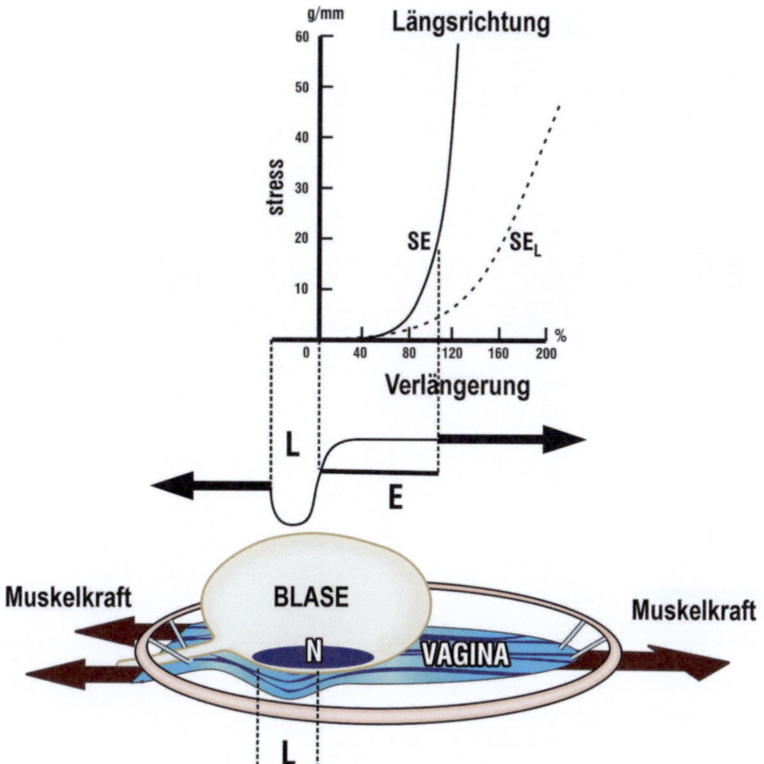

Abb. 7.5 Eine Lockerung in der Scheidenwand oder den Ligamenten kann eine Muskelkontraktion inaktivieren. *E* Extension, die bei Kontraktion der Levatorplatte im Normalfall möglich ist, *L* Bindegewebespannung, *N* Nervenendigungen, *SE* Zugdehnungskurve für normales Gewebe, *SEL* Zugdehnungskurve für loses Gewebe

7.2.1 Stressinkontinenz, intrinsischer Sphinkterdefekt, interstitielle Zystitis/ Blasenschmerzsyndrom, Tethered-Vagina-Syndrom (TVS)

Die Blase und Harnröhre können nur dann normal funktionieren, wenn folgende Voraussetzung erfüllt sind:

- Ohne ausreichende Bindegewebsunterstützung kann die Blase nicht normal geöffnet oder verschlossen werden.
- Weiterhin muss das Gleichgewicht zwischen den 3 Muskeln, M. pubococcygeus (PCM), Levatorplatte (LP) und longitudinaler Analmuskel (LMA; Abb. 7.6), die in verschiedene Richtungen ziehen, gewährleistet sein. Wenn die Kraft in einem dieser Muskeln nachlässt, entsteht ein Ungleichgewicht, das zu Störungen beim Öffnen (Miktion) oder Verschluss (Kontinenz) der Blase führt.
- Für den Verschluss in Ruhe ist eine gute Elastizität und Kontraktionskraft der Slow-Twitch-Muskelfasern notwendig (Abb. 7.6).
- Für den Verschluss bei Belastung sind gut funktionierende Fast-Twitch-Fasern in allen 3 Muskeln erforderlich.
- Für eine normale Miktion ist ein intaktes Bindegewebe unerlässlich (Abb. 7.7). Eine Relaxation des vorderen Muskels (PCM) bewirkt, dass die hintere

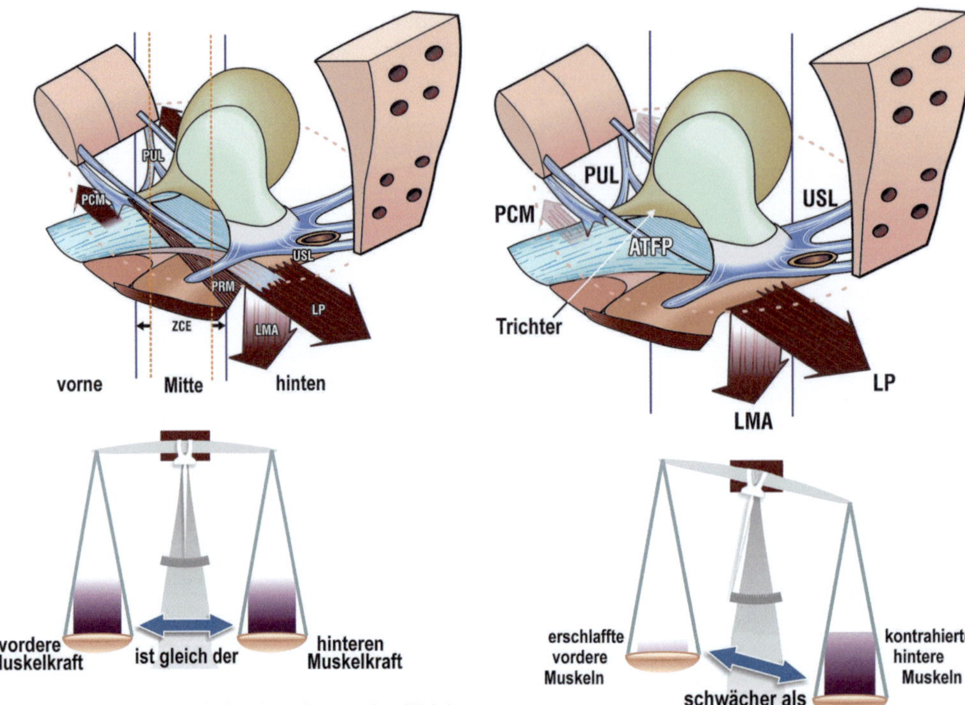

Abb. 7.6 Verschluss bei Ruhe – System im Gleichgewicht. *LMA* longitudinaler Analmuskel, *LP* Levatorplatte, *PCM* pubokokzygealer Muskel, *PRM* puborektaler Muskel, *PUL* pubourethrales Ligament, *USL* uterosakrales Ligament, *ZCE* Zone der kritischen Elastizität

Abb. 7.7 Miktion – ein kontrolliertes, vorübergehendes Ungleichgewicht des Verschlusses. *ATFP* Arcus tendineus fasciae pelvis, *LMA* longitudinaler Analmuskel, *LP* Levatorplatte, *PCM* pubokokzygealer Muskel, *PUL* pubourethrales Ligament, *USL* uterosakrales Ligament

Muskelgruppe (LP und LMA) eine ausreichend gespannte Vaginalwand nach hinten ziehen kann, wodurch der Ausflusstrakt geöffnet wird, der intraurethrale Widerstand abnimmt und der Urin abfließt. Am Ende der Miktion hört der Zug nach hinten auf, das Gewebe kehrt in seine Ausgangsposition zurück und verschließt die Urethra.

- Eine weitere Grundvoraussetzung für eine normale Blasenfunktion ist die Elastizität im Blasenhalsbereich. Dadurch können der vordere und der hintere Muskelzug unabhängig voneinander einwirken Dieser Bereich wird „Zone der kritischen Elastizität“ (ZCE) genannt und erstreckt sich von der Mitte der Urethra bis zum Blasenboden.

Stressinkontinenz („stressurinary incontinence“, SUI)

Wenn das Bindegewebe im PUL geschädigt ist (Abb. 7.8), kann der PCM seine Zugkraft nicht mehr ausreichend auf die Urethra übertragen. Dies führt dazu, dass sich der Ausflusstrakt sowohl bei körperlicher Anstrengung als auch bei der Miktion öffnet. Unfreiwilliger Urinabgang bei Belastung ist die Folge.

SUI, unbemerkte Inkontinenz, permanenter Urinverlust und tröpfchenweiser Urinabgang haben pathogenetisch eines gemeinsam: Bei diesen Formen kann die Urethra infolge eines losen Hammock und/oder eines geschwächten PUL nicht durch die

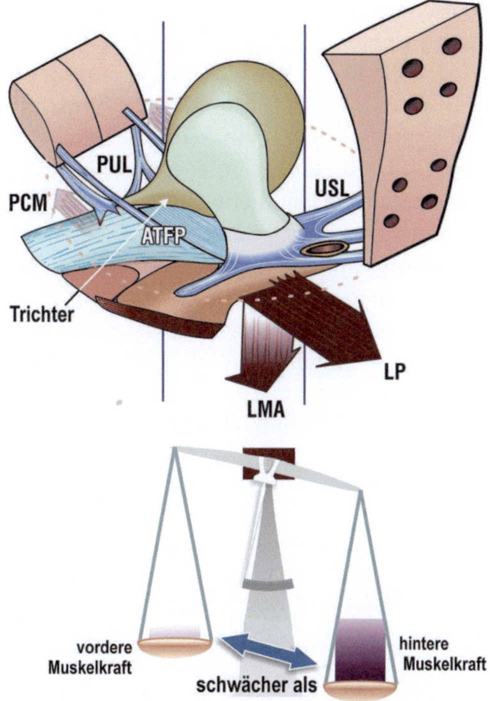

Abb. 7.8 Stressinkontinenz (SUI) – ein loses *PUL* ist nicht in der Lage, die Urethra von hinten zu verankern und vermindert die Kontraktionskraft des *PCM*, so dass die *LP* und der *LMA* die Urethra bei Belastung aufziehen können. *ATFP* Arcus tendineus fasciae pelvis, *LMA* longitudinaler Analmuskel, *LP* Levatorplatte, *PCM* pubokokzygealer Muskel, *PUL* pubourethrales Ligament, *USL* uterosakrales Ligament

Muskelkraft nach vorne verschlossen werden. Bei diesen Symptomen ist das mechanische Gleichgewicht vorwiegend im vorderen Vaginalbereich gestört.

Intrinsischer Sphinkterdefekt

Die Muskelkräfte, die in 3 verschiedene Richtungen ziehen, verengen bei ihrer Kontraktion das Lumen der Harnröhre, indem sie die hintere Blasenwand und das Trigonum straffen und den venösen Rückfluss verringern (▶ Abb. 5.14). Der Gefäßplexus schwillt lumenwärts in Richtung „a" an. Die hufeisenförmige Muskulatur kontrahiert und verschließt das Lumen. Dieser Mechanismus bietet zusätzlichen Schutz vor unkontrolliertem Urinverlust. Alle oben genannten Strukturen inserieren in das Bindegewebe der Vagina oder des PUL.

Während die Geburt das Bindegewebe dehnt, führt das Alter zur Atrophie. Wenn das Bindegewebe im PUL und in der Vagina atrophiert, verlieren PCM und das hufeisenförmige System der quergestreiften Muskulatur ihre Kontraktionskraft und werden ebenfalls atrophisch (Huisman 1983). Es kommt zu einer Auflockerung des PUL, der Vagina, der Urethrawand und des Gefäßplexus. Das Urethralumen „a" (▶ Abb. 5.15) verliert seine passive Verschlusskraft und dilatiert. Die Kombination von nachlassender äußerer Verschlusskraft und sich erweiterndem Lumen senkt den intraurethralen Druck. Dies führt zu einem Zustand, der als hypotone Urethra oder „intrinsischer Sphinkterdefekt" bezeichnet wird.

Patientinnen mit niedrigem Urethraverschlussdruck müssen sich selbst bei geringer, aber lang andauernder Anstrengung, wie z. B. beim Spazierengehen, stärker auf ihre Slow-Twitch-Fasern des PCM verlassen, um die Urethra geschlossen zu halten. In der Regel ermüden diese Muskelfasern nach etwa 20 min, was zu unkontrolliertem Urinverlust führt. Dies erklärt den sich langsam entwickelnden unkontrollierten Urinverlust im Alter.

Die Diagnose ISD wird mithilfe der Urodynamik abgesichert und dann gestellt, wenn ein niedriger Urethraverschlussdruck (Urethradruck minus Blasendruck) vorgefunden wird (Abb. 7.9a). Die Abb. 7.9b und eine im ▶ Abschn. 10.1.2 beschrieben Untersuchung zeigen, dass diese Diagnose oft falsch ist. Auch eine Auflockerung des PUL geht mit einem niedrigen Urethraverschlussdruck einher. In diesen nicht seltenen Fällen, wie Abb. 7.9 zeigt, führt ein einseitiges Anheben der seitlichen Scheidenwand in Urethramitte (sog. Pinch-Test; ▶ Abb. 8.5), dort wo das PUL seine Wirkung entfaltet, zur Erhöhung des Urethraverschlussdrucks und zur Kontinenz

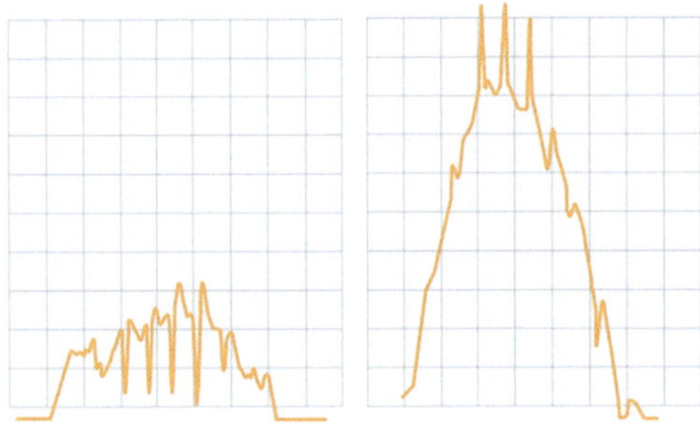

Abb. 7.9 a, b Urethraverschlussdruck. a In Ruhe. b Nach Anhebung der seitlichen Scheidenwand in der Urethramitte, woraus ein guter Verschlussdruck und Kontinenz beim Husten entsteht. (Nach Petros 2003b)

beim Husten. Dies erklärt, warum bei einer Diagnose ISD immer ein schnell durchzuführender Pinch-Test gemacht werden sollte und hohe Heilungsraten bei dieser Diagnose durch mitturethralen Bändern erzielt werden. Wir sind daher der Meinung, dass eine echte intrinsische Sphinkterinsuffizienz ohne bindegewebige Lockerung selten ist.

Interstitielle Zystitis/Blasenschmerzsyndrom (IC/BPS)

Die interstitielleZystitis bzw. das Blasenschmerzsyndrom (IC/BPS) wird als „nicht infektiöse, chronische Harnblasenerkrankung" definiert, die länger als 6 Monate besteht und geprägt ist von Schmerzen, Pollakisurie, Nykturie und imperativem Harndrang in unterschiedlicher Ausprägung und Kombination. Eine Vielzahl von Erkrankungen, die ähnliche Symptome verursachen können, müssen ausgeschlossen sein (AWMF 2018; Vande Merwe et al. 2008). Synonyme für die Erkrankung sind: chronische Interstitielle Zystitis, Hunner-Zystitis, nicht bakterielle Blasenentzündung, abakterielle Zystitis, schmerzhaftes Blasensyndrom, Blasenschmerzsyndrom.

Eine weltweit einheitliche Definition der Erkrankung existiert bislang nicht. Daher herrscht eine große Unklarheit bezüglich dieses komplexen Krankheitsbildes. Die Ätiologie wird als unbekannt dargestellt, wobei über viele mögliche pathophysiologische Mechanismen diskutiert wird, von denen keine zufriedenstellend ist.

2004 wurde daher in Kopenhagen die European Society for the Study of Interstitial Cystitis (ESSIC) mit neuen Kriterien für die IC-Diagnose gegründet und schlug 2008 aus mehreren Gründen vor,

1) die Krankheit „interstitielle Zystitis" als Blasenschmerzsyndrom (BPS) zu bezeichnen,
2) eine zystoskopische Klassifizierung in Typ 1–3 einzuführen:

ESSIC-Typ 1: Hunner-Läsion ohne Glomerulationen

ESSIC-Typ2: Glomerulationen ohne Hunner-Läsionen

ESSIC-Typ3: Hunner-Läsion/-Geschwür und Glomerulationen

Zytoskopische Klassifizierung (ESSIC-Typ 1–3)

Eine **Hunner-Läsion** präsentiert sich typischerweise als umschriebener, geröteter Schleimhautbereich mit kleinen, in Richtung einer zentralen Narbe ausstrahlenden Gefäßen, an dem sich eine Fibrinablagerung oder ein Koagulum festsetzt (Abb. 7.10). Diese Stelle reißt bei zunehmender Blasen-

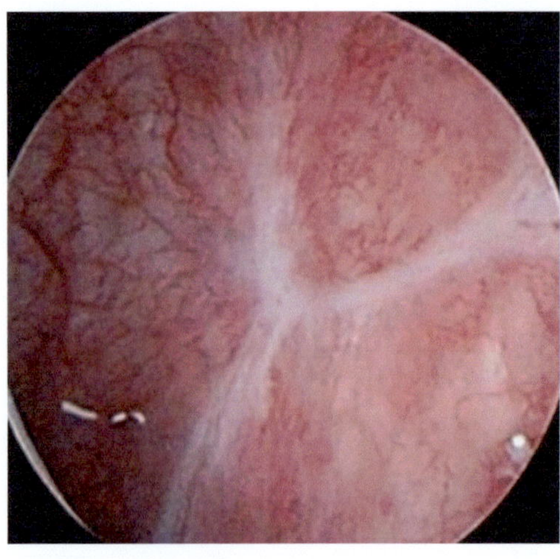

Abb. 7.10 Hunner-Läsion mit Narbe und radial zulaufenden Gefäßen

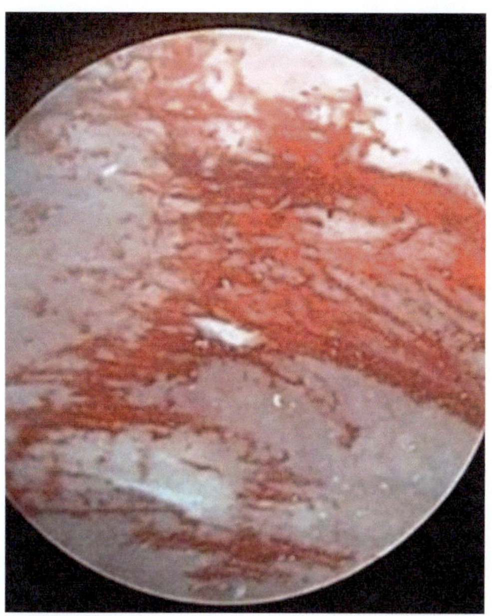

Abb. 7.11 Glomerulation mit wasserfallartiger Blutung

dehnung und hinterlässt einen charakteristischen tiefen Riss in Schleimhaut und Submukosa, wobei petechiales Blut wie ein Wasserfall aus der Läsion und den Schleimhauträndern sickern kann (Abb. 7.11). Je nach der Ausdehnung entwickelt sich ein leicht bullöses Ödem. Eine von 10 IC/BPS-Patientinnen hat Hunner-Läsionen.

Glomerulationen sind punktförmige Schleimhautblutungen bis hin zu starken „wasserfallartigen"-Blutungen nach Harnblasendistension. 9 von 10 IC/BPS-Patientinnen haben diese Glomerulationen.

Histologisch lassen sich nach Messing und Stamey (1978) typischerweise ein submuköses Ödem und eine Vasodilatation erkennen, während die Präsenz von eosinophilen und Mastzellen variabel ist. Die Muskularis erscheint oft normal. Johansson und Fall (1990) fanden in klassischen Fällen mukosale Ulzerationen und Hämorrhagien, Granulationsgewebe, inflammatorische Infiltrate, eine erhöhte Mastzellanzahl und perineurale Infiltrate. Allerdings korrelieren die Symptome nicht mit Glomerulationen, die auch bei anderen Krankheitsbildern gefunden wurden (Nordling et al. 2018).

Ursachen und Therapie Auffällig ist, dass Frauen 9-mal häufiger an IC/BPS leiden als Männer (AWMF-Leitlinie), wobei die Zahlen zwischen 5-mal (Clemens et al. 2005) und 28-mal (Alagiri et al. 1997) schwanken. Somit scheint ein weiblicher Faktor eine wesentliche Rolle zu spielen. Dies wurde bislang nicht ausreichend in den Leitlinien und Übersichtsartikeln diskutiert.

In der AWMF-Leitlinie wird die Beckenbodendysfunktion als ätiopathogenetischer Faktor bezeichnet, ohne auf den urogenitalen Prolaps (UGD) einzugehen. In der ESSIC-Richtlinie wird der UGD nur als „confusing disease" erwähnt. In den übrigen Leitlinien fehlt der vaginale Prolaps als mögliche Ursache von Harndrangbeschwerden und Schmerzen, ebenso wie in den Arbeiten zu überaktiver Blase und chronischem Beckenschmerz. Es wird allgemein angenommen, dass die Pathogenese von IC/BPS unbekannt und keine Heilung möglich ist.

Demgegenüber wurden in einer prospektiven Studie von Schmidbauer 52 Frauen mit länger bestehenden Harndrangbeschwerden und Schmerzen, die die Kriterien der Diagnose IC/BPS nach ESSIC erfüllten, urologisch und gynäkologisch untersucht. Bei 34 Frauen (65 %) fand sich ein vaginaler Prolaps von mindestens Grad 2, bei 16 Frauen (31 %) ein vaginaler Prolaps Grad 1. Nur 2 (4 %) Frauen wiesen keinen vaginalen Deszensus oder Prolaps auf.

In der AWMF-Leitlinie von 2018 sind eine Vielzahl von IC/BPS-Therapien aufgeführt, die große Zustimmung in den verschiedenen Leitliniengruppen fanden. Die Behandlung besteht in der Regel in der Aufdehnung der Blase oder Instillation verschiedener Medikamente mit unterschiedlichen Angaben zur Wirksamkeit. Eine chirurgische Reparatur von nicht mehr intakten Stütz- und Haltestrukturen wird nicht in Betracht gezogen.

7

Im Jahr 2021 berichteten dann erstmals Scheffler et al. über die Heilung einer histologisch bestätigten Hunner-Läsion durch chirurgische Korrektur eines urogenitalen Deszensus. Sie konnten mit diesem Eingriff wie beabsichtigt, die Schmerzen und Harndrangbeschwerden beseitigen. Dieser Beitrag stellte einen großen Einschnitt in die bestehenden Konzepte von IC/BPS dar, nicht nur, weil die Hunner-Läsion als unheilbar galt, sondern auch, weil die Patientin nach den Standards behandelt wurde, die die Integraltheorie für das PFS entwickelt hat. Scheffler et al. strafften bei ihrer PFS-Patientin das Kardinalband (CL) und die USL mit einer Minischlinge und konnten dadurch die Beschwerden beseitigen. Die Heilung des Hunner-Ulkus war ein Zufallsfund. Sie stellten daher die Hypothese auf, dass die IC/BPS wahrscheinlich Teil des PFS ist.

IC/BPS als Teil des posterioren Fornixsyndroms (PFS) Das PFS umfasst chronischen Beckenschmerz, Drang, Häufigkeit, Nykturie, abnorme Entleerung und Restharn, Symptome, die durch eine Laxität der sacrouterinen Ligamente (USL) verursacht und durch deren Reparatur geheilt oder verbessert werden können (Petros und Ulmsten 1993c). Die herkömmliche IC/BPS-Definition hingegen impliziert, dass der Harndrang und die Schmerzen bei IC/BPS auf einen einzigen (noch unbekannten) pathogenetischen Ursprung zurückzuführen sind. Betrachtet man jedoch den Harndrang und den Schmerz aus der Perspektive des PFS, so ist der anatomische Entstehungsmechanismus vom laxen USL bis zur Manifestation des Symptoms ein ganz anderer, obwohl beide den gleichen Auslöser haben. Beim chronischen Beckenschmerz sind die erschlafften USL nicht mehr in der Lage, den Viszeralplexus (VP) des Beckens zu stützen. Es wird angenommen, dass die afferenten Nervensynapsen Impulse von den Endorganen an das Gehirn schicken, die von den Endorganen Urothel, Vulva und Unterleib als Schmerzen interpretiert werden, weil die USL nicht mehr in der Lage sind, die VP mechanisch zu stützen. Bei Harndrang ist die anatomische Erklärung ganz anders: Laxe USL schwächen die Kräfte der Beckenmuskeln, die die Vagina spannen und dadurch die urothelialen Dehnungsrezeptoren von unten stützen. Die Rezeptoren geben dann schon bei einem geringeren Blasenvolumen afferente Impulse an den Kortex ab, die als „Harndrang" interpretiert werden. Mechanische Unterstützung (z. B. mit einem Ring oder Würfel) oder eine Reparatur der USL kann sowohl den Schmerz als auch den Harndrang lindern oder beseitigen.

Goeschen und Gold (2017) überprüften die Hypothese von Scheffler et al., dass die IC/BPS Teil des PFS sein könnte. Sie analysierten die klinischen Daten von 198 Frauen, die sich mit chronischem Beckenschmerz und einem mehr oder weniger ausgeprägten Uterus-/Apikalprolaps vorgestellt hatten. Die Frauen wurden mit einer posterioren intravaginalen Schlingenplastik (IVS) behandelt, einer Operation, bei der die USL mit einem kollagenproduzierenden Polypropylenband repariert werden (▶ Abschn. 14.3). Goeschen und Gold hatten die gleichen PFS-Diagnose- und Behandlungsprotokolle wie Scheffler et al. angewendet. Sie stellten fest, dass die 198 Frauen 313 unterschiedliche Blasensymptome aufwiesen, die mit den bekannten Beschreibungen für IC/BPS und PFS übereinstimmten und in durchschnittlich 70 % (52–80 %) geheilt werden konnten. Sie bestätigten damit die Hypothese von Scheffler et al., dass IC/BPS ein und dieselbe Erkrankung wie PFS sein kann. Bei keiner der 198 Patientinnen war ein Hunner-Ulkus vorhanden.

In den letzten 30 Jahren wurde darüber hinaus erkannt, dass der urogenitale Deszensus/Prolaps sowohl mit Harndrangsymptomen als auch mit Schmerzen unterschiedlicher Lokalisation assoziiert ist (Petros 1996, Goeschen 2015, Liedl 2017). In anderen Kapiteln dieses Buchs wird ausführlich erklärt, wie durch vaginale ligamentäre netz- oder bandgestützte Prolapskorrekturen sowohl Harndrangbeschwerden, Pollakisurie, Nykturie als auch Harndranginkontinenz und Schmerzen im anterioren und posterioren Bereich in hohen Prozentsätzen geheilt werden können.

In internationalen Übersichtsartikeln hingegen wird immer noch nicht ausreichend daraufhingewiesen, dass Harndrangsymptome und Schmerzen vom UGD verursacht und chirurgisch geheilt werden können. Das dürfte darauf zurückzuführen sein, dass selbst viele wissenschaftlich sehr aktive Urolog*innen sich zwar gut mit Blasensymptomen auskennen aber nicht urogynäkologisch geschult sind, während andererseits viele Gynäkolog*innen zu wenig auf Symptome der Blase achten.

Hieraus ergibt sich als Konsequenz, dass alle Frauen mit Harndrangbeschwerden und Schmerzen eingehend urogynäkologisch untersucht werden müssen, um sie dann einer richtigen Therapie zuzuführen.

Hypothese zur Entstehung von Symptomen der IC/BPS bei urogenitalem Deszensus gemäß Integraltheorie

Derzeit wird diskutiert, ob zumindest manche Formen der IC/BPS durch einen urogenitalen Deszensus verursacht werden. Folgende Überlegungen sprechen dafür:

Durch die Hypermobilität des Scheidenfornix kommt es zu Zerrungen bzw. Läsionen der Nervenfasern des Plexus pelvicus. Diese Zerrungen oder ggf. Läsionen können Nervenentzündungen auslösen. Über den Axonreflex (Yaprak 2008) werden dann die daraus resultierenden Stimuli nicht nur an das zentrale Nervensystem (ZNS), sondern auch an die peripheren Endorgane, z. B. die Blase gesendet. Dort werden eine Reihe von Zytokinen ausgeschüttet und Nozizeptoren stimuliert (Maggi 1995). Die inflammatorischen Zytokine lösen eine Entzündungsreaktion an den Gefäßen und Glomerulationen aus (erweiterte kongestionierte Venolen mit Erythrozytenextravasaten). Dieser sich wiederholende Prozess führt zu einer ständigen Stimulation der Nozizeptoren und damit zu einer Chronifizierung. Die Folge dieser Triggerung von neuraler Inflammation kann auch eine Mastzellausschüttung sein, die bei interstitieller Zystitis manchmal nachweisbar ist (Richardson 2002, Skaper 2018).

Fazit: Diese Überlegungen lassen den Schluss zu, dass IC/BPS und PFS wahrscheinlich zum großen Teil ein und dieselbe Erkrankung sind, die hauptsächlich durch eine Laxität der USL verursacht wird und durch eine USL-Reparatur geheilt oder gebessert werden kann.

Tethered-Vagina-Syndrom (TVS)

Ausreichende Elastizität in der ZCE ist eine Voraussetzung dafür, dass die Muskelkräfte unabhängig voneinander nach vorne und hinten ziehen und die Blase kontrolliert öffnen und verschließen können (◻ Abb. 7.12). Die ZCE reicht von der Urethramitte bis zum Blasenboden.

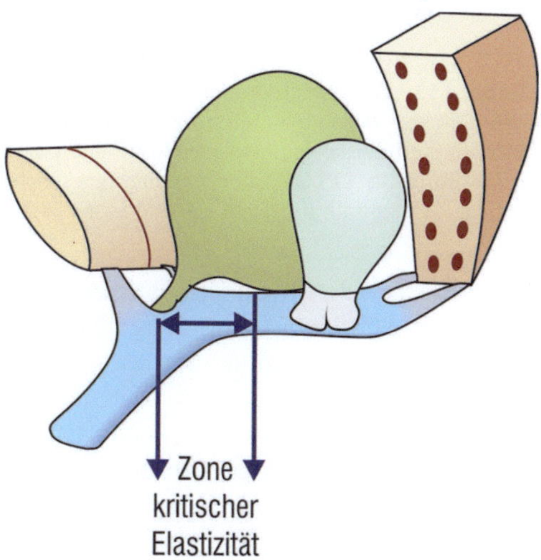

◻ **Abb. 7.12** Zone kritischer Elastizität (*ZCE*) im proximalen Urethra- und Blasenhalsbereich

7

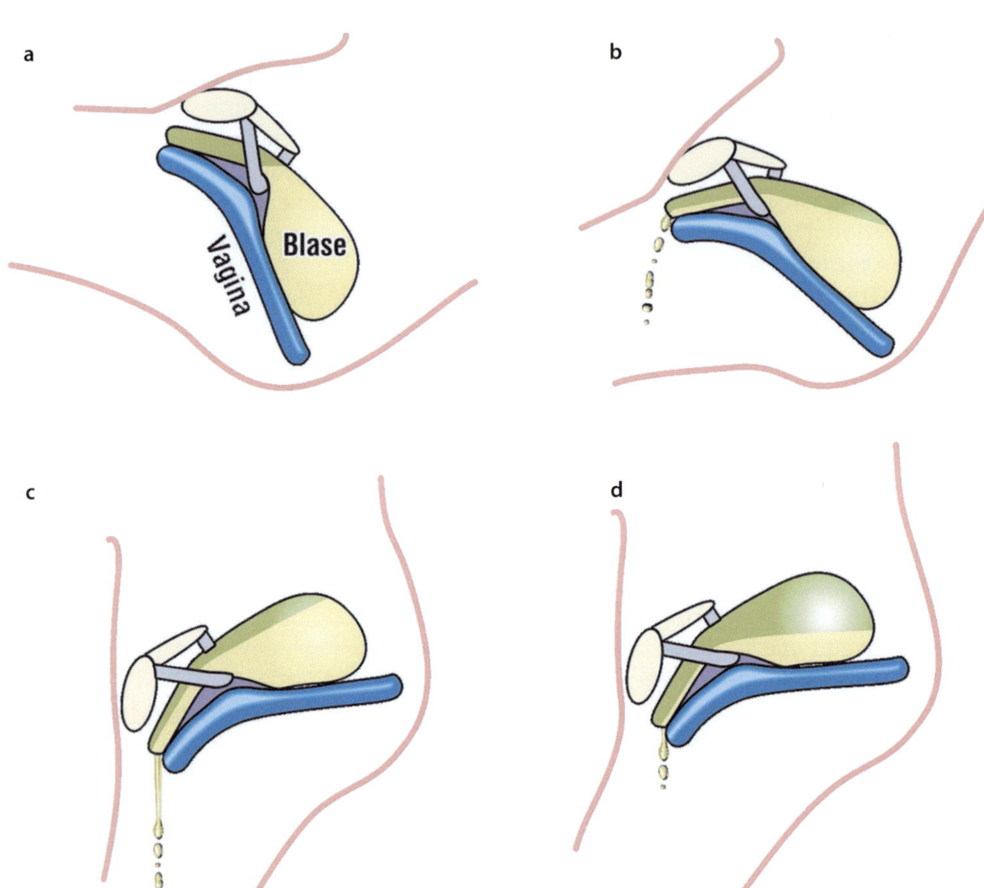

Abb. 7.13 **a–d** Prinzip des massiven Urinverlusts beim Tethered-Vagina-Syndrom (TVS). **a** Im Liegen füllt sich die Blase. Beim Aufstehen kontrahiert sich die Levatorplatte (LP) und öffnet den narbigen Trichter. **b** Ist die Sitzposition erreicht, beginnt Urin aus der Blase zu fließen, da der Blasenhals starr wie bei einer Gießkanne ist. (**c**) Im Stehen entleert sich der Blaseninhalt mit dem hydrostatischen Druck. **d** Beim Erreichen der Toilette ist nur noch wenig Urin in der Blase

Narbengewebe in diesem Bereich nach früheren Operationen kann dieses Muskelwechselspiel inaktivieren und somit die Funktion der Blase stören. Die stärkere posteriore Kraft zieht den Ausflusstrakt während des Pressens gewaltsam auf und führt dazu, dass unkontrolliert Urin abfließt, ohne dass zuvor ein Harndrang verspürt wird. Dies kann insbesondere beim Aufstehen zu einem erheblichen Urinverlust führen (Abb. 7.13a–d).

7.2.2 Überaktive Blase („overactive bladder", OAB), Detrusorinstabilität (DI)

Die Blase liegt auf der Scheidenvorderwand (Trampolinmembran), die ventral durch die PUL, lateral oben durch den Arcus tendineus fasciae pelvis (ATFP) und posterior durch die USL (Trampolinfedern) am Beckengürtel aufgehängt ist. Wenn sich die

Blase füllt, spannen die Beckenmuskeln reflektorisch die Vaginalwand. Dies neutralisiert den hydrostatischen Druck auf die Dehnungsrezeptoren, der durch die zunehmende Urinmenge verursacht wird, und verhindert, dass der Harndrangreflex zu früh einsetzt. Wenn sich der PCM kontrahiert, wird die Urethra zusätzlich von hinten verschlossen, was den Druckanstieg in der Urethra während der Blasenfüllung erklärt.

Schlaffe Bänder (Trampolinfedern) oder Faszien (Trampolinmembran; Abb. 7.14) können die auf sie einwirkenden Kräfte nicht weiterleiten, sodass die Vaginalwände nicht ausreichend gespannt werden. Dadurch gerät der periphere neurologische Kontrollmechanismus aus dem Gleichgewicht, und die Dehnungsrezeptoren beginnen bereits bei niedrigem hydrostatischem Druck (geringem Blasenvolumen) Signale zu senden.

Der Kortex interpretiert dies als Harndrang und löst eine Reihe von Ereignissen aus, die normalerweise nur beim Wasserlassen auftritt:

- Sensorischer Urge (überempfindlicher Drang)
- Erschlaffung des PCM
- Öffnung des Ausflusstrakts
- Kontraktion des M. detrusor vesicae

Die Folge ist, dass diese Patientinnen ihre Blase tagsüber und nachts häufig entleeren müssen und oft nicht rechtzeitig trocken die Toilette erreichen. Dieser Zustand wird in der aktuellen Literatur als überaktive bzw. instabile Blase bezeichnetund für die dabei dominierenden Symptome das Akronym FUN („frequency“ = häufige Frequenz, „urgency“= quälender Harndrang, „nocturia“ = Nykturie) verwendet.

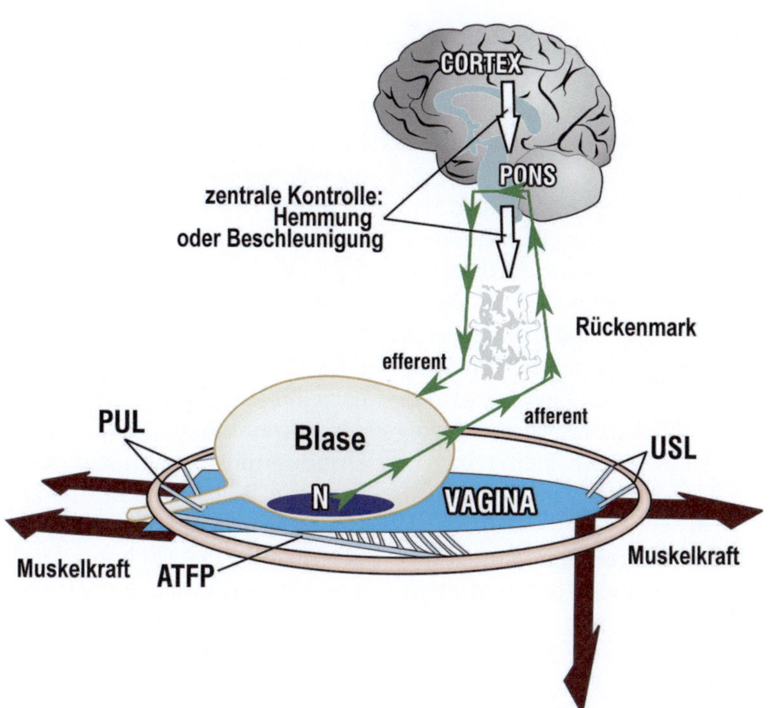

Abb. 7.14 Periphere Kontrolle der Miktion – die Trampolinanalogie. Erschlaffte Ligamente können das System ins Ungleichgewicht bringen und eine Urgeinkontinenz bewirken. *ATFP* Arcus tendineus fasciae pelvis, *N* Dehnungsrezeptoren, *PUL* pubourethrale Ligamente, *USL* uterosakrale Ligamente

Differenzialdiagnostisch sollte beachtet werden, dass auch andere periphere und zentrale Ursachen für diese Symptome verantwortlich sein können.

Periphere Ursachen

Die Empfindlichkeit der Dehnungsrezeptoren ist eine wichtige Variable und kann von Patientin zu Patientin unterschiedlich sein. Eine hohe Empfindlichkeit und damit niedrige Reizschwelle kann sich in den gleichen Symptomen äußern wie schlaffes Bindegewebe.

Weitere Ursachen für die vorzeitige Aktivierung des Miktionsreflexes sind u. a. folgende:

- Malignome am Blasenboden
- Infektionen
- Narbengewebe im Bereich der Dehnungsrezeptoren

Da diese Patientinnen häufig auch Symptome von DI, niedriger Blasenkapazität, sensorischem und motorischem Urge, Pollakisurie und Nykturie zeigen, muss vor der Behandlung die genaue Ursache geklärt werden.

Eine zu geringe Empfindlichkeit in den Dehnungsrezeptoren des Blasenbodens kann umgekehrt eine adäquate Aktivierung des Miktionsreflexes verhindern. In diesen Fällen öffnet sich der Ausgangsweg erst, wenn der M. detrusor vesicae bereits mechanisch überdehnt ist. Dieser Zustand wird in der Literatur fälschlicherweise als Detrusorhypotonie oder -atonie bezeichnet.

Zentrale Ursachen

Wenn das Hemmzentrum im Kortex beschädigt wird, beispielsweise durch Multiple Sklerose, Alzheimer-Krankheit, Parkinson-Krankheit oder ähnliche Erkrankungen (weiße Pfeile in ◘ Abb. 7.14), ist der periphere muskuloelastische Mechanismus nicht mehr in der Lage, der Blaseninstabilität entgegenzuwirken. Dies führt zur vorzeitigen Aktivierung des Harndrangreflexes, begleitet von den oben genannten Symptomen. Ähnlich kann die zentrale Kontrolle auch bei einem Hirntumor oder bei Entzündungen versagen, was ebenfalls zu einem unkontrollierten Harndrang führt.

7.2.3 Blasenentleerungsstörung

Die Blase liegt im Bereich des Blasenbodens auf der vorderen Vaginalwand und ist dort fixiert. Der Blasenhals und das proximale Drittel der Harnröhre sind in der Zone der kritischen Elastizität frei beweglich. Ein Teil des Blasenbodens wird vom Trigonum gebildet, das im Wesentlichen aus glatter Muskulatur besteht (▶ Abb. 4.22). Diese Muskelschicht erstreckt sich von der Blase entlang der Urethrahinterwand bis zum äußeren Meatus und wirkt wie ein Ligament. Es schient die hintere Wand der Urethra und erleichtert so das für die Miktion notwendige Öffnen des Ausflusstrakts.

Während der Miktion entspannt sich der PCM. Dies ermöglicht es der LPund dem LMA, die Vagina und den Blasenboden nach dorsal zu ziehen und den Ausflusstrakt zu öffnen (▶ Abb. 5.19, 5.20 und 5.21). Das Lumen der Harnröhre erweitert sich (▶ Abb. 5.15, „a"; ◘ Abb. 7.15).

Wenn der Ausflusstrakt aufgrund einer Erschlaffungim ATFP, der PCF, der USL oder des Blasenbodens nicht ausreichend nach hinten gezogen wird, verringert sich der intraurethrale Widerstand, der den Urinfluss mitbestimmt, nur minimal. Da der urethrale Widerstand in der 4. Potenz vom Urethradurchmesser abhängt, ist für die Blasenentleerung ein hoher Druck erforderlich. Klinisch wird dieser Zustand als „obstruktiveMiktion" bezeichnet (Bush et al. 1997). Die Symptome dieses Zustands sind folgende:

- Langsame Miktion mit geringem Fluss
- Unfreiwilliges Anfangen und Aufhören der Miktion
- Schwierigkeiten beim Beginn der Miktion

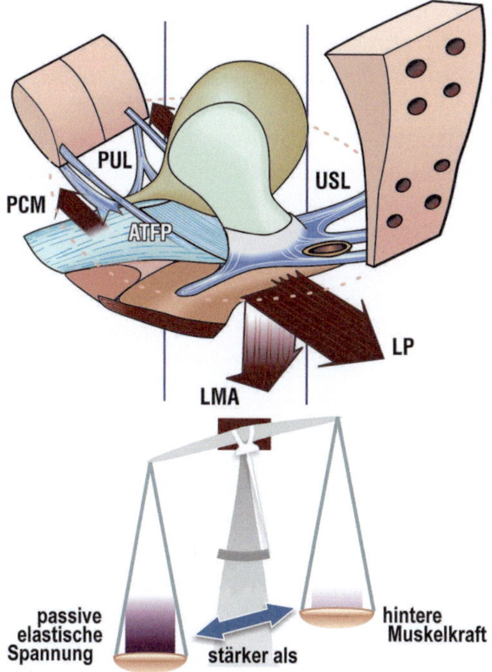

Abb. 7.15 Gestörte Blasenentleerung. Ein loses USL inaktiviert eine Kontraktion des LMA, die benötigt wird, um den Ausflusstrakt aufzuziehen. Eine Zystozele inaktiviert eine Kontraktion der LP. *ATFP* Arcus tendineus fasciae pelvis, *LMA* longitudinaler Analmuskel, *LP* Levatorplatte, *PCM* pubokokzygealer Muskel, *PUL* pubourethrale Ligamente, *USL* uterosakrale Ligamente

- Gefühl der unvollständigen Blasenentleerung
- Überlaufblase
- Tröpfcheninkontinenz
- Nachtröpfeln

7.2.4 Schmerz

Dieses Buchkapitel befasst sich vorrangig mit der Bedeutung von posterioren Halte- und Stützsystemen für Vagina, Uterus, Blase und Rektum. Ziel ist es nicht, eine endlose Liste von Möglichkeiten aufzuzählen, die zu Beckenschmerzen führen können. Wir beschränken uns thematisch auf die Strukturen, die detailliert im diagnostischen Algorithmus beschrieben werden, also den Uterus, die stützenden Strukturen der Scheidenhinterwand, die CL und USL, das Perineum und die RVF. Da die USL Bindegewebe, Kollagen, Elastin sowie Nerven, glatte Muskulatur und Gefäße enthalten, stellt sich die Frage, welche mechanischen oder pathophysiologischen Veränderungen chronische Beckenschmerzen verursachen können.

Ausgehend von diesen Überlegungen gibt es **5 mögliche Gründe** für organische Schmerzen im Lumbosakralbereich:

1) Schmerzen durch einen unphysiologischen Zug am Plexus sacralis, und zwar aufgrund
   a) eines geschädigten Halteapparats oder
   b) unzureichender Unterstützung bei defektem Beckenboden
2) Schmerzen durch Reizung des Ganglion Frankenhäuser
3) Spastische, kolikartige Schmerzen infolge von Kontraktionen der USL
4) Schmerzen durch Überdehnung von USL/CL
5) Schmerzen aufgrund von Durchblutungsstörungen

Schmerzen durch einen unphysiologischen Zug am Plexus

Schmerzen im lumbosakralen Bereich können durch unphysiologischen Zug am Plexus sacralis hervorgerufen werden, und zwar aufgrund

- eines geschädigten Halteapparats (Abb. 7.14, roter Pfeil) oder
- unzureichender Unterstützung bei defektem Beckenboden (Abb. 7.16 und 7.17, schwarzer Pfeil).

Geschädigter Halteapparat Der lumbosakrale Bereich der Frau stellt einen umfassenden Stütz- und Halteapparat für die Beckenorgane zur Verfügung. Dies ist auf die intensiven Verbindungen zum Periost

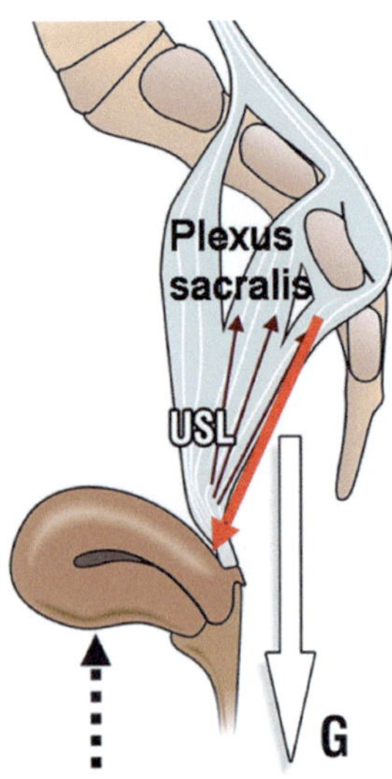

Abb. 7.16 Lumbosakrale Schmerzen bedingt durch einen defekten Halteapparat (*roter Pfeil*) und/oder fehlende Unterstützung bei defektem Beckenboden (*schwarzer Pfeil*). *G* Schwerkraft, *USL* uterosakrale Ligamente

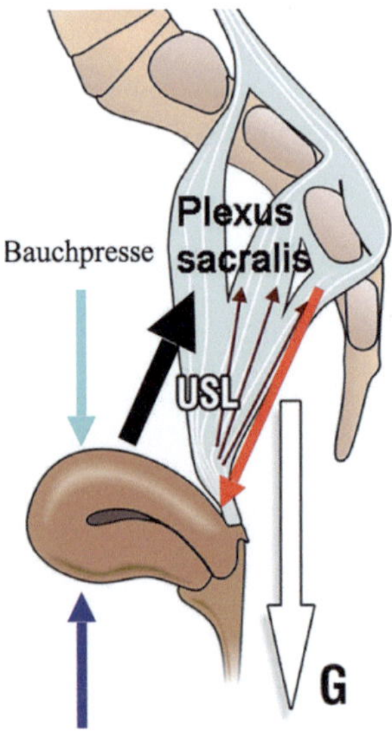

Abb. 7.17 Bei losen USL (*roter Pfeil*) oder unzureichender Abstützung (*blauer Pfeil*) drücken die Schwerkraft (*weißer Pfeil*) und der intraabdominelle Druck (*grüner Pfeil*) den Uterus nach unten. Das erzeugt eine Zugspannung gegen den Plexus sacralis (*schwarzerPfeil*) und Schmerzen. *G* Schwerkraft, *USL* uterosakrale Ligamente

des hinteren knöchernen Beckens, den Skelettmuskeln und den empfindlichen Rezeptoren des somatischen Nervensystems zurückzuführen. Eine unzureichende Abstützung der Genitalorgane kann zu einer erheblichen Spannung im Plexus sacralis führen, und dadurch starke Rückenschmerzen in diesem Bereich verursachen (Abb. 7.17).

Es gibt 2 einfache mechanische Gründe für die Tatsache, dass die Beckenorgane ihre normale Position verlassen und dadurch Spannungen im Stütz- und Aufhängungssystem verursachen:

1) Durch die aufrechte Haltung des Menschen sind die Beckenorgane den Auswirkungen der Schwerkraft ausgesetzt. Daher sind die Beckenorgane prädestiniert, nach unten zu sinken.
2) Die Fixierung der Genitalorgane muss so flexibel sein, dass die enormen Veränderungen der Uterusposition während der **Schwangerschaft und Geburt** möglich sind.

Aufrechter Gang

Im Laufe der langen biologischen Evolution hat sich die menschliche Beckenwirbelsäule nur minimal aufgerichtet. Diese scheinbar kleine anatomische Veränderung hat es aber ermöglicht, dass sich der Mensch vom Vier- zum Zweibeiner wandeln konnte und aufrecht gehen kann. Die nunmehr vertikale Position der Wirbelsäule ist in erster Linie auf eine Abwinkelung der Lendenwirbelsäule gegen das Kreuzbein zurückzuführen, wodurch eine lordotische Krümmung entsteht (Abb. 7.18.).

Die aufrechte Haltung des Menschen bewirkt, dass sich das Kreuzbein mit zunehmendem Alter mehr und mehr krümmt. Dies führt zu einer Absenkung des Promontoriums sowiezu einer Anhebung von Steiß- und Schambein. Auf diese Zusammenhänge hatte bereits Walter Stoeckel (1947) hingewiesen. In seinem Lehrbuch stellte er fest, dass sich der Abstand der horizontalen zur vertikalen Ebene (Pro-

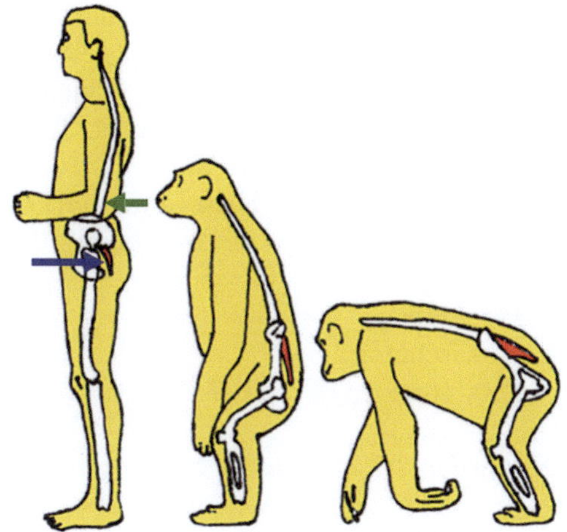

■ **Abb. 7.18** Veränderung der Form der Beckenwirbelsäule und des Kreuzbeins vom Affen zum Homo sapiens im Laufe der biologischen Evolution: Für eine aufrechte Haltung mussten das Kreuzbein nach hinten (*blauer Pfeil*) und das Promontorium sowie die Lendenwirbelsäule nach vorne (*grüner Pfeil*) wandern, was zu einer lordotischen Form führt

montorium zum oberen Schambeinfugenrand) im Laufe der Jahre von 9–11 cm auf 4–5 cm verringert (■ Abb. 7.19).

Diese Drehung führt zu einer Beckenkippung mit einem flacheren Beckenboden. Je mehr sich das Kreuzbein krümmt, desto mehr gerät der Beckenboden in eine horizontale Position und wird zunehmend der Schwerkraft ausgesetzt (■ Abb. 7.20). Das statische System gerät mehr und mehr unter Druck und provoziert eine unphysiologische Dehnung der Weichteilstrukturen des Beckenbodens. Daher sind die Beckenorgane dazu prädestiniert, zu deszendieren.

■ Schwangerschaft, Geburt

Nach der Geburt weist fast jede Frau eine leichte Senkung ihrer Beckenorgane auf. Bei einigen kommt es zu einem ausgeprägten Prolaps, jedoch verspüren nicht alle Patientinnen Schmerzen, und es besteht keine Korrelation zwischen dem Grad des Prolapses und den

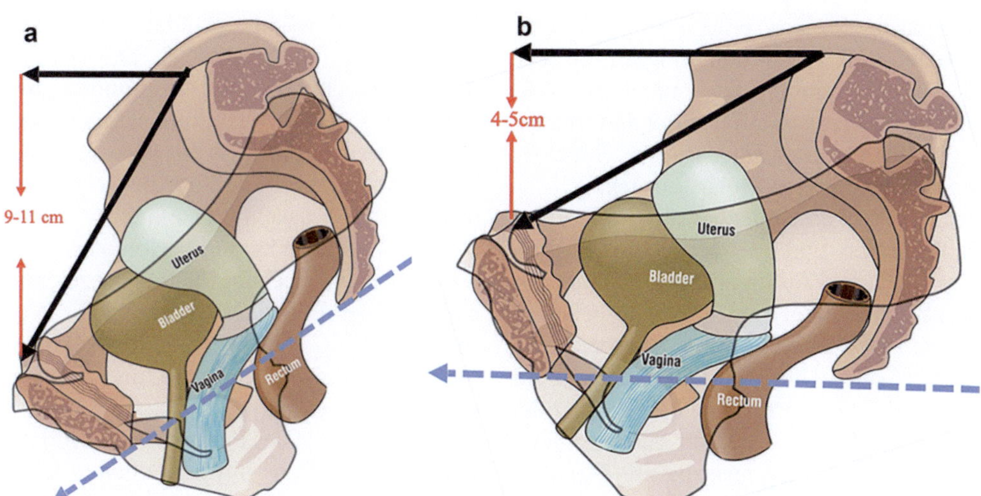

■ **Abb. 7.19** **a, b** Natürliche Rotation des weiblichen Beckens im Laufe des Lebens. **a** Normales weibliches Becken in stehender Position. Der Abstand zwischen der horizontalen und der vertikalen Ebene (*schwarze Pfeile*) schwankt zwischen 9 und 11 cm. Die Ausrichtung des Beckenbodens beträgt etwa 45° (*blau gestrichelter Pfeil*). **b** Älteres weibliches Becken in stehender Position. Durch die Abwärtsdrehung des knöchernen Beckens ist das Promontorium/Sakrum de- und die Schambeinfuge aszendiert. Der Abstand zwischen horizontaler und vertikaler Ebene (*schwarze Pfeile*) variiert nur zwischen 4 und 5 cm. Die Ausrichtung des Beckenbodens (*blauer gestrichelter Pfeil*) ist nahezu horizontal (90°)

7

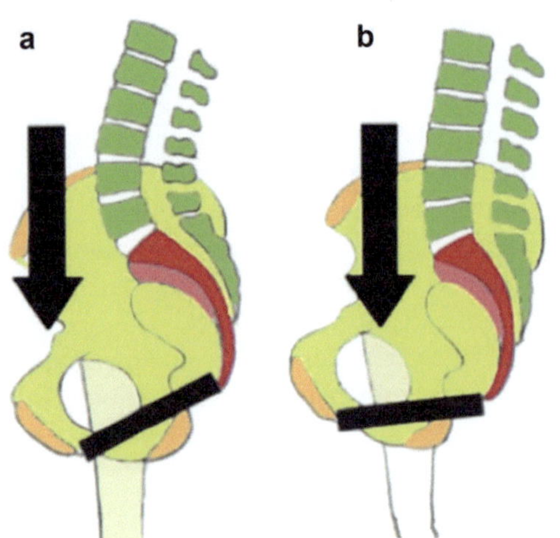

Abb. 7.20 Der Neigungswinkel des Beckens und damit des Beckenbodens bestimmt die auf ihn wirkenden Kräfte. **a** Normalstellung. **b** Je stärker das Kreuzbein gekrümmt ist, desto mehr gerät der Beckenboden in eine horizontale Form und unter Druck

Schmerzen. Da die Schmerzen neurologischen Ursprungs sind, können selbst bei minimalem Prolaps erhebliche Symptome auftreten. Die Patientinnen klagen darüber, dass ihre Eingeweide nach unten gedrückt werden, haben das Gefühl, etwas zu verlieren, und führen bestehende Rückenschmerzen von sich aus auf den Prolaps zurück.

Dass Beckenschmerzen oft durch einen Gebärmutter- und/oder Scheidenvorfall infolge defekter Aufhängungs- oder Stützstrukturen bedingt sind, ist lange bekannt. Bereits 1946 schrieb Martius, dass bei einem Vaginal- oder Uterusprolaps starke, sogar „quälende" Schmerzen im Unterbauch oder im unteren hinteren Becken auftreten können, die durch eine ausgeprägte Dehnung der prolabierten Organe auf den Plexus sacralis verursacht werden. Die Symptome hängen ihm zufolge nicht nur mit dem Stadium des Prolapses zusammen, sondern viel mehr mit der Empfindsamkeit der betroffenen Patientinnen.

Unzureichende Unterstützung des Beckenbodens Wie bereits erwähnt, wird der Inhalt des kleinen Beckens nicht nur aufgehängt, sondern auch von unten gestützt. Der Beckenboden besteht aus 3 Schichten von Muskeln, die dachziegelartig übereinander angeordnet sind.

Die **innere Muskelschicht** ist die stärkste und besteht aus dem M. levator ani mit den 3 Anteilen

- Pars pubica,
- Pars ischiadica und
- Pars coccygea (Abb. 7.21).

Die **mittlere Muskelschicht** sichert den Hiatus genitalis und besteht aus dem urogenitalen Diaphragma (Abb. 7.22).

Die **äußere Muskelschicht** verankert die Organe und besteht aus M. ischiocavernosus, M. transversus perinei superficialis, M. bulbocavernosus, M. sphincter ani externus (Abb. 7.23).

Die quergestreiften Muskeln allein können den notwendigen Dauertonus zur Unterstützung dieser Organe nicht gewährleisten. Geschwächte Bänder vermindern die Muskelwirkung zusätzlich. Das gesamte System ist miteinander verbunden und hängt von der Festigkeit der Haltebänder ab. Zu diesem Zweck ist das elastische System einer Platte erforderlich, die aus viszeral innervierten Muskeln und Bindegewebe besteht und auch als lissomuskulofibröses System oder endopelvine Faszie bezeichnet wird. Diese Einheit steht in enger Verbindung mit den Skelettmuskelfasern, schließt die Zwischenräume und fungiert wie eine Gummimatte.

Ein Absinken des Beckenbodens und der Beckenorgane führt unvermeidlich zu einer Spannung auf die Bänder und kann Schmerzen verursachen, die vom Beckenboden ausgehen (Abb. 7.24). Sekundär werden auch die Haltebänder gedehnt. Dies führt schließlich zu Schmerzen in der lumbosakralen Region.

Die durch lose USL ausgelösten Beschwerden werden wie folgt beschrieben (Petros 1996):

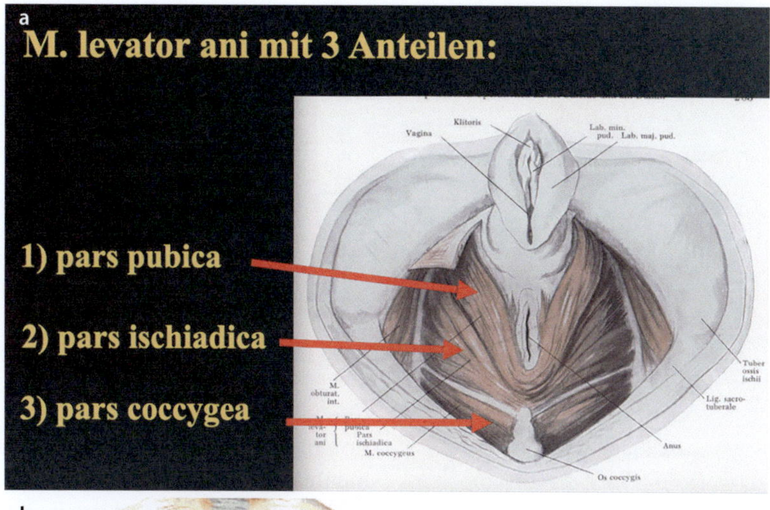

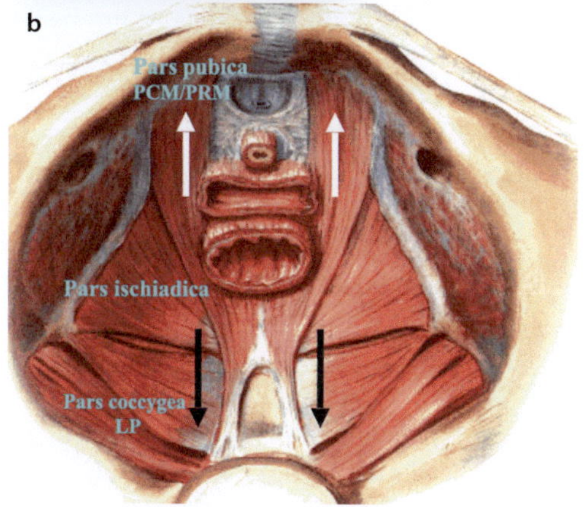

Abb. 7.21 **a** Die innere Muskelschicht ist die stärkste und setzt sich zusammen aus dem M. levator ani mit der Pars pubica (*1*), der Pars ischiadica (*2*) und der Pars coccygea (*3*). **b** Die innere Muskelschicht kontrahiert sich horizontal. *LP* Levatorplatte, *PCM* pubokokzygealer Muskel, *PRM* puborektalerMuskel

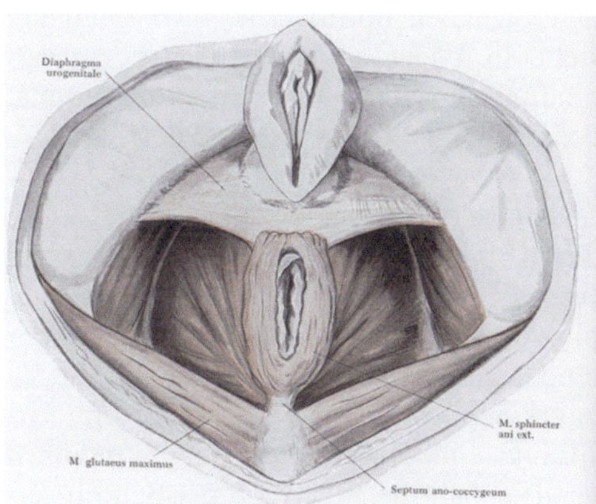

Abb. 7.22 Diaphragma urogenitale

- Ziehen tief im Unterleib des Beckens (vorwiegend auf der rechten Seite)
- Schmerzen beim Sex in der Tiefe der Vagina
- Schmerzen im unteren Sakralbereich

Die Intensität der Schmerzen kann variieren. Manchmal sind die Schmerzen so stark, dass die Patientin notfallmäßig die Klinik aufsucht. In der Regel verringern sich die Beschwerden in liegender Position. Diese Schmerzen können auch bei einem leichten Deszensus des vaginalen Fornix auftreten. Häufig gehen die Schmerzen mit weiteren

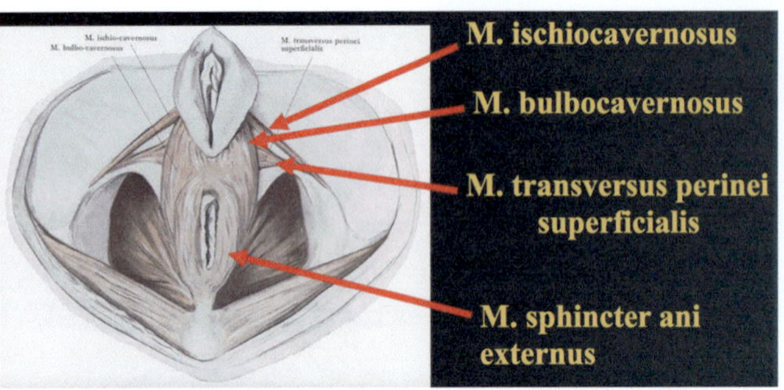

Abb. 7.23 Äußere Muskelschicht: M. ischiocavernosus, M. transversus perinei superficialis, M. bulbocavernosus, M. sphincter ani externus

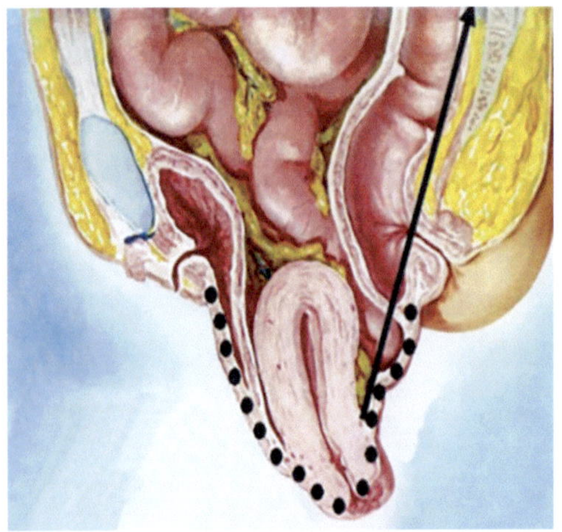

Abb. 7.24 Ein geschädigter Beckenboden (*gestrichelte schwarze Linie*) kann die Beckenorgane nicht stützen und verursacht einen Prolaps, eine massive Dehnung der Haltebänder (*schwarzer Pfeil*) und Schmerzen

Symptomen einher, wie Urge, Pollakisurie, Nykturie und Dysfunktion der Blasenentleerung. Diese Symptomatik wird als **„posteriores Fornixsyndrom“** (PFS) bezeichnet.

Die Schmerzen können auch durch eine gynäkologische Untersuchung ausgelöst werden, wenn das Spekulum die USL berührt. Für die Richtigkeit der pathogenetischen Erklärung spricht, dass sich diese Schmerzen durch eine hintere Schlingenplastik (posteriore IVS; ▶ Abschn. 14.3.2) beheben lassen. Da die Ligamente geschwächt sind, reicht eine einfache Plikation nicht aus. Es ist eine Stärkung der Ligamente mit künstlichen Bändern erforderlich. Die Heilungsrate liegt dann bei 80 % (Petros 1997; Farnsworth 2001; Goeschen undGent 2004; Liedl et al.2019).

Durch einen chirurgischen Eingriff, bei dem ein synthetisches Band eingesetzt wird, werden die unmyelinisierten Nervenfasern, die von den USL zu S2–S4 verlaufen, wieder abgefedert.

▪▪ Schmerzen durch Reizung des Ganglion Frankenhäuser

Das **Ganglion Frankenhäuser**, auch als **zervikales Ganglion** oder **pelvines Gehirn** bezeichnet, befindet sich beidseits der Cervix uteri und des Scheidenfornix (◘ Abb. 7.25). Es liegt im Bindegewebe des Parametriums, etwa 2,5 cm neben der Zervixmitte, fast genau an der Stelle, an der die Zervix auf den vaginalen Fornix trifft. Das Ganglion steht in enger und weitreichender Verbindung mit der Gebärmutter, der Vagina, dem Rektum, dem Ureter und der Blase.

Geburt Zeitlich begrenzte Schmerzen, die durch Spannung, Druck, Zug oder Spasmen verursacht werden, sind ein bekanntes physiologisches Phänomen bei Frauen während der Geburt. Diese Schmerzen haben hauptsächlich einen mechanischen Ursprung und sind daher mit Situationen vergleichbar, die außerhalb der Schwangerschaft einen ähnlichen Druck auf den

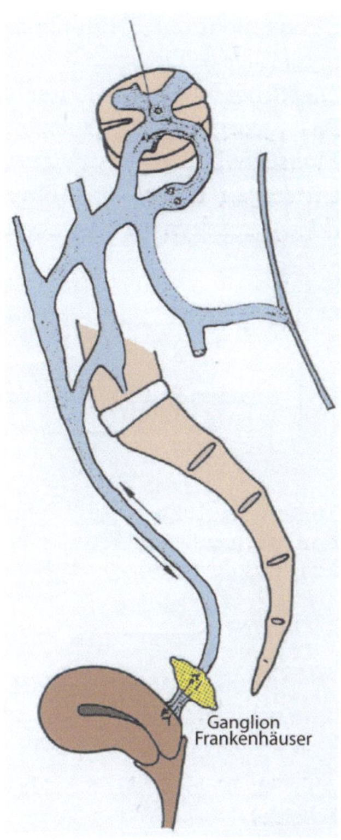

Abb. 7.25 Ausgangspunkt viszeroperipher übertragener gynäkologischer Rückenschmerzen

Beckenboden ausüben, wie z. B. ein Prolaps der Beckenorgane. In diesem Zusammenhang sind die folgenden Punkte von besonderem Interesse.

Während der Geburt wird der Geburtsvorgang durch Tiefertreten des Kindes sowie die daraus resultierende mechanische Reizung, den Druck und die Erregung des Beckenhirns aufrecht erhalten. Je weiter das Kind im Becken nach unten rückt, desto mehr mechanische Reizung wird durch den fetalen Kopf auf das Beckenhirn ausgeübt, und desto mehr Nervenelemente werden erregt. Dies geht mit zunehmenden Schmerzen während der Geburt einher, verursacht durch den Druck und die Spannung auf das Beckenhirn.

In der 1. Geburtsphase erfolgt die Schmerzleitung über das kaudal gelegene Ganglion Frankenhäuser (Abb. 7.26) zum Plexus pelvicus, den sympathetischen Fasern des N. hypogastricus, über die dorsalen Wurzeln des Rückenmarks bei Th11 bis Th12 zum Gehirn (Abb. 7.26 und 7.27).

Die Schmerzen bei zunehmender Zervixdilatation werden vorwiegend über die parasympathischen Fasern des Plexus pelvicus zu den Sakralwurzeln an S2–S4 geleitet.

Schmerzen in der 2. Phase der Wehen, die durch den tiefertretenden Fötus ausgelöst werden, erreichen über den N. pudendus den Plexus sacralis in derselben Region bei S2–S4 (Abb. 7.27).

Außerhalb der Schwangerschaft Für nicht schwangere Frauen hat Martius (1946) 2 Wege der lumbosakralen Schmerzübermittlung beschrieben:

1) Ein Weg führt direkt zum Gehirn über die Fasern des zerebrospinalen Nervensystems, die durch mechanische Reizung der sensiblen Rezeptoren ausgelöst werden.
2) Bei pathologisch erhöhter viszeraler Reizung kann die primär viszeral-periphere Schmerzleitung in der Wirbelsäule auf empfindliche Fasern des peripheren Hirnnervensystems umgeleitet werden, was zu Schmerzen in denjenigen Körpersegmenten führt, die zum entsprechenden Teil des Rückenmarks gehören. Diese Schmerzen treten vor allem im Lumbosakralbereich, in der vorderen und hinteren Bauchwand, in der Leistengegend und in den Oberschenkeln auf.

Häufiger und wichtiger ist der kürzere, direkte zerebrospinale Weg. Wie oben beschrieben, übt die aufrechte Körperhaltung des Menschen eine große Spannung auf den Halte- und Stützapparat der Gebärmutter aus, vor allem, weil sich das weibliche Becken mit zunehmendem Alter horizontal ausrichtet, (Abb. 7.19 und 7.20). An der Beckenwand befinden sich außerdem zahlreiche sensible Rezeptoren des zerebrospinalen Nervensystems, die durch Zug am Aufhängungsapparat lumbosakrale Schmer-

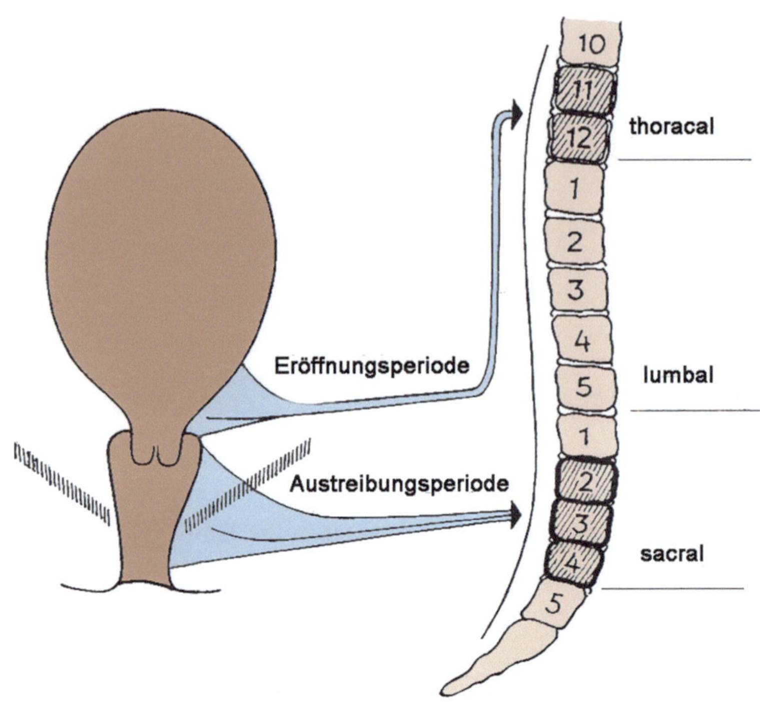

Abb. 7.26 Schematische Darstellung der viszeralen Uterusinnervation unter der Geburt

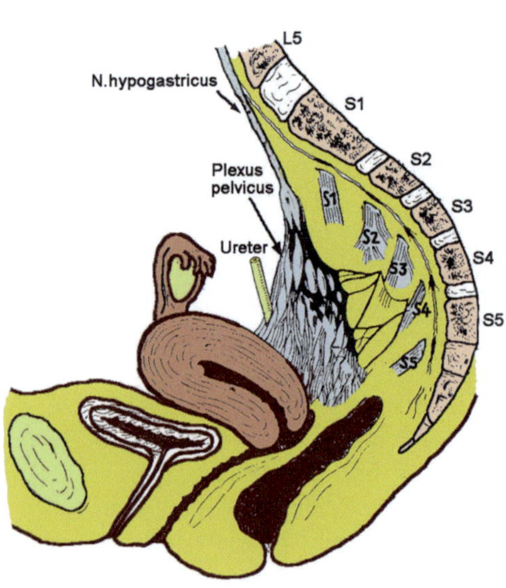

Abb. 7.27 Schematische Darstellung der Schmerzübertragung während der Geburt. In der 1. Phase der Wehen erfolgt die Schmerzleitung hauptsächlich über Th11 und Th12, in der 2. Phase über den Plexus pelvicus und den Plexus sacralis

zen verursachen können. Diese Beckenschmerzen sind durch tief nach unten ziehende abdominale Schmerzen oder tiefe sakrale Rückenschmerzen gekennzeichnet (Abb. 7.28 und 7.29).

Außerhalbder Schwangerschaft können wir somit folgende Schlussfolgerungen in Bezug auf Schmerzen ziehen:

1. Ein Absinken des Beckenbodens und der Beckenorgane führt unvermeidlich zu einer Zugspannung der Bänder gegen den Plexus sacralis und kann Schmerzen verursachen, die vom Beckenboden ausgehen (Abb. 7.24). Sekundär werden auch die Haltebänder gedehnt. Dies führt schließlich zu Schmerzen in der lumbosakralen Region.
2. Das im Parametrium gelegene Ganglion Frankenhäuser wird durch ein Absinken von Uterus oder Vagina dauerhaft gereizt. Dies kann dieselben intensiven Schmerzen verursachen wie eine Geburt.

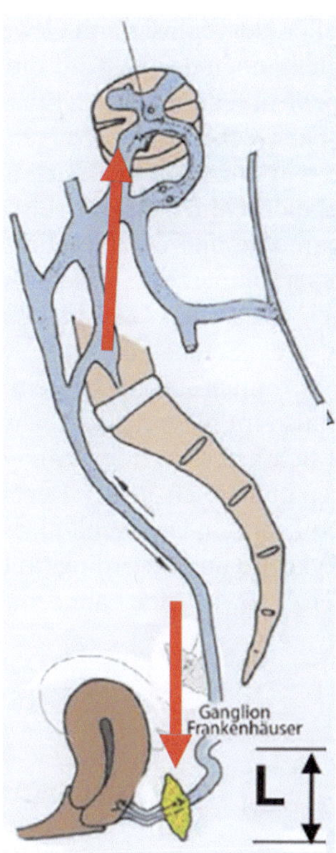

Abb. 7.28 Bei einer Senkung des Uterus oder der Scheide wird das Ganglion Frankenhäuser ständig gereizt. Dieser Druck kann identisch starke Schmerzen erzeugen wie unter der Geburt

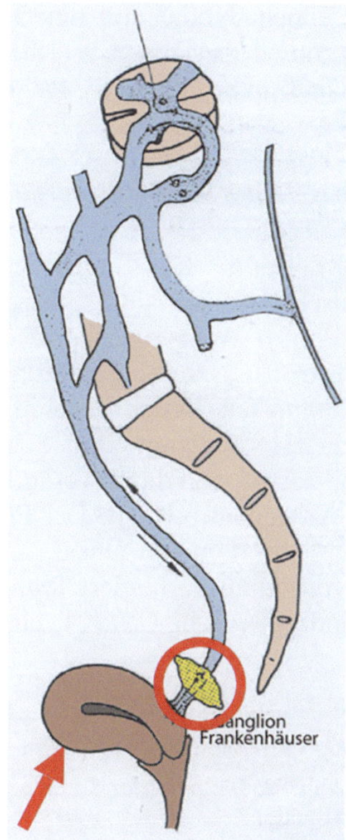

Abb. 7.29 Eine Wiederherstellung der Stütz- und Haltestrukturen stabilisiert Uterus und Scheide und kann die dauerhafte Reizung der Ganglien stoppen

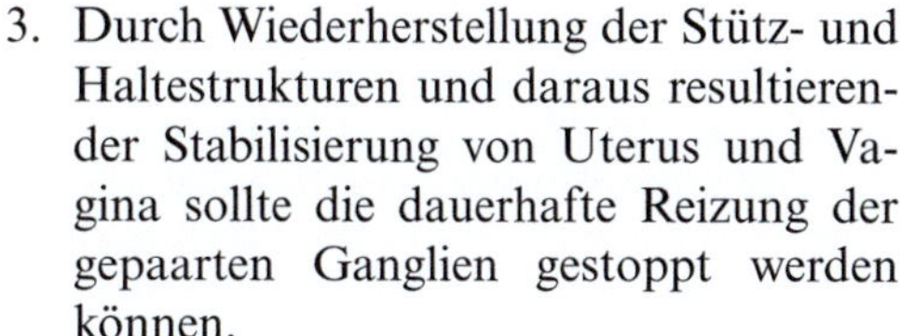

3. Durch Wiederherstellung der Stütz- und Haltestrukturen und daraus resultierender Stabilisierung von Uterus und Vagina sollte die dauerhafte Reizung der gepaarten Ganglien gestoppt werden können.

Spastische, kolikartige Schmerzen infolge von Kontraktionen der USL

Es wird seit Langem vermutet, dass glatte Muskelfasern in den USL schmerzhafte spastische Kontraktionen verursachen können. Diese kolikartigen Schmerzen treten vor allem auf der linken Seite des Beckens auf, insbesondere in Verbindung mit spastischer Obstipation. Martius prägte 1938 für diesen Zustand den Begriff „**Parametropathia spastica sinistra cum obstipationem**" und wies auf den Zusammenhang zwischen Spasmen und Schmerzen im Bereich des posterioren Suspensionssystems hin.

Ein typisches Symptom in diesen Fällen ist ein starker Schmerz, der sich während einer gynäkologischen Untersuchung in Richtung Sakrum ausbreitet, wenn der hintere Vaginalfornix berührt wird. Besonders schmerzhaft ist der Bereich der USL-Insertionen. Wird die Zervix seitlich oder nach vorne bewegt, nimmt die Schmerzintensität erheblich zu. Die gleichen Rückenschmerzen können auch bei tiefer sexueller Penetration auftreten.

Dieser Zustand wurde und wird immer noch fälschlicherweise mit Adnexitis, Parametritis oder Proktitis verwechselt. Proktitis wird oft als Ursache in Betracht gezogen, da sich der Schmerz beim Stuhlgang verstärkt.

Dies ist jedoch weniger auf eine Infektion zurückzuführen als vielmehr auf die Passage von verhärtetem Stuhl und die Dehnung der USL.

▪▪ Schmerzen durch Überdehnung von USL/CL

Die USL und CL enthalten parasympathische viszerale Nervenfasern (◘ Abb. 7.30). Wenn erschlaffte oder geschädigte USL/CL durch Schwerkraft oder intraabdominellen Druck gedehnt werden (◘ Abb. 7.31), erzeugt das Schmerzen. Diese Schmerzen sind durch Veränderungen in den Ligamenten bedingt. Der Plexus sacralis hat nichts damit zu tun.

Im Normalfall verhindert festes, elastisches Bindegewebe in USL/CL eine Überdehnung der Nervenfasern im Gewebe. Lose Ligamente können den Zug auf die Nervenfasern nicht abfedern. Die daraus resultierende Überstreckung der Nerven erzeugt Schmerzen in Form von tief nach unten ziehenden Bauchschmerzen (oft einseitig), tiefer Dyspareunie und oft auch tiefen sakralen Rückenschmerzen (Telefonkabelanalogie nach Goeschen; ◘ Abb. 7.32). Die Intensität des Schmerzes kann variieren. Manchmal können sie so stark sein, dass die Patientin als Notfall vorgestellt wird.

Diese Schmerzen werden häufig im Liegen besser und treten in der Regel als Teil des PSF auf, zu dem Drang, häufiges Wasserlassen, Nykturie und neuerdings auch Stuhlinkontinenz sowie eine abnormale Ent-

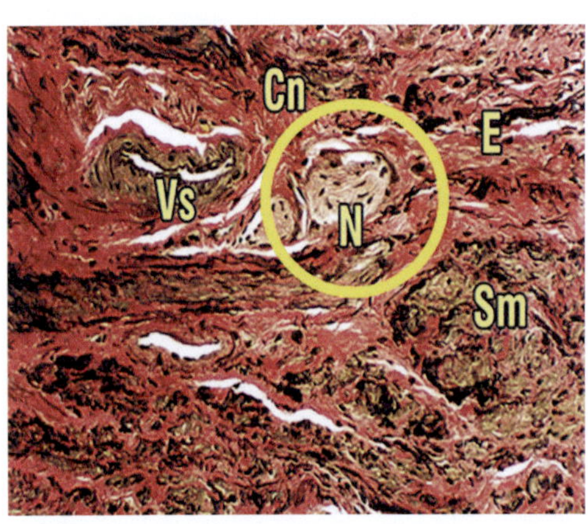

◘ **Abb. 7.30** Histologischer Schnitt durch ein uterosakralesLigament (USL). *Cn* Bindegewebe, *N* Nerv, *Sm* glatter Muskel, *Vs* Vene

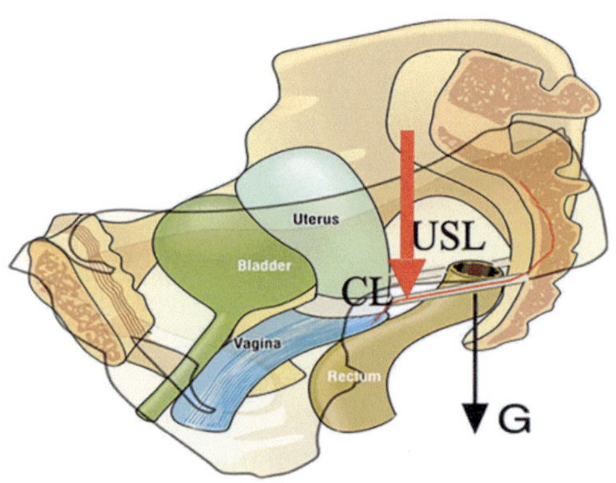

◘ **Abb. 7.31** Wenn lose oder geschädigte USL oder CL durch Schwerkraft oder intraabdominalen Druck (*roter Pfeil*) gedehnt werden, erzeugt das Schmerzen. *CL* kardinales Ligament, *G* Schwerkraft, *USL* uterosakrales Ligament

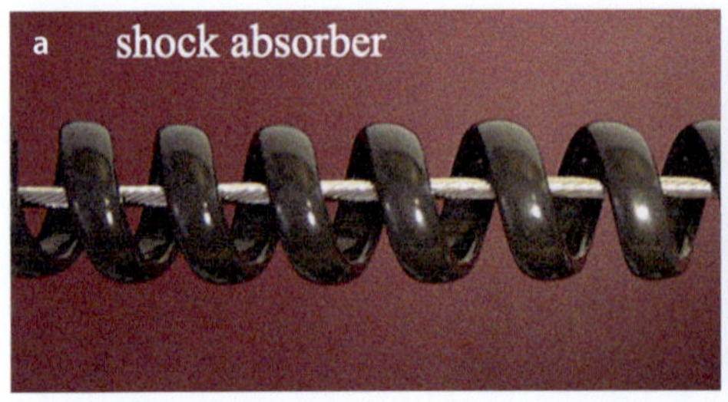

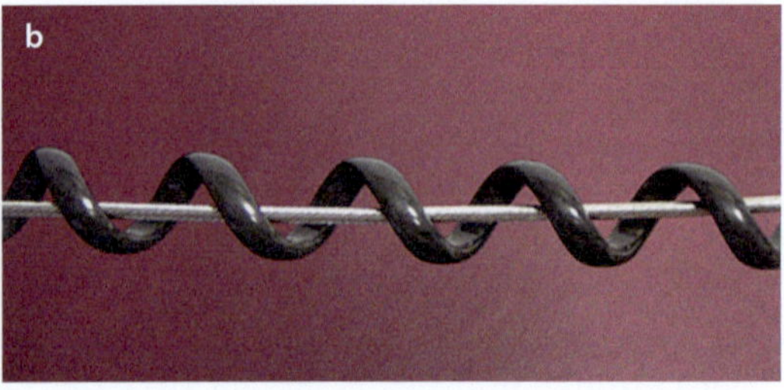

◘ **Abb. 7.32** **a** Festes, elastisches Bindegewebe in uterosakralen (USL) und kardinalen Ligamenten (CL) verhindert eine Überdehnung der Nervenfasern im Gewebe. **b** Erschlaffte Ligamente können den Zug auf die Nervenfasern nicht abfedern. Daraus resultieren chronische Schmerzen

leerung von Blase und Darm gehören können. Chronische Becken-Schmerzen können auch bei einem nur geringfügigen Prolaps auftreten. Dieser Schmerz kann durch digitale Palpation des USL reproduziert („simuliert") werden. Es wird angenommen, dass die nach einer posterioren IVS-Operation erzielte Schmerzlinderung mit der physischen Unterstützung der unmarkierten Nervenfasern von S2–S4 zusammenhängt, die entlang der USL verlaufen.

Ein Ringpessar kann auf die gleiche Weise wirken, indem es die Bänder und damit die darin enthaltenen Nervenenden mechanisch stützt.

■■ Schmerzen aufgrund von Durchblutungsstörungen

Das Beckenvenenstauungssyndrom („pelvic venous congestion syndrome", PVCS) ist eine chronische Schmerzkrankheit, von der 13–40 % der Frauen betroffen sind und die durch Krampfadern im unteren Beckenbereich bedingt ist. Das PVCS verursacht chronische Schmerzen sowie ein Ziehen im Unterleib und/oder im Becken.

Eine Varikose tritt häufig in den Beinen auf, wenn die Venenklappen nicht mehr funktionieren oder der Blutkreislauf beeinträchtigt ist. In diesen Fällen fließt das venöse Blut zurück und nicht zum Herzen, was zu Schmerzen und Varikose führt. Bei der PVCS geschieht dies in gleicher Weise mit den Beckenvenen.

Das PVCS tritt am häufigsten bei jüngeren Frauen auf, die Kinder geboren haben. Während der Schwangerschaft können die Beckenvenen durch den Fötus zusammengedrückt werden. Es wird vermutet, dass dies die Venenklappen beeinträchtigt, sodass sie nicht mehr funktionieren.

Bei vielen Frauen ist nach der Geburt das Bindegewebe erschlafft und das Aufhängungssystem überdehnt. Dies führt zu einer Senkung der Beckenorgane mit der Folge eines behinderten Kreislaufs und erweiterter, geschwollener und verkrampfter Venen. Die Schmerzen verschlimmern sich beim Stehen, Heben, während oder nach dem Geschlechtsverkehr und bessern sich in der Regel im Liegen.

Eine vaginale Ultraschalluntersuchung ist sehr hilfreich, um abnorm erweiterte Venen zu erkennen. In liegender Position kann es jedoch schwierig sein, erweiterte Beckenvenen nachzuweisen, da in Rückenlage der Druck auf die Gefäße reduziert ist und die Weite des Lumens physiologisch erscheint. Aus diesem Grund sollte die Untersuchung im Stehen durchgeführt werden.

Aus Sicht von Petros kann eine Beckenstauung unabhängig von einer Schwangerschaft sogar bei Nulliparae unter folgenden Bedingungen auftreten: Die Gebärmutter wird im Normalfall von den CL und USL sowie durch die Kontraktion der Beckenbodenmuskeln in Position gehalten. Wenn der Halte- und Stützapparat nachgibt und sich der Uterus senkt, können die Beckenvenen in diesem Bereich „abknicken" und den Blutabfluss erschweren, wodurch eine Stauung entsteht.

Therapie Aus therapeutischer Sicht können Schmerzpatientinnen in 3 Gruppen eingeteilt werden:

Gruppe 1: Patientinnen mit intaktem Beckenboden, aber geschädigter Bandaufhängung. In diesen Fällen verlassen Uterus, Vagina, Rektum und Blase ihre normale Position und üben Spannung auf die Nervenfasern im USL oder auf den lumbosakralen Plexus aus.

Gruppe 2: Patientinnen mit geschädigtem Beckenboden, aber intakten Bändern. In dieser Situation wird das Darmkonvolut unzureichend abgestützt, sodass die Beckenorgane sich senken und es zu einer schmerzhaften Zerrung am Plexus sacrospinalis kommt. Diese Schmerzen treten auch dann auf, wenn das Aufhängesystem gut funktioniert, weil die Schwerkraft die unzureichend abgestützten Beckenorgane nach unten zieht und so über die USL eine Spannung auf den Plexus lumbosacralis erzeugt.

Gruppe 3: Patientinnen mit einer Kombination aus beidem.

Die Einteilung in 3 Gruppen ist nicht nur von wissenschaftlichem Interesse, sondern führt zu wichtigen therapeutischen Konsequenzen und bietet Erklärungsansätze für die unterschiedlichen Heilungsraten nach vaginaler oder abdominaler Operation.

Zahlreiche Chirurg*innen bevorzugen den abdominalen Weg, um die Anatomie wiederherzustellen oder anatomische lumbosakrale Schmerzen entweder durch Laparoskopie oder Laparotomie zu heilen.

Um das Ergebnis nach einer laparoskopischen Sakropexie zu bewerten, führten z. B. Bojahr et al. (2012) eine retrospektive Kohortenstudie an 310 Frauen durch. Der Erfolg der Prolapsoperation wurde an dem Fehlen von vorher vorhandenen Symptomen gemessen. Die Studie zeigt eine signifikante postoperative Reduktion „**fast** aller untersuchten Symptome". Rückenschmerzen persistierten allerdings bei 82,9 % der Operierten. Das bedeutet, dass die Heilungsrate nur 17 % betrug. Darüber hinaus benötigten 40 % der Frauen, die vor der Operation ein Pessar trugen, auch nach der Operation eine Pessartherapie, und 22,4 % mussten während der durchschnittlichen Nachbeobachtungszeit von 24,5 Monaten erneut an einem Prolaps operiert werden.

Im Gegensatz zu abdominalen Eingriffen zeigen zahlreiche neuere Studien deutlich bessere Ergebnisse nach vaginaler Sakrokolpopexie. Die Heilungsraten für lumbosakrale Schmerzen nach posterioren Schlingenoperationen liegen zwischen 62 und 83 %.

Gibt es eine Erklärung für den Widerspruch, dass trotz adäquater anatomischer Wiederherstellung des Apex die Heilung von Begleitsymptomen ausbleibt? Aus Sicht der Integraltheorie können optimale Therapieergebnisse nur durch eine präzise Rekonstruktion der Anatomie erzielt werden. Das bedeutet:

- Wenn das gesamte Aufhängungssystem defekt ist, müssen alle lockeren Bänder repariert werden.
- Bei einer Schädigung des Beckenbodens muss die Basis, die die Beckenorgane und den Darm stützt, wiederhergestellt werden.
- Sind die Bänder und der Beckenboden defekt, müssen beide Strukturen rekonstruiert werden.

Daraus ergibt sich die Frage, welcher chirurgische Weg – abdominal oder vaginal – die besten Ergebnisse liefert.

Gruppe 1: Schmerzpatientinnen mit beschädigten USL/CL

Wenn ausschließlich beschädigte USL und/oder CL für die Beckenschmerzen verantwortlich sind, kann dieses Problem **„theoretisch"** sowohl abdominal als auch vaginal gelöst werden. Die heute durchgeführten abdominalen Eingriffe stellen jedoch die natürliche Achse der Vagina nicht wieder her, da das Netz am Promontorium befestigt wird (◘ Abb. 7.33). Das führt zu einer mehr vertikal verlaufenden Vaginalachse. Die USL entspringen aber tiefer am Sakralwirbel von S2–S4 (◘ Abb. 7.34), also in erheblicher Entfernung vom Promontorium.

Eine vertikal verlaufende Vagina nach einer abdominalen Sakrokolpopexie ist un-

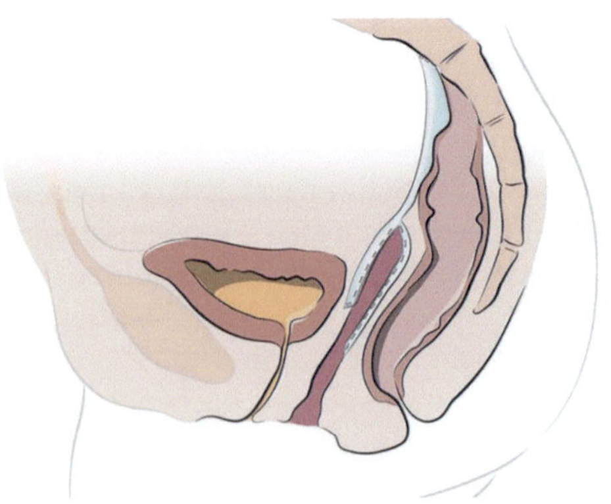

◘ **Abb. 7.33** Nach abdominaler oder laparoskopischer Korrektur mit Fixation des Scheidenapex am Promontorium verläuft die Scheidenachse vertikal

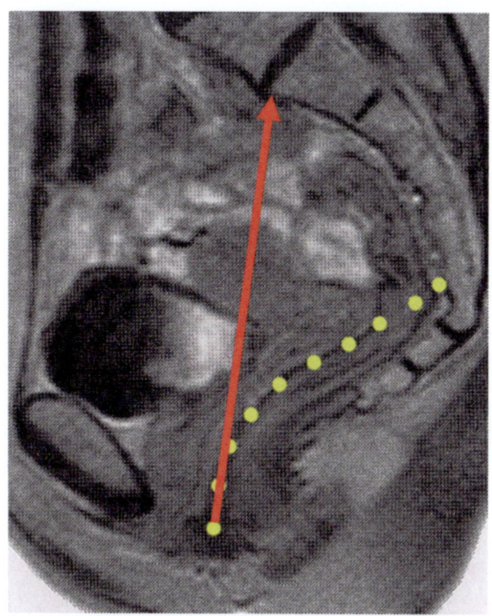

Abb. 7.34 MRT-Bild des weiblichen Beckens in aufrechter Position. Die *gestrichelte gelbe Linie* zeigt die normale Achse der Vagina in einer bananenförmigen Rückwärtskrümmung, der *rote Pfeil* die unphysiologische vertikale, nicht gekrümmte Achse der Vagina nach laparoskopischer/laparotomischer Sakrokolpopexie

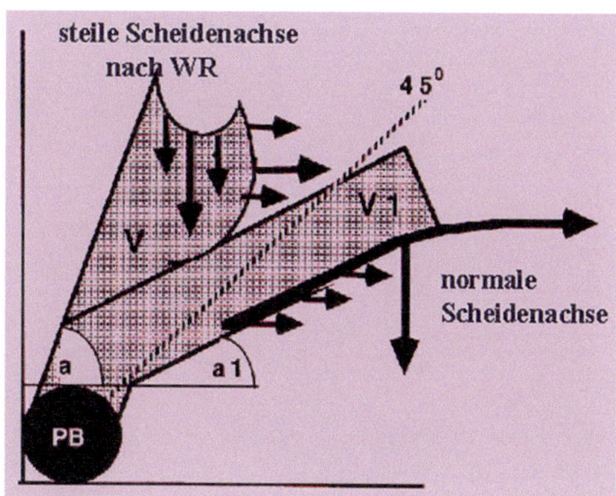

Abb. 7.35 Bei vertikaler Scheidenachse nehmen der abdominale Druck und die nach hinten gerichtete Kraft der Levatorplatte (LP) und die unten gerichtete Kraft des longitudinalen Analmuskels (LMA) zu und fördern die Bildung von Prolaps, Entero- und Rektozele. *PB* Perinealkörper, *WR* Williams-Richardson-Vaginopexie

physiologisch und kann 3 Probleme verursachen:

Je mehr sich die Vagina und die Beckenorgane in vertikaler Stellung befinden,

1) desto stärker sind sie der Schwerkraft ausgesetzt und prädestiniert, nach unten gedrückt zu werden (Abb. 7.35);
2) desto mehr wird der hintere Raum geöffnet, was eine Enterozelenbildung begünstigt (Abb. 7.36) und das Ganglion Frankenhäuser nach unten drückt (Abb. 7.37);
3) desto weniger kann die Vagina durch die Muskelkräfte der LP und des LMA nach unten gezogen werden, was für die Öffnung und den Verschluss von Blase und Rektum wichtig ist (Abb. 7.34).

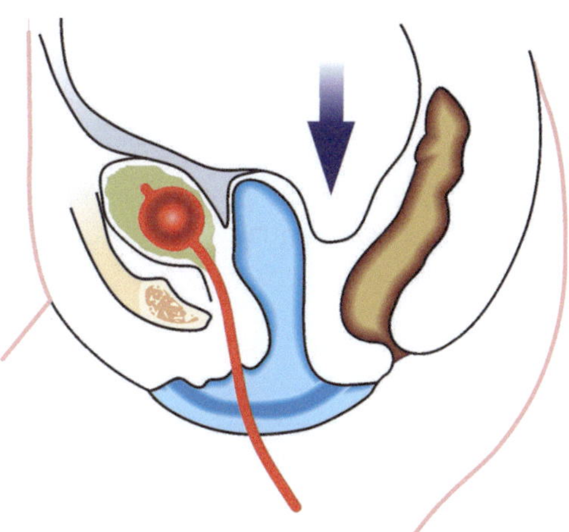

Abb. 7.36 Vagina in unphysiologischer vertikaler Position nach abdominaler Reparatur (Vaginopexie nach Williams-Richardson). Der offene, nicht abgestützte hintere Beckenbereich ermöglicht es dem intraabdominalen Druck und der Schwerkraft (*dunkelblauer Pfeil*), den Douglas-Raum nach unten zu drücken, was zu einem Scheidenprolaps, einer Entero-/Rektozele und einer rektalen Intussuszeption führt

Da die Scheidenachse nach Laparoskopie/Laparotomie eher vertikal verläuft, ist im Vergleich zur vaginalen Operation häufiger mit einem Rezidiv oder einer Neubildung des Prolapses zu rechnen. Außerdem ermög-

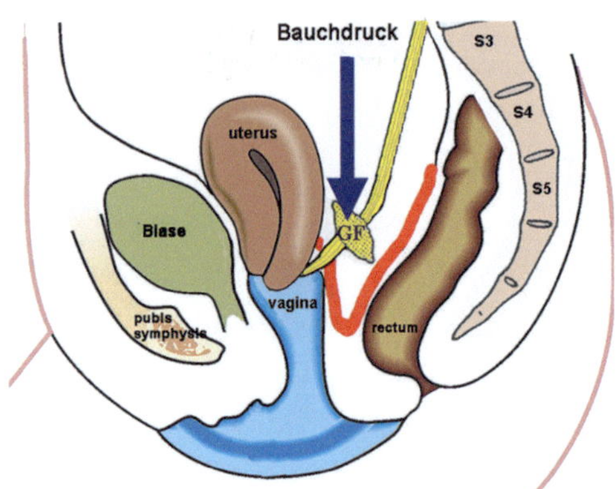

Abb. 7.37 Der intraabdominale Druck (*dunkelblauer Pfeil*) und die Schwerkraft drücken das nicht unterstützte Ganglion Frankenhäuser (*gelb*) nach unten und verursachen Schmerzen. *GF* Ganglion Frankenhäuser, *PS* Symphysis pubica

licht der nicht abgestützte offene hintere Raum dem intraabdominalen Druck und der Schwerkraft, das Ganglion Frankenhäuser schmerzhaft nach unten zu drücken (Abb. 7.37).

Im Gegensatz dazu können neue vaginale Verfahren wie die posteriore IVS das Neoligament genau entlang der Position der USL oder CL platzieren.

Gruppe 2: Schmerzpatientinnen mit geschädigtem Beckenboden, aber ausreichender Bandaufhängung

Schmerzpatientinnen mit geschädigtem Beckenboden, aber ausreichender Bandaufhängung benötigen in erster Linie eine Rekonstruktion der Basis.

Wie oben beschrieben, besteht der Beckenboden aus 3 Schichten von Muskeln, die dachziegelartig übereinander angeordnet sind (Abb. 7.21, 7.22 und 7.23). Die stärkste Muskelschicht ist die innere. Sie wird vom M. levator ani gebildet, der aus der Pars pubica, der Pars ischiadica und der Pars coccygea besteht (Abb. 7.38).

Ein Prolaps wird verhindert, wenn die innen liegenden Schenkel (Crura) der Pars pubica fest und stabil sind. Diese umgürteln

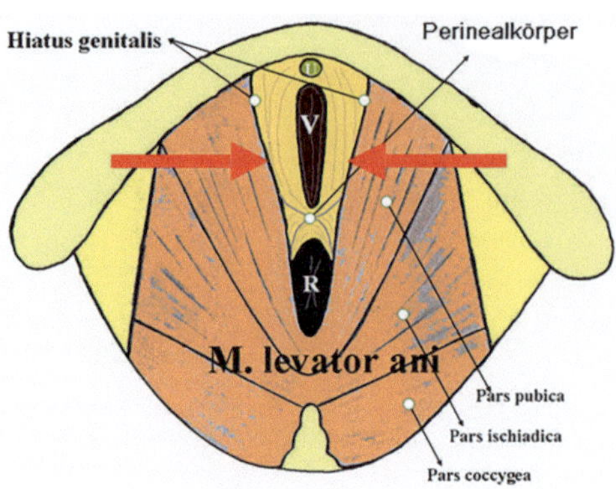

Abb. 7.38 Stabiler und fester Genitalhiatus, geschützt durch einen starken Schambeinast des M. levator ani

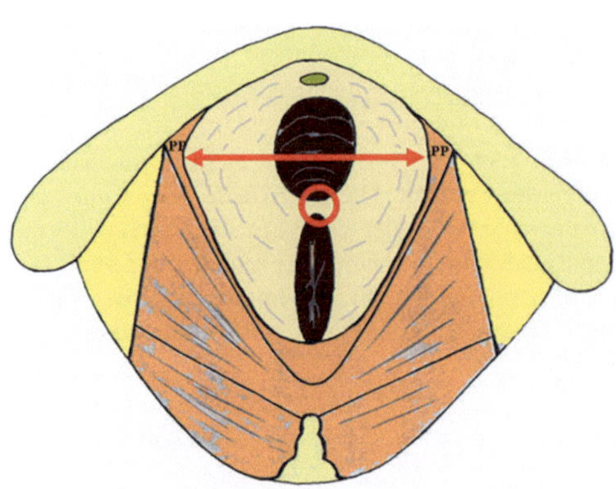

Abb. 7.39 Extrem breiter Genitalhiatus (*roter-Pfeil*), verursacht durch eine Schädigung des M. levator ani und der endopelvinen Faszie. Die Crura des M. levator ani sind dünn und weit nach lateral abgewichen. Der Dammkörper (*roter Kreis*) ist defekt

den Hiatus genitalis, den Durchtritt für Harnröhre, Vagina und Rektum und liegen nahe der Körpermittellinie. Der Hiatus genitalis hat eine dreieckige Form mit der größten Ausdehnung an der Symphysis pubica (Abb. 7.38). Ein stabiler und schmaler Hiatus genitalis ist notwendig, um ein Absinken der Genitalorgane zu verhindern.

Ein Genitalprolaps entsteht, wenn der Hiatus genitalis durch einen defekten Levatormuskel oder Perinealkörper erweitert ist (Abb. 7.39). Die Crura des M. levator

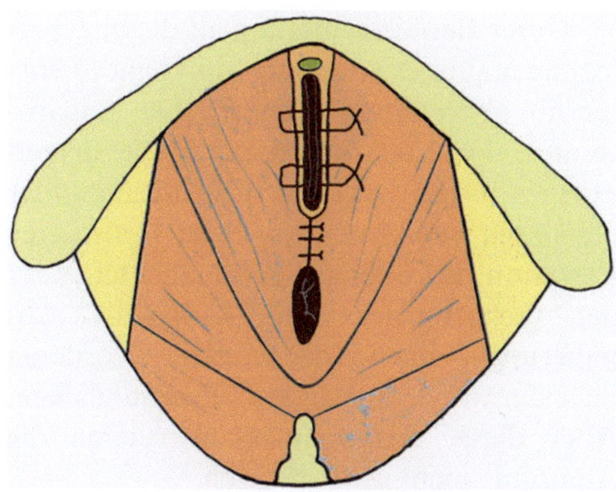

Abb. 7.40 Rekonstruierter Genitalhiatus nach Reparatur des Perinealkörpers (PB) und der Crura des M. levator ani

ani sind nach lateral verschoben und öffnen den Hiatus beim Anspannen. Dieses Problem kann nur durch eine Operation behoben werden, die die Wiederherstellung der natürlichen Anatomie ermöglicht (Abb. 7.40).

Es ist logisch und seit Jahrzehnten bekannt, dass abdominale Operationen keinen Zugang zu dem wichtigen Hiatusbereich bieten. Aber auch vaginale Eingriffe können nur dann erfolgreich sein, wenn sowohl der erweiterte Hiatus genitalis als auch der Perinealkörper rekonstruiert werden.

Eine Verengung der Vagina durch eine vordere und hintere Scheidenplastik (anterioreund posteriore Kolporrhaphie) ist nicht effektiv, da die Haltefähigkeit der Vagina unzureichend ist. Daher hat Martius bereits 1936 auf die Bedeutung von Levator- und Dammkörpernähten zur Einengung des Hiatus genitalis hingewiesen (Abb. 7.40).

Gruppe 3: Patientinnen mit einer Kombination aus beidem

Da für einen Prolaps und eine Beckenbodendysfunktion vor allem defektes Bindegewebe verantwortlich ist, stellt eine isolierte Schädigung der Bänder die Ausnahme dar. In der Mehrzahl der Fälle ist eine Senkung der Beckenorgane die Folge von beidem – unzureichender Abstützung und Aufhängung.

Eine neue Dimension des Verständnisses entstand 1992, als DeLancey anhand von Leichenpräparaten die Bedeutung der Bindegewebsstrukturen für die Organaufhängung aufzeigte, indem er 3 Ebenen der vaginalen Abstützung und Halterung beschrieb (Abb. 7.41, 7.42 und 7.43):

Level 1: In der oberen Ebene befinden sich das USL, die CL und der zervikale Ring (Abb. 7.41).

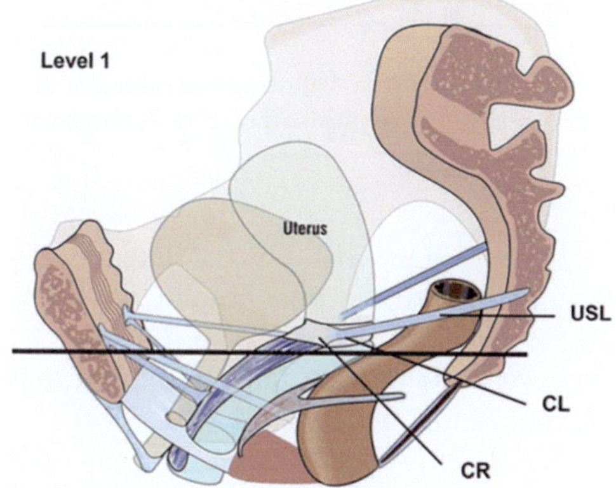

Abb. 7.41 Level 1. Befestigungsstrukturen, seitliche Ansicht. *CL* kardinales Ligament, *CR* zervikaler Ring, *USL* uterosakrales Ligament

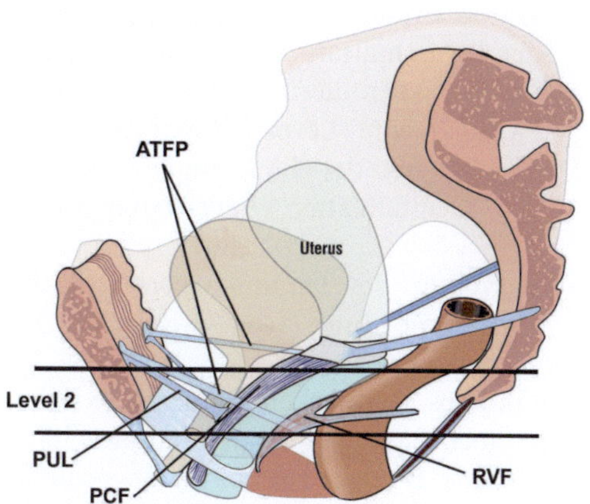

Abb. 7.42 Level 2. Befestigungsstrukturen, seitliche Ansicht. *ATFP* Arcus tendineus fasciae pelvis, *PCF* pubozervikale Faszie, *PUL* pubourethrales Ligament, *RVF* rektovaginale Faszie

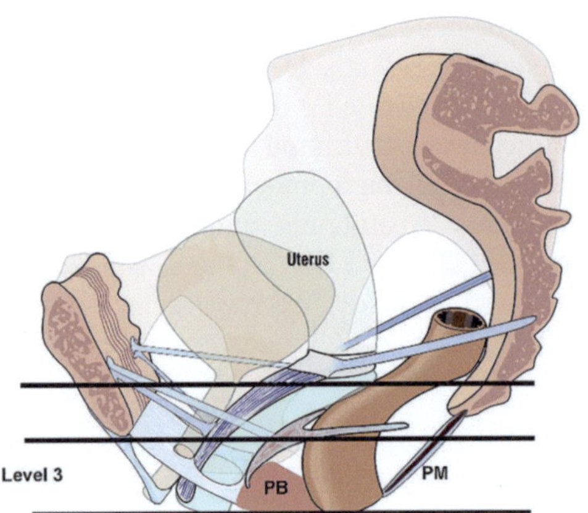

Abb. 7.43 Level 3: Befestigungsstrukturen, seitliche Ansicht. *PB* Perinealkörper, *PM* Perinealmembran

7

Level 2: Dieserist für die laterale Befestigung zuständig und besteht aus PCF, ATFP, RVF und PUL (Abb. 7.42).

Level 3: Er enthält den PB, die PM, das Hammock und die EUL (Abb. 7.43)

Petros entwickelte daraufhin auf der Basis der Integraltheorie eine neue vaginale Strategie der Beckenbodenchirurgie, mit der sich die defekten Strukturen in den 3 Leveln akkurat rekonstruieren lassen (▶ Abschn. 14.3.2).

1) Durch Einsetzen spannungsfreier Bänder zur Schaffung künstlicher pubourethraler, sakrouteriner und kardinaler Neoligamente (Level-1-Reparatur).
2) Verstärkung der RVF und Verengung des Genitalhiatus (Level-2-Reparatur) und
3) Korrektur des Dammkörpers und der Perinealmembran (Level-3-Reparatur).

Ein Prolaps der Beckenorgane ist, wie bereits mehrfach erwähnt, hauptsächlich durch eine Bindegewebsschwäche bedingt, die sowohl die Aufhängebänder als auch das Stützsystem schädigt. Daher ist bei den meisten Patientinnen mit Beckenbodenproblemen eine Reparatur aller 3 Level erforderlich, um die natürliche Anatomie zu rekonstruieren und die Symptome zu heilen.

Unter Berücksichtigung all dieser Überlegungen gibt es somit nur ein kleines Fenster für abdominale Eingriffe. Die Laparotomie oder Laparoskopie, wie sie derzeit existiert, ermöglicht nur die Anhebung der gesenkten Strukturen im Level 1, also eine Elevation des oberen Scheidendrittels oder der Gebärmutter, und kann die Annäherung einer dislozierten vorderen Scheidenwand an den ATFP ermöglichen. Aber diese Verfahren rekonstruieren die Anatomie nicht physiologisch.

Daher ist es nicht verwunderlich, dass die Bauchchirurgie in ihrer heutigen Form schlechtere Heilungsraten, vor allem in Bezug auf die Symptome, aufweist als die Vaginalchirurgie.

Bei Patientinnen mit persistierenden Beckenschmerzen nach adäquater Beckenbodensanierung sollte untersucht werden, ob eine spastische Parametropathie oder eine Beckenvenenstauung aufgrund einer Varikose dafür verantwortlich ist. Forgács et al. (2012) veröffentlichten Heilungsraten von etwa 80 % bei Patientinnen mit spastischer Parametropathie durch Triggerung spezieller Punkte an Haut und Vagina mit einem Laser. Ignacio et al. (2008) und Ganesh et al.(2007) berichten, dass bis zu 80 % der Frauen mit varikosebedingten Beckenschmerzen innerhalb von 2 Wochen nach einer Beckenvenenembolisation eine Linderung erreichen.

7.2.5 Anorektale Dysfunktion

Klinische und experimentelle Studien (▶ Abschn. 7.2.6) haben gezeigt, dass eine anorektale Dysfunktion, ähnlich wie Blasenfunktionsstörungen, hauptsächlich auf Schädigungen des Bindegewebes zurückzuführen ist. Die anorektale Dysfunktion wird definiert als die Unfähigkeit,

- den Enddarm normal zu entleeren = Verstopfung (Obstipation),
- den Darminhalt zurückzuhalten = Stuhlinkontinenz (fäkale Inkontinenz).

Die Mechanik der Defäkation und der Stuhlkontinenz ist nicht genau bekannt. Vorhandene Theorien zur Erklärung der Kontinenz stimmen nicht mit EMG-Untersuchungen und radiologischen Daten überein, die einen Mechanismus über den quergestreiften Sphinktermuskel vermuten lassen. Diese Theorie wird gestützt durch Befunde von Patientinnen, die stuhlinkontinent waren und einen neurologischen Schaden aufwiesen. So konnte Swash et al. (1985) in einer Studie über die Nervenleitgeschwindigkeit des N. pudendus zeigen, dass viele seiner stuhlinkontinenten Patientinnen tatsächlich eine Nervenschädigung aufwiesen. Viele andere Patientinnen mit Stuhlinkontinenz hatten aber eine normale Leitgeschwindigkeit, was gegen diese Theorie spricht.

Ein Fehlen des inneren Analsphinkters (IAS; Sultan et al. 1993) und Schäden an der motorischen Endplatte (Swash et al. 1985) werden als weitere wichtige Ursachen für eine anorektale Dysfunktion angesehen.

Neuere klinische Studien haben gezeigt, dass diese Befunde keine Prognose für einen Erfolg oder Misserfolg eines chirurgischen Eingriffs erlauben. Unabhängig vom Ausgangszustand kann eine anorektale Dysfunktion durch eine vordere und/oder hintere Schlingenoperation in bis zu 80 % der Fälle geheilt behandelt werden. Diese Zufallsbefunde bestätigen Swashs Beobachtungen, dass Blasen- und Darmdysfunktionen die gleiche Ursache haben können.

> Von historischem Interesse ist dabei, dass Patientinnen mit kombinierter Harn- und Stuhlinkontinenz nach erfolgter suburethraler Schlingenoperation postoperativ erzählten, dass auch ihre Stuhlinkontinenz verschwunden war. Eine Heilung der Stuhlinkontinenz war in einigen Fällen auch dann vorhanden, wenn die SUI sich nicht gebessert hatte. In nachfolgenden Jahren berichteten dann auch Patientinnen mit einem Defekt in der posterioren Zone, dass es nach Korrektur des hinteren Beckenbodenbereichs zu einer Besserung der Stuhlinkontinenz und der Darmentleerung gekommen sei (Petros 1999).

„Stool-outlet obstruction" (Störung der Enddarmentleerung)

Eine ungestörte Defäkation ist nur möglich, wenn die Rektumvorderwand gespannt ist.

Während der Defäkation (▶ Abb. 5.29) streckt LP die RVF gegen den PB. Wenn gleichzeitig PRM relaxiert, öffnen LP und LMA den anorektalen Winkel, indem sie die Rektumhinterwand nach dorsal ziehen. Durch Kontraktion des PCM werden die Scheide und die Rektumvorderwand nach vorne gezogen, wodurch ein semirigides Rohr entsteht. Dieses erleichtert die Passage von Fäzes.

Erfahrungen an Patientinnen mit anterioren und posterioren Schlingenoperationen aufgrund von Defäkationsproblemen lassen vermuten, dass es wie in der Blase anorektale Dehnungs- und Volumenrezeptoren gibt, die den Defäkationsreflex auslösen. Dieser wird durch den PRM kontrolliert.

Defäkation ist nicht das Gleiche wie Öffnung. Die **Öffnung** hängt hauptsächlich von mechanischen Faktoren ab. Die **Defäkation** wird wie bei der Miktion durch einen neurologischen Reflex ausgelöst. Dieser neurologische Reflex koordiniert alle für eine effektive Entleerung notwendigen Elemente.

Ins Ungleichgewicht kommt das System durch

- schlaffes Bindegewebe im PUL, USL, RVF, PB oder
- Ausbuchtung der Rektumvorderwand (Rektozele).

Schlaffes Bindegewebe. Eine Öffnung des anorektalen Winkels kann nur erfolgen, wenn das PUL und das USL intakt sind, da der LP in die entgegengesetzte Richtung zum PUL und der LMA in die entgegengesetzte Richtung zum USL zieht (s. ▶ Abb. 5.29). Wenn die Bänder locker sind, kann der anorektale Winkel durch das übermäßige Nach-vorne-Ziehen des PRM erhalten bleiben oder sogar vergrößert werden. Dies führt zu starkem Pressen, um die Krümmung und den Verschluss zu überwinden. Da die LP und der LMA sowohl für das Schließen (s. ▶ Abb. 5.28) als auch für das Öffnen (s. ▶ Abb. 5.29) gleichermaßen erforderlich sind, können bei Schäden an PUL und USL beide Funktionen beeinträchtigt werden.

Rektozele. Wenn der PB und die RVF defekt sind oder eine Rektozele (◘ Abb. 7.44) vorhanden ist, kann die Rektumvorderwand nicht mehr ausreichend gestreckt werden. Die Kotsäule gelangt nicht auf direktem Wege zum Anus, sondern wird zunächst nach ventral in Richtung Rektumvorderwand geleitet und hier abgebremst. Die Patientin kann trotz heftigen Pressens ihren Darm nicht mehr komplett entleeren und jeweils nur kleine Kotmengen absetzen. Die ständige Reizung der anorektalen Dehnungsrezeptoren führt zu einem permanenten Stuhldrang und zu häufigen Toilettengängen. Das verstärkte Drücken in die falsche Richtung überdehnt die RVF weiter und vergrößert die Rektozele. Es kommt zum Stuhlschmieren, weil der Sphinkter ein erschlafftes, ständig mit Kot gefülltes Rohr nicht kontinuierlich verschließen kann.

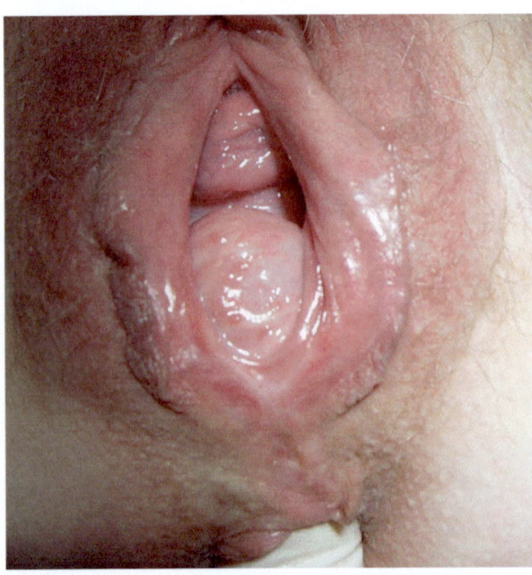

◘ **Abb. 7.44** Rektozele und flacher Damm infolge eines Defekts des Perinealkörpers (PB)

Wenn Bindegewebe mit dem Alter weich und schlaff wird, kann das Rektum nicht mehr zu einem für die Defäkation notwendigen semirigiden Rohr geformt werden. Das erklärt die zunehmende Häufigkeit von Darmproblemen im Alter.

Da auch der venöse Rückfluss in einer erschlafften Darmwand erschwert ist, werden die Venen gestaut und gedehnt. Hämorrhoiden, Schmerzen und Blutungen sind die Folge. Weiterhin kann sich durch den Blutstau die Analschleimhaut von der Serosa ablösen und prolabieren, was oft mit Ulzerationen und Blutungen einhergeht. Der Beweis, dass diese Zusammenhänge richtig sind, konnte dadurch erbracht werden, dass Hämorrhoiden und ein Analprolaps oft verschwinden, wenn alle 3 Level durch eine posteriore IVS operativ korrigiert werden. Die Entwicklung chirurgischer Techniken, die die normale Anatomie durch Zurückbringen dislozierter Strukturen wiederherstellen, erscheint logischer als das Wegschneiden von disloziertem Gewebe.

Anorektale Inkontinenz

Je nach Schweregrad wird die anorektale Inkontinenz eingeteilt in unkontrollierten Abgang von

- Wind,
- Flüssigkeit oder
- Kot.

Es gibt verschiedene Ursachen für eine Stuhlinkontinenz. Neben dem Verlust der Wandspannung im Darm durch Entzündungen, neurologische Erkrankungen wie Multiple Sklerose, Diabetes, Rektumprolaps usw. stellt ein geschädigter externer Analsphinkter (EAS) den Hauptgrund für eine Stuhlinkontinenz dar. Der EAS ist an der Stuhlkontinenz auf zweierlei Weise beteiligt:

1. Direkter externer Analverschluss.
2. Der LMA kann sich nur wirksam kontrahieren und den für die Kontinenz wichtigen anorektalen Winkel bilden, wenn der EAS ausreichend kräftig ist

Der EAS stellt den Insertionspunkt des LMA dar. Wenn der EAS bei Kontraktion des LMA nachgibt, kann das Rektum nicht abgewinkelt werden. Ähnlich wie eine fehlende Rotation der Blase um das PUL eine Harninkontinenz begünstigt, kann es bei Belastung bei nicht ausreichendem Zug des LMA und fehlendem anorektalem Winkel zum Abgang von Darminhalt kommen.

Eine lose oder fehlende Verbindung zwischen Beckenbodenmuskeln und -ligamenten kann zur Atrophie des Muskels führen. Bisher ist allerdings nicht geklärt, welchen Beitrag Beckenmuskeln bzw. die bindegewebigen Strukturen für die Darmkontinenz leisten. Wahrscheinlich ist aber der Einfluss der Muskulatur für die Kontinenz eher gering. Dafür spricht die klinische Erfahrung, dass es zu einer 80%igen Verbesserung der Stuhlinkontinenz kommt, wenn ein erschlafftes PUL und USL operativ durch Polypropylenbänder verstärkt werden. In einer Übersichtsarbeit von Liedl wurden Erfolgsraten von 65 bis 94 % für die Korrektur von Blasen-Darm-Dysfunktionen und Beckenschmerzen durch vaginale Bandrekonstruktionen veröffentlicht (Liedl et al. 2017).

7.2.6 Studien zur Öffnung und Schließung des Anorektums aus der Perspektive der Integraltheorie

▪ Die Bedeutung des LMA und der LP für die Dynamik des anorektalen Verschlusses

Um die Wirkung des LMA und der LP auf die Dynamik des anorektalen Verschlusses besser zu verstehen, wurde eine Studie durchgeführt, in der 27 Patientinnen mit kombinierter Stuhlinkontinenz und SUI mit 20 Patientinnenverglichen wurden, die nur an SUI litten. Als Kontrollgruppe dienten 4 gesunde Frauen.

Zur Analyse der funktionellen Anatomie wurde beiallen Patientinnen in Ruhe und unter Stress eine Röntgenaufnahme (X-Ray) in Verbindung mit einem Video-Myo-Vagino-Proktogramm sowie einem perinealen und endoanalen Ultraschall erstellt.

Ziel dieser Studie war es, die Rolle der beiden Muskeln, LMA und LP, bei der Steuerung des anorektalen Verschlusses zu untersuchen. Veränderungen in der Funktion dieser Muskeln können sowohl die Stuhlinkontinenz als auch die SUI beeinflussen.

Bei keiner Patientin konnte ein Schaden am EAS festgestellt werden, jedoch wurde bei 28 % eine Verdünnung des IAS beobachtet. Der IAS-Schaden wurde als vollständiger Riss des Muskels an irgendeiner Stelle oder als Verdünnung auf weniger als 2 mm definiert. Die Untersuchungen mittels Röntgen-Video-Myo-Vagino-Proktogramm ergaben folgende Ergebnisse:

Die Beckenanatomie einer gesunden Frau mit entspannten Muskeln wird in ◘ Abb. 7.45 dargestellt. Dieses Röntgenbild dient als Referenz für alle nachfolgenden Untersuchungen.

Beim Pressen (◘ Abb. 7.46) werden die proximale Vagina und das Rektum von der LP nach hinten in Richtung des PRM gezogen (gebogener Pfeil), was zu einer Dehnung der RVF und der Darmwand führt. Durch Zug des LMA nach unten (nach dorsal zeigender Pfeil) werden Vagina und Rektum gleichzeitig in Richtung des PUL und des PB nach dorsal gedreht. Der vordere Teil der Levatorplatte öffnet sich ebenfalls nach unten, da der LMA bei Kontraktion den vorderen Teil der LP und die bereits gespannte RVF, die in die LP integriert ist, nach unten zieht.

Dies ist nur möglich, wenn USL intakt ist. Die RVF ist fest mit dem USL verbunden

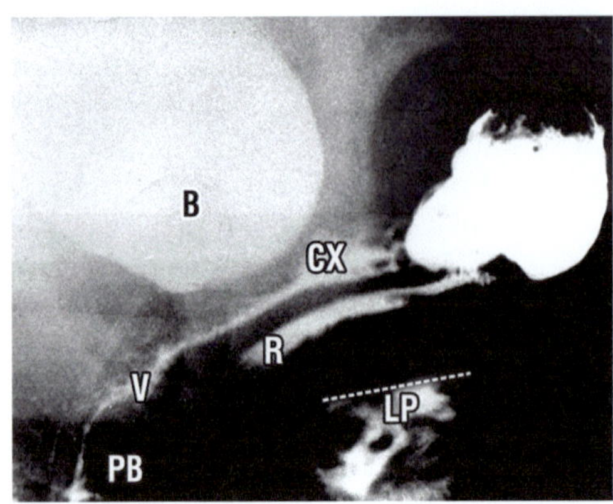

Abb. 7.45 Ruheposition der Beckenorgane bei einer gesunden Nullipara. Laterale Röntgenaufnahme im Sitzen nach Injektion von 10 ml Kontrastmittel in den Foley-Katheterballon. Links von „V" ist der „opaque" Knochen des Femurkopfes zu erkennen, der als Referenzpunkt für die Organbewegungen dient. *B* Foley-Katheterballon, *CX* Zervix, *LP* Levatorplatte, *PB* Perinealkörper, *R* Rektum, *V* Vagina

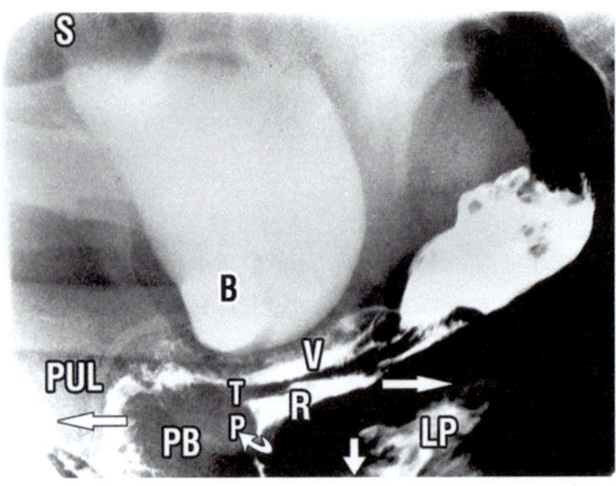

Abb. 7.46 Anorektaler Verschluss bei derselben Patientin unter Belastung. Die proximale Scheide und das Rektum sind von den LP nach hinten gezogen worden (*Pfeil nach hinten*) und nach unten rotiert in das Niveau von PUL und PB durch Zug des LMA (*Pfeil nach unten*). Der vordere Anteil der LP ist ebenfalls nach unten abgewinkelt. Der *gebogene Pfeil* gibt den Bereich an, in dem der M. puborectalis („*P*") seine Wirkung entfaltet. „*T*" ist der vermutliche Verankerungspunkt durch den tiefen M. transversus perinei. *B* Foley-Katheterballon, *LMA* longitudinaler Analmuskel, *LP* Levatorplatte, *PB* Perinealkörper, *PUL* pubourethrales Ligament, *R* Rektum, *S* Sakrum, *V* Vagina

und bildet einen wichtigen Ankerpunkt, um das USL nach unten ziehen zu können. Wenn das USL jedoch während der nach unten gerichteten Traktion des LMA nachgibt, kann der LMA keine effektive Rotation bewirken.

Der gebogene Pfeil in Abb. 7.46 zeigt den Bereich an, in dem der PRM seine Wirkung entfaltet. Der PRM zieht gegen das PUL und kann den anorektalen Winkel nur beeinflussen, wenn das PUL intakt ist. Die unteren 2–3 cm der Urethra sind durch Bindegewebe fest mit der Scheidenvorderwand verwachsen. Das PUL inseriert hier in die Scheidenvorderwand und stellt dadurch einen wirksamen Verankerungspunkt für alle 3 Muskeln mit deren Kräften dar.

Die gegenüberliegende Scheidenhinterwand ist ebenfalls eng mit dem PB und dem Anus verbunden. Daher muss jede Haltestruktur, die in diesem Bereich ansetzt wie das PUL, eine Wirkung auf Urethra und Anus ausüben.

In Ruhe (Abb. 7.45) und unter Belastung (Abb. 7.46) ist der Anus einer gesunden Frau eng. Dies ist bei der stuhlinkontinenten Frau nur in Ruhe der Fall (Abb. 7.47), während er sich bei Belastung (Abb. 7.48) erweitert.

Der Anus sollte als hohles Rohr betrachtet werden. Ein hohles Organ kann sich nur bis zu seiner elastischen Grenze dehnen und verschließt sich, wenn seine Wand ausreichend versteift ist. Nur dann kann der Stuhl problemlos durch den Darmtrakt transportiert werden, und der Darm kann sich anschließend wieder verschließen. Abb. 7.48 zeigt eine Situation, in der das Anorektum nicht ausreichend gespannt ist. Durch erschlafftes Bindegewebe ist die Muskelbewegung vermindert, was zu einem unzureichenden Verschluss des anorektalen Bereichs führt.

Je nach Ausmaß des Schadens werden zunächst unkontrolliert Winde, dann

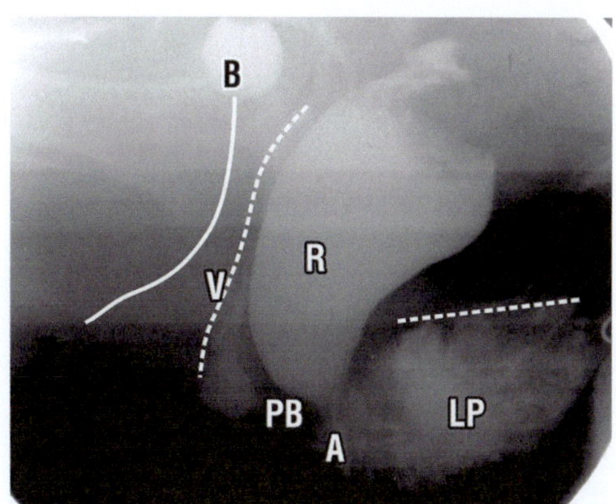

■ **Abb. 7.47** Defäkationsproktogramm bei einer stuhlinkontinenten Patientin im Sitzen ohne Pressen. Im Vergleich zu ■ Abb. 7.45 und 7.46 sind Vagina und Rektum mehr vertikal ausgerichtet. *A* Anus, *B* Foley-Katheterballon, *LP* Levatorplatte, *PB* Perinealkörper, *R* Rektum, *V* Vagina

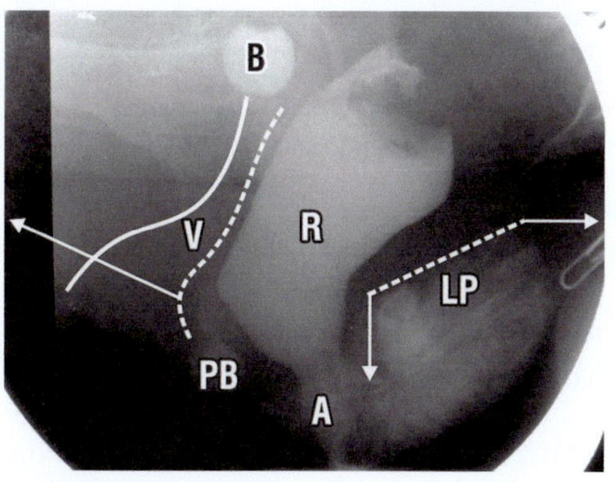

■ **Abb. 7.48** Defäkationsproktogramm. Dieselbe Patientin wie in ■ Abb. 7.47 beim Pressen. Die entsprechenden 3 Vektoren sind wie in ■ Abb. 7.46 eingezeichnet, haben aber eine geringere Wirkung. Beachte die deutliche Einkerbung der anorektalen Hinterwand, vermutlich bedingt durch eine Kontraktion des M. puborectalis. Die distale Scheidenhinterwand und die Rektumvorderwand sind nach vorne gezogen. Weiterhin zu erkennen ist eine Streckung der Rektumhinterwand mit Einengung des Lumens und der nach unten abgewinkelte Vorderrand der LP. Im Verhältnis zu ■ Abb. 7.45 ist der Anus infolge des unzureichenden Verschlusses relativ weit. *A* Anus, *B* Foley-Katheterballon, *LP* Levatorplatte, *PB* Perinealkörper, *R* Rektum, *V* Vagina

Flüssigkeit und schließlich fester Stuhl abgehen. Dieses Konzept steht im Einklang mit der symptomatischen Gradeinteilung der Stuhlinkontinenz.

Bei Patientinnen mit Stuhlinkontinenz fällt weiter auf, dass Vagina und Rektum vertikaler ausgerichtet sind und das Darmlumen vermutlich infolge fehlender Wandspannung erweitert ist (■ Abb. 7.47).

Ein fixierter Anus ist die Voraussetzung für einen suffizienten anorektalen Verschluss. Nur wenn die Analregion nicht nachgibt, kann das Rektum durch Zug nach hinten unten gestreckt werden. Zur Behandlung der Stuhlinkontinenz wird vielerorts die M.-gracilis-Operation eingesetzt. Sie dient dem Zweck, die Analregion zu fixieren.

Der gleiche Effekt kann, wie in ■ Abb. 7.49 zu sehen, durch „Kneifen" erzielt werden. Beim Kneifen werden die LP und der anorektale Winkel durch die Kontraktion des PRM vermutlich nach vorne und oben gezogen (Pfeil). Im Gegensatz zu ■ Abb. 7.47 drückt dabei der PB gegen die vordere rektoanale Wand, der Anus ist eng, und die anorektale Verbindung ist stärker gewinkelt. Diese Befunde zeigen, wie wichtig der Perinealkörper und der PRM für die Funktion des anorektalen Verschlusses und die Wiederherstellung der Kontinenz sind.

> Während des Kneifens werden die Beckenorgane nach oben gezogen (■ Abb. 7.49), bei Bauchpresse abgesenkt (■ Abb. 7.46). In beiden Fällen kommt es zum intraabdominellen Druckanstieg, wobei beim Kneifen der Anus verschlossen, bei Bauchpresse geöffnet ist. Diese Beobachtung spricht eindeutig gegen die These, dass ein intraabdomineller Druckanstieg für den Organverschluss verantwortlich ist.

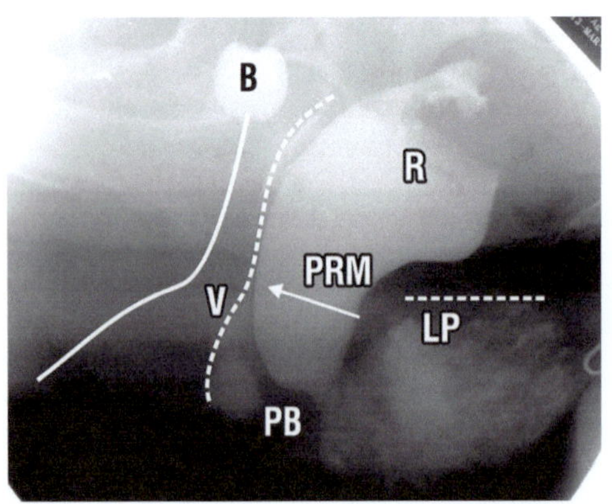

■ **Abb. 7.49** Dieselbe Patientin wie in ■ Abb. 7.47 und 7.48 beim Kneifen. Levatorplatte und anorektaler Winkel sind nach vorne oben gezogen (*Pfeil*), vermutlich durch Kontraktion des PRM. Im Gegensatz zu ■ Abb. 7.42 ist der Anus eng und der anorektale Übergang mehr abgewinkelt. *B* Foley-Katheterballon, *LP* Levatorplatte, *PB* Perinealkörper, PRM M. puborectalis, *R* Rektum, *V* Vagina

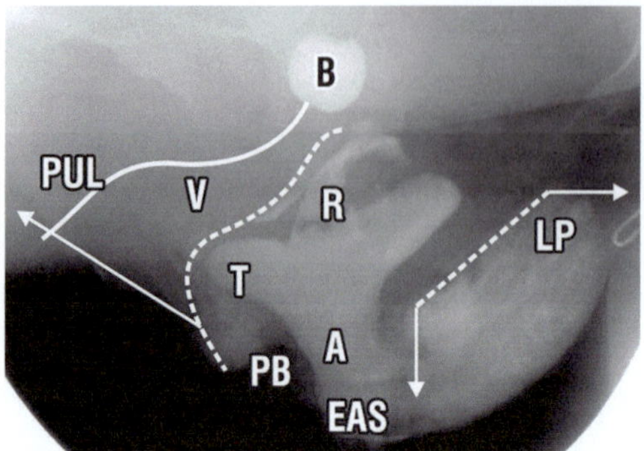

■ **Abb. 7.50** Dieselbe Patientin wie in ■ Abb. 7.46 bei der Defäkation. Im Vergleich zu ■ Abb. 7.47, 7.48 und 7.49 ist das Anuslumen weitgestellt: vermutlich durch Zug der Darmhinterwand durch die LP nach hinten (*Pfeil*) und durch den LMA nach unten (*Pfeil*) bei gleichzeitiger Relaxation des PRM. Dabei zieht die LP gegen das PUL. Scheidenhinter-und Rektumvorderwand sind nach vorne oben gezogen (*Vorwärtspfeil*). Da der PRM erschlafft ist, kann der Zug nach vorne nur durch den PCM bedingt sein. Im Bereich des Verankerungspunkts „*T*" durch den M. perinei profundus ist jetzt eine Rektozele zu erkennen. *A* Anus, *B* Foley-Katheterballon, *EAS* externer Analsphinkter, *LMA* longitudinaler Analmuskel, *LP* Levatorplatte, *PB* Perinealkörper, *R* Rektum, *PCM* M. pubococcygeus, *PRM* M. puborectalis, *PUL* pubourethrales Ligament, *V* Vagina

7

Während der Defäkation erweitert sich das Anuslumen im Vergleich zu ■ Abb. 7.47 und 7.49 (■ Abb. 7.50). Dies wird dadurch ermöglicht, dass die LP die hintere Darmwand nach hinten (Pfeil) und der LMA nach unten zieht (Pfeil), während der PRM entspannt ist. ■ Abb. 7.50 zeigt außerdem, dass die hintere Scheiden- und die vordere Rektumwand während der Defäkation nach vorne und oben gezogen werden (nach vorne gerichteter Pfeil). Da PRM entspannt ist, kann das Vorziehen nur durch den PCM verursacht werden, was erneut die Bedeutung von PUL und PCM für die Defäkation unterstreicht.

Wenn die Rektumampulle nicht ausreichend weit gestellt ist, führt dies zu einer Behinderung der Defäkation, bekannt als Darmentleerungsstörung („obstructed defecation").

▪ Bedeutung des pubourethralen Ligaments (PUL) für den anorektalen Verschluss

Petros et al. (1999) beobachteten über viele Jahre hinweg bei einer Patientin, die beim Husten oder körperlicher Anstrengung festen Stuhl verlor, folgenden Effekt: Wenn die Mitte der Urethra seitlich mit einer Klemme gestützt wurde, konnte der Stuhlverlust bei Anstrengung verhindert werden. Wurde die Klemme entfernt, trat der Stuhlverlust erneut auf. Sobald die Klemme wieder eingesetzt wurde, stoppte der unkontrollierte Stuhlabgang sofort. Diese Fallstudie zeigt, dass ein festes PUL als Fixpunkt für den LMA dient und damit eine entscheidende Rolle beim anorektalen Verschluss spielt (■ Abb. 7.51).

▪ Die Bedeutung der Levatorplatte (LP) für den anorektalen Verschluss

Laut Shafik (1995) führt eine vaginale Stimulation zur Kontraktion der LP, die an der hinteren Rektumwand ansetzt und gegen das PUL zieht. Wenn das PUL und die Rektumwand intakt sind, spannt sich die

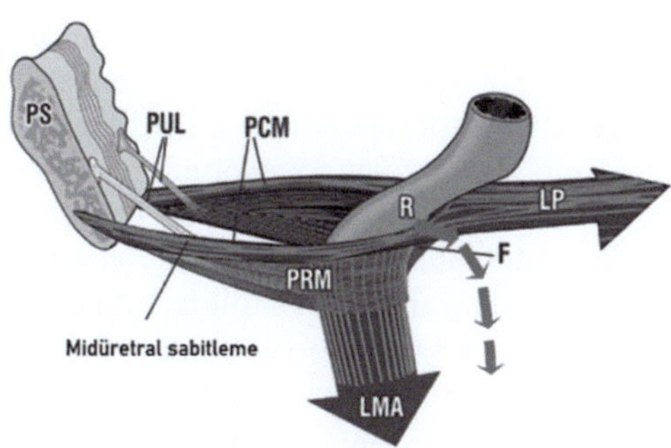

Abb. 7.51 PRM zieht die hintere anorektale Wand nach vorne. Die PUL fixieren den PCM, der sich mit der LP verbindet, indem er posterior verschmilzt. Eine Laxität des PUL vermindert die Fähigkeit des LP, sich zusammenzuziehen und zu dehnen. Die Dehnbarkeit der LP ist eine Voraussetzung dafür, dass das Rektum durch den Längsmuskel des Anus (LMA) nach hinten gezogen und um den PCM nach unten rotiert werden kann. Die *kleinen Pfeile*stellen die Rotationsvektoren von LP und LMA dar. Durch diese Rotation wird der anorektale Verschluss verstärkt und der anorektale Winkel gebildet. *F* Fasziale Verankerung der LP an der Rektumwand, *LMA* longitudinaler Analmuskel, *LP* Levatorplatte, *R* Rektum, *PCM* M. pubococcygeus, *PRM* M. puborectalis, *PS* Symphysis pubica, *PUL* pubourethrale Ligamente

Rektumwand während der LP-Kontraktion an und führt zu einem Druckanstieg im Rektum.

Um diese Theorie zu überprüfen, wurde eine weitere Studie mit 10 Patientinnen mit Stuhlinkontinenz und 10 gesunden Frauen im gleichen Alter durchgeführt. Bei allen wurde die Vagina im mittleren Urethralbereich mit einem Finger nach vorne gezogen und gestützt. Der Druck im Analkanal wurde vor und nach dem Zug mithilfe eines Gaeltec-Mikrotransducer gemessen. Bei den Patientinnen mit Stuhlinkontinenz war der Druckanstieg nach Streckung statistisch signifikant geringer (30 cm H_2O) als bei den gesunden Frauen (47 cm H_2O; <0,034).

Dieses Ergebnis zeigt, dass die Anorektalregion bei Patientinnen mit Stuhlinkontinenz während der Traktion nicht ausreichend gespannt ist und daher nicht genug Druck erzeugen kann, was zur Inkontinenz beiträgt.

Bedeutung des internen Analsphinkters (IAS) für den anorektalen Verschluss

In einer weiteren Studie wurde die Rolle des IAS für den anorektalen Verschluss untersucht. Shafik (1990) vertrat die Ansicht, dass der IAS den Ruhetonus des Anus kontrolliert und dass ein Schaden am Sphinkter allein nicht zu Stuhlinkontinenz führt. Im Gegensatz dazu vermuteten Sultan et al. (1993), dass IAS-Schäden eine entscheidende Rolle bei der Stuhlinkontinenz spielen, weil sie in einem hohen Prozentzahl der Fälle mittels endoanalem Ultraschall einen IAS-Schaden nachweisen konnten.

Petros (1999) stellte jedoch fest, dass diese Annahme nicht mit seinen Erfahrungen übereinstimmte, und untersuchte daher 47 Patientinnen mit Stuhl- und Harninkontinenz mittels endoanaler Sonografie, um den Zusammenhang zwischen IAS-Schäden und Stuhlinkontinenz zu überprüfen. Ein IAS-Schaden wurde definiert als ein vollständiger Riss an einer Stelle des IAS oder eine Ausdünnung des Muskelgewebes auf weniger als 2 mm.

Die Ergebnisse derStudie waren folgende:
- Der EAS war bei allen Patientinnen intakt.
- Bei der Untersuchung des IAS wurde bei 1 Patientin ein vollständiger Riss festgestellt, bei 16 Patientinnen eine Verdünnung, und bei 30 Patientinnen war der IAS intakt. Unter den Patientinnen befanden sich 3 Nulliparae.

Fazit: 64 % Prozent der Frauen wiesen keinen Sphinkterdefekt auf. Das spricht eher dafür, dass ein IAS-Schaden im Zusammenhang mit einer Stuhlinkontinenz nur eine untergeordnete Rolle spielt.

▪ Bedeutung des sakrouterinen Ligaments (SUL) und der rektovaginalenFaszie (RVF) für die Öffnung und den Verschluss des Anorektums

Eine Patientin mit einem Scheidenprolaps Grad 2–3 nach Hysterektomie und einem ausgeprägten Defekt des PB kam mit Darmentleerungsproblemen und Stuhlinkontinenz zur Untersuchung. Im perinealen Ultraschall bot sich folgendes Bild:

Der anorektale Winkel war in Ruhe und bei Belastung stark ausgeprägt (◘ Abb. 7.52). Ein derartiger Befund kann am ehesten damit erklärt werden, dass infolge geschädigter SUL und einer defekten RVF der PRM die Rektumhinterwand weit nach vorne ziehen kann, weil im hinteren Beckenbereich das Widerlager fehlt. Dadurch werden die Öffnung und der Verschluss behindert. Es kommt zu Darmentleerungsstörungen und Stuhlinkontinenz, weil ständig Kot in der Ampulla recti vorhanden ist.

Bei der Patientin wurde eine 3-Level-Korrektur der posterioren Zone durchgeführt und dabei die Anatomie der auseinander gewichenen RVF normalisiert, die Scheide gestreckt und die USL durch Einbringen eines hinteren Bandes verstärkt.

Postoperativ war die Defäkation normal. Die sonografische Kontrolle zeigte im Vergleich zur präoperativen einen deutlich flacheren anorektalen Winkel in Ruhe und bei Belastung (◘ Abb. 7.53). Die Abflachung des puborektalen Winkels ist wahrscheinlich darauf zurückzuführen, dass der PRM nach der Operation die hintere Rektalwand weniger stark nach vorne ziehen kann. Dies liegt daran, dass das neu eingesetzte Ligament und die rekonstruierte RVF dem Vorziehen der Rektalwand entgegenwirken.

Dieses Ergebnis zeigt die entscheidende Rolle der SUL und der RVF für die korrekte Funktion des anorektalen Verschlussmechanismus.

▪▪ Bedeutung einer verzögerter Nervenleitgeschwindigkeit, eines vermindertem Analdrucks oder eines geschädigten internen Analsphinkters (IAS) für den anorektalen Verschluss

In Zusammenarbeit mit der Kolorektalabteilung des Royal Perth Hospitals in Perth, Australien, wurde eine weitere Studie an 27 Patientinnen mit sowohl Stuhl- als auch Harninkontinenz durchgeführt, um die Auswirkungen eines Schadens des N. pudendus, eines verringerten analen Drucks

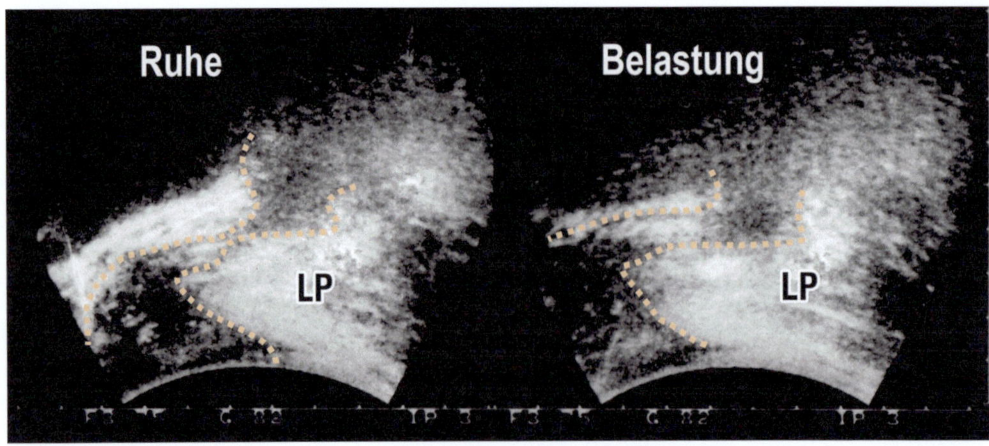

◘ **Abb. 7.52** Lateraler perinealer Ultraschall der Anorektalregion (*gestrichelte Linie*). In Ruhe und bei Belastung (Pressen) findet sich ein stark ausgeprägter, spitzer anorektaler Winkel. *LP* Levatorplatte

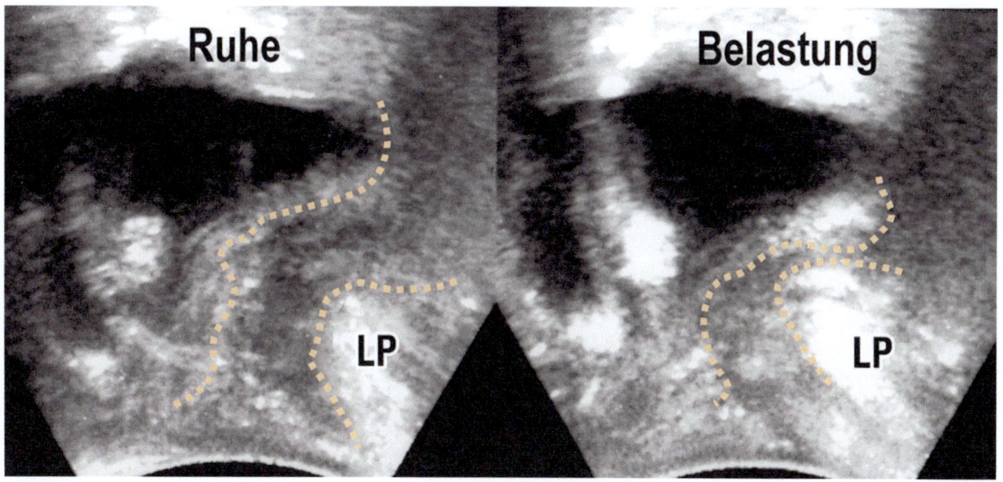

Abb. 7.53 Dieselbe Patientin wie in Abb. 7.50 nach Korrektur der hinteren Zone. In Ruhe und bei Belastung ist der anorektale Winkel deutlich flacher als vor der Operation. *LP* Levatorplatte

oder einer geschädigten IAS auf postoperative Ergebnisse zu bewerten.

Die Leitgeschwindigkeit des N. pudendus und der anale Druck wurden bei allen 27 Patientinnen vor der Operation und bei 15 von ihnen nach der Operation gemessen. Vor der Operation wurden folgende Auffälligkeiten (Mehrfachantworten) festgestellt:

Verzögerte Nervenleitgeschwindigkeit	n = 16
Niedriger Ruhedruck (<40 cm H_2O)	n = 14
Niedriger Druck beim Kneifen (<100 cm H_2O)	n = 19
Geschädigter IAS	n = 13

Als Behandlung erhielten 2 Patientinnen nur eine anteriore IVS, 9 Patientinnen nur eine posteriore IVS und 16 Patientinnen eine Kombination aus beiden.

Nach der Operation waren 20 Patientinnen vollständig geheilt, 2 Patientinnen zeigten eine 85%ige Besserung, während bei 5 Patientinnen keine Veränderung festgestellt wurde. Es gab keinen signifikanten Unterschied der Nervenleitgeschwindigkeit und des analen Drucks. Es wurde keine Korrelation zwischen verzögerter Nervenleitgeschwindigkeit, niedrigem analem Druck, IAS-Schäden und den Operationsergebnissen festgestellt.

Unter den 5 Patientinnen, die sich nicht verbesserten, befanden sich 2 Patientinnen, bei denen nur eine anteriore IVS durchgeführt wurde. Nach Korrektur der hinteren Zonen im Rahmen eines Zweiteingriffs waren auch diese Patientinnen geheilt. Bei den verbleibenden 3 Patientinnen besserte sich die Harninkontinenz, während die Stuhlinkontinenz bestehen blieb.

Fazit: Durch Rekonstruktion des bindegewebigen Halteapparats gelang es in 74 % der Fälle, die Stuhlinkontinenz zu heilen. Eine verzögerte Nervenleitgeschwindigkeit, ein erniedrigter Analdruck oder ein geschädigter IAS hatten keinen Einfluss auf das Ergebnis. Das spricht eindeutig dafür, dass der Verschluss- und der Öffnungsmechanismus des Darms von denselben Strukturen kontrolliert werden wie die Blase.

7

Zusammenfassung Teil III

Bindegewebe ist keine tote Materie, sondern eine lebende Einheit. Seine Struktur kann durch Hormone, Alter, Operationen und Geburten verändert werden.

Eine ungestörte Funktion setzt eine normale Form der Beckenorgane voraus. Eine normale Form ist abhängig von intakten Bindegewebestrukturen in Faszien und Ligamenten. Eine Schädigung des Bindegewebes führt zur Formveränderung und damit zur Funktionsstörung.

Wenn das Bindegewebe geschädigt und die Scheidenwände und -haltebänder schlaff sind, muss die Muskelkraft zunächst den lockeren Abschnitt der Wand glatt ziehen und spannen, bevor ein suffizienter Zug auf die Vaginalwand ausgeübt wird. Da Muskeln sich aber nur über eine bestimmte Länge zusammenziehen können, wird die Kraft der Muskeln nicht auf Urethra, Blasenboden und Darm übertragen. Die Folgen davon sind:

- Die Urethra kann nicht verschlossen und gestreckt werden: SUI und/oder ein intrinsischer Sphinkterdefekt resultieren.
- Die Dehnungsrezeptoren werden nicht wirksam unterstützt, was zum vorzeitig aktivierten Miktionsreflex und zur DI führt.
- Der Ausflusstrakt kann nicht normal geöffnet werden. Es kommt zur Blasenentleerungsstörung.
- Die Nervenfasern in den USL werden nicht abgefedert. Schmerzen sind die Folge.
- Der anorektale Bereich kann nicht ausreichend geöffnet und verschlossen werden, was eine anorektale Obstipation oder Inkontinenz nach sich zieht.

Diagnose von geschädigtem Bindegewebe

Inhaltsverzeichnis

Basisdiagnostik

Inhaltsverzeichnis

K. Goeschen et al., *Der weibliche Beckenboden*, https://doi.org/10.1007/978-3-662-71469-0_8

8

8.1 Einleitung: Diagnosesystem der Integraltheorie

Das Diagnosesystem der Integraltheorie zielt darauf ab, diejenigen Ligamente oder Faszien des Beckenbodens zu identifizieren, die geschädigt sind. Das Erkennen dieser Strukturen ist wichtig, da die Integraltheorie davon ausgeht, dass vor allem geschädigtes Bindegewebe für eine gestörte Organfunktion verantwortlich ist.

> Normalerweise führt ein Bindegewebeschaden zum Verlust der Gewebespannung. Es gibt allerdings die bereits mehrfach erwähnte Ausnahme: Nach vorangegangenen Operationen kann es infolge der Narbenbildung zu einer massiven Starrheit in der Mittelzone, der sog. Zone der kritischen Elastizität (ZCE), kommen und das Beschwerdebild eines Tethered-Vagina-Syndroms(TVS) erzeugen („tethered" = angekettet, starr).

Weil alle Beckenstrukturen eng miteinander verbunden sind, unterscheidet das Diagnosesystem der Integraltheorie die in ▶ Kap. 3 und 4 genannten 3 Zonen mit ihren insgesamt 9 Hauptstrukturen (▶ Abb. 4.31):

Die 3 Zonen der Beckenstrukturen mit ihren 9 Hauptstrukturen

Vordere(anteriore) Zone:
Externes urethrales Ligament (EUL)
Suburethrale Hängematte (Hammock)
Pubourethrales Ligament (PUL)
Mittlere Zone:
Arcus tendineus fasciae pelvis (ATFP)
Pubozervikale Faszie (PCF)
Befestigung am zervikalen Ring von PCF
Besonderheiten der mittleren Zone: Exzessive Festigkeit in der Zone der kritischen Elastizität (ZCE) – Ursache starre Narbe, starke Anhebung bei Kolposuspension
Hintere(posteriore) Zone:
Uterosakrale Ligamente (USL)
RektovaginaleFaszie (RVF)
Perinealkörper (PB)

> Um die teils komplexen Symptome entflechten zu können, müssen alle geschädigten Bindegewebsstrukturen, die für die Symptome verantwortlich sind, genau lokalisiert werden (▶ Abb. 4.31). Dieses Verfahren ermöglicht es dem/der Operateur*in, geeignete chirurgische Techniken zur Reparatur der geschädigten Strukturen auszuwählen.

Das diagnostische System der Integraltheorie ist ein sich wiederholender Prozess, der auf den bisher in diesem Buch dargestellten Grundlagen der Beckenbodenanatomie und -funktion basiert. Es gibt 2 praktische Vorgehensweisen:

- **Basisdiagnostik** für den niedergelassenen, nicht operativ tätigen Gynäkolog*innen (◘ Abb. 8.1)
- **Spezielle Diagnostik** für Operateur*innen (▶ Abb. 9.1).

◘ **Abb. 8.1** Grafische Darstellung des diagnostischen Algorithmus. Mit dieser Grafik lassen sich die Zusammenhänge zwischen funktionellen Defekten und strukturellen Veränderungen in den 3 Regionen des Beckenbodens besser erkennen und Schlussfolgerungen ziehen. Die Symptome sind in verschieden farbigen Rechtecken aufgeführt, die sich von der vorderen bis zur hinteren Region erstrecken können. Die Höhe der Rechtecke gibt an, wie wahrscheinlich es ist, dass ein Symptom durch eine Schädigung im vorderen, mittleren oder hinteren Bereich verursacht wird. Bei allen Symptomen gibt es Überschneidungen. So werden beispielsweise 80 % der Belastungs-/Stressinkontinenz (SUI) durch anteriore Schäden verursacht. Bei 10 % eine Schädigung im hinteren Bereich. Die wichtigsten Bindegewebsstrukturen, die für die Symptome verantwortlich sein können, sind in jeder Region in *rot* und die klinischen Befunde in *schwarz* aufgeführt. Es ist wichtig, zu beachten, dass es keinen Zusammenhang zwischen dem Grad des Prolapses und der Schwere der Symptome gibt. *ATFP* Arcus tendineus fasciae pelvis, *B* Blase, *EUL* externes urethrales Ligament, *LMA* longitudinaler Analmuskel, *LP* Levatorplatte, *PB* Perinealkörper, *PCF* pubozervikale Faszie, *PCM* pubokokzygealer Muskel, *PS* Symphysis pubica, *PUL* pubourethrales Ligament, *R* Rektum, *RVF* rektovaginale Faszie, *S* Sakrum, *USL* uterosakrales Ligament, *UT* Uterus

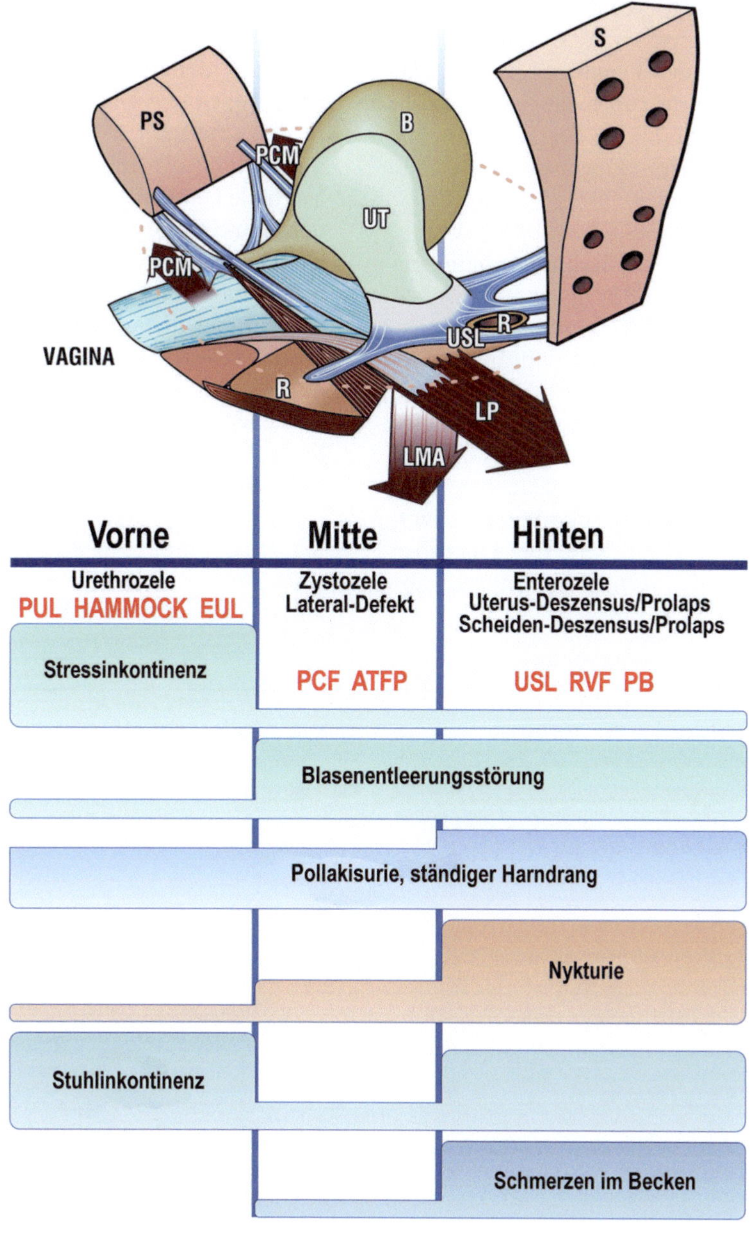
S
PS
B
PCM
UT
PCM
VAGINA
R
USL
R
LP
LMA
Vorne
Mitte
Hinten
Urethrozele
PUL HAMMOCK EUL
Zystozele
Lateral-Defekt
Enterozele
Uterus-Deszensus/Prolaps
Scheiden-Deszensus/Prolaps
Stressinkontinenz
PCF ATFP
USL RVF PB
Blasenentleerungsstörung
Pollakisurie, ständiger Harndrang
Nykturie
Stuhlinkontinenz
Schmerzen im Becken

8.2 Diagnosealgorithmus

Die Grundlage des Diagnosesystems nach der Integraltheorie für nicht spezialisierte Gynäkolog*innen bildet der in grafischer Form dargestellte Diagnosealgorithmus (◘ Abb. 8.1).

Er zeigt die 3 Schadenszonen (vorne, Mitte, hinten) und die dadurch möglicherweise verursachten Symptome (Stressinkontinenz [SUI], Blasenentleerungsstörung usw.) an. Er weist den/die Untersucher*in darauf hin, welche anatomischen Veränderungen bei der vaginalen Untersuchung besonders zu beachten sind (z. B. Urethrozele bei SUI, Enterozele bei Kreuzschmerzen usw.). Gleichzeitig zeigt er, wie die Diagnose durch spezielle Untersuchungen abgesichert werden kann.

Die Basisdiagnostik (◘ Abb. 8.2) besteht aus folgenden 3 Schritten:

1. Erfassen der Beschwerden mit einem **Fragebogen** und Übertragung der Daten in den grafisch dargestellten Diagnosealgorithmus (◘ Abb. 8.1).
2. **Vaginale Untersuchung** zur Überprüfung der Strukturen in den 3 oben genannten Zonen. Dabei wird darauf geachtet, ob in Übereinstimmung mit dem Diagnosealgorithmus in einer der Zonen Schäden vorhanden sind, die die Symptome erklären (◘ Abb. 8.3).
3. Absicherung der Diagnose durch **simulierte Operationen** (◘ Abb. 8.16). Mithilfe des Fingers oder einer Klemme kann bestätigt werden, dass ein vorhandener Bindegewebeschaden z. B. für eine Stress- oder Urgeinkontinenz verantwortlich ist (s. unten).

◘ Abb. 8.2 Basisdiagnostik: Beziehung zwischen grafischem Diagnosealgorithmus (◘ Abb. 8.1), dem klinischen Untersuchungsbogen (◘ Abb. 8.3) und der Absicherungstabelle durch simulierte Operationen (◘ Abb. 8.16). Die Erläuterung zu Abkürzungen und Ziffern findet sich in den jeweiligen Abbildungslegenden

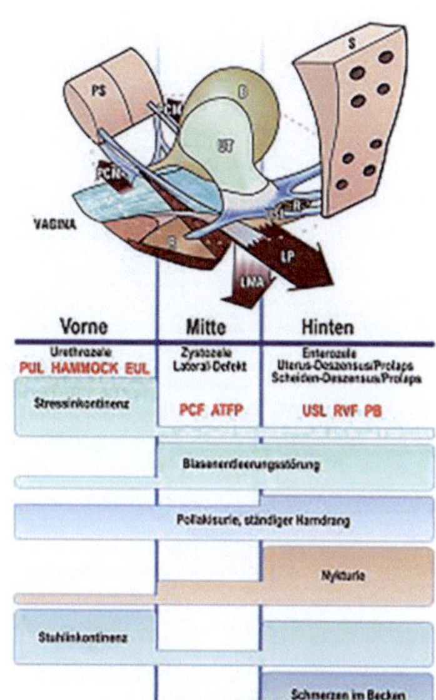

Der Diagnose-Algorithmus weist auf den anatomischen Defekt hin und erleichtert das Auffinden

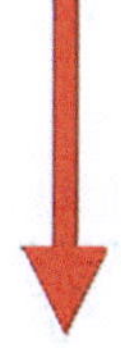

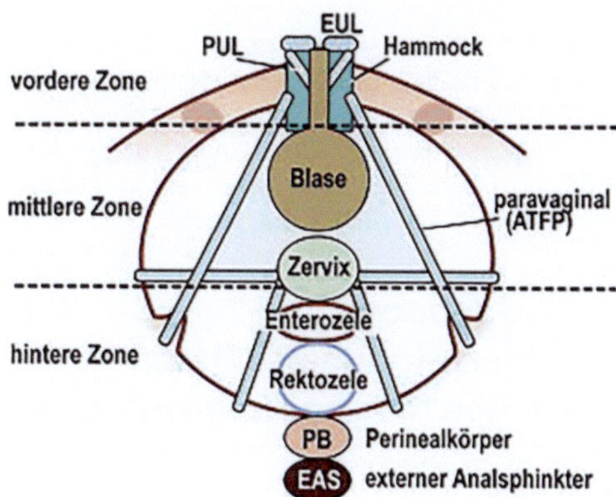

Die Untersuchung bestätigt die Schadenszone

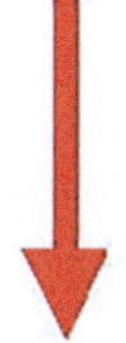

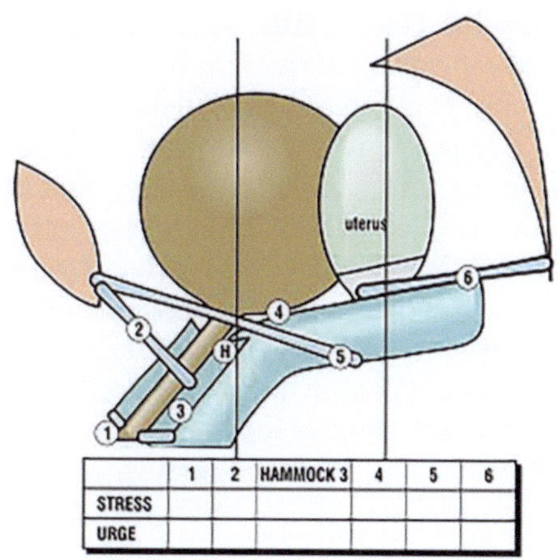

	1	2	HAMMOCK 3	4	5	6
STRESS						
URGE						

Simulierte Operationen sichern die Diagnose durch spezielle Handgriffe ab

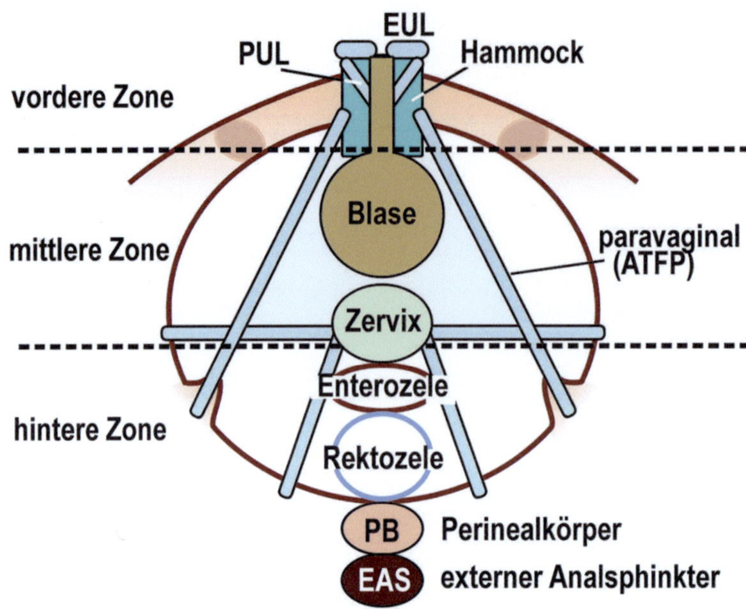

8

▣ **Abb. 8.3** Klinischer Untersuchungsbogen. Er wurde dafür entworfen, dass der Arzt in seiner Kopie eigene Aufzeichnungen machen kann. Jede Struktur wird beurteilt und eingetragen, z. B. ob ein normales oder loses PUL bzw. EUL oder eine Rektozele 1., 2., 3. oder 4. Grades vorliegt. *ATFP* Arcus tendineus fasciae pelvis, *EAS* externer Analsphinkter, *EUL* externes urethrales Ligament, *PB* Perinealkörper, *PUL* pubourethrales Ligament

8.3 Fragebogen und Übertragung der Daten in den Diagnosealgorithmus

Symptome bilden die Grundlage des diagnostischen Prozesses in der Integraltheorie. Bereits für Hippokrates waren Symptome das entscheidende Kriterium für das Erkennen von Fehlfunktionen. Allein aufgrund von Symptomen können Wahrscheinlichkeiten abgeleitet werden, mit denen einer Patientin geholfen werden kann. Diese beträgt z. B. bei einer Patientin mit Schmerzen im Becken, Nykturie, Blasenentleerungsstörung und Pollakisurie, also mit einem posterioren Fornixsyndrom (PFS), ca. 80 (Farnsworth 2002; Goeschen und Gent 2004; Petros und Ulmsten 1993c, h, i).

Um eine umfassende Information über die Symptome zu erhalten, die durch einen Schaden in einer der 3 Zonen ausgelöst sein können, wird ein spezieller Fragebogen eingesetzt (Anhang A1). Die Patientin macht ein Kreuz in die Kästchen, die ihre Symptome am besten beschreiben. Der Arzt überträgt die Antworten in den grafisch dargestellten Diagnosealgorithmus (▣ Abb. 8.1).

Die Fragen beziehen sich auf folgende Beschwerdegruppen:

- SUI
- Urge mit oder ohne Inkontinenz
- Häufiges Wasserlassen
- Blasenentleerungsstörung
- Darmsymptome
- Beckenschmerzen
- Allgemeines Befinden

Einige individuelle Fragen innerhalb dieser Gruppen dienen dazu, die Zone, die am ehesten für die vorhandenen Beschwerden infrage kommt, zu präzisieren. Hinter den meisten Fragen befindet sich der Buchstabe A, M oder P sowie eine Zahl. Beispielsweise bedeutet A80, dass eine 80%ige Wahrscheinlichkeit dafür besteht, dass dieses Symptom durch Schäden in der anterioren Zone des Beckens bedingt ist. M steht für die mittlere Zone und Pfür die posteriore Zone des Beckens. T bedeutet „tethered" Vagina, Inf steht für Infektion.

Harndrang und häufiges Wasserlassen stellen insofern eine Besonderheit dar, als sie mit nahezu gleicher Wahrscheinlichkeit durch Schäden im vorderen, mittleren oder hinteren Bereich des Beckens ausgelöst sein können.

Die meisten Fragen haben neben „nein" oder „ja" als drittes Kästchen „manchmal". Dieses kann von der Patientin dann angekreuzt werden, wenn ein Symptom nicht immer, aber häufiger als in 50 % der Zeit vorhanden ist. Eine solche Antwort gibt einen Hinweis auf die Stärke der Beschwerden und ist besonders hilfreich, um eine Verbesserung oder Verschlechterung nach Behandlung zu erkennen.

8.4 Vaginale Untersuchung zur Überprüfung der drei Zonen

> Merke: Die vaginale Untersuchung sollte immer mit voller Blase durchgeführt werden. Wenn eine Patientin während einer Untersuchung keinen Harndrang verspürt, sollte sie Flüssigkeit zu sich nehmen, bis Harndrang auftritt.

Mithilfe der vaginalen Untersuchung soll die Schadenszone lokalisiert werden, die nach Auswertung des Fragebogens für die Symptome verantwortlich zu sein scheint. Geschädigte Strukturen und der Grad des Prolapses werden dann im klinischen Untersuchungsblatt eingetragen (Abb. 8.3).

8.4.1 Vordere (anteriore) Zone

In der vorderen Zone werden 3 Strukturen überprüft:

- EUL
- PUL
- Vaginales Hammock

Extraurethrales Ligament (EUL). Ein wie ein „Schmollmund" (Abb. 8.4) geöffneter Meatus externus urethrae spricht für eine Schlaffheit des EUL, besonders wenn die Mukosa der Urethra evertiert ist.

Pubourethrales Ligament (PUL). Ein geschädigtes PUL kann folgendermaßen erkannt werden (Petros und Konsky 1999): Wenn eine Patientin beim Husten in Rückenlage Urin verliert, wird in Urethramitte neben der Harnröhre auf einer Seite eine stumpfe Klemme platziert und die Patientin nochmals zum Husten aufgefordert. Wenn jetzt beim Husten kein Urin mehr abgeht, spricht das für ein erschlafftes PUL (Abb. 8.5).

Vaginales Hammock. Ein loses Hammock fällt bei der bloßen Betrachtung auf. Es kann aber auch mit dem sog. Klemm-

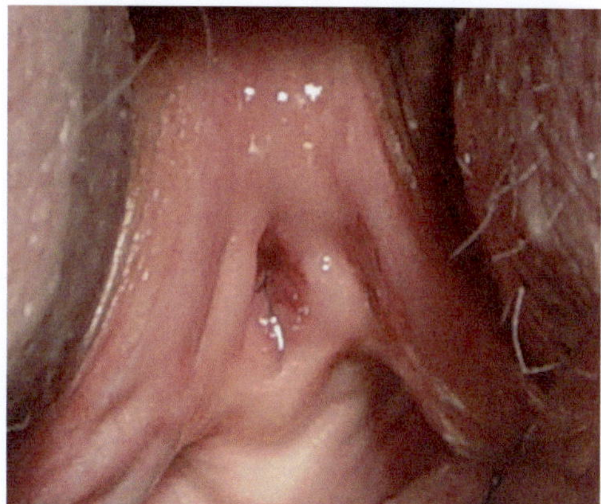

Abb. 8.4 Schmollmund bei schlaffen extraurethralen Ligamenten

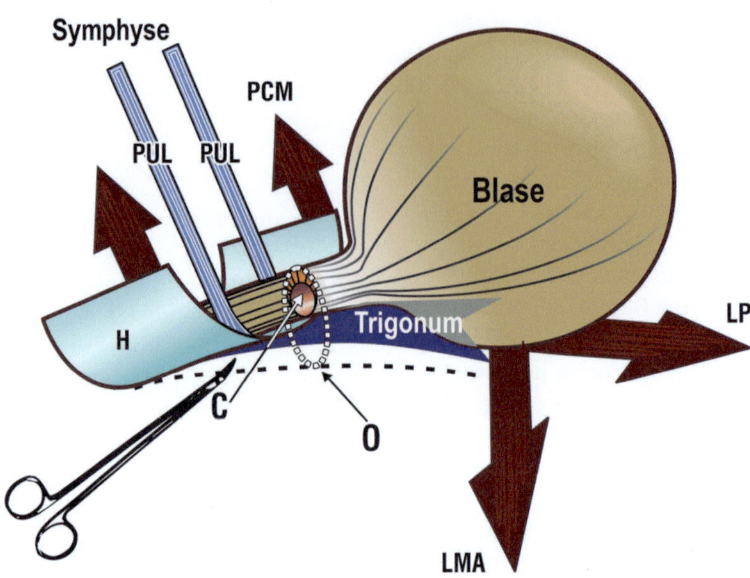

8

Abb. 8.5 Technik, ein geschädigtes PUL zu erkennen. Schematischer 3-D-Blick auf die distale Vagina, Urethra und Blase. Eine einseitig in Urethramitte platzierte Klemme ahmt den Effekt einer mitturethralen Schlinge nach. Verankerung der Urethramitte normalisiert die Verschlusskräfte, die die Urethralwände beim Husten von „*O*" (Stressinkontinenz, SUI) nach „*C*" (Kontinenz) annähern. Bildung einer Falte im Hammock (*H*) kann ebenfalls den Urinverlust mindern. *LMA* longitudinaler Analmuskel, *LP* Levatorplatte, *PCM* pubokokzygealer Muskel, *PUL* pubourethrales Ligament

test überprüft werden, bei dem im Bereich des Hammock seitlich eine Hautfalte mit einer Klemme gebildet wird (Abb. 8.6; Petros und Ulmsten 1990h). Führt die Faltenbildung zur Verminderung des Urinabgangs beim Husten, ist das Hammock nicht fest genug, um die Urethra zu verschließen.

Dieses Vorgehen stellt einen wichtigen Teil der vaginalen Standarduntersuchung und einen Baustein der simulierten Operationen dar (Abb. 8.6).

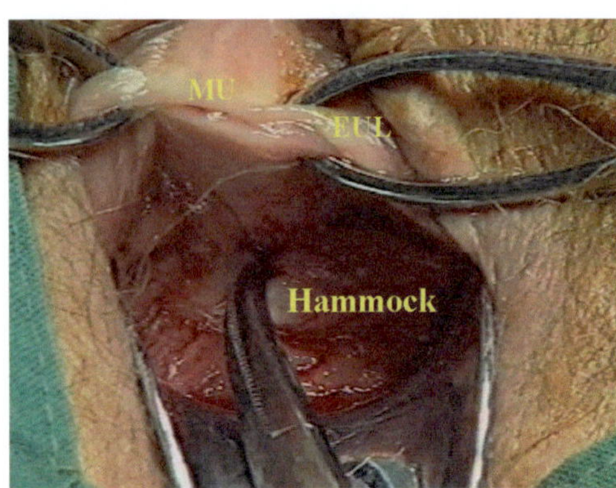

Abb. 8.6 Überprüfung der Funktion der suburethralen Hängematte (Hammock) und des EUL beim Husten mit voller Blase vor der Operation in Periduralanästhesie. Der Hammock-Test kann auch ohne Analgesie durchgeführt werden. *EUL* externes urethrales Ligament, *MU* Meatus urethrae externus

8.4.2 Mittlere Zone

In der mittleren Zone werden folgende 3 Strukturen überprüft:

- ATFP (Lateraldefekt)
- PCF (Zystozele)
- Befestigung der PCF am zervikalen Ring (hohe Zystozele; transversaler Defekt)

Arcus tendineus fasciae pelvis (ATFP). Ein Lateraldefekt zeichnet sich dadurch aus, dass die sog. Rugae vaginales (Abb. 8.7),

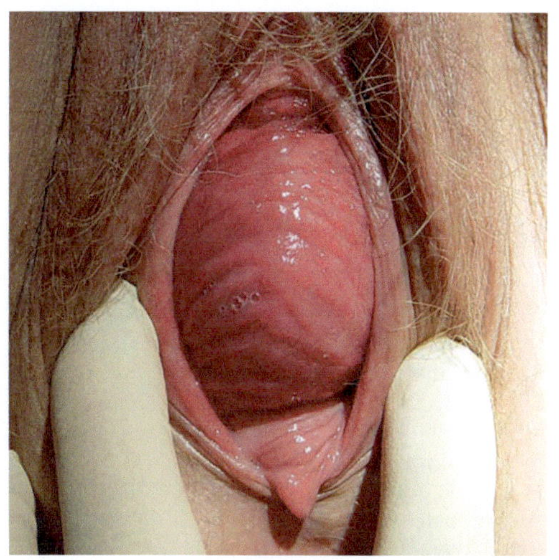

Abb. 8.7 Lateraldefekt mit Rugae vaginales

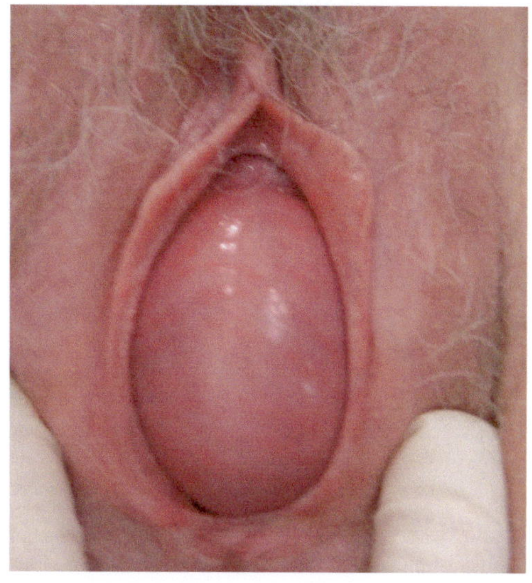

Abb. 8.8 Zentraler Defekt mit glänzender Schleimhaut

also die quer verlaufende Schleimhautfalten, noch vorhanden und die Sulci flach oder nach außen konvex sind.

Pubozervikale Faszie (PCF). Durch einen isolierten Defekt der PCF in der Scheidenmitte entsteht eine Propulsionszystozele. Sie ist gekennzeichnet durch eine zentrale, hernienartige Vorwölbung der mittleren Scheidenwand ohne Rugae. Die vorgewölbte Scheidenhaut glänzt (Abb. 8.8).

> Merke: Ein Lateraldefekt kann von einer Zystozele unterschieden werden, indem man eine geöffnete Ringklemme beiderseits lateral in den Sulcus platziert und den ATFP abstützt, wenn die Patientin presst. Wölbt sich die zentrale Scheidenwand nicht vor, handelt es sich um einen Lateraldefekt und umgekehrt. Zumeist haben Patientinnen aber beides: einen zentralen und lateralen Defekt.

Befestigung der PCF am zervikalen Ring. Bei einem Defekt am zervikalen Ring kann eine ballonartige Vorwölbung direkt vor dem Gebärmutterhals oder der Hysterektomienarbe beobachtet werden. Diese

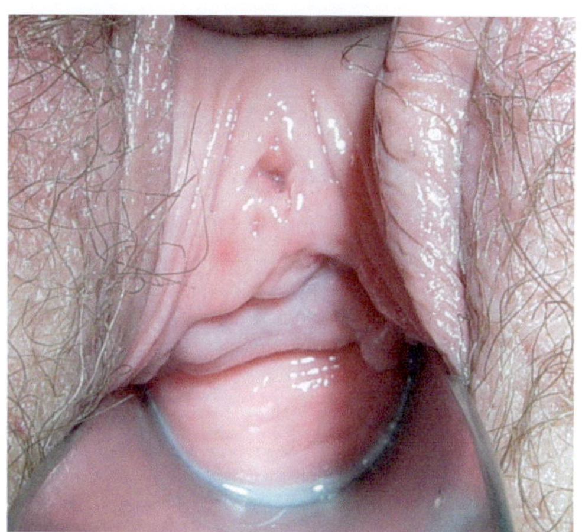

Abb. 8.9 Hohe Zystozele

hohe Zystozele breitet sich lateral entlang der USL aus (Abb. 8.9).

Besonderheit in der mittleren Zone

Exzessive Festigkeit in der Blasenhalsregion nach vorausgegangenen Operationen weisen auf ein **TVS** hin. Infolge einer starren Narbe (Abb. 8.10) oder starken Blasenhalsanhebung reagiert die Blase wie eine Gieß-

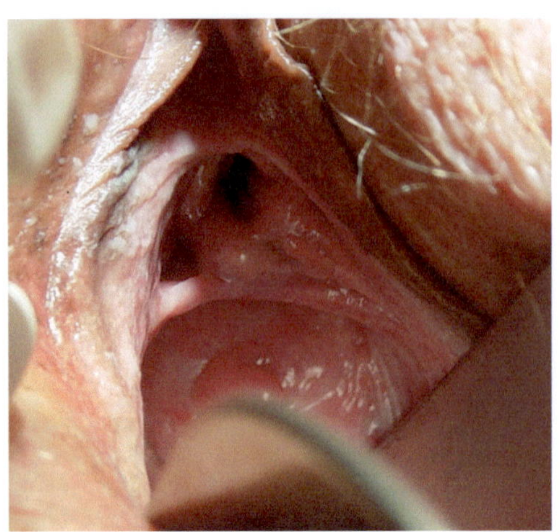

Abb. 8.10 Strangförmige Narben im Bereich der Urethra und des Blasenhalses nach zahlreichen Voroperationen (Tethered-Vagina-Syndrom, TVS)

kanne. Stehen diese Patientinnen aus dem Bett auf und setzen ihre Füße auf den Boden, verlieren sie schlagartig Urin.

> Merke: Andere Narben in der Vagina sollten ebenfalls im klinischen Untersuchungsformular erfasst werden, da auch diese funktionelle Störungen und Beschwerden verursachen können.

8.4.3 Hintere (posteriore) Zone

In der hinteren Zone werden folgende 3 Strukturen untersucht:

- USL
- RVF
- PB

In der deutschen Literatur wird zwischen Deszensus und Prolaps unterschieden. Solange der Uterus oder die Vagina nicht über den Introitus vaginae hinaus tritt, spricht man von einem Deszensus. Sobald diese Grenze überschritten ist, wird der Begriff „Prolaps" verwendet. Insbesondere bei Uterussenkungen nutzen wir den Begriff „Deszensus".

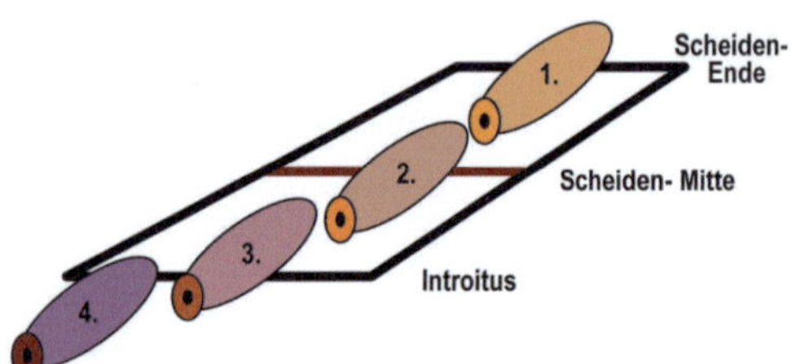

Abb. 8.11 Baden-Walker-Halfway-Klassifikation. Schematischer 3-D-Blick im Sagittalschnitt. Dieses Klassifikationssystem berücksichtigt 4 Prolapsgrade. Die Beurteilung des Prolapsgrads gelingt am besten bei leichtem Zug, vorzugsweise im Operationssaal. *1* Grad 1: Prolaps bis zur Hälfte der Scheide, *2* Grad 2: Prolaps bis zur Hälfte der Scheide, *3* Grad 3: Prolaps außerhalb des Introitus, *4* Grad 4: Totalprolaps, kompletter Vorfall von Uterus und Scheide

Die International Continence Society (ICS) verwendet ausschließlich den Begriff „Prolaps" und hat eine komplizierte Klassifikation zur Messung des uterovaginalen Prolapses vorgeschlagen (POP-Q-Klassifikation). Diese ist zwar für wissenschaftliche Zwecke gut geeignet, jedoch schwer verständlich und zeitaufwendig in der Anwendung, weshalb sie im klinischen Alltag kaum praktikabel ist.

Die Klassifikation bringt in der Praxis keine Vorteile, da der Schweregrad der Symptome nicht immer mit dem Grad des Prolapses übereinstimmt. Es gibt Patientinnen mit totalem Prolaps, die kaum Symptome aufweisen, und umgekehrt.

Deshalb scheint es sinnvoll zusein, in der Praxis weiterhin die traditionelle Prolapsklassifikation, die sog. Baden-Walker-Halfway-Klassifikation, zu verwenden (Abb. 8.11). Diese teilt den Prolaps in 4 Schweregrade ein; die entsprechenden Befunde werden im klinischen Untersuchungsformular festgehalten (Abb. 8.3):

- Grad 1: Zervix/Scheidenpol steht in der Scheidenmitte
- Grad 2: Zervix/Scheidenpol steht im Introitus
- Grad 3: Partialprolaps
- Grad 4: Totalprolaps

Uterosakrale Ligamente (USL). Ein Deszensus/Prolaps des Uterus (◘ Abb. 8.12) oder des Scheidenfornix nach einer Hysterektomie tritt bei Schädigung der USL auf. Er ist dadurch gekennzeichnet, dass alle Scheidenwände – vordere, seitliche und hintere – tiefer treten und sich von innen nach außen einstülpen (Intussuszeption = Einstülpung).

Im Gegensatz dazu handelt es sich bei der **Enterozele,** die ebenfalls als Folge eines USL-Schadens auftritt, nur um eine Vorwölbung der hinteren oberen Scheidenwand (◘ Abb. 8.13), wobei sich der Douglas-Raum erweitert. Beim Pressen füllt sich dieser Raum mit Rektum, Sigma und Dünndarm und wird nach unten gedrückt.

Bei vorhandenem Uterus verbleibt die Zervix meist im Scheidenfornix. Nach Hysterektomie treten Fornix und Scheidenhinterwand tiefer. Eine Abgrenzung von einer hohen Rektozele kann schwierig sein. Zumeist gelingt das durch eine bimanuelle rektovaginale Untersuchung.

Bei der Untersuchung sollte darauf geachtet werden, ob die Patientin **Schmerzen** im Rücken oder Unterleib angibt, wenn die Portio oder das Scheidenende bewegt wird. Dies spräche für ein PFS, das oft mit weiteren Symptomen wie Pollakisurie, Urge und Nykturie einhergeht.

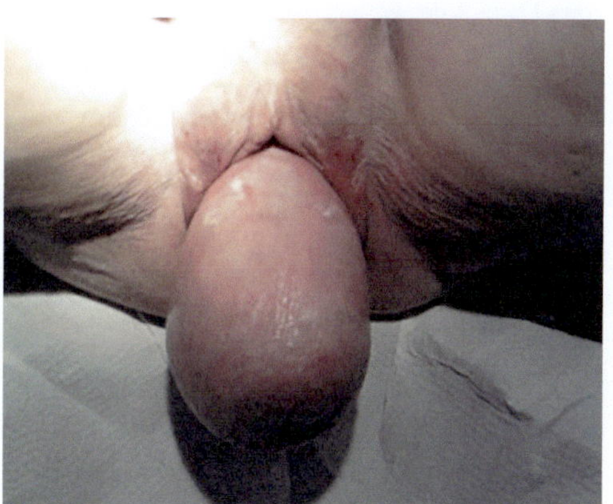

◘ **Abb. 8.12** Prolaps uteri et vaginae Grad 4

> Merke: Gehäuft kommen Enterozelen nach Operationen im Scheidenbereich vor, bei denen nur die vordere und hintere Scheidenwand, nicht aber der obere Scheidenpol fixiert wurden. Das Gleiche passiert, wenn die Scheidenachse operativ nach vorne, zur Symphyse hingestellt wird (◘ Abb. 8.14), wie das z. B. bei der Vaginopexie nach Williams-Richardson der Fall ist. Die Vagina kann dann vom LMA nicht mehr abgewinkelt werden. Der nach hinten gerichtete Zug der LP zieht die hintere Scheidenwand nach dorsal, der intraabdominelle Druck nach

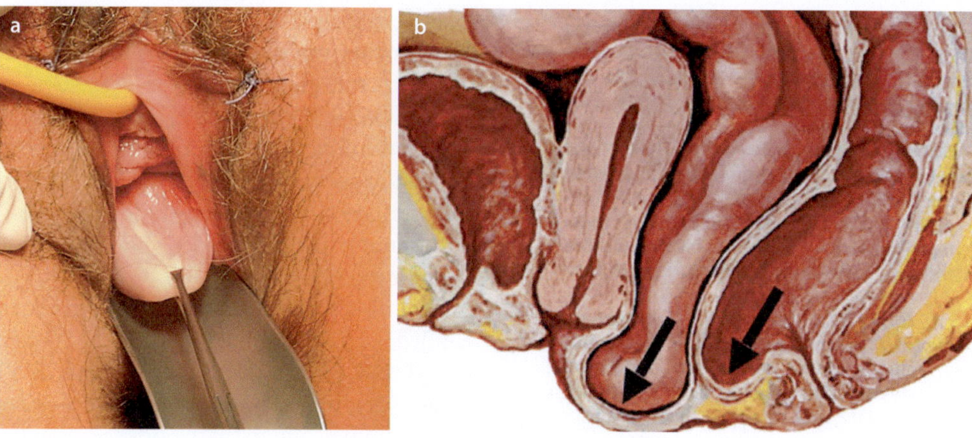

◘ **Abb. 8.13** **a** Prolabierende Enterozele. **b** Enterozele (*vorderer Pfeil*), Rektozele (*hinterer Pfeil*)

unten, wodurch eine Hernienbildung in diesem Bereich begünstigt wird. Je horizontaler die Scheidenachse verläuft, desto geringer fällt die Chance für eine Enterozele aus.

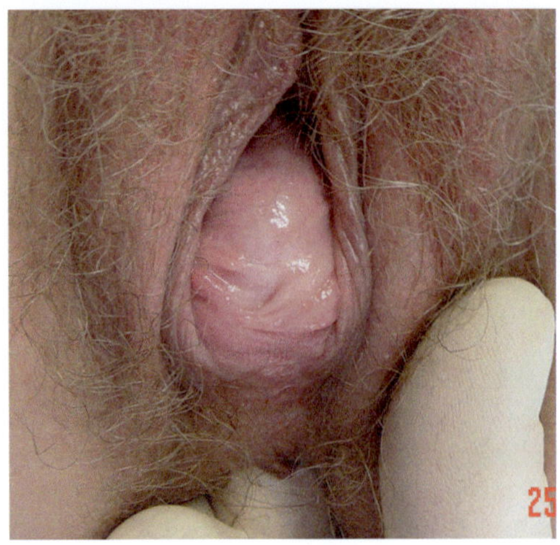

Abb. 8.15 Rektozele bei flachem Damm infolge eines Defekts des Perinealkörpers (PB)

Rektovaginale Faszie (RVF). Eine Rektozele entsteht durch Überdehnung der RVF, die sich zwischen Vaginalhinter- und Rektumvorderwand befindet. Durch Auseinanderweichen der RVF wölbt sich die Rektumwand in die Vagina vor (Abb. 8.15), wobei die Sulci nach lateral abweichen. Eine Rektozele kann meist von einer Enterozele durch eine rektale Untersuchung abgegrenzt werden.

Perinealkörper (PB). Schäden im Bereich des PB bzw. Centrum tendineum perinei äußern sich klinisch als „flacher Damm“ (Abb. 8.15). Der Introitus klafft. Bei der rektovaginalen Untersuchung ist der Damm weich. Da der PB kein Widerlager mehr für den M. sphincter ani externus darstellt, ist der Sphinktertonus oft herabgesetzt.

Merke: Auf das Vorhandensein einer Vorwölbung am Scheidenende, an der Scheidenhinterwand oder dem PB sollte geachtet werden, wenn die Patientin presst. Eine geringe Senkung am Scheidenende kann leicht übersehen werden. Wenn man den hinteren Scheidenbereich untersucht, sollte man daher immer die lateralen Sulci der Scheidenvorderwand mit einer geöffneten Ringklemme unterstützen und dann die Patientin pressen lassen. Der externe Analsphinkter wird manuell überprüft. Der jeweilige Befund wird im klinischen Untersuchungsblatt eingetragen (Abb. 8.3).

Erfahrungen haben gezeigt, dass eine genaue Diagnose, insbesondere bei Defekten im posterioren Bereich, nicht immer möglich ist. In solchen Fällen kann eine endgültige Diagnose erst unter Anästhesie auf dem Operationstisch gestellt werden.

Absicherung der Diagnose durch simulierte Operationen

Simulierte Operationen dienen dazu, eine vorläufige Diagnose, ob eindeutig oder nicht, abzusichern. Sie können nur bei gefüllter Blase durchgeführt werden. Die Patientin muss während der Untersuchung Harndrang verspüren.

Bei dieser Technik werden die einzelnen Bindegewebsstrukturen in den 3 Zonen (Abb. 8.16) mit dem Finger, dem Blatt eines Spekulums oder einer Gefäß- bzw. Ringklemme unterstützt oder gestrafft. Dabei wird überprüft, ob es zu einer Ver-

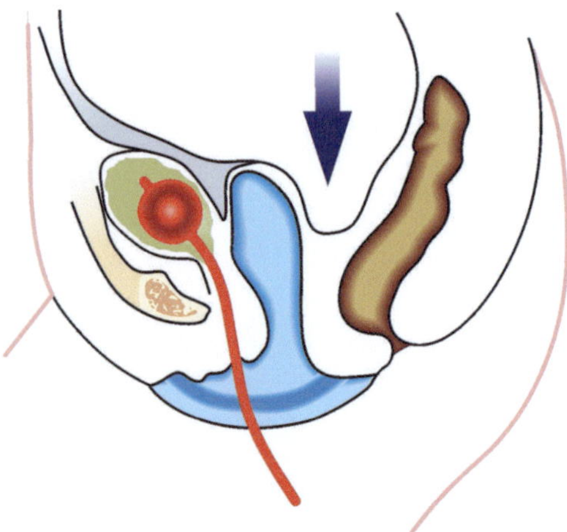

Abb. 8.14 Steilstellung der Scheidenachse nach einer Operation mit Faszienzügeln begünstigt die Enterozelenentstehung (*blauer Pfeil*)

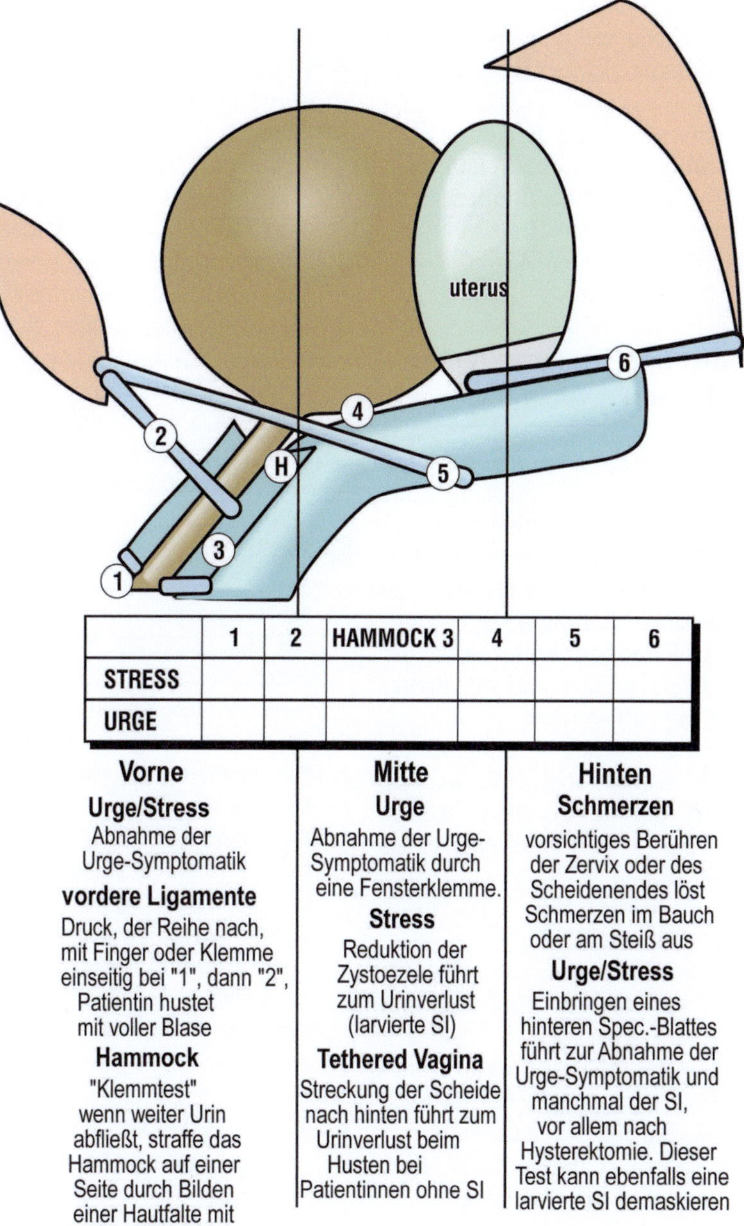

Abb. 8.16 Validierungstabelle für simulierte Operationen. In die Tabelle wird eingetragen, wie stark der Urinverlust beim Husten *(Stress)* bzw. die Harndrangsymptomatik *(Urge)* prozentual abnimmt, wenn die verschiedenen Punkte *1–6* in den 3 Zonen mit dem Finger, einem Spekulum oder einer Klemme abgestützt werden. Die Patientin sollte immer mit gut gefüllter Blase untersucht werden, sodass sie auch im Liegen Harndrang verspürt. In der klinischen Routine werden bei Stressinkontinenz (*SUI*) im Allgemeinen nur die Strukturen *1–3* überprüft. Bei Urgesymptomen müssen alle Strukturen (*1–6*) getestet werden. *1* externes urethrales Ligament (EUL), *2* pubourethrales Ligament (PUL), *3* Hammock, *4* Blasenboden, *5* lateraler Sulcus des Arcus tendineus fasciae pelvis (ATFP), *6* posteriorer Fornix (uterosakrale Ligamente USL)

minderung des Urinverlusts beim Husten kommt bzw. um wie viel Prozent sich der Harndrang oder die Schmerzsymptomatik verändern.

Diese Technik vermittelt dem/der Untersucher*in darüber hinaus das Verständnis, welchen Beitrag die einzelnen Bindegewebsstrukturen in den 3 Zonen für Kontinenz, Urge oder Rückenschmerzen leisten.

8.5 Indikationen für simulierte Operationen

- Bei Patientinnen mit **SUI** werden simulierte Operationen in der vorderen Zone durchgeführt, um einen Defekt des EUL, PUL oder Hammock zu diagnostizieren (Abb. 8.5 und 8.6). Um erkennen zu können, welchen Beitrag jede einzelne Struktur zur Kontinenz leistet, sollte der Reihe nach vorgegangen und jede Struktur für sich geprüft werden.
- Bei **Urge** mit und ohne Inkontinenz müssen alle 3 Zonen überprüft werden. Dabei wird darauf geachtet, welche Schritte zur Verminderung des Harndrangs führen:
  - Vorne: Unterstützung von PUL, EUL, Hammock,
  - Mitte: Anheben des Blasenbodens
  - Hinten: vorsichtiges Strecken des posterioren Fornix
- Bei Patientinnen mit **Schmerzen** im Unterleib oder Rücken können die Beschwerden oft durch Berührung des hinteren Fornix mit dem Spekulum, Finger oder einer Ringklemme reproduziert werden.

8.5.1 Simulierte Operationstechnik: vordere (anteriore) Zone

- **EUL:** Bei etwa 10 % der Patientinnen vermindert ein Fingerdruck auf das EUL den Urinverlust oder Urge (1 in Abb. 8.16).
- **PUL**: Eine einseitig am PUL (Abb. 8.5 und 2 in Abb. 8.16) platzierte Gefäßklemme kontrolliert beim Husten den Urinverlust bei 80 % der Patientinnen mit SUI. Häufig vermindert dieser Test auch den Harndrang bei Patientinnen, die unter gemischter Inkontinenz leiden.
- **Hammock:** Der Klemmtest (Bilden einer Falte im suburethralen Scheidenepithel mit einer Klemme) kann eine SUI bei 30 % aller Patientinnen komplett kontrollieren. Er weist darauf hin, wie wichtig ein ausreichend festes Hammock für die Kontinenz ist (Petros 2003b).

> Merke: Werden EUL und PUL zusammen verankert (2 und 3 in Abb. 8.16), kontrolliert das bei fast allen Patientinnen mit SUI den Urinabgang. Das spricht eindeutig dafür, dass bei einer mitturethralen Schlingenoperation auch das Hammock gestrafft werden muss. Patientinnen mit einer Zysto- oder Enterozele sollten immer vor und nach Reposition der Zele zum Husten aufgefordert werden, um eine larvierte SUI infolge Abknickung der Urethra nicht zu übersehen. In diesen Fällen sollten gleichzeitigeine suburethrale Schlinge sowie eine Zystozelen- bzw. Enterozelenkorrektur durchgeführt werden.

8.5.2 Simulierte Operationstechnik: mittlere Zone

- Ein vorsichtiges **Anheben des Blasenbodens** (4 in Abb. 8.16) mit dem Finger (Abb. 8.17), einem Spekulum oder einer Klemme vermindert die Urgesymptomatik. Wird der Blasenboden hingegen kräftig nach oben in Richtung Symphyse gedrückt, verstärkt sich der Harn-

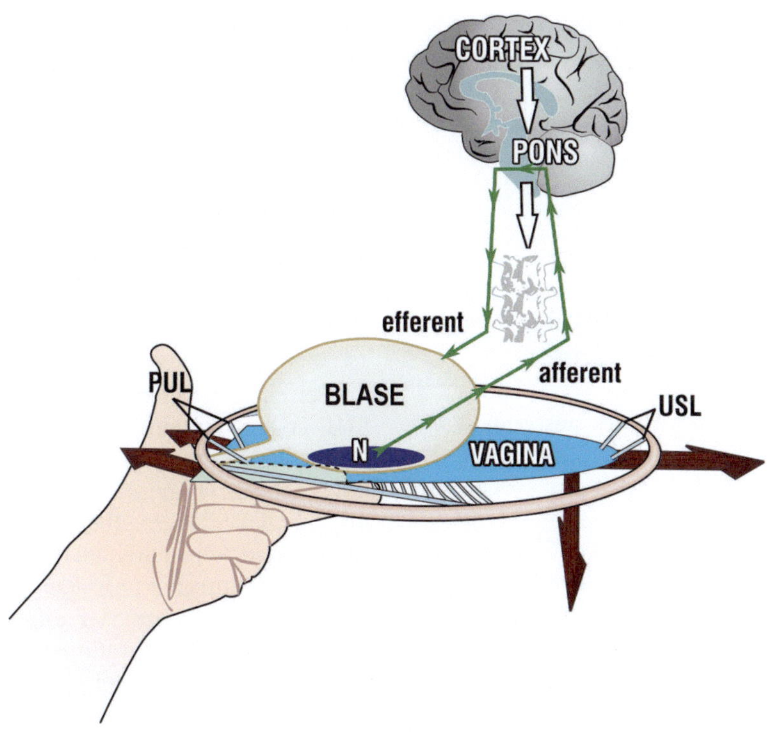

Abb. 8.17 Simulierte Operationstechnik. Der Druck der Urinsäule wird mechanisch abgestützt. Die Dehnungsrezeptoren (*N*) können nicht vorzeitig feuern. Afferente Signale zum Kortex bleiben aus. Das Harndranggefühl nimmt ab. *PUL* pubourethrales Ligament, *USL* uterosakrales Ligament

drang zumeist erheblich. Dies erklärt, warum Operationen, die den Blasenhals anheben, einen Neourge und eine Detrusorinstabilität (DI) auslösen können.

- Sanfter **Druck** mit einer Ringklemme **auf die Sulci** (5 in Abb. 8.16) kann ebenfalls den Harndrang abschwächen, starker Druck kann diesen hingegen verstärken.

Merke: Dieses Vorgehen zeigt, wie extrem empfindlich die Dehnungsrezeptoren am Blasenhals bei einigen Patientinnen sind.

Besonderheit in der mittleren Zone. Vor allem bei älteren Patientinnen (>70 Jahre) mit vorausgegangener Scheidenoperation und klassischen Symptomen eines TVS – Urinverlust direkt nach dem Aufstehen, sobald sie ihren Fuß auf den Boden setzen – kann es schwierig sein zu entscheiden, ob der unkontrollierte Urinverlust durch Narbenbildung oder durch ein loses PUL bedingt ist. Diese Abgrenzung ist aber unbedingt notwendig, da bei einem losen PUL bzw. einem TVS völlig unterschiedliche Operationen durchgeführt werden müssen.

Für eine TVS spricht folgender simulierter Operationsschritt: Geht im Liegen beim Husten kein oder nur wenig Urin ab, wird der Blasenboden vorsichtig mit einer Klemme gefasst und nach hinten gezogen. Eine Streckung der Scheide nach hinten, mit einem Spekulum oder einer Klemme, führt zu einem ähnlichen Effekt. Massiver Urinabgang bei erneutem Husten spricht für ein TVS, ein unveränderter Urinverlust für einen PUL-Defekt.

Eine nachfolgende Ultraschalluntersuchung zeigt bei einem TVS eine starre Blasenhalsregion, bei einem PUL-Defekt einen gut beweglichen Ausflusstrakt mit Trichterbildung oder Absinken des Blasenhalses (▶ Abb. 9.9).

8.5.3 Simulierte Operationstechnik: hintere (posteriore) Zone

Vorsichtiges **Strecken des posterioren Fornix** (6 in ◘ Abb. 8.16) nach hinten mit dem hinteren Blatt eines Spekulums oder einer geöffneten Ringklemme kann Urgesymptome abschwächen. Starkes Strecken kann die Symptome verstärken. Das zeigt erneut, wie empfindlich bei einigen Patientinnen die Dehnungsrezeptoren am Blasenboden reagieren.

8

Durch Streckung des hinteren Scheidengewölbes mit dem Finger oder einer Ringklemme lassen sich bei betroffenen Patientinnen Rückenschmerzen produzieren.

Der gleiche Simulationstest kann auch mit einem Gazetampon oder einem im Handel erhältlichen zylindrischen Plastiktampon (3×6 cm) namens „Pro Dry“ durchgeführt werden (◘ Abb. 8.18). Der Patientin wird empfohlen, den Tampon tagsüber und nachts mit östrogenhaltiger Creme für jeweils 8 h in den posterioren Fornix einzuführen. Um die Diagnose zu bestätigen, kann dieser Test über 3 Tage wiederholt werden.

Besonders bei Patientinnen mit Verdacht auf mittlere und hintere Defekte zeigen sich typischerweise Verbesserungen bei Symptomen wie Urge, Nykturie, Pollakisurie und Blasenentleerungsstörungen.

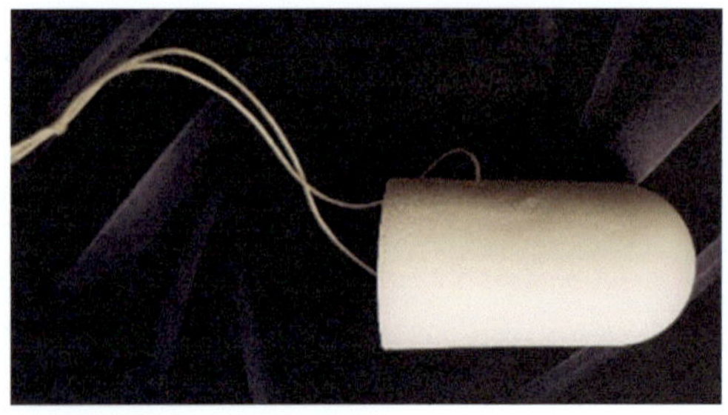

◘ **Abb. 8.18** Pro-Dry-Tampon

Bei einigen Patientinnen, bei denen die SUI erst nach einer Hysterektomie aufgetreten ist, kann der Urinverlust beim Husten erheblich vermindert werden, wenn das hintere Scheidengewölbe abgestützt wird (Petros und Ulmsten 1990a). Des Weiteren kann z. B. kontrolliert werden, ob der Grund für eine wegen einer SUI erfolglos durchgeführte Schlingenoperation darin liegt, dass der hintere Scheidenbereich erschlafft ist.

▪ Grenzen der simulierten Operationen

Nicht alle Patientinnen mit Urge in der Anamnese haben Harndrang, wenn sie bei voller Blase im Liegen untersucht werden. Diese Patientinnen sollten in einer mehr senkrechten Position untersucht werden. Bei unklarer Situation kann eine simulierte Operation an einem anderen Tag wiederholt werden.

Manchmal reduziert selbst die schrittweise Stabilisierung der Strukturen, die in ◘ Abb. 8.17 aufgeführt sind, den Harndrang nicht. In solchen Fällen sollten andere Ursachen für den Harndrang wie Infektionen, Blasenkrebs o. Ä. erneut überprüft werden.

Bei jüngeren Frauen mit Schmerzen bei der Tastuntersuchung sind entzündliche Erkrankungen, Endometriose usw. auszuschließen.

Spezielle Diagnostik

Inhaltsverzeichnis

K. Goeschen et al., *Der weibliche Beckenboden*, https://doi.org/10.1007/978-3-662-71469-0_9

Der spezielle Diagnoseweg wurde für Abteilungen entwickelt, die sich mit komplexer vaginaler Beckenbodenchirurgie befassen. Wenn eine operative Korrektur notwendig scheint, wird die Patientin an Spezialist*innen überwiesen, die eine weitergehende Diagnostik durchführen. Diese Diagnostik besteht aus 3 Pfeilern:

- Überprüfung der Basisdiagnostik und Erheben von zusätzlichen Daten und Befunden
- Diagnosezusammenfassung durch Analyse und Korrelation
- Absicherung der Diagnose durch simulierte Operationen

Die erhobenen Daten und Befunde werden in das zusammenfassende Diagnoseblatt übertragen (◘ Abb. 9.1) und die Diagnose dann mithilfe der simulierten Operationen abgesichert (▶ Abb. 8.16).

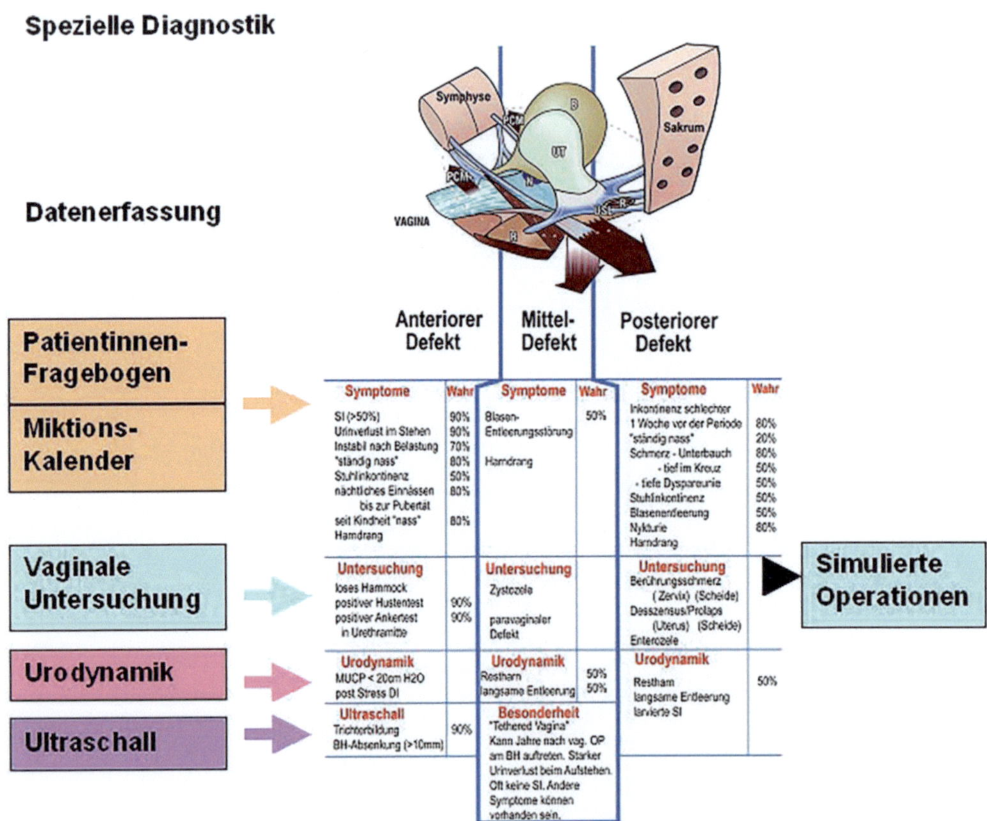

◘ **Abb. 9.1** Spezielle Diagnostik. Sie besteht aus 3 Stufen: *Datenerfassung*, *Diagnosezusammenfassung* und *Überprüfung durch simulierte Operationen*. Das zusammenführende Diagnostikblatt listet die Bedingungen auf, die für einen Schaden in jeder Zone spezifisch sind. Diese Bedingungen sind in 4 Gruppen gegliedert: *Symptome, Untersuchung, Ultraschall* und *Urodynamik*. Jede Bedingung in jeder Zone wird mit den gesammelten Daten abgeglichen und angekreuzt, wenn sie übereinstimmen. Die Zonen mit Schädigungen können dann durch Anzahl der Kreuze in der jeweiligen Zone identifiziert werden. Wenn eine Schadenszone erkannt ist, kann das durch simulierte Operationen überprüft werden. Dabei ist von Interesse, inwieweit eine Verankerung spezieller Strukturen zu einer prozentualen Veränderung von Symptomen oder Urinverlust führt. *B* Blase, *BH* Blasenhals, *DI* Detrusorinstabilität, *MUCP* maximaler Urethraverschlussdruck, *N* Dehnungsrezeptoren, *OP* Operation, *PCM* pubokokzygealer Muskel, *R* Rektum, *SUI* Stressinkontinenz, *TVS* Tethered-Vagina-Syndrom, *USL* uterosakrales Ligament, *UT* Uterus

9.1 Überprüfung der Basisdiagnostik und Erheben von zusätzlichen Daten und Befunden

Alle bisher erhobenen Befunde und diagnostischen Schritte,d. h.

- Patientinnenfragebogen,
- vaginale Untersuchung und
- simulierte Operationen,

werden nochmals der Reihe nach überprüft und folgende Zusatzuntersuchungen angeschlossen (■ Abb. 9.1):

- Miktionskalender, der von der Patientin ausgefüllt wird
- Vorlagentest, Hustenstresstest, Händewaschtest zum Überprüfen des Urinverlusts
- Vaginale oder transperineale Ultraschalluntersuchung, um einen Eindruck über die Beckenbodengeometrie zu erhalten
- Eventuell Urethrozystotonometrie (UCT), um eine Aussage über Urethra- und Blasenfunktion machen zu können

Dabei hat es sich bewährt, die Diagnostik auf 2 Tage zu verteilen. Das von den Autoren empfohlene Vorgehen ist in der folgenden Übersicht „Spezielle Diagnostik: praktisches Vorgehen“ zusammengefasst.

9.1.1 Der Fragebogen

Im Rahmen der speziellen Diagnostik wird zum Erfassen der Symptome derselbe Fragebogen verwendet wie bei der Basisdiagnostik (Anhang A1). Der Fragebogen muss also nicht neu von der Patientin ausgefüllt werden, sofern die Patientin ihn mitgebracht hat.

Im Unterschied zur Basisdiagnostik überträgt der/die Spezialist*in die Antworten aus dem Fragebogen in eine Grafik, die alle speziellen diagnostischen Schritte zusammenfasst (■ Abb. 9.1). In diesem Diagnoseblatt sind die vordere, mittlere und hintere Zone senkrecht und die Symptome, vaginale Untersuchungsbefunde, Urodynamik und Ultraschall horizontal dargestellt.

Der/die Spezialist*in kreuzt in der Diagnosegrafik die jeweils vorhandenen Symptome inden 3 Zonen an. Kommt ein Symptom in 2 Zonen vor (z. B. Blasenentleerungsstörung in der mittleren und hinteren Zone), wird es in beiden Zonen markiert.

Wenn alle Symptome vollständig erfasst sind, erhält man einen verlässlichen Überblick über die Zonen, die für die vorhandenen Beschwerden verantwortlich sein können. Dies erleichtert die Suche nach anatomischen Veränderungen bei der nachfolgenden vaginalen Untersuchung (▶ Abb. 8.3). Die Datenerhebung mithilfe des Fragebogens fördert außerdem die Objektivität des Untersuchers und bietet die Möglichkeit, eine Verbesserung bzw. Verschlechterung nach der Behandlung zu erkennen.

Spezielle Diagnose: praktisches Vorgehen

- Das spezielle Diagnoseverfahren wird am besten auf 2 Untersuchungstage verteilt.
- Es wird empfohlen, dieses Diagnoseverfahren auch bei Patientinnen anzuwenden, bei denen große anatomische Veränderungen wie ein Prolaps im Vordergrund stehen. So können begleitende Störungen besser erkannt werden.
- Vor der 1. Untersuchung wird der Patientin der Fragebogen zugeschickt, den sie zu Hause in Ruhe ausfüllen kann.
- Die Patientin soll mit einer ausreichend gefüllten Blase in die Praxis kommen.

Hinweis: Die Bedeutung des 50-%-Filters: Da die Kontrolle eine nicht lineare Wechselwirkung von „mechanischen" und „neurologischen" Prozessen darstellt, variieren die Symptome (Non-Linearität). Daher wird bei der Übertragung der Antworten in das Diagnoseübersichtsformular (◘ Abb. 9.2) die Antwort „manchmal" als positives Indiz gewertet. Eine Ausnahme stellt die Stressinkontinenz (SUI) dar. Für eine positive Antwort ist ein Kreuz erforderlich, da eine nachgewiesene Korrelation zwischen dem 50-%-Filter und den Ergebnissen des Pad-Tests besteht. Für andere Symptome wurde die Bedeutung des 50-%-Filters noch nicht statistisch getestet.

Untersuchungstermin

Anamnese:

- Der Arzt/dieÄrztin befragt die Patientin und überträgt die Daten in das Diagnoseübersichtsformular. Die gewonnenen Informationen zeigen ihm/ihr, worauf er/sie bei der Untersuchung besonders achten sollte (◘ Abb. 9.2).
  Gynäkologische Untersuchung:
- Das klinische Untersuchungsformular (▶ Abb. 8.3) wird verwendet, um anatomische Veränderungen in 3 Bereichen zu überprüfen. Diese Befunde werden im Untersuchungsformular festgehalten.
- Patientinnen mit SUI werden während der Untersuchung zum Husten aufgefordert. Danach werden das pubourethrale Ligament (PUL), das externes urethrale Ligament (EUL) sowie die Stärke des Hammock durch eine mitturethrale Stabilisierung oder den „Klemmentest" überprüft, da es keine andere zuverlässige Methode gibt, Defekte in diesen Strukturen festzustellen (s. Video 1). Falls weiterhin Urinverlust auftritt, wird zusätzlich der Hammock-Test durchgeführt, um eine vollständige Kontinenz zu simulieren.
- Bei Urge mit oder ohne Inkontinenz werden simulierte Operationen verwendet, um zu überprüfen, welche Maßnahmen zu einer Verringerung des Harndrangs führen.
- Bei Rückenschmerzen werden für diesen Zweck entwickelte simulierte Operationen eingesetzt.
- Mithilfe der transperinealen oder vaginalen Sonografie wird überprüft, ob bei Druck ein Trichter, ein deutlicher Abstieg des Blasenhalses, eine rotatorische Senkung oder ein starrer Blasenhals besteht.

Alle diese Befunde werden im Diagnoseübersichtsformular festgehalten (◘ Abb. 9.2). Die Patientin wird gebeten, zu Hause ein Miktionstagebuch zu führen und bei Inkontinenz einen24-h-Pad-Test durchzuführen. Für die 2. Untersuchung sollte die Patientin erneut mit ausreichend gefüllter Blase erscheinen.

Durch Scannen des folgenden QR-Codes gelangen Sie zu Video 1.

◘ **Abb. 9.2** Bei der speziellen Diagnostik wird eine Grafik verwendet, die alle speziellen diagnostischen Schritte zusammenfasst. Dieses Blatt wurde dafür entworfen, dass der Arzt es kopieren und für jede Patientin zur Aufzeichnung benutzen kann. Jeder Befund wird überprüft und dort eingetragen, wo er zutrifft. Je mehr Kreuze sich in einer Zone befinden, desto größer ist die Wahrscheinlichkeit, dass diese Zone geschädigt ist. Die *Prozentzahlen*, die hinter einigen Symptomen aufgelistet sind, geben zusätzlich an, wie groß die Wahrscheinlichkeit ist, dass dieses Symptom durch einen Schaden in dieser Zone bedingt ist. Weitere relevante Daten (Prolapsgrad, Urgeinkontinenzepisoden/Tag usw.) können ebenfalls in das zusammenführende Diagnostikblatt eintragen werden. *B* Blase, *BH* Blasenhals, *DI* Detrusorinstabilität, *MUCP* maximaler Urethraverschlussdruck, *N* Dehnungsrezeptoren, *PCM* pubokokzygealer Muskel, *R* Rektum, *SUI* Stressinkontinenz, *TVS* Tethered-Vagina-Syndrom, *USL* uterosakrales Ligament, *UT* Uterus

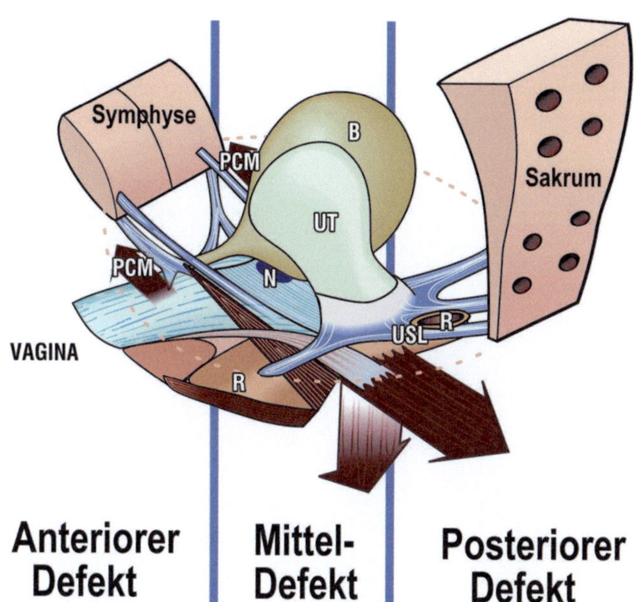

Anteriorer Defekt

Symptome	Wahr
SI (>50%)	90%
Urinverlust im Stehen	90%
Instabil nach Belastung	70%
"ständig nass"	80%
Stuhlinkontinenz	50%
nächtliches Einnässen bis zur Pubertät	80%
seit Kindheit "nass"	80%
Harndrang	
Untersuchung	
loses Hammock	
positiver Hustentest	90%
positiver Ankertest in Urethramitte	90%
Urodynamik	
MUCP < 20cm H2O	
post Stress DI	
Ultraschall	
Trichterbildung	90%
BH-Absenkung (>10mm)	

Mittel-Defekt

Symptome	Wahr
Blasen-Entleerungsstörung	50%
Harndrang	
Untersuchung	
Zystozele	
paravaginaler Defekt	
Urodynamik	
Restharn	50%
langsame Entleerung	50%
Besonderheit	
"Tethered Vagina" Kann Jahre nach vag. OP am BH auftreten. Starker Urinverlust beim Aufstehen. Oft keine SI. Andere Symptome können vorhanden sein.	

Posteriorer Defekt

Symptome	Wahr
Inkontinenz schlechter 1 Woche vor der Periode	80%
"ständig nass"	20%
Schmerz - Unterbauch	80%
- tief im Kreuz	50%
- tiefe Dyspareunie	50%
Stuhlinkontinenz	50%
Blasenentleerung	50%
Nykturie	80%
Harndrang	
Untersuchung	
Berührungsschmerz (Zervix) (Scheide)	
Desszensus/Prolaps (Uterus) (Scheide)	
Enterozele	
Urodynamik	
Restharn	50%
langsame Entleerung	
larvierte SI	

Untersuchungstermin

- Der/die Arzthelfer*in wiegt die im 24-h-Test verwendeten Vorlagen.
- Anschließend führt er/sie den Hustenstresstest und den Händewaschtest durch.
- Falls erforderlich wird eine urodynamische Untersuchung durchgeführt.

9

■ **Überprüfung der Daten, Diagnose und Therapieentscheidung**

Der Arzt bzw. die Ärztin überprüft die Daten der Patientin und füllt das Diagnoseübersichtsformular (■ Abb. 9.2) aus, das ihm/ihr hilft, die geschädigte Region zu finden. Ist der Befund unklar, sollten simulierte Operationen oder eine Ultraschalluntersuchung wiederholt werden.

Abhängig vom Leidensdruck und dem Ausmaß der anatomischen Veränderungen sollte der Patientin Beckenbodengymnastik oder eine Operation empfohlen werden.

9.1.2 Vaginale Untersuchung

Die vaginale Untersuchung entspricht der grundlegenden Untersuchung (► Abschn. 8.4).

9.1.3 24-h-Miktionskalender

Die im 24-h-Miktionskalender gesammelten Informationen machen die Anamnese verständlicher. Da die Symptome von Tag zu Tag variieren können, bietet ein über einen längeren Zeitraum geführter Miktionskalender ein klareres Bild der Symptomatik. Besonders interessant sind folgende Parameter:

- Miktionsfrequenz tags und nachts
- Episoden von Harndrang und unwillkürlichem Urinverlust
- Zahl der Vorlagen
- Miktionsvolumen und Trinkmenge
- Restharn

Zum Beispiel kann eine übermäßige Flüssigkeitsaufnahme als Ursache für Pollakisurie erkannt werden. Die Ergebnisse werden derzeit noch nicht im Diagnosealgorithmus berücksichtigt.

Hinweis: Bei allen objektiven Tests kann der Verlust von Tag zu Tag erheblich variieren. Der Grund dafür ist, dass die Kontrollmechanismen des Körpers komplex und nicht linear sind. Um die Zuverlässigkeit zu erhöhen, sollte erfragt werden, ob der Testtag ein „guter", „durchschnittlicher" oder „schlechter" Tag war.

9.1.4 Vorlagentest

Ein Vorlagentest ist eine einfache und effektive Maßnahme, mit der sich die Schwere der Inkontinenz oder das Ergebnis nach einer Behandlung abschätzen lässt. So kann z. B. ein kurzer Hustenstresstest (10-mal Husten bei gefüllter Blase, s. unten) die Wahrscheinlichkeit für einen Defekt in der vorderen Zone dadurch erhöhen, dass sich nach dem Test Flüssigkeit in der Vorlage befindet.

Der 24-h-Vorlagentest sollte dann durchgeführt werden, wenn der Hustenstresstest negativ und/oder eine Urgesymptomatik vorhanden ist. Er wird benutzt, um den Schweregrad des Inkontinenzproblems abzuschätzen. Parallel sollte ein 24-h-Miktionskalender ausgefüllt werden.

Der Pad-Test ist ein einfaches und effektives Mittel, um die Schwere der Inkontinenz oder den Behandlungserfolg zu bewerten. Zum Beispiel kann ein kurzer Hustenstresstest (10-maliges Husten mit gefüllter Blase, s. unten) darauf hinweisen, dass Flüssigkeit im Pad vorhanden ist, was die Wahrscheinlichkeit des Vorliegens eines anterioren Defekts erhöht.

Der 24-h-Pad-Test sollte durchgeführt werden, wenn der Hustenstresstest negativ ist und/oder Drangsymptome vorhanden sind. Er wird verwendet, um den Schweregrad der Inkontinenz zu beurteilen. Die Pads werden mit einer digitalen Waage, die bis zu 1000 g misst, gewogen. Die Patientin wird gebeten, ein Paket Hygienevorlagen zu kaufen und eine trockene Binde abzuwiegen. Die nassen Pads werden in einem verschlossenen Plastikbeutel gesammelt. Am Ende der 24 h werden die nassen Pads zusammen gewogen und das Gewicht der entsprechenden Anzahl trockener Pads abgezogen, um das Uringewicht zu ermitteln.

Sofern die SUI nicht extrem ausgeprägt ist, deutet ein großer Verlust über 24 h oft auf Instabilität als Hauptproblem hin. Parallel dazu sollte ein 24-Stunden-Miktionskalender geführt werden.

9.1.5 Hustenstresstest

Beim Hustenstresstest wird eine Patientin mit ausreichend gefüllter Blase aufgefordert, im Stehen 10-mal zu husten. Vor und nach dem Husten wird die Vorlage gewogen und ein evtl. auftretender Urinverlust verifiziert.

9.1.6 Händewaschtest

Vor und nach dem Händewaschen wird die Vorlage gewogen, um einen evtl. beim Händewaschen auftretenden Urinverlust objektivieren zu können.

9.1.7 Ultraschall

Mit eines Ultraschallgerät lassen sich nahezu alle Strukturen darstellen, die auch mit teuren Untersuchungsverfahren wie Computertomografie (CT) oder Kernspinbzw. Magnetresonanztomografie (MRT) überprüft werden können. Eine Ultraschalluntersuchung ist nicht nur erheblich preiswerter und für den Körper weniger belastend als ein CT, sondern ermöglicht zusätzlich eine dynamische Betrachtung der Beckenorgane: Urethra, Blase, Scheide, Anus und Rektum in Ruhe, bei Belastung und bei simulierten Operationen. Dadurch kann der/die Untersucher*in mit der Zeit sein/ ihr Verständnis dafür erweitern, welche Rolle normal straffe oder erschlaffte Ligamente für die Beckenbodenfunktion spielen. Es können weiterhin die Beckenbodenmuskeln und ihre Bewegungen kontrolliert werden. Die Ultraschalluntersuchung bietet außerdem die Möglichkeit, Risikofaktoren wie eine kurze oder lange Harnröhre, Urethra- oder Blasendivertikel, Blasentumoren und evtl. Fisteln präoperativ zu erkennen. Des Weiteren lässt sich die Lage von implantierten Bändern und Netzen überprüfen.

▪ Praktisches Vorgehen

Bei der perinealen Ultraschalluntersuchung wird mit einem konvexen 3,5-MHz-Abdominalkopf ein sagittaler Schnitt erstellt. Der Schallkopf wird dabei sanft auf das Perineum aufgelegt und in Richtung der Vagina gedreht.

Beim Vaginalscan wird die Vaginalsonde mit einem 5-MHz-Schallkopf längs, quer oder schräg an die Stelle der Vagina gebracht, die es zu betrachten gilt.

Der Schallkopf wird in einem Winkel von 5 bis 10° aufgesetzt, bis Urethra und Blase zu erkennen sind (◘ Abb. 9.3). Der

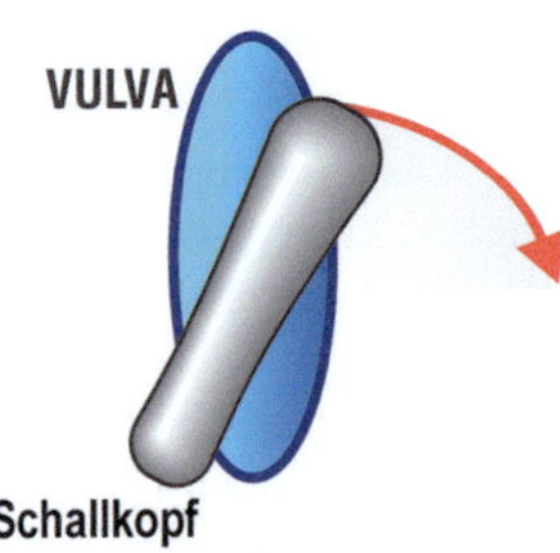

Abb. 9.3 Benutzung eines Schallkopfs perineal oder transvaginal

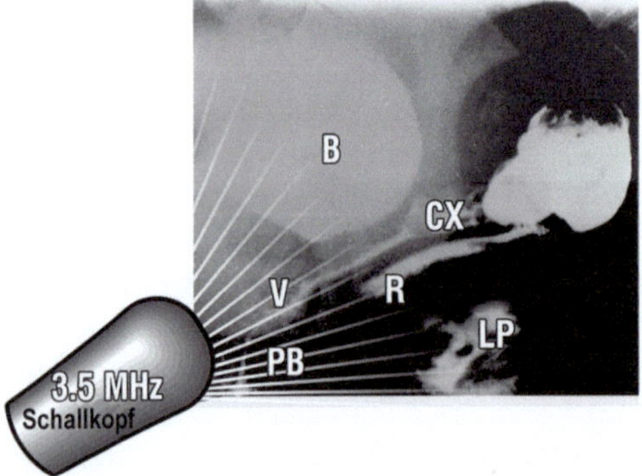

Abb. 9.4 Ultraschallbild in Ruhe. Bei Drehung des Schallkopfs kommen die Vagina (*V*), die Zervix (*CX*), das Rektum (*R*), der Perinealkörper (*PB*) und die Levatorplatte (*LP*) zur Darstellung. *B* Blase

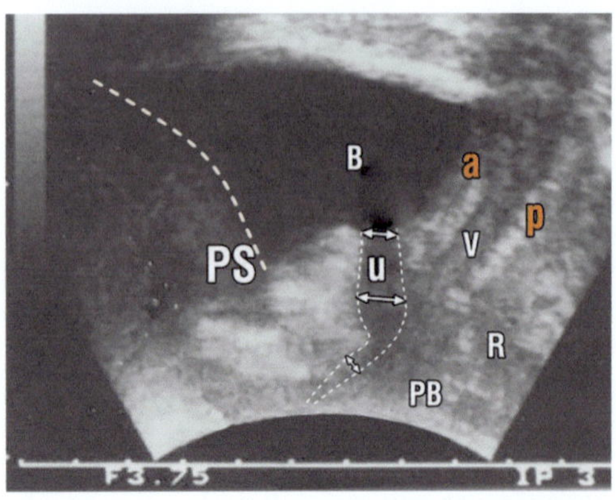

Abb. 9.5 Ultraschallbild in Ruhe. Sagittaler Schnitt in halbliegender Position. Die *Pfeile am Blasenhals, in der mittleren und distalen Urethra* zeigen die Stellen an, an denen die Veränderungen der Weite in Ruhe und bei Belastung gemessen werden. *a* Scheidenvorderwand, p Scheidenhinterwand; *B* Blase, *PB* Perinealkörper *PS* Symphyse, *R* Rektum, *U* Urethra, *V* Vagina

9

Schallkopf wird dann langsam weitergedreht, wobei die Urethra und die Blase im Bild bleiben müssen, bis die Levatorplatte (LP), das Rektum und die hinteren Muskeln erscheinen. Durch Abwinkeln des Schallkopfes lassen sich die Muskelbewegungen erkennen. Abb. 9.4 und 9.5 zeigen die anatomischen Beziehungen der Organe in Ruhe zueinander.

Wenn die Möglichkeit besteht, 2 Bilder nebeneinander abzuspeichern, lassen sich Ruhe- und Belastungssituation besser vergleichen (Abb. 9.6). Die Blase und die Urethra werden zunächst in dem ersten Fenster (Abb. 9.6a) in Ruheposition dargestellt. Nach Wechsel in das andere Fenster (Abb. 9.6b) wird während der Belastungssituation der Schallkopf leicht gedreht, um gleichzeitig die Urethra und den deszendierenden Blasenboden im Bild zu behalten. Die 3 Richtungen, in die die Beckenbodenmuskeln beim Husten und beim Pressen ziehen, sind einfach zu erkennen.

Ultraschallbeurteilung der anterioren Zone

Mithilfe der Ultraschalluntersuchung kann im vorderen Bereich überprüft werden, ob der Blasenhals beim Pressen

- geschlossen bleibt,
- sich öffnet oder erheblich absinkt (> 10 mm),
- normal beweglich oder unbeweglich ist.

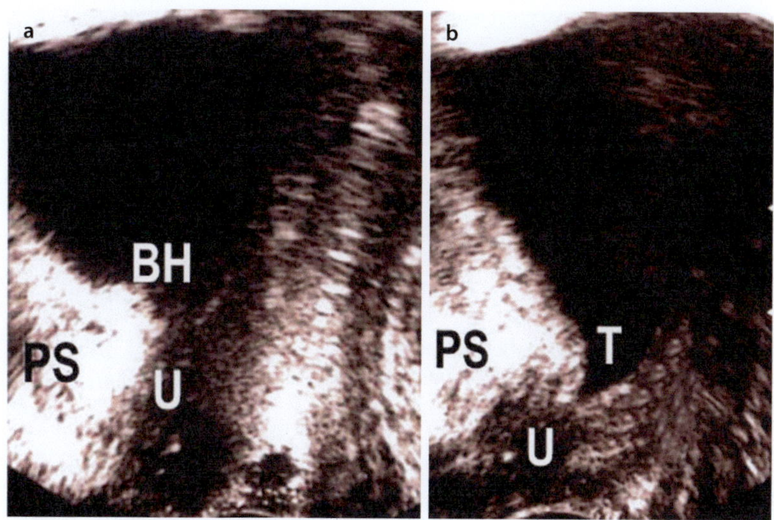

Abb. 9.6 **a** Blase und Urethra befinden sich in Ruhe in normaler Position. **b** Beim Pressen sinkt der Blasenhals nach hinten unten erheblich ab, wobei sich der Ausflusstrakt öffnet. *BH* Blasenhals, *PS* Symphysi spubica, *T* Trichterbildung, *U* Urethra

Veränderungen der Urethraweite bei Belastung oder ein Öffnen des Ausflusstrakts sprechen für ein defektes PUL und bestätigen die Diagnose einer SUI. Auch ein erhebliches Tiefertreten des Blasenhalses >10 mm (Abb. 9.7a, b) weist auf einen pubourethralen Defekt hin.

Für ein defektes PUL spricht ebenfalls, wenn eine einseitige Verankerung der Urethramitte mit einer Klemme die Anatomie und die Kontinenz normalisiert (Abb. 9.8a, b; Petros und Konsky 1999).

Wenn eine einseitige Stabilisierung der Urethramitte mit einer Klemme die Anatomie und Kontinenz normalisiert, spricht man von einem defekten PUL (Abb. 9.8b; Petros und von Konsky 1999).

Nach vorangegangenen Operationen am Blasenhals kann es sein, dass sich der Blasenhals beim Pressen kaum bewegt, obwohl die Patientin beim Husten oder Pressen erhebliche Urinmengen verliert. Ein immobiler, starrer Blasenhals spricht für ein Tethered-Vagina-Syndrom (TVS; Abb. 9.9).

Nach Inkontinenz- und Deszensusoperationen ermöglicht die Ultraschalluntersuchung eine Überprüfung der Anatomie und Funktion. Synthetische Netze oder Bänder (Meshs) sind zumeist gut sichtbar.

Die Untersuchung erfolgt bei gefüllter Blase in Ruhe und beim Pressen oder Husten. Idealerweise sollte sich ein suburethrales Band an der Grenze vom distalen zum mittleren Urethradrittel befinden und einen Abstand von 3–5 mm von der Urethrawand aufweisen (Abb. 9.10a).

Bei Belastung wird die Harnröhre von hinten von dem Band gestützt und durch den Bauchdruck nach unten gedrückt, wodurch sich das Band dann im mittleren Urethradrittel befindet. Hier in der High-Pressure-Zone (Abb. 9.10b) kann es seine volle Wirkung entfalten.

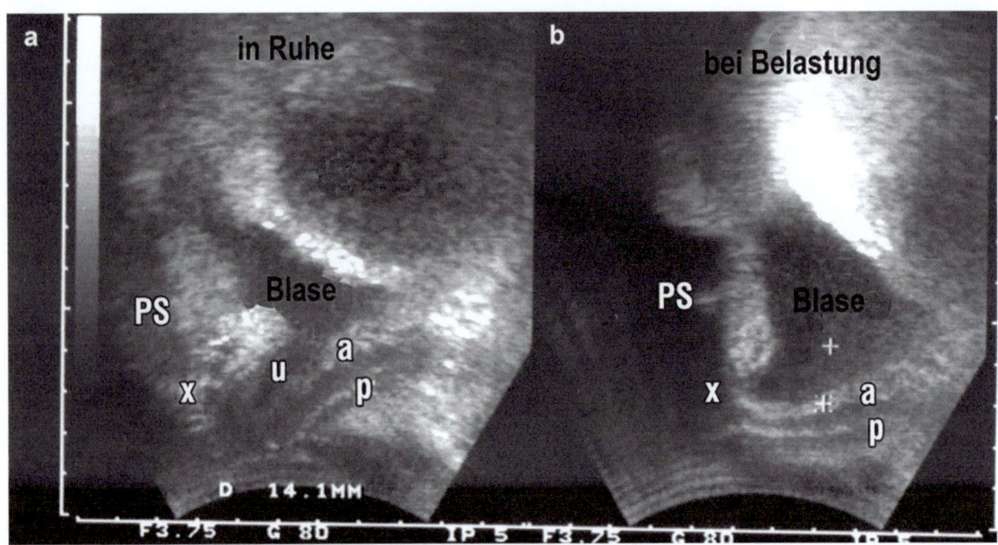

Abb. 9.7 **a**, **b** Patientin mit Stressinkontinenz (SUI). **a** In Ruhe, **b** unter Belastung. Scheidenvorder- und -hinterwand werden bei Belastung nach hinten unten gezogen, wodurch der Blasenhals sich öffnet. Man sieht die Veränderungen des Blasenhalses und die Hypermobilität der Harnröhre bei Ruhe und Belastung. *a* vordere Scheidenwand, *p* hintere Scheidenwand, *U* Urethra, *x* untere Begrenzung des Symphysenknochens (*PS*). (Mit freundlicher Genehmigung von Prof. Santoro)

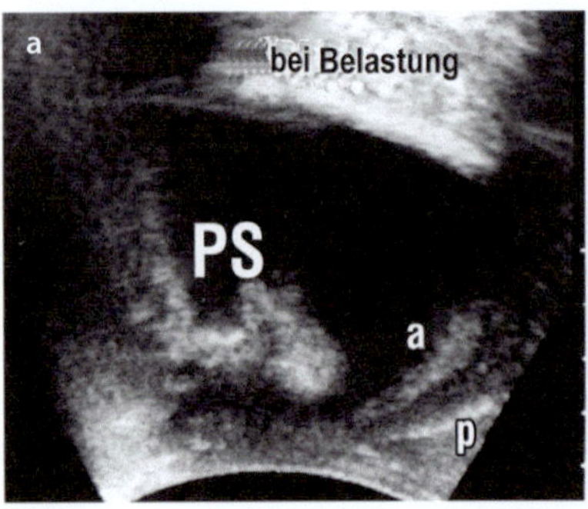

Abb. 9.8 **a**, **b** Perinealer Ultraschall bei einer stressinkontinenten Patientin. **a** Trichterbildung bei Belastung. **b** Wiederherstellung der Anatomie und Kontinenz durch eine einseitige, in der Urethramitte platzierte Klemme (*Pfeil*). Dieses Vorgehen ermöglicht den Urethraverschluss. *a* Scheidenvorderwand, *p* Scheidenhinterwand, *PS* Symphysis pubica

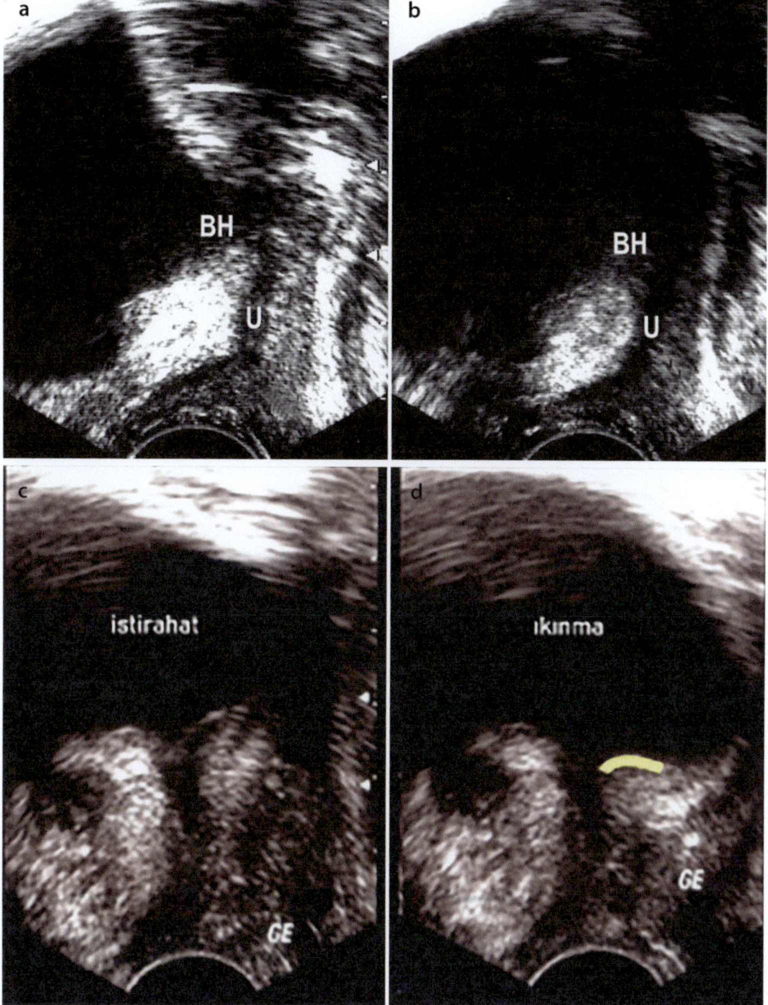

Abb. 9.9 **a–d** Beispiele für voroperierte Patientinnen. **a**, **b** Patientin mit 8 Voroperationen am Blasenhals: **a** Der Blasenhals ist in Ruhe stark nach oben hinten gezogen, wodurch die Blasenhinterwand eingefallen ist. **b** Beim Pressen bleibt der Blasenhals in seiner Position, wobei sich nur die Blasenhinterwand nach hinten in ihre normale Position bewegt. **c**, **d** Patientin mit 3 vorangegangenen Blasenhalsoperationen: **c** in Ruhe, **d** keine Veränderung im Bereich des Blasenhalses bei Husten oder Belastung. *BH* Blasenhals, *U* Urethra

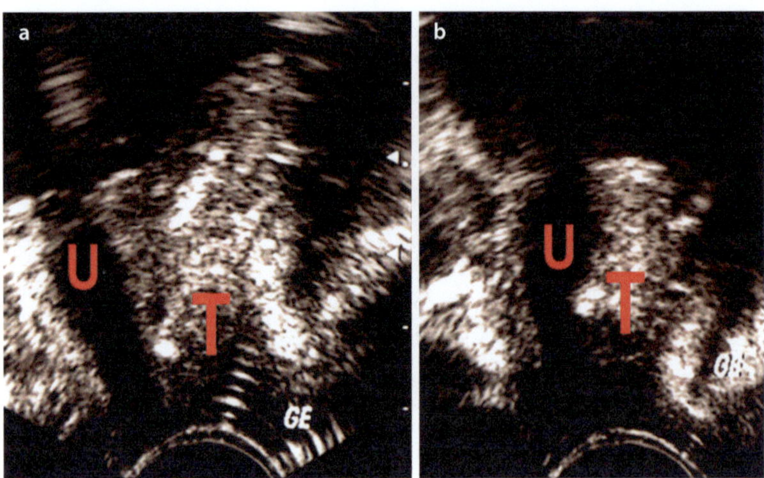

Abb. 9.10 **a** Blase in Ruhe: nahezu gestrecktes TVT („tension-free vaginal tape") an der Grenze vom äußeren zum mittleren Urethradrittel. **b** Blase beim Pressen: Nimmt das TVT mehr eine Hufeisenform an, verschiebt es sich zum mittleren Urethradrittel und unterstützt in der High-Pressure-Zone die Urethrahinterwand. *T* TVT, *U* Urethra

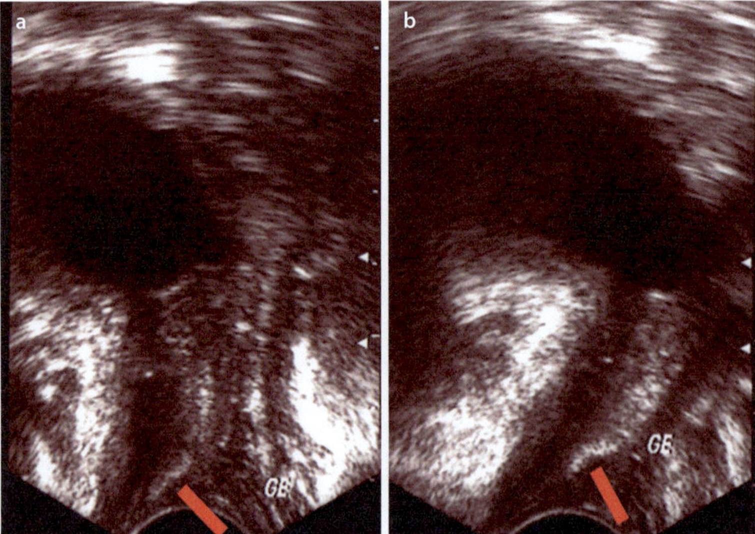

Abb. 9.11 **a, b** Patientin mit persistierender Stressinkontinenz(SUI) nach Legen eines TVT („tension-free vaginal tape"). **a** In Ruhe liegt das TVT (*roter Strich*) gestreckt im äußeren Urethradrittel. **b** Bei Belastung rutscht das TVT nicht bis in den mittleren Urethrabereich

Wenn das Band beim Pressen nicht in den mittleren Urethrabereich gelangt, kann das der Grund für eine fortbestehende SUI sein (Abb. 9.11).

Weiterhin können die Lage und die Funktion des TVT im Querschnitt überprüft werden. In Ruhe weist das Urethralumen eine längsovale Form auf (Abb. 9.12a). Bei Belastung wird die Harnröhre von hinten verankert und verändert dadurch ihren Querschnitt von längs- auf queroval (Abb. 9.12b). Wenn diese Formverände-

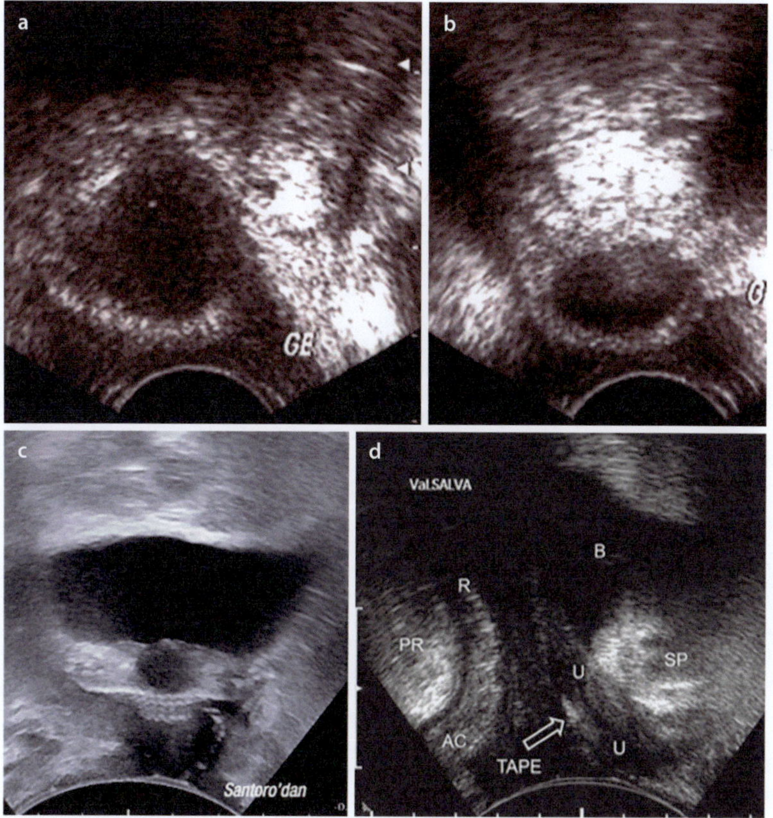

Abb. 9.12 **a–d** Suburethrale Schlinge im Querschnitt. **a** In Ruhe weist das Urethralumen eine längsovale Form auf. **b** Bei Belastung wird die Urethra von hinten durch das TVT („tension-free vaginal tape") gestützt und verändert ihre Form von längs- in queroval. **c** TOT (transobturator tape) in normaler Position, Axialschnitt. (Mit freundlicher Genehmigung von Prof. Santoro). **d** Mitturethrales TOT in normaler Position, Mittsagittalschnitt. AC Analkanal, B Blase, PR M. puborektalis, R Rektum, U Urethra, SP Symphyse

rung nicht auftritt, spricht das dafür, dass das TVT zu weit von der Wand entfernt oder zu lose ist und damit keine ausreichende Verankerungsfunktion hat.

Bei Restharnbildung und De-novo-Urgesymptomatik kann überprüft werden, ob das TVT nicht zu nah am Blasenhals sitzt.

Ultraschallbeurteilung der mittleren Zone

In der mittleren Zone kann mithilfe der Ultraschalluntersuchung überprüft werden, ob

- Veränderungen der Anatomie in Ruhe oder bei Belastung vorliegen und
- ein implantiertes Netz ausgebreitet ist und sich in richtiger Position befindet.

Eine Zystozele ist einfach als Ausstülpung nach unten direkt hinter dem Blasenhals zu erkennen, die sich beim Pressen verstärkt (Abb. 9.13 und 9.14). Dadurch wird der Blasenhals komprimiert, was sich klinisch als larvierte SUI äußert. Die Form der Ausstülpung kann unterschiedlich sein.

Ein paravaginaler Defekt ist von perineal oder transvaginal schwierig darzustellen.

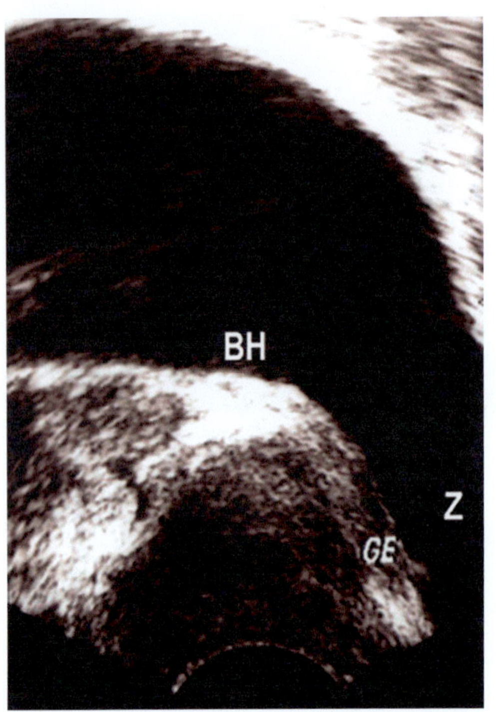

Abb. 9.13 Massive Zystozele im Sagittalschnitt: Bereits in Ruhe befindet sich der hintere Blasenbereich im Scheidenprolaps. *BH* Blasenhals, *Z* Zystozele

Um ihn zu diagnostizieren, muss der Schallkopf mehr lateral auf den Sulcus gerichtet sein. Unproblematisch lässt sich ein Lateraldefekt hingegen von abdominal erkennen (Abb. 9.15).

Eine sonografische Darstellung einer Blasen-Scheiden-Fistel ist eher die Ausnahme, kann aber bei starkem Urinverlust infolge einer großen Fistel ebenfalls gelingen (Abb. 9.16).

Nach Korrektur einer Zystozele mit einem Netz kann das implantierte Netz meist eindeutig im Sagittal- und Transversalschnitt identifiziert werden (Abb. 9.17 und 9.18). Dabei lässt sich erkennen, ob das Netz flach ausgebreitet ist und auf beiden Seiten in gleicher Höhe befestigt wurde.

Ultraschallbeurteilung der posterioren Zone

In der hinteren Zone kann ebenfalls sonografisch überprüft werden, ob

- Veränderungen der Anatomie in Ruhe oder bei Belastung vorliegen und

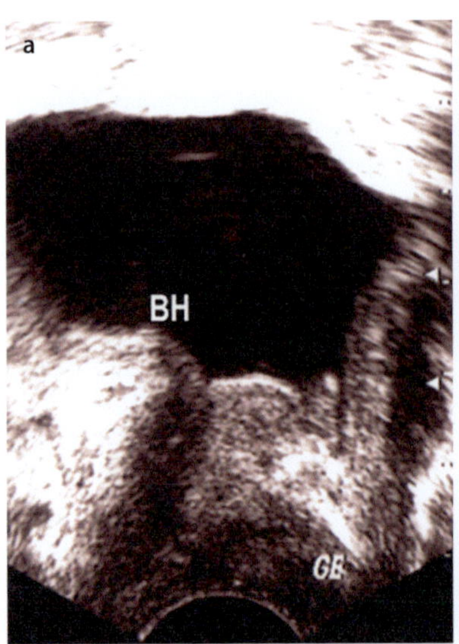

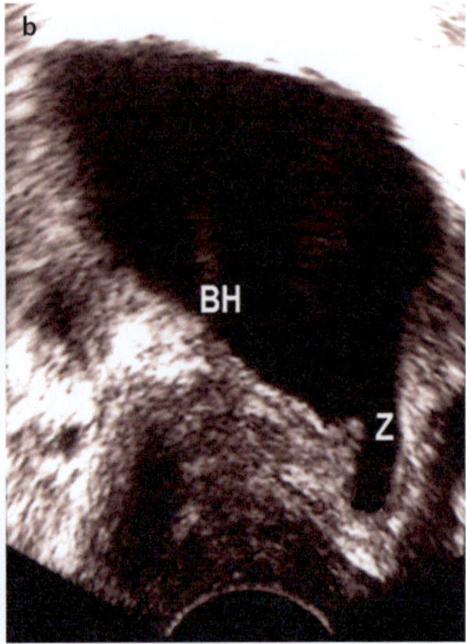

Abb. 9.14 **a**, **b** Sagittalschnitt bei Patientin mit Zystozele. **a** In Ruhe: normale Anatomie. **b** Beim Pressen wird die Zystozele (*Z*) erkennbar. Dadurch wird der Blasenhals (*BH*) komprimiert und ein Urinabgang beim Pressen verhindert (larvierte Stressinkontinenz, SUI)

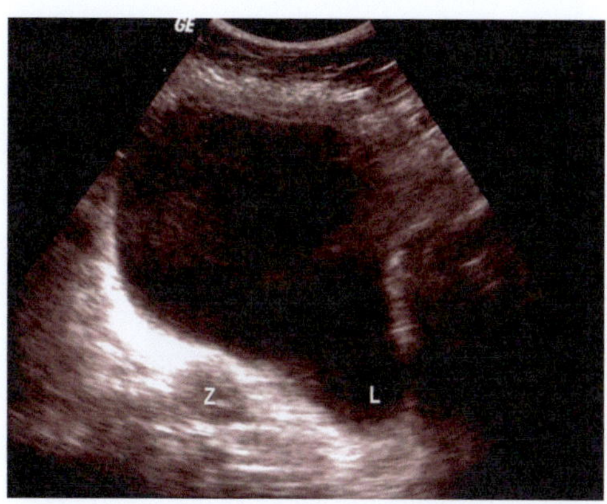

Abb. 9.15 Lateraldefekt (*L*= links) im abdominalen Ultraschall. Querschnitt. *Z* Zervix

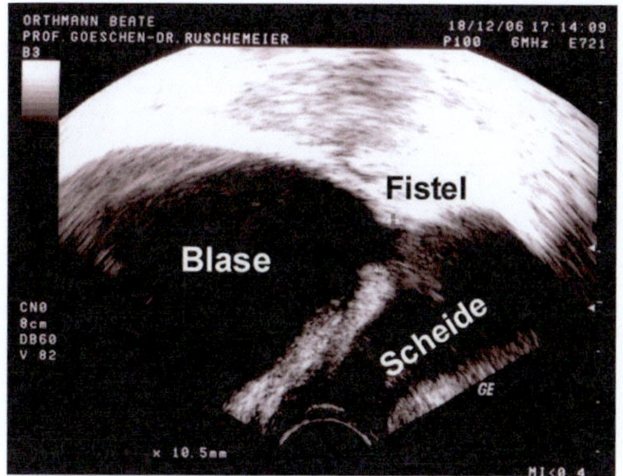

Abb. 9.16 Massive Inkontinenz bei Blasen-Scheiden-Fistel nach Hysterektomie. Blase und Scheide sind mit Flüssigkeit gefüllt

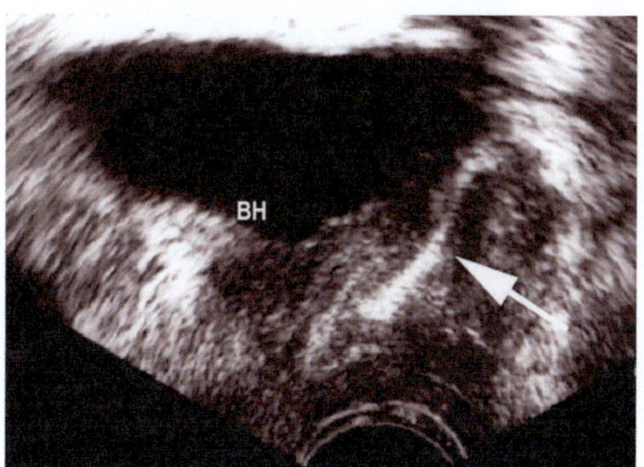

Abb. 9.17 Patientin aus Abb. 9.4 nach Korrektur mit einem Netz (*Pfeil*). Sagittalschnitt. *BH* Blasenhals

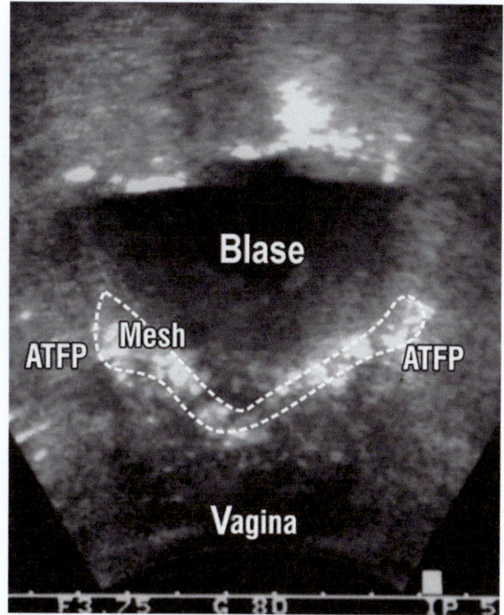

Abb. 9.18 Darstellung eines implantierten Netzes im Querschnitt. *ATFP* Arcus tendineus fasciae pelvis

- ein implantiertes Band oder Netz ausgebreitet ist und sich in richtiger Position befindet.

Um Anus und Rektum darzustellen (Abb. 9.19), muss der Schallkopf mehr nach hinten gerichtet werden. Hinter dem Rektum kann manchmal der LMA als vertikale Aufhellung gesehen werden, der die LP mit dem externen Analsphinkter verbindet. Eine hinter dem longitudinalen Analmuskel (LMA) gelegene horizontale Aufhellung entspricht der LP.

Bei der gesunden Patientin bewegt sich die LP beim Husten und Pressen nach hinten oben, wobei die vordere Begrenzung einen Winkel nach unten beschreibt. Bei einem defekten Perinealkörper (PB) kann man oft nach einem Zug nach oben ein kurzes Zucken nach unten erkennen. Ein Abstützen des PB mit dem Finger normalisiert die nach unten gerichtete Winkelbildung im vorderen LP-Bereich. Mithilfe dieser Untersuchung lässt sich überzeugend darstellen, dass der PB dazu beiträgt, den externen

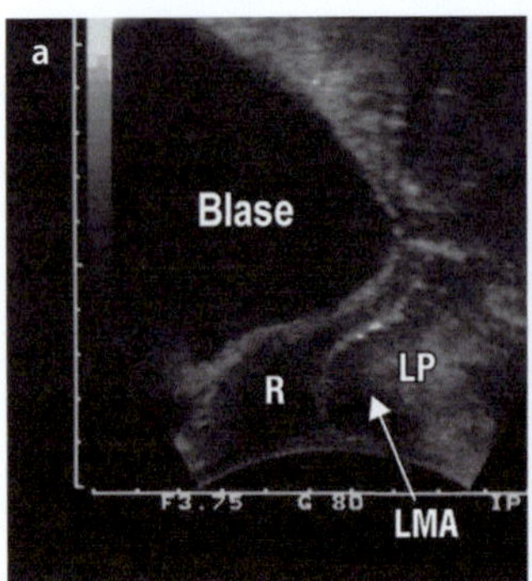

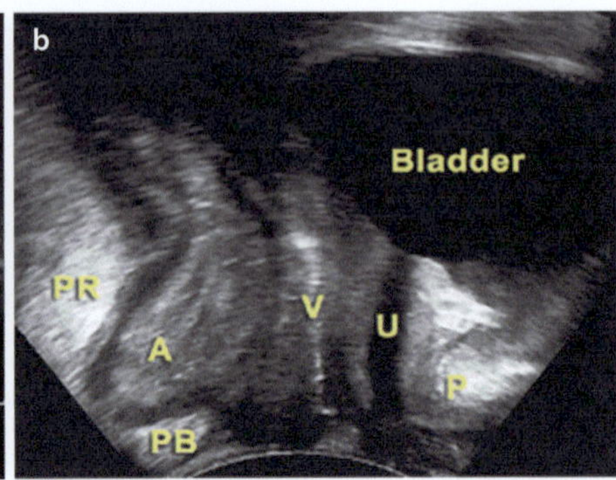

Abb. 9.19 a) Sagittaler Schnitt durch das Becken nach Korrektur durch eine posteriore intravaginale Schlingenplastik. Der Pfeil zeigt auf das Band. b) Normale Anatomie aus kontralateraler Sicht. PR M. puborektalis, A Anus, PB Perinealkörper,V Vagina, U Ureter, P Symphyse

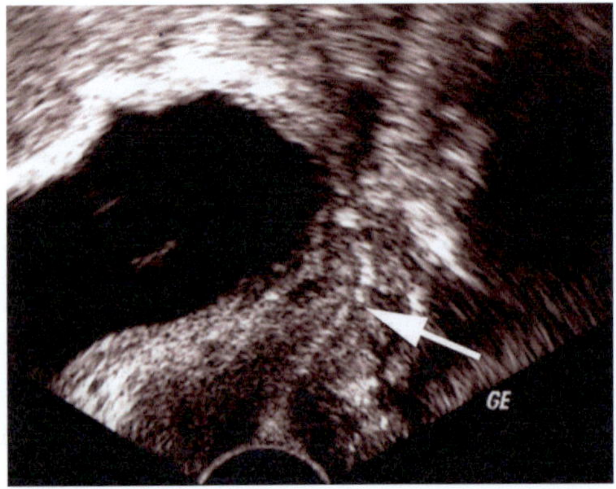

Abb. 9.20 Sagittaler Schnitt durch das Becken nach Korrektur durch eine posteriore intravaginale Schlingenplastik (IVS). Der *Pfeil* zeigt auf das Band

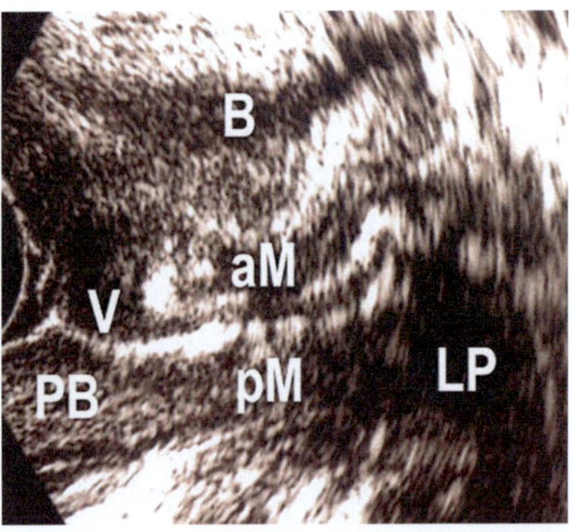

Abb. 9.21 Sagittaler Schnitt durch das Becken nach Korrektur der vorderen und hinteren Scheidenwand mit Mesh. *aM* anteriores Mesh, *B* Blase, *LP* Levatorplatte, *PB* Perinealkörper, *pM* posteriores Mesh, *V* Vagina

Analsphinkter (EAS) zu fixieren und den LMA-Zug nach unten zu ermöglichen.

Außerdem kann überprüft werden, wie weit ein posteriores Band die Scheide nach kaudal zieht und ob es sich in richtiger Position befindet (Abb. 9.20). Eine entsprechende Kontrolle der Lage kann auch nach Implantation eines Netzes erfolgen (Abb. 9.21).

Der interne Analsphinkter (IAS) kann ebenfalls sonografisch, am besten mit einem 5-MHz-Schallkopf vom Perineum aus lokalisiert werden. Der Schallkopf wird auf den PB gesetzt und nach hinten gekippt (Abb. 9.22). Dabei kann die Dicke des vorderen und hinteren Anteils des IAS gemessen werden. Das ist weniger unangenehm als eine endoanale Sonografie.

9.1.8 Urodynamik

Die Urodynamik wird zur Beurteilung der Funktionen des unteren Harntrakts (Speicherung und Entleerung des Urins) verwendet. Nach den Richtlinien der International Continence Society (ICS) lassen sich die

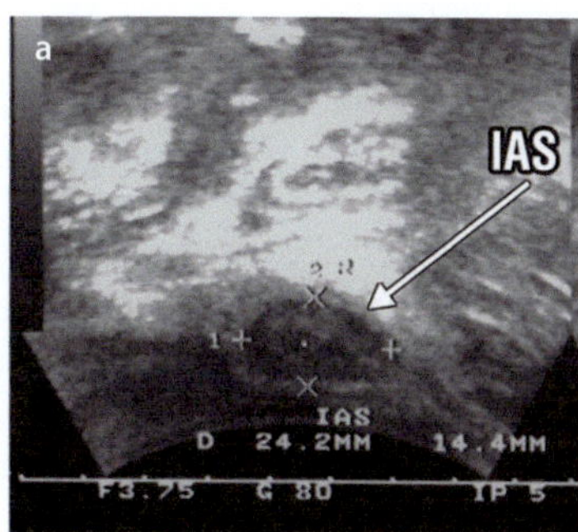

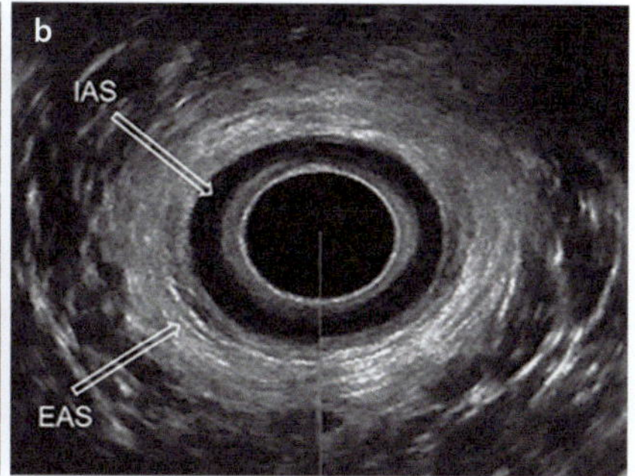

Abb. 9.22 **a**, **b** Transversale Schnitte mit Darstellung des internen (*IAS*) und externen Analsphinkters (*EAS*)

Symptome des unteren Harntrakts in 3 Hauptgruppen einteilen:

1. Probleme bei der Füllung und dadurch bedingte Symptome (Unfähigkeit der Blase, Urin ordnungsgemäß zu speichern)
2. Probleme bei der Entleerung und dadurch bedingte Symptome (Unfähigkeit der Blase, Urin ordnungsgemäß zu entleeren)
3. Kombinierte Probleme (Probleme bei der Speicherung und Entleerung)

Diese Probleme können auch nach ihrer Ursache klassifiziert werden:

1. Blasendysfunktion
   - Überaktive Blase (Füllungsstörung) – Detrusorüberaktivität
   - Unteraktive Blase (Entleerungsproblem) – Detrusorunteraktivität
2. Blasenauslassdysfunktion
   - Überaktiver Blasenhals (Entleerungsprobleme)
   - Unteraktiver Blasenhals (Füllungsstörung)
3. Kombinierte Probleme in Blase und Blasenhals

Laut ICS sollte eine Urodynamik hauptsächlich durchgeführt werden, wenn ein Verdacht auf eine Funktionsstörung des M. detrusor vesicae besteht, da in solchen Fällen eine chirurgische Behandlung kontraindiziert ist. Diese Ansicht der ICS schließt bei allen beschriebenen Symptomen anatomische Defekte und die Möglichkeit einer chirurgischen Korrektur als Ursache vollständig aus.

Anatomische Grundlagen der urodynamischen Messung

Ein Druck-Transducer misst den Druck in Blase, Urethra und Rektum. Der gemessene Druck im Rektum wird dem im Abdomen gleichgesetzt und vom Blasendruck abgezogen. Das ergibt den Detrusordruck.

Allerdings ist dieses methodische Vorgehen nicht präzise. Das Rektum ist wie die Blase ein Behälter, der von einem glatten Muskel umgeben ist. Eine peristaltische Kontraktion des Muskels kann die Messung verfälschen. Wenn der Transducer unterhalb des Diaphragma pelvis liegt, wird er außerdem vom EAS und vom puborektalen Muskel (PRM) mit beeinflusst.

Nur ein intraperitoneal liegender Messkatheter kann den Bauchdruck exakt wiedergeben. Allerdings erfordert dieses Verfahren einen invasiven Eingriff, der in der Routinepraxis nicht immer möglich ist.

Eine gute Möglichkeit, einen tatsächlichen Druckanstieg bei einer Detrusorinstabilität (DI) zu erkennen, besteht dann, wenn eine phasische Kurve in der Blase abgeleitet wird. Dieses Muster entsteht, wenn der Miktionsreflex aktiviert wird und dadurch Druckschwankungen auftreten (Abb. 9.34).

Wenn die Blase bei einer gesunden Patientin aufgefüllt wird, strecken die 3 in verschiedene Richtungen ziehenden Muskeln reflektorisch die Scheidenwände und fangen den hydrostatischen Druck ab. Das vermindert den Druck auf die am Blasenboden vorhandenen Dehnungsrezeptoren. Durch den Muskelzug werden gleichzeitig die Urethrawände gespannt und angenähert, wodurch der Urethradruck ansteigt, was üblicherweise während der Füllungsphase beobachtet wird.

Wenn die Ligamente jedoch nicht ausreichend straff sind, kann die Vagina nicht effektiv gedehnt werden, und die Dehnungsrezeptoren werden nicht ausreichend unterstützt, was zu einer frühzeitigen Aktivierung des Miktionsreflexes führt. Der pubokokzygeale Muskel (PCM) entspannt sich, und der Urethradruck sinkt. Die verringerte Vaginalspannung führt zu einer stärkeren Reizung der Dehnungsrezeptoren und löst eine Detrusorkontraktion aus, was in der Druckmesskurve als Detrusorüberaktivität sichtbar wird. Eine direkte Reizung der Rezeptoren (z. B. durch Entzündungen, Krebs, Uterusmyome oder Narbengewebe) kann ähnliche Messergebnisse verursachen.

9

Beziehung zwischen urethralem Widerstand, Druck und Durchfluss

Die Urethra ist das Rohr, das die Blase mit der Außenwelt verbindet. Wenn sich die Blase kontrahiert, versucht sie, ihren Inhalt gegen den urethralen Widerstand nach außen zu pressen.

> Wie bereits erwähnt, verhält sich der urethrale Widerstand umgekehrt proportionalzur 4. Potenz des Radius (r; ◻ Abb. 9.23) und direkt proportional zur Länge (◻ Abb. 9.24). Daher übt erschlafftes Bindegewebe, das den Radius verändert, einen unverhältnismäßig großen Einfluss auf Kontinenz und Blasenentleerung aus.

Der von einem muskuloelastischen System kontrollierte urethrale Widerstand, der die Urethra öffnet und schließt, ist die Hauptvariable, die die Blasenfunktion und die uro-

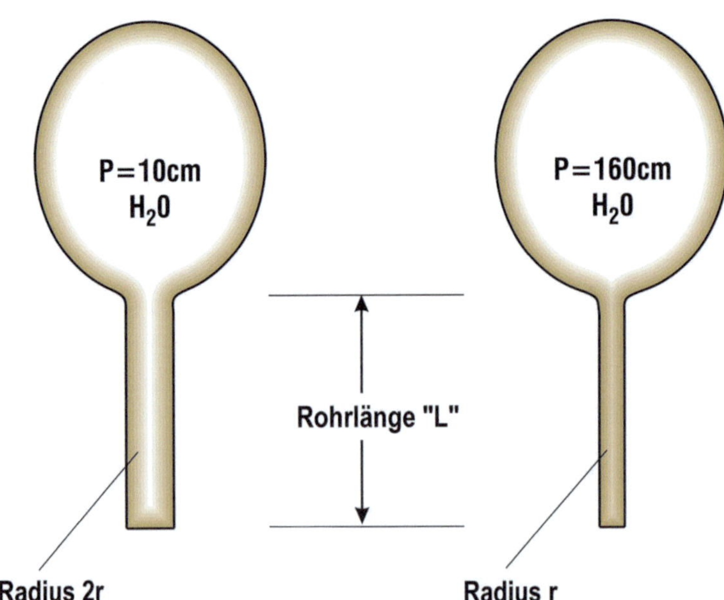

◻ **Abb. 9.23** Einfluss des Urethraradius auf den Austreibungsdruck. Eine Veränderung des urethralen Widerstands in der 4. Potenz erfolgt sowohl beim Verschluss durch die 3 nach vorne, hinten und unten ziehenden Muskeln als auch bei der Miktion durch die 2 nach hinten unten ziehenden Muskeln

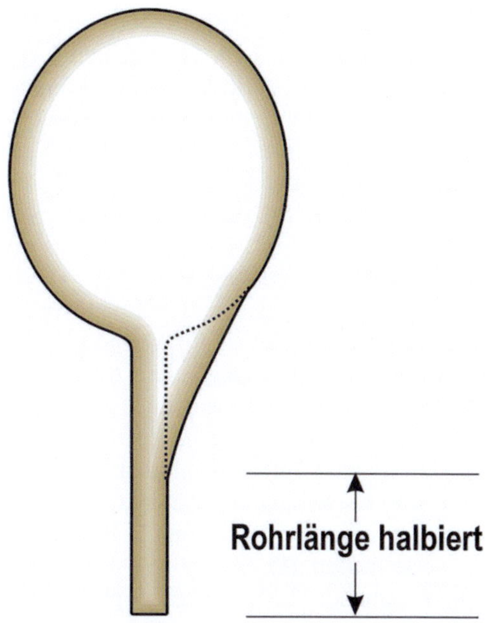

Abb. 9.24 Einfluss der Urethralänge auf den Pressdruck. Während der Miktion verkürzt eine Trichterbildung deutlich die Urethralänge. Dadurch werden Widerstand und Pressdruck reduziert

dynamische Messung beeinflusst. Der Durchmesser der Urethra während des Wasserlassens bestimmt den Druck und die Flussrate. Das Hagen-Poiseuille-Gesetz bildet die Grundlage für das Verständnis der Urodynamik. Es erklärt, was während des Schließens (Kontinenz) und Öffnens (Wasserlassen) der Urethra geschieht. Das Gesetz besagt, dass der Druck, der erforderlich ist, um eine Flüssigkeit durch ein Rohr zu befördern, vom Widerstand im Rohr abhängt. Das heißt, der Flusswiderstand ist direkt proportional zur Rohrlänge und indirekt zum Radius, und zwar in der 4. Potenz.

Dies ist in Abb. 9.23 dargestellt. Wenn sich der Radius der Urethra verdoppelt (von r zu 2r), sinkt der Miktionsdruck um den Faktor 2^4, also um das 16-Fache. Wenn die beiden gegenläufigen Muskelkräfte den Urethrakanal nicht erweitern können und der Radius r bestehen bleibt, versucht die Blase, ihren Inhalt gegen einen 16-mal höheren Widerstand auszustoßen. Die Patientin empfindet dies als eine Obstruktion oder Behinderung.

Wird umgekehrt beim Husten der Urethraradius von 2r auf r verengt, tritt Urin erst bei einem Blasendruck >160 cm H_2O auf.

Der urethrale Widerstand ist direkt proportional zur Länge der Harnröhre. Verkürzt sich die Harnröhre um die Hälfte, indem sich der Ausflusstrakt trichterförmig öffnet, halbiert sich der urethrale Widerstand (Abb. 9.24). Fehlender Zug nach hinten beeinträchtigt die Trichterbildung und erhöht den Auslasswiderstand, was ebenfalls als Obstruktion wahrgenommen wird.

Beziehung zwischen Beckenboden- und Bauchmuskulatur

Da die Beckenboden- und die Abdominalmuskulatur embryologisch den gleichen Ursprung haben (Power 1948), aktiviert eine Kontraktion der Beckenmuskulatur automatisch die Bauchmuskulatur und erhöht damit anteilig den intraabdominalen Druck. Dies erklärt die Beobachtung von Enhörning (1961) und Constantinou (1985), dass beim Husten der Urethradruck häufig vor dem Blasendruck ansteigt. Die Urethradruckzunahme ist bedingt durch die zuerst einsetzende Beckenbodenkontraktion, ein Blasendruckanstieg durch die nachfolgende Kontraktion der Abdominalmuskeln.

Dynamik der Urethradruckveränderungen

Druck ist Kraft pro Fläche. Der Druck, der an verschiedenen Punkten der Urethra mit einem Druck-Transducer gemessen wird, ist bestimmt durch die Kraft, die auf diesen Punkt des intraurethralen Bereichs einwirkt.

Verschlussdruck

Der Urethraverschlussdruck (UVDR) ist definiert als Urethradruck minus Blasendruck. Normalerweise liegt auch unter Stressbedingungen der Druck in der Harnröhre über dem Druck in der Blase.

Ein normaler UVDR in Ruhe sollte einen Wert haben, der größer oder gleich 100 cm H_2O minus dem Alter der Patientin ist, also bei einer 50-Jährigen mindestens 50 cm H_2O oder bei einer 70-Jährigen mindestens 30 cm H_2O betragen.

Im Stressprofil, also z. B. bei Hustenbelastung, sollte der UVDR >20 cm H_2O liegen. Von einer **hypotonen Urethra** wird gesprochen, wenn der UVDR <20 cm H_2O liegt.

> Eine hypotone Urethra verschlechtert den Erfolg bei der herkömmlichen Inkontinenzchirurgie und bedarf daher besonderer Beachtung.

Bei einem UVDR von 0 cm H_2O gibt es physikalisch keinen Widerstand für den herausfließenden Urin. Interessanterweise gibt es dennoch zahlreiche Patientinnen, die bei einem UVDR von 0 cm H_2O keinen Urin verlieren. Denn selbst dann können Reibungswiderstand und Verschlussdruckdynamik einen Urinverlust verhindern. Das zeigt, dass auch der Parameter UVDR zur Abschätzung der Prognose unsicher ist.

9

Hustentransmissionsrate

Die Hustentransmissionsrate („coughtransmission ratio", CTR) ist das Verhältnis von urethralem Druckanstieg geteilt durch den Druckanstieg in der Blase beim Husten. Die CTR wird in Prozent angegeben.

Ein normal festes Hammock und ein PUL sind notwendig, um die proximale und distale Urethra bei Belastung, z. B. Husten zu verschließen (Abb. 9.25). Der nach unten ziehende LMA arbeitet gegen das PUL. Eine Verbesserung der SUI nach Kor-

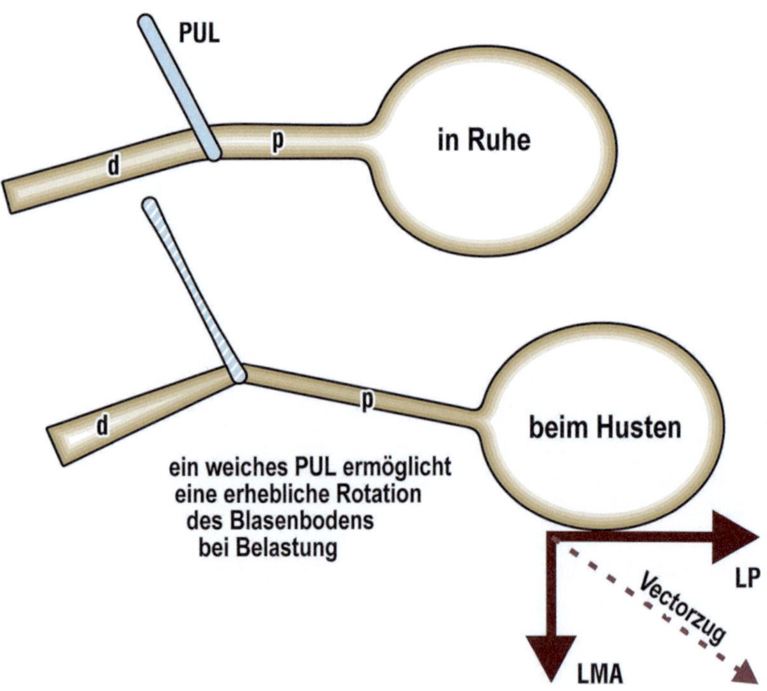

Abb. 9.25 Einfluss der Länge der PUL auf den Urethradruck. Ein loses PUL kann erheblich von LP/LMA gedehnt werden. Dadurch kann die proximale Urethra (*p*) gestreckt und verengt werden (*unteres Bild*). Ein schlaffes PUL kann keinen Widerstand gegen den nach vorne ziehenden M. pubococcygeus leisten, der für den Verschluss der distalen Urethra (*d*) erforderlich ist. *LMA* longitudinaler Analmuskel, *LP* Levatorplatte, *PUL* pubourethrale Ligamente

rektur der hinteren Zone durch eine posteriore intravaginale Schlinge (IVS) zeigt, dass auch die uterosakralen Ligamente (USL), die in den LMA inserieren, eine wichtige Rolle beim Urethraverschluss spielen.

Wenn beim Husten der distale Verschlussmechanismus nicht funktioniert und die Weite sich in der distalen Urethra nicht ändert, ist der hier gemessene Druck niedrig, weil die Fläche größer ist als im proximalen Bereich (◘ Abb. 9.25, unteres Bild). Die Hustentransmissionsrate ist niedrig (◘ Abb. 9.27).

In Fällen, in denen das PUL schlaff ist, kann durch den LP-/LMA-Zug des Blasenbodens nach hinten die proximale Urethra verlängert und verengt werden. Beim Husten wird dann in der proximalen Urethra eine hohe CTR gemessen, obwohl die Patientin stressinkontinent ist.

Werden hingegen der LMA-Zug nach hinten durch ein loses USL inaktiviert und die distale Urethra nicht gestreckt, bleibt der Verschlussdruck niedrig. Die Patientin hat eine niedrige CTR und ist trotzdem kontinent, wenn der distale Verschlussmechanismus funktioniert.

▪ Valsalva-Verschlussdruck

Der Valsalva-Verschlussdruck liegt in der Urethramitte meist bei <100 %. Bei stressinkontinenten Patientinnen kann bei Belastung infolge des PUL-Defekts zumeist eine Trichterbildung bei der Ultraschalluntersuchung nachgewiesen werden. Sind die USL ebenfalls erschlafft und ist damit der LMA-Zug nach hinten gering, bleibt die distale Urethra relativ eng, woraus ein positiver Valsalva-Verschlussdruck resultiert (◘ Abb. 9.25). Daher weist ein positiver Valsalva-Verschlussdruck bei stressinkontinenten Patientinnen auf ein loses USL hin (Petros und Ulmsten 1993j).

▪ Normales Urethradruckprofil

Das Profil der Urethradruckkurve hängt hauptsächlich von der Masse der hufeisenförmigen Skelettmuskulatur ab, die vor allem im mittleren Drittel der Urethra anzutreffen ist (◘ Abb. 9.26). Die über das PUL auf die Urethramitte einwirkenden Muskelkräfte tragen ebenfalls zur Festigkeit dieses Bereichs bei. Das PUL inseriert in der Urethramitte.

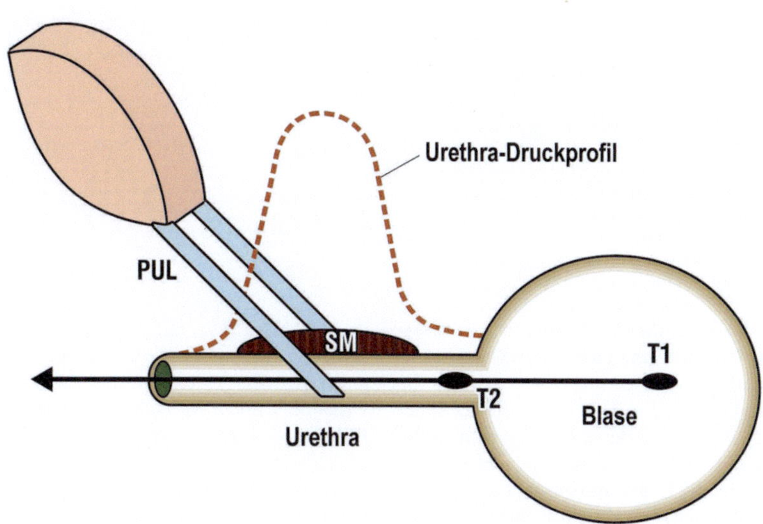

◘ **Abb. 9.26** Urethradruckmessung bei normaler Anatomie. Schematischer Longitudinalschnitt durch die Urethra. *T1* und *T2* sind 6 cm voneinander entfernte Druck-Transducer. Bei Zug des Messkatheters durch die Urethra entsteht eine Glockenkurve mit dem Maximum in der Urethramitte (High-Pressure-Zone). *PUL* pubourethrale Ligamente, SM Skelettmuskulatur

Das glockenförmige Urethradruckprofil entsteht dadurch, dass der Drucksensor des Messkatheters (T2 in ◘ Abb. 9.26) durch die Urethra gezogen wird. Der Urethradruck steigt in der proximalen Urethra an, erreicht in der High-Pressure-Zone im mittleren Urethradrittel den höchsten Wert und fällt dann in der distalen Urethra wieder ab.

▪ Pathologisches Urethradruckprofil

Wenn das Gewebe im Zentrum der Urethra erschlafft ist, etwa durch eine Atrophie der hufeisenförmigen quergestreiften Muskeln, ein lockeres Hammock oder ein defektes PUL, resultiert daraus eine abgeflachte Urethradruckkurve. Dieses Phänomen wird als „hypotone Urethra" oder „intrinsischer Sphinkterdefekt" (ISD) bezeichnet (s. oben).

◘ Abb. 9.27a–e zeigt die Urethradruckmessungen von 2 verschiedenen Patientinnen mit SUI. Die graue Darstellung zeigt die Blase und die Urethra, der rote Pfeil markiert das Zentrum der Urethra. Die rote gestrichelte Linie repräsentiert das Ruhedruckprofil der Urethra. Die Kräfte, die in der Blase (Abdomen) und der Urethra erzeugt werden, stehen in direktem Zusammenhang zueinander. Daher verändert sich der dynamische Urethradruck unter Stress und liefert einen momentanen Wechsel der intraurethralen Fläche an.

Bei der 1. Patientin mit SUI (◘ Abb. 9.27a, b) bewirkt eine Verankerung der Urethramitte mit einer Klemme denselben Effekt wie ein erfolgreich gelegtes suburethrales Band. Ruhedruck (oberes Bild) und Verschlussdruck (mittleres Bild) steigen deutlich an. Die Verankerung durch eine Klemme ermöglicht es der nach hinten ziehenden LP, das Trigonum zu strecken. Gleichzeitig bewirkt er im Bereich des Ham-

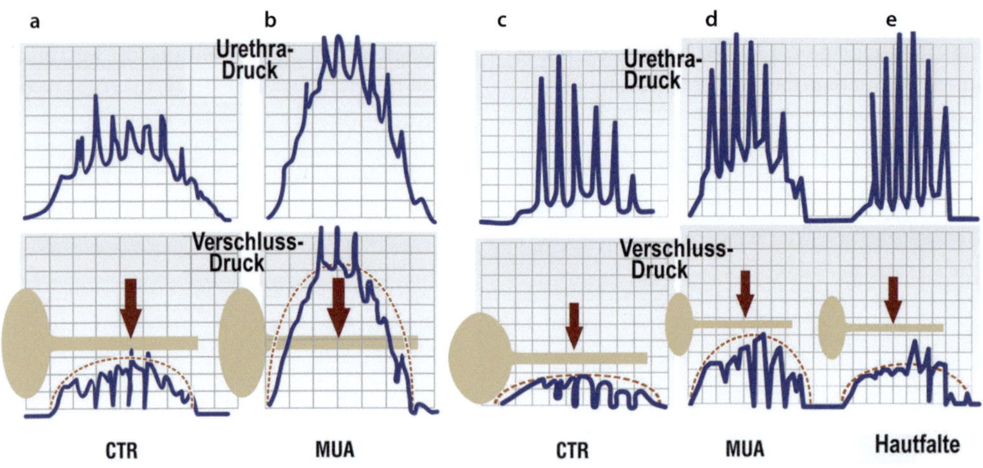

◘ **Abb. 9.27** **a–e** Urethradruckprofil bei 2 stressinkontinenten Patientinnen. Die *grüne Kontur* stellt Blase und Urethra dar. Der *rote Pfeil* markiert die Urethramitte. Die *rotegestrichelte Linie* gibt das Ruhedruckprofil der Urethra wieder. **a, b** 1. Patientin: **a** Bei jedem Hustenstoß fällt der Urethraverschlussdruck auf Null (*mittleres Bild*). **b** Verankerung der Urethramitte (*MUA*) bei derselben Patientin führt zu einem deutlichen Anstieg des Ruhedrucks in der Urethra (*oberes Bild*) und zu einem erheblich höheren Verschlussdruck (*rote gestrichelte Linie*) ohne negative Drucktransmissionen beim Husten (*mittleres Bild*). **c–e** 2.Patientin: **c** Beachte den niedrigen Urethraruhedruck (*oberes Bild*) und Urethraverschlussdruck, der beim Husten auf Null sinkt (*mittleres Bild*). **d** Verankerung der Urethramitte (*MUA*) beider „c-Patientin" führt zu einem Anstieg des urethralen Ruhe- und Verschlussdrucks, wobei der Verschlussdruck beim Husten weiterhin auf Null sinkt (*mittleres Bild*) **e** Nach Bilden einer unilateralen Hammock-Falte im distalen Urethrabereich steigt der Verschlussdruck geringer als in **d** an (*mittleres Bild*), sinkt beim Husten aber im mittleren Urethradrittel (*roter Pfeil*) nicht mehr ab, sondern steigt. *CTR* Hustentransmissionsrate, *MUA* Verankerung der Urethramitte

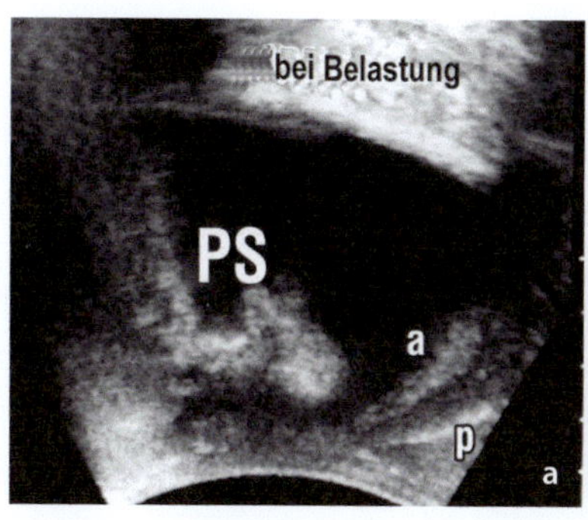

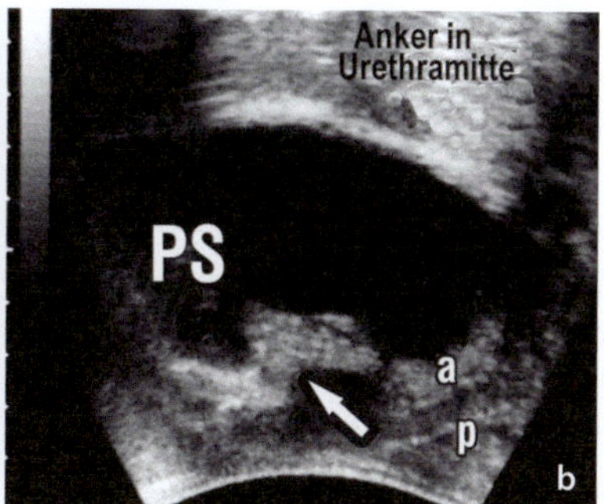

Abb. 9.28 **a, b** Anatomie der 1. Patientin (Abb. 9.27a, b) mit Stressinkontinenz (SUI) im Ultraschallbild. **a** Beim Husten öffnet sich der Ausflusstrakt; es kommt zur Trichterbildung und zum Absinken des Verschlussdrucks mit Urinabgang (s. Abb. 9.27a). **b** Ein Anker in Urethramitte *(Pfeil)* normalisiert die Anatomie und das Urethradruckprofil (s. Abb. 9.27b). *a* Scheidenvorderwand, *p* Scheidenhinterwand, *PS* Symphysis pubica

mock, dass die Urethra entlang ihrer gesamten Länge von hinten verschlossen werden kann (Abb. 9.28a, b).

Ein niedriger Druck in der distalen Urethra trotz Verankerung weist auf ein loses Hammock hin. Diese Situation ist in Abb. 9.27d, dargestellt. Bei dieser Patientin führt eine Verankerung der Urethramitte nur zu einer Zunahme des Verschlussdrucks (mittleres Bild), der beim Husten aber weiterhin auf Null sinkt. Die Patientin wird also nach einer suburethralen Schlinge weiterhin stressinkontinent sein.

Wird hingegen einseitig eine Hautfalte mit einer Klemme im suburethralen Hammock gebildet und dadurch der PCM-Zug verstärkt (Abb. 9.27e), steigt der Verschlussdruck zwar etwas geringer als in Abb. 9.27d an, sinkt aber beim Husten in der High-Pressure-Zone (roter Pfeil) nicht mehr ab, sondern steigt. Diese Patientin benötigt zusätzlich zur suburethralen Schlinge eine Straffung des Hammock.

Ist die Urethra durch Voroperationenen zu einem starren Rohr geworden und liegt ein TVS vor (▶ Kap. 8), lässt sich keine eigentliche Kurve mehr aufzeichnen. Der Druck ist in der gesamten Urethra konstant niedrig (Abb. 9.29), wobei die Füllflüssigkeit aus dem starren Rohr herausfließen kann.

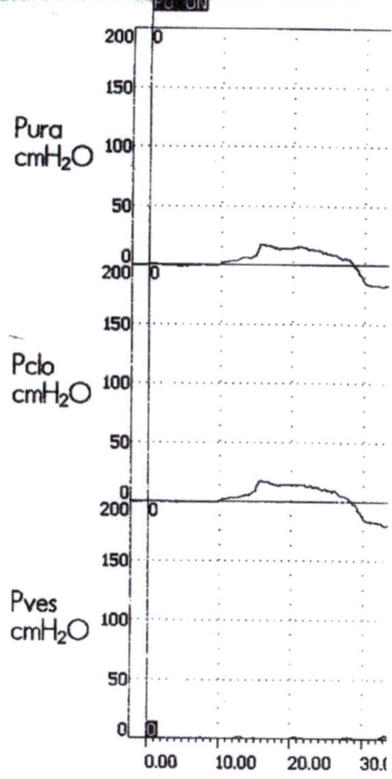

Abb. 9.29 Urethradruckprofil bei einer Patientin mit Tethered-Vagina-Syndrom (TVS). Infolge des starren Rohres lässt sich nur ein geringer Druck aufbauen, der in der gesamten Urethra nahezu konstant ist und fast parallel zur Nulllinie verläuft

9

Urodynamik des Verschlusses und der Miktion

Die Blase hat 2 stabile Phasen: geschlossen und offen. In Abb. 9.30 und 9.31 wird der Schaltkreis, der die geschlossene Phase bestimmt, rot und der offene grün dargestellt. Beide Phasen unterliegen einer zentralen und peripheren Steuerung.

Geschlossene Phase (Abb. 9.30). Wenn die Blase sich füllt, werden die Dehnungsrezeptoren zunehmend stimuliert, und senden afferente Impulse aus. Diese Impulse werden zum einen durch das Hemmzentrum blockiert und zum anderen durch die 3 die Scheidenwand streckenden Muskeln (PCM, LP, LMA) unterdrückt, die den Blasenboden abstützen und damit den hydrostatischen Druck des Urins auf die Dehnungsrezeptoren neutralisieren. Diese doppelte Absicherung verhindert eine ungewollte Miktionsauslösung.

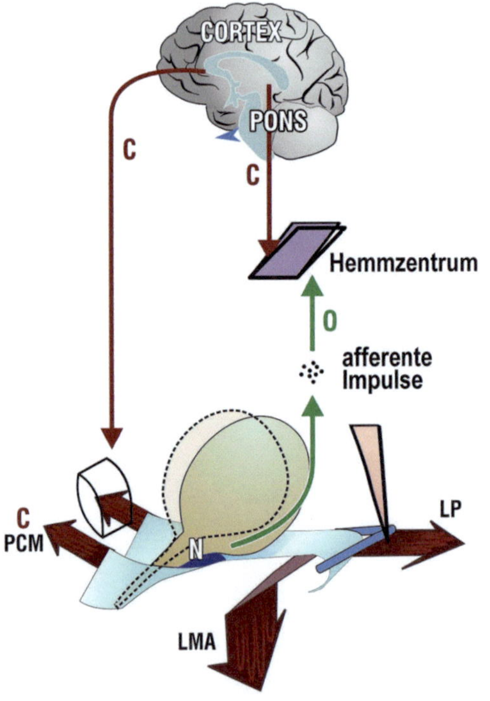

Abb. 9.30 Geschlossene Blase. Die von den Dehnungsrezeptoren erzeugten afferenten Impulse werden vom Hemmzentrum geblockt. Gleichzeitig wird vom Kortex der Befehl gegeben (*roter Pfeil*), die Scheidenvorderwand durch den PCM, die LP und den LMA zu strecken und die Dehnungsrezeptoren abzustützen, wodurch deren Reizung wieder abnimmt. Die geschlossene Phase „C" ist *rot* und die offene „O" *grün* dargestellt. *LMA* longitudinaler Analmuskel, *LP* Levatorplatte, *N* Dehnungsrezeptoren, *PCM* M. pubococcygeus

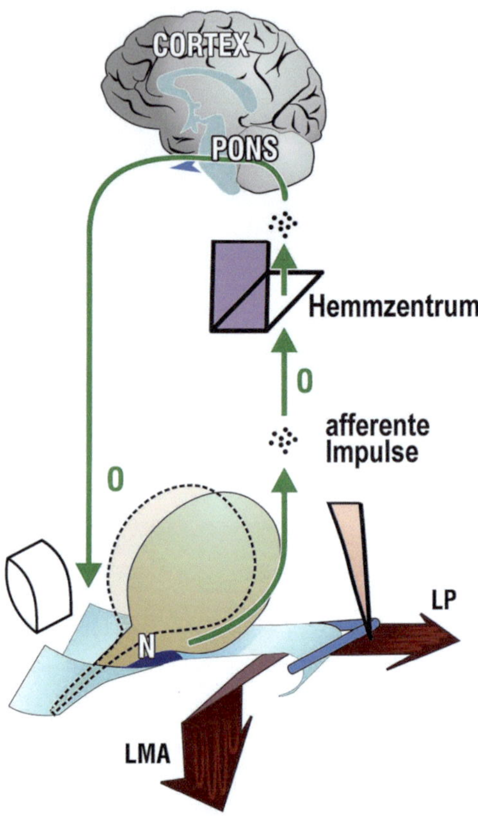

Abb. 9.31 Blasenöffnung. Werden bei gefüllter Blase zu viele afferente Impulse zum Kortex geschickt, wird das Hemmzentrum geöffnet. Der Kortex gibt den Befehl (*grüner nach unten gerichteter Pfeil*) den PCM erschlaffen sowie die LP und den LMA kontrahieren zu lassen, wodurch der Ausflusstrakt geöffnet wird. Der M. detrusor vesicae kontrahiert und presst den Urin gegen einen geringen Widerstand nach außen (Miktion). *LMA* longitudinaler Analmuskel, *LP* Levatorplatte, *N* Dehnungsrezeptoren, *O* offene Phase, *PCM* M.pubococcygeus

Offene Phase (Abb. 9.31). Wenn die Menge der Impulse so groß ist, dass das Hemmzentrum diese nicht mehr unterdrücken kann, gelangen sie zum Kortex und werden als Harndrang wahrgenommen.

Um die Blase auf Wunsch entleeren zu können, muss die Blockade aufgehoben werden, damit die afferenten Reize zum Kortex durchgelassen werden. Die zentralen Impulse werden dann nicht mehr unterdrückt. Der PCM relaxiert und ermöglicht es der LP und dem LMA, die Vagina und die aufsitzende Blase nach hinten zu ziehen und den Ausflusstrakt zu öffnen. Der M. detrusor vesicae kontrahiert, und der Urin fließt ab.

▪ Normale Miktion bei normaler Gewebeelastizität

Damit eine ungestörte Entleerung der Blase erfolgen kann, muss der Ausflusstrakt in Form eines Trichters bis zur Urethramitte geöffnet werden, wodurch der Urethrawiderstand erheblich sinkt. Die anatomische Situation im lateralen Zystogramm zeigt ◻ Abb. 9.32.

Die Urodynamik bei der normalen Miktion ist in ◻ Abb. 9.33a–c aufgezeichnet. Nach Anstieg des Blasen- und Detrusordrucks (◻ Abb. 9.33a, b) fließt Urin ab (◻ Abb. 9.33c).

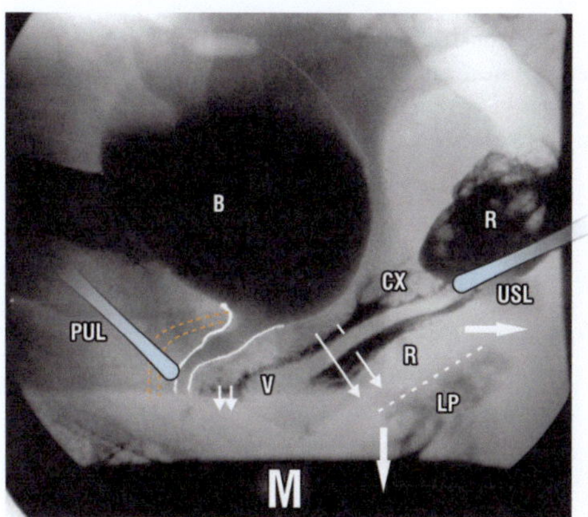

◻ **Abb. 9.32** Normale Miktion (M) im lateralen Zystogramm. Der Ausflusstrakt ist durch Nachgeben des PUL und Kontraktion der LP (*dicker weißer Pfeil nach hinten*) und des LMA (*dicker weißer Pfeil nach unten*) bis zur Urethramitte geöffnet. Nach der Miktion kehrt die Urethra in die geschlossene Position zurück (*gelbe gestrichelte Linie*). *B* Blase, *CX* Zervix, LMA longitudinaler Analmuskel, *LP* Levatorplatte, *PUL* pubourethrales Ligament, *R* Rektum, *USL* uterosakrales Ligament, *V* Vagina

Die Flow-Kurve (◻ Abb. 9.33c) weist durch gewolltes Anhalten und Loslassen des Urins Druckschwankungen auf. Am Ende der Miktion kehrt die Flow-Kurve auf das Nullniveau zurück.

Zu diesem Zeitpunkt, am Ende der Miktion, ist ein deutlicher Anstieg des Detrusor- und des Blasendrucks zu erkennen (◻ Abb. 9.33b). Der Druckanstieg entsteht dadurch, dass am Ende der Miktion die nach hinten ziehenden Muskeln relaxieren, die Vagina in ihre Ausgangsposition vor der Miktion zurückkehrt und die Urethra verschließt (gelbe gestrichelte Linie in ◻ Abb. 9.32). Die noch anhaltende Detrusorkontraktion bei geschlossener Urethra wird als Phase „nach Kontraktion" bezeichnet und erklärt den Anstieg des Detrusor- und des Blasendrucks.

▪ Urodynamische Blaseninstabilität (vorzeitig aktivierter Miktionsreflex)

Patientinnen mit einer instabilen Blase können selbst bei geringer Blasenfüllung Harndrang verspüren.

Ein Händewaschtest schwächt die zentrale Hemmung der afferenten Impulse weiter ab, wodurch Detrusorkontraktionen ausgelöst werden können. Bevor die Gegensteuerung greift, vergehen einige Sekunden. Dieser Ablauf erklärt die wellenförmige Blasendruckkurve bei einer DI (◻ Abb. 9.34) und wird von der Patientin als Urgeepisoden wahrgenommen.

▶ Beispiel 1

◻ Abb. 9.34a–c stammt von einer Patientin mit instabiler Blase. Die Gipfel (rote Pfeile) zeigen die Öffnungs-, die Wellentäler die Verschlussphase des Miktionsreflexes an. Durch Wechsel der offenen und geschlossenen Phasen entsteht eine sinusoidale Kurve. Berge und Täler geben die Zeit wieder, die beim Umschalten von einem zum anderen Modus verstreicht.

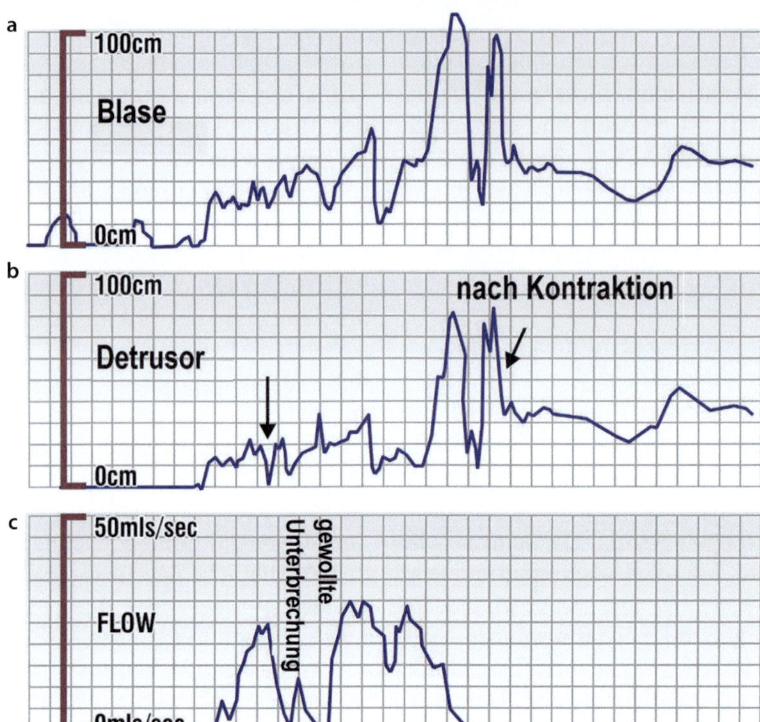

Abb. 9.33 **a–c** Druckkurven von **a** Blase, **b** M. detrusor vesicae, **c** Urethra-Flow bei der normalen Miktion. Nach Anstieg des Blasen- und Detrusordrucks (**a** und **b**) fließt Urin ab (**c**). Die Flow-Kurve (**c**) weist durch gewolltes Anhalten und Loslassen des Urins Druckschwankungen auf und kehrt am Ende der Miktion auf das Nullniveau zurück. Zu diesem Zeitpunkt ist ein deutlicher Anstieg des Blasen- und des Detrusordrucks zu erkennen (**a** und **b**)

Abb. 9.34a zeigt das Urethradruckprofil. In Abb. 9.34b ist der Urethraverschlussdruck aufgezeichnet. Abb. 9.34c stellt den Blasendruck dar.

Während der gesamten Untersuchungen treten Detrusorschwankungen auf. Es ist gut zu erkennen, dass die Relaxation der Urethra (r–r1, Abb. 9.34a) der Detrusorkontraktion (c–c1, Abb. 9.34c) vorauseilt und früher endet. Der dadurch ausgelöste ungewollte Urinabgang wird in Abb. 9.34b gezeigt.

Aus Sicht der Chaostheorie sind die Phasen „offen"und „geschlossen" 2 miteinander konkurrierende, sich allerdings aber auch ergänzende Ereignisse (Abb. 9.35). Normale Gewebeelastizität ist eine Grundvoraussetzung dafür, dass die Urethra verschlossen werden kann. Elastizitätsverlust führt zu einer Kaskade von Ereignissen, die den Miktionsreflex frühzeitig aktivieren. Die Dehnungsrezeptoren werden schon bei geringer Füllung gereizt. Das bringt die Blase dazu, zwischen Verschluss und Öffnung hin- und herzupendeln, bis die offene Phase die geschlossene überwindet und es zum Urinverlust kommt. ◄

a

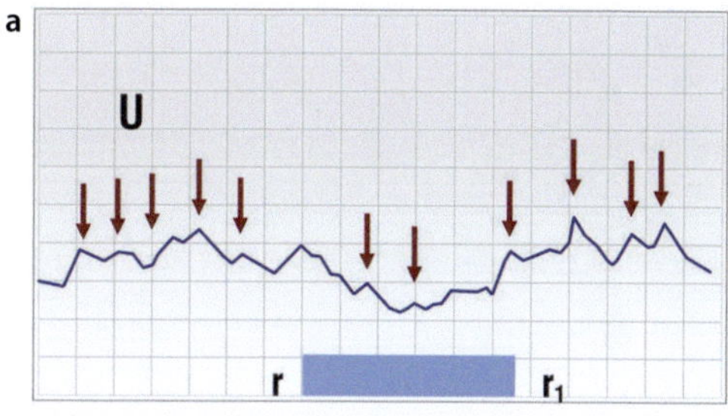

b

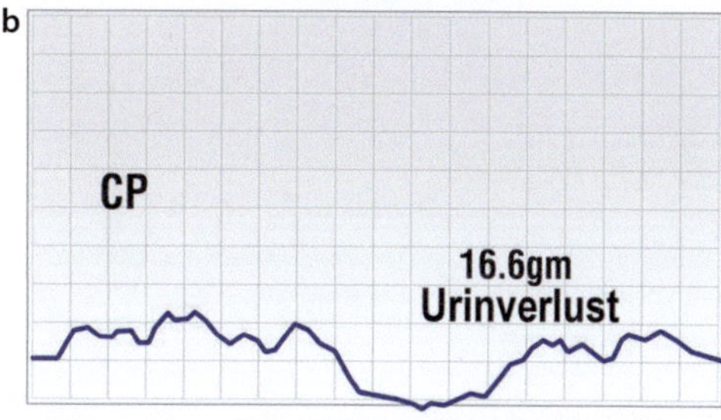

c

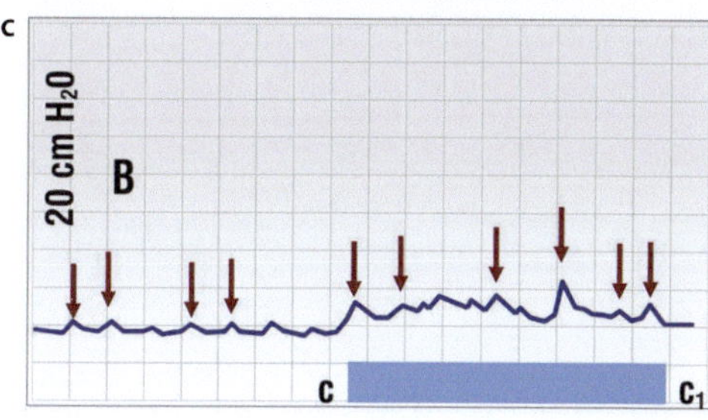

Abb. 9.34 **a–c** Urodynamische Blaseninstabilität durch vorzeitige Aktivierung des Miktionsreflexes. **a** Urethradruckprofil (*U*), **b** Urethraverschlussdruck (*CP*), **c** Blase (*B*). Die *roten Pfeile* in U und B zeigen die Wellenberge der sinusoidalen Schwingung an. Beachte, dass die Relaxation der Urethra (r–r1, **a**) der Detrusorkontraktion (c–c1, **c**) vorauseilt und früher endet. Dadurch kommt es zum ungewollten Urinabgang von 16,6 g (**b**)

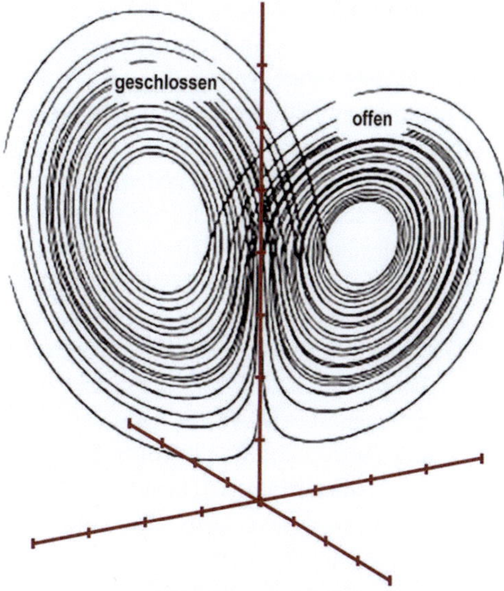

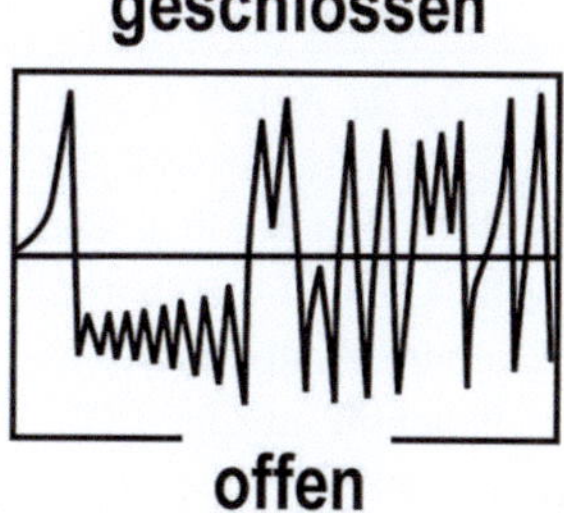

Abb. 9.35 Detrusorinstabilität (DI). Kann die Blase infolge eines Elastizitätsverlusts nicht über längere Zeit verschlossen werden, führt das zur Blaseninstabilität mit offenen und geschlossenen Phasen. Die Zeit, die beim Umschalten zwischen den beiden Phasen verstreicht, stellt sich grafisch als sinusoidale Kurve dar. Dieser Prozess entspricht dem des Feedbacksystems in der Chaostheorie von Gleick

9

▶ **Beispiel 2**

Für eine Patientin mit Urgeinkontinenz ist es im täglichen Leben typisch, dass sie z. B. beim Einkaufen anhält, ihre Beine überkreuzt und ihren Harndrang durch „Kneifen" zu unterdrücken versucht. Beim Kneifen werden die Beckenbodenmuskeln nach oben gezogen, die Scheidenwände gestreckt und die Dehnungsrezeptoren der Blase abgestützt. Dadurch wird die Zahl der afferenten Impulse zum Kortex reduziert. Der Harndrang nimmt ab.

Die urodynamische Messkurve einer dieser Patientinnen ist in ◘ Abb. 9.36a–c dargestellt. Beim Händewaschtest mit voller Blase verspürt die Patientin ab „X" Harndrang (◘ Abb. 9.36a). Trotz des Versuchs, den Urin anzuhalten, beginnt der Urethradruck zu sinken. Einen Urinabgang verhindert sie zunächst durch Kneifen. Beim weiteren Händewaschen kommt es zu einem dramatischen Abfall des Urethradrucks (◘ Abb. 9.36a, b), der M. detrusor vesicae kontrahiert sich (◘ Abb. 9.36c), und Urin fließt ab (roter Pfeil, ◘ Abb. 9.36b).

◘ Abb. 9.37 gibt die anatomische Situation im lateralen Zystogramm wieder, die sich bei der Patientin abspielt (◘ Abb. 9.36). Durch das Kneifen (gelber Pfeil) werden die LP angehoben, die Scheidenwand nach vorne gezogen und die Dehnungsrezeptoren abgestützt. ◀

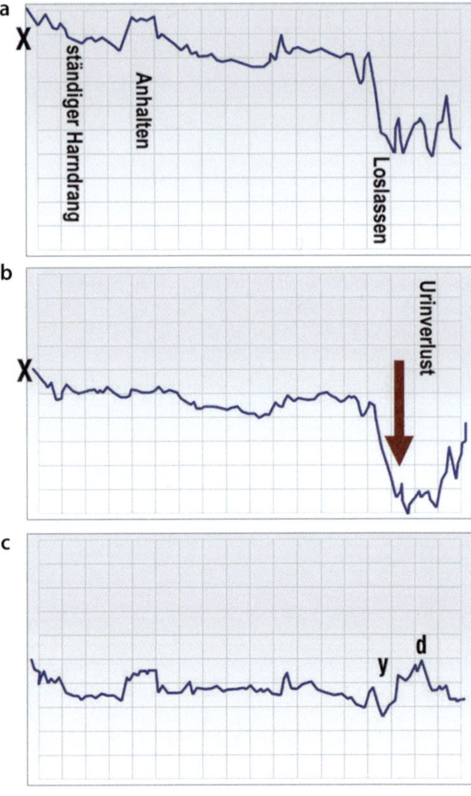

◘ **Abb. 9.36** **a–c** Urodynamische Aufzeichnung einer Urgeinkontinenz provoziert durch einen Händewaschtest. **a** Urethradruckprofil, **b** Urethraverschlussdruck, **c** Detrusordruck. *X* Beginn der Urethrarelaxation (**a**, **b**). *y* Beginn des Urinabgangs (**c**), *d* Maximum der Detrusorkontraktion (**c**). Dadurch kommt es zum ungewollten Urinverlust (*roter Pfeil*, **b**)

▪ Blasenentleerungsstörung (Auslassobstruktion)

Sind die Urethrawände aufgrund von schlaffem Bindegewebe kollabiert und behindern dadurch während der Miktion den Urinfluss, gleicht das Symptomenbild einer Auslassobstruktion. Die in diesen Fällen zumeist durchgeführte Bougierung der Urethra kann keinen Erfolg haben, da das Lumen nicht eng, sondern nur der Auslasswiderstand aufgrund der aneinander liegenden Wände erhöht ist.

Die Harnflussmessung einer Patientin mit Blasenentleerungsstörung zeigt ◘ Abb. 9.38. Die EMG-Elektrode (EMG = Elektromyogramm) liegt im posterioren Fornix, um Kontraktionen der LP aufzeichnen zu können. Das EMG ist aktiviert, bevor Urin abfließt (roter Pfeil). Das beweist zum einen, dass die LP-Kontraktion dem Urinfluss vorausgeht. Zum anderen kann an der EMG-Kurve erkannt werden, dass während des langsamen und verlängerten Urinflusses eine konstante Aktivierung der Beckenbodenmuskeln erfolgt. Von den 388 ml in der Blase kann die Patientin nur 260 ml spontan miktionieren, sodass 120 ml Restharn verbleiben.

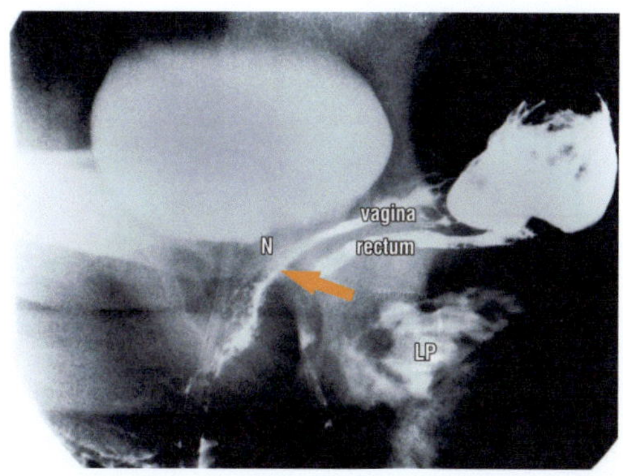

Abb. 9.37 Anatomische Situation der in Abb. 9.36 aufgezeichneten Urodynamik im lateralen Zystogramm. Durch Kneifen werden die Beckenbodenmuskeln (*Pfeil*) angespannt, die Levatorplatte (*LP*), die Vagina, das Rektum und der Blasenboden nach oben vorne gezogen und die Dehnungsrezeptoren (*N*) abgestützt

Die Bedeutung der Urodynamik aus der Perspektive der Integraltheorie

Urodynamische Untersuchungen sind punktuell und geben nur eine Momentaufnahme aus einem sehr komplexen, sich verändernden System wieder. Bereits kleine Veränderungen des urethralen Durchmessers können zu erheblichen Schwankungen des Miktionsdrucks und der Flussrate führen (Abb. 9.39).

Aus Sicht der Integraltheorie trägt die Urodynamik derzeit wenig zur Therapieentscheidung bei. Sie ist aber wichtig, um im Rahmen der Integraltheorie aufgestellte Hypothesen und Theorien abzusichern, wie folgender Fall demonstriert.

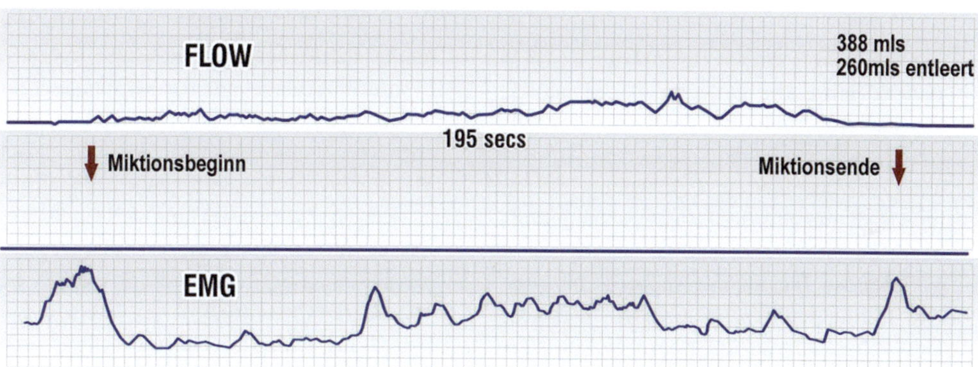

Abb. 9.38 Auslassobstruktion bei einer Frau mit stark verzögerter Entleerungszeit (195 s; *oberes Bild*) und Restharn von 128 ml. Schlaffes Bindegewebe erfordert eine ständige Aktivierung der nach hinten, unten ziehenden Muskeln der Levatorplatte (LP) und des longitudinalen Analmuskels (LMA; *unteres Bild*). *EMG* Elektromyogramm

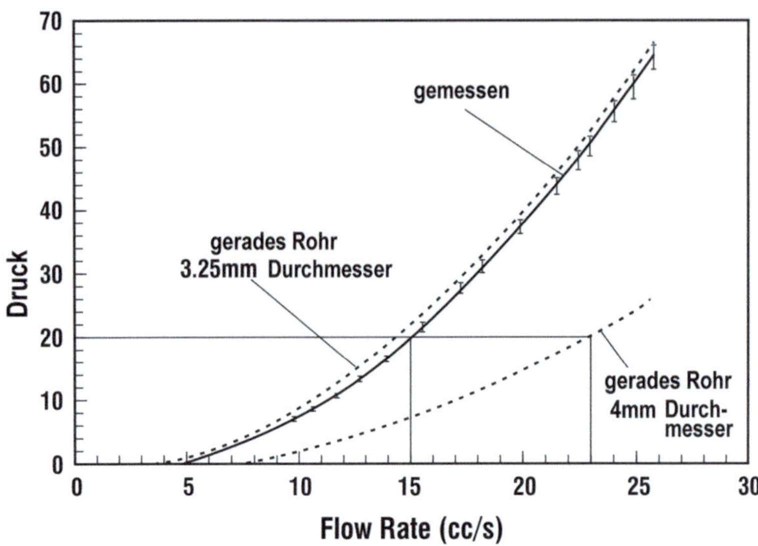

Abb. 9.39 Beziehung zwischen Druck und Flow. Experimentelle Untersuchung. Wenn der Durchmesser eines Rohrs um 0,75 mm zunimmt, steigt der Durchfluss um 50 % (von 15 auf 23 ml/s). (Nach Bush et al. 1997)

9

▶ Beispiel 3

Eine 60 Jahre alte Patientin (93 kg schwer, 163 cm groß, Lehrerin) kam zur Untersuchung, weil sie 30 min nach dem Trinken unter unkontrolliertem Urinabgang litt. Sie musste ständig auf die Toilette gehen und oft den Unterricht verlassen. Sie benötigte 3–4 Vorlagen am Tag, die nass waren. Beim 24-h-Pad-Test fanden sich 128 ml in den Vorlagen. Des Weiteren litt sie unter einer Nykturie (3- bis 4-mal) und fühlte sich insgesamt in ihrer Lebensqualität erheblich eingeschränkt. Beckenbodengymnastik und Anticholinergika konnten die Situation nicht verbessern. Anamnestisch von Interesse sind 3 vaginale Geburten (3000 g und 2-mal 4000 g), eine abdominelle Hysterektomie wegen eines großen Uterus myomatus, eine Bauchdeckenplastik und eine Adnektomie per Laparotomie.

Bei der gynäkologischen Untersuchung roch es stark nach Urin. Die Vulva war gerötet, die Scheide nur 5 cm lang, die vordere Scheidenwand relativ gut gestreckt. Der obere Scheidenpol hatte sich bis zum Introitus gesenkt, die hintere Scheidenwand prolabierte beim Pressen partiell vor die Vulva (Abb. 9.40). Bei der Tastuntersuchung fanden sich keine Resistenzen. Der Tonus der Levatormuskulatur und des M. sphincter ani waren abgeschwächt. Die Zystoskopie zeigte normale Schleimhautverhältnisse. Nach Miktion lag die Restharnmenge bei 3 ml.

Bei der Zystometrie fand sich ein stabiler Detrusordruckverlauf in der Füllungsphase bis182 ml. Der 1. Harndrang wurde bei 110 ml (Detrusordruck 3 cm H_2O), der 2. Harndrang bei 160 ml (Detrusordruck 11 mm H_2O) verspürt. Bei einer Füllung von 182 ml kam es nach Husten zu einem massiven Druckanstieg in der Blase mit reichlich Urinabgang infolge einer Detrusorkontraktion mit einem Druckanstieg von 12 auf 50 cm H_2O (Abb. 9.41a).

Bei der Profilometrie fand sich eine funktionelle Harnröhrenlänge von 49 mm. Es wurden Verschlussdrücke bis maximal 154 cm H_2O aufgebaut (Abb. 9.41b). Unter Belastung traten keine negativen Drucktransmissionen und kein Urinverlust auf (Abb. 9.41c).

Wegen der Diagnose „posteriores Fornixsyndrom" (PFS) mit Pollakisurie, Urgeinkontinenz und Nykturie bei Entero-/Rektozele Grad 2–3, erschlafften Sakrouterinbändern

(SUL) und nach lateral abgewichener rektovaginaler Faszie (RVF) bei Entero-/Rektozele Grad 2–3 wurde bei der Patientin eine posteriore IVS (▶ Abschn. 14.3.2) durchgeführt. Nach Korrektur aller 3 Level konnte die Patientin Urinmengen von 300–500 ml miktionieren, ging 5-bis 6-mal am Tag, nachts 1-mal auf die Toilette und war komplett kontinent. Bei der Urodynamik nach 3 Monaten fand sich ein Normalbefund (◘ Abb. 9.42). Der 1. Harndrang trat bei 220 ml, der 2. Harndrang bei 290 ml auf. Die Blasenfüllung wurde bei 360 ml beendet. Vor der Operation war es bei der halben Menge zu einer massiven Detrusorkontraktion mit reichlich Urinabgang gekommen. Bis zum Ende der Blasenfüllung traten keine Detrusorkontraktionen auf, auch nicht nach Husten, wobei der Detrusordruck insgesamt von 0 bis auf 20 cm H_2O zunahm. ◀

Dieses Beispiel beweist die in der Integraltheorie aufgestellte Behauptung, dass die Wiederherstellung der Organformen im Beckenboden zur Normalisierung ihrer Funktion führen kann. Mithilfe der Urodynamik kann der Therapieerfolg objektiviert werden.

▪ Zusammenfassende Beurteilung

Die Urodynamik trägt aus Sicht der Integraltheorie derzeit wenig zur Therapieentscheidung bei. Um Grundlagen der Integraltheorie bestätigen und in der Zukunft weitergehende Erkenntnisse entwickeln zu können, werden in dem zusammenführenden Diagnostikblatt (◘ Abb. 9.2) folgende urodynamischen Befunde erfasst:

- Maximaler Urethraverschlussdruck (MUCP)
- DI

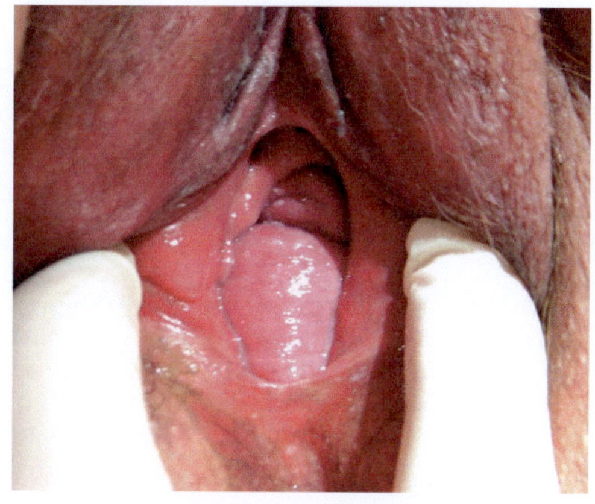

◘ **Abb. 9.40** Entero-/Rektozele Grad 2–3

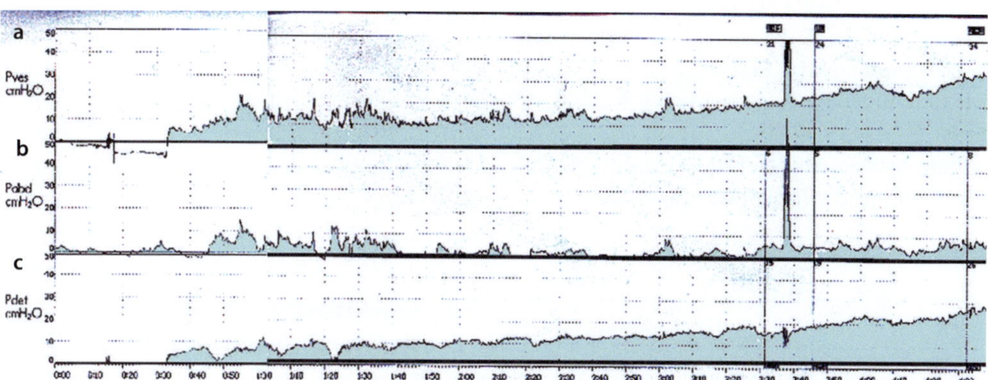

◘ **Abb. 9.41** **a** Zystometrie bei der Patientin mit posteriorem Fornixsyndrom (PFS) Grad 2–3 (◘ Abb. 9.40). Verfrühter 1. Harndrang bei 101 ml und 2. Harndrang bei einer Füllung der Blase von 160 ml. Husten führt bei 182 ml zu einer massiven Detrusorkontraktion mit reichlichem Urinabgang. Beurteilung: motorischer Urge. Harnröhrenprofil **b** in Ruhe, **c** beim Husten. Es finden keine negativen Drucktransmissionen statt. Beurteilung: normaler Befund

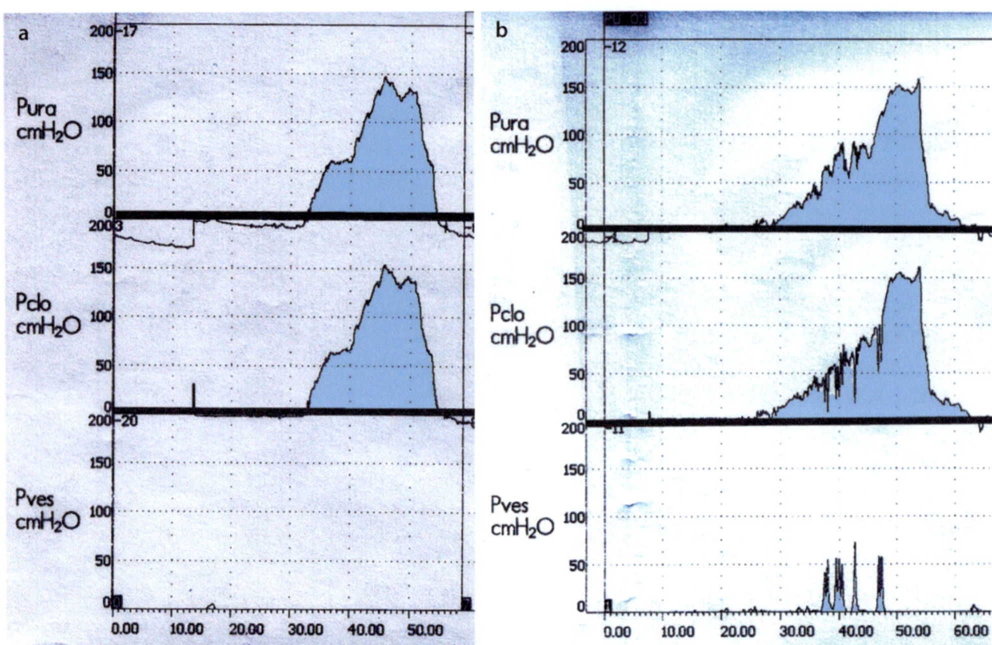

Abb. 9.42 Zystometrie bei derselben Patientin 3 Monate nach posteriorer Schlingenoperation (IVS). Normaler 1. Harndrang (HD) bei 220 ml und 2. Harndrang bei einer Füllung der Blase von 290 ml. Husten führt zu keiner Detrusorkontraktion. Beurteilung:normaler Befund bis zu einer Füllung der Blase von 360 ml

- Restharn (>50 ml)
- Blasenentleerungszeit (>60 s)

Für die operative Therapie ist es hilfreich zu wissen, ob ein niedriger MUCP (<20 cm) vorliegt oder nicht. Bei SUI und niedrigem MUCP führt eine anteriore IVS allein oft nicht zum Ziel. Bessere Ergebnisse werden erzielt, wenn zusätzlich das Hammock und das EUL gestrafft werden.

> Aussagekräftige klinische Tests zum Erkennen eines niedrigen MUCP sind das Slow-Leak-Spekulum-Zeichen (▶ Abschn. 9.2.1) sowie der Klemmtest (▶ Abschn. 8.4.1). Lässt sich Urinverlust beim Husten durch eine einseitig, in der Urethramitte platzierte Klemme und/oder durch das Bilden einer Hautfalte im Hammock verhindern, stellt das eine wichtigere Entscheidungshilfe für eine Operation dar als urodynamische Messwerte.

Eine spontane, im Rahmen der Blasenfüllung auftretende DI kann durch Bindegewebeschäden in allen 3 Zonen bedingt sein.

Eine Blasenentleerungsstörung mit Restharn und verlängerter Entleerungszeit ist nach der Integraltheorie zu einem hohen Prozentsatz auf einen Schaden in der mittleren oder hinteren Zone zurückzuführen.

9.2 Diagnosefindung durch Analyse und Korrelation der Daten

Da es keine Korrelation zwischen dem Ausmaß eines Deszensus/Prolapses und der Stärke der Symptome gibt, stehen die Symptome und nicht die Anatomie im Diagnosesystem der Integraltheorie ganz im Vordergrund. So weisen z. B. Patientinnen mit dem

PFS (Schmerzen im Becken, Harndrang, Pollakisurie, Nykturie und Blasenentleerungsstörungen) häufig nur eine geringe Scheidensenkung auf, während es dagegen Patientinnen mit ausgeprägtem Prolaps ohne Beschwerden gibt.

Die im Diagnosezusammenfassungsformular (◘ Abb. 9.2) aufgeführten Symptome lassen sich nicht immer eindeutig den in der demografischen Diagnosealgorithmus (▶ Abb. 8.1) dargestellten Bereichen zuordnen. Auch müssen nicht notwendigerweise immer alle typischen Symptome bei einem Deszensus/Prolaps des vorderen, mittleren oder hinteren Scheidenbereichs vorhanden sein.

Viele Patientinnen geben weiterhin an, dass ihre Beschwerden von Tag zu Tag, Woche zu Woche variieren oder in unterschiedlicher Ausprägung vorhanden sind. Um diese Schwankungen erfassen zu können, wurde in dem Fragebogen die Kategorie „manchmal" angelegt. Der Untersucher kann sich in diesen Fällen ein verlässliches klinisches Bild machen, wenn er die Antworten im Fragebogen mit dem Miktionskalender und dem 24-h-Vorlagentest abgleicht.

Eine urodynamische Untersuchung zum Nachweis einer DI gibt nur eine Momentaufnahme in einem begrenzten Zeitraum wieder. Beim Beantworten der Frage „Wie oft stehen Sie nachts zum Wasserlassen auf?" kann eine Patientin hingegen verlässlich z. B. 3- bis 4-mal im Durchschnitt antworten. Es überrascht daher nicht, dass die Korrelation zwischen anamnestischen Patientinnendaten und DI größer ist als zwischen Blasendruckmessung und DI.

Aus wissenschaftlicher Sicht kann das damit erklärt werden, dass die Symptome der DI – Urge, Pollakisurie und Nykturie – zuverlässig im Gehirn gespeichert werden. Um mit der urodynamischen Untersuchung die gleiche Genauigkeit oder den gleichen Wahrscheinlichkeitsgrad zu erreichen wie mit den im Patientinnengehirn gespeicherten Symptomen, müsste die Urodynamik Hunderte Male durchgeführt werden, ein unsinniger Gedanke. Grundsätzlich gilt: Wenn alle Daten und Untersuchungsbefunde erfasst und in das Diagnostikblatt (◘ Abb. 9.2) eingetragen sind, wird aus der Anzahl der Kreuze und den Prozentangaben hinter den Symptomen eine vorläufige Diagnose erstellt. Dabei gibt es 2 Möglichkeiten: Entweder die Diagnose ist eindeutig oder nicht.

▪ Eindeutige Diagnose

Bei korrekter Anwendung des zusammenführenden Diagnostikblatts ist es möglich, in 80 % der Fälle eine eindeutige Diagnose zu erhalten. Ein Kreuz in einer der 3 Spalten spricht dafür, dass ein Schaden in dieser Zone vorhanden ist. Je mehr Kreuze in einer Säule zu finden sind, desto größer ist die Wahrscheinlichkeit, dass die entsprechende Zone der Scheide geschädigt ist.

Die zusätzlich rechts in jeder Säule angegebenen Prozentzahlen zeigen an, wie groß die durchschnittliche Wahrscheinlichkeit für ein Symptom ist, durch einen Schaden in dieser Zone bedingt zu sein. Die Wahrscheinlichkeitsrangliste basiert auf den Erfahrungen der Autoren an vielen Tausend Fällen. Die meisten Patientinnen leiden unter mehreren Symptomen zur gleichen Zeit. Es gibt aber auch einige mit nur einem Symptom.

▪ Nicht eindeutige Diagnose

Verschiedene Symptome können durch Schäden in mehr als einer Zone bedingt sein. Bei vorhandenem Urge finden sich z. B. Kreuze in der vorderen, mittleren und hinteren Spalte. Um die im Einzelfall verantwortliche(n) Schadenszone(n) genauer abgrenzen zu können, ist bei allen Patientinnen auf die Anwesenheit zusätzlicher Symptome zu achten. Gleichzeitig vorhandene Nykturie oder Rückenschmerzen erhöhen z. B. die Wahrscheinlichkeit, dass die hintere Zone geschädigt ist. Weiter absichern lässt sich die Diagnose durch simulierte Operationen.

Bei Beschwerden, die mit der posterioren Zone korrelieren, finden sich oft nur geringe anatomische Veränderungen im hinteren Bereich. In diesen Fällen kann eine erneute Untersuchung den anatomischen Schaden bestätigen. Die Erfahrungen der Autoren zeigen, dass ein Prolaps Grad 1 ausreicht, vorhandene Symptome wie z. B. Rückenschmerzen durch einen Schaden der posterioren Zone zu erklären. Manchmal kann die Entscheidung, welche Zone korrigiert werden muss, erst im Operationssaal gefällt werden, wenn der Uterus oder der Scheidenapex ohne Schmerz heruntergezogen werden kann.

Wenn Patientinnen nach einer mitturethralen Schlingenoperation gelegentlich etwas Harn verlieren, aber keine eindeutige SUI vorliegt und in den 3 Bereichen keine offensichtliche Anomalie zu finden ist, kann die Entscheidung schwierig sein. In solchen Fällen ist es wichtig zu überprüfen, ob EUL, Hammock oder USL eine normale Spannung aufweisen, da diese Strukturen wesentlich zur Kontinenz beitragen. Ein typisches Anzeichen eines EUL-Defekts ist Harnverlust bei plötzlichen Bewegungen oder wenn der Harn in der Urethra gespürt wird.

9.2.1 Korrelation zwischen aufgelisteten Symptomen und den drei Zonen

▪ Symptome bei Defekten in der anterioren Zone

SUI >50 %. Ein Urinabgang beim Husten in mehr als 50 % der Zeit korreliert in hohem Maß mit einem Defekt der anterioren Zone. Dabei stellt ein geschädigtes PUL die weitaus häufigste Ursache für eine SI dar. Andere Bindegewebskomponenten – wie EUL, Hammock, Arcus tendineus fasciae pelvis (ATFP), USL – tragen ebenfalls in unterschiedlichem Ausmaß zum Erhalt der Kontinenz bei. Wie groß dieser Beitrag ist, kann aus einer Wahrscheinlichkeitskurve (◘ Abb. 9.43) abgelesen werden.

> Merke: Da für die Kontinenz verschiedene Bindegewebestrukturen verantwortlich sind, ist es zur Wiederherstellung der Funktion notwendig, alle im System vorhandenen Schäden zu korrigieren. Wenn z. B. neben dem PUL auch das Hammock und das EUL erschlafft sind, müssen diese durch 2 zusätzlich zum spannungsfreien Band gelegte Nähte gestrafft werden (► Abb. 14.8).

Urinverlust im Stehen. Ein schlaffes PUL ermöglicht es der LP und dem LMA, den Blasenboden beim Aufstehen nach hinten zu ziehen und den Ausflusstrakt zu öffnen.

Instabilität nach Husten. Wenn das PUL lose ist, kann der Blasenboden beim Husten nach unten sinken. Dies stimuliert die Dehnungsrezeptoren am Blasenboden und aktiviert den Miktionsreflex, wodurch der Harnfluss auch nach dem Husten anhält.

Ständig nass. Wenn keine Fistel vorhanden ist, spricht ein ständiges Feuchtsein für einen ISD: Dasheißt, die Slow-Twitch-PCM-Fasern können die Urethra infolge eines PUL- und suburethralen Bindegewebeschadens nicht ausreichend nach vorne ziehen und verschließen.

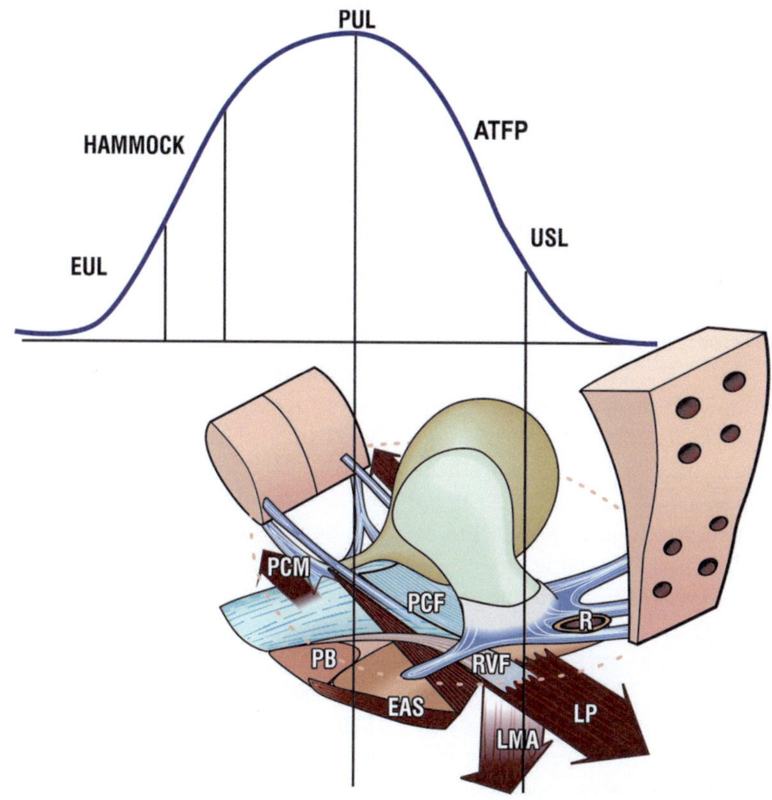

Abb. 9.43 Unterschiedlicher Einfluss der Strukturen, die eine Stressinkontinenz (SUI) im Zusammenspiel kontrollieren. Der Einfluss dieser Strukturen ist bei jedem Menschen unterschiedlich. Die Varianz folgt einer normalen Verteilungskurve. Diese Perspektive ist abgeleitet von der Anwendung des Konzeptes einer nicht linearen Beckenbodendynamik (Abb. 9.35). *ATFP* Arcus tendineus fasciae pelvis, *EAS* externer Analsphinkter, *EUL* externes urethrales Ligament, *LMA* longitudinaler Analmuskel, *LP* Levatorplatte, *PB* Perinealkörper, *PCF* pubozervikale Faszie, *PCM* pubokokzygealer Muskel, *PUL* pubourethrales Ligament, *R* Rektum, *RVF* rektovaginale Faszie, *USL* uterosakrales Ligament

Stuhlinkontinenz (in Verbindung mit SUI). Dieses Symptom weist auf ein loses PUL hin. Der PRM, der seinen ligamentären Ansatz am PUL hat, kann dem Zug der LP und des LMA nach hinten nicht ausreichend entgegenwirken, um den anorektalen Verschluss zu gewährleisten.

Nächtliches Einnässen, das mit der Pubertät aufhört. Viele Patientinnen, die bis zur Pubertät nachts, zumTeil auch am Tage einnässen, weisen eine Familienanamnese auf, die auch Männer einschließt. Die Verbesserung der Situation mit Eintritt der Pubertät erklärt sich durch Zunahme der PUL-Festigkeit unter dem Einfluss der Steroidhormone. Bei einigen Patientinnen verbessert sich die Situation nur teilweise. Diese können von einer anterioren suburethralen Schlinge profitieren. Diese Form des „komplizierten" nächtlichen Einnässens muss vom zeitweiligen normalen nächtlichen Urinabgang bei Kindern abgegrenzt werden.

Loses Hammock (Septum urethrovaginale). 20–30 % der Patientinnen mit SUI benötigen zusätzlich zur suburethralen Schlinge eine Straffung des Hammock, um den Harnverlust während des Hustens vollständig zu stoppen (▶ Abschn. 8.5,simulierte Operationen). Dieses zeigt den synergistischen Effekt beider Strukturen für den Urethraverschluss und den Wert einer gleichzeitigen Straffung des Hammock bei Applikation einer mitturethralen Schlinge (s. Video 2).

Positiver mitturethraler Verankerungstest. Dieser Test erlaubt eine Vorhersage, inwieweit sich durch eine mitturethrale Schlinge eine SUI heilen lässt. Die LP, der LMA und der PCM können die Urethra bei einem losen PUL nicht verschließen.

Loses EUL. Wenn keine eindeutige SUI vorhanden ist, kann tropfenweiser oder bei plötzlicher Bewegung auftretender Urinabgang auf ein loses EUL hinweisen. Ein wie ein „Schmollmund" (▶ Abb. 8.4) geöffneter Meatus externus urethrae spricht ebenfalls für eine Schlaffheit des EUL (s. Video 3).

9

Trichterbildung bei der Ultraschalluntersuchung und Normalisierung bei mitturethraler Verankerung. Lässt sich eine Trichterbildung durch einseitiges, seitliches Anheben der Urethramitte aufheben, spricht das für ein loses PUL. Dieses unterstreicht die Bedeutung eines ausreichend festen PUL für die Kontinenz.

Absinken des urethrovesikalen Übergangs (>10 mm). Die Bedeutung dieses Parameters ist mehr zukunftsorientiert. Es macht keinen Sinn, bei einem Wert von 10,1 mm ein geschädigtes und bei 9,9 mm ein normales PUL zu diagnostizieren. Die Wahrscheinlichkeit, dass das PUL zu lose ist, nimmt aber mit dem Ausmaß der Deviation zu.

Niedriger MUCP <20 cm H_2O. Der MUCP wird für die Diagnose eines ISD oder einer hypotonen Urethra herangezogen. ISD kann auch ohne Urodynamik diagnostiziert werden, und zwar mit dem Slow-Leak-Spekulum-Zeichen (Petros und Ulmsten 1990a, g). Während einer gynäkologischen Untersuchung wird ein hinteres Spekulumblatt in die Scheide eingeführt und darauf geachtet, ob danach kontinuierlich ein wenig Urin abfließt. Das Spekulum zieht das Vaginalgewebe nach unten und arbeitet gegen den Verschlussmechanismus des Slow-Twitch-Systems des PCM und des Hammock, sodass bei niedrigem Verschlussdruck in kleinen Mengen Urin austritt. Dieses einfache Verfahren hilft, einen niedrigen Verschlussdruck und somit mögliche Defekte in der Urethrafunktion festzustellen.

▪ Symptome bei Defekten in der mittleren Zone

Gestörte Entleerung. Schlaffheit in der mittleren Zone in Form einer Zystozele oder eines paravaginalen Defekts verhindert, dass die LP und der LMA den Ausflusstrakt ausreichend öffnen oder offen halten können. Der M. detrusor vesicae muss den Blaseninhalt gegen einen hohen urethralen Widerstand entleeren. Bei der Patientin äußert sich das als Blasenentleerungsstörung, die folgendermaßen beschrieben wird:

- Hört unfreiwillig auf und fängt wieder an
- Langsames Urinieren
- Schwierigkeiten beim Beginn der Blasenentleerung
- Gefühl einer unvollständigen Entleerung der Blase
- Nachtröpfeln des Urins

Diese Symptome deuten auf eine Fehlfunktion in der mittleren vaginalen Region hin, die oft auf strukturelle Defekte wie ein Zystozele zurückzuführen ist.

Tethered-Vagina-Syndrom (TVS). Ausreichende Elastizität in der Zone der kritischen Elastizität (ZCE) ist die Voraussetzung dafür, dass die Muskeln getrennt nach vorne und nach hinten ziehen können. Narbengewebe am Blasenhals kann dieses Muskelwechselspiel aufheben. Die stärkere hintere Kraft zieht den Ausflusstrakt auf, wie es auch bei der Miktion geschieht, wodurch unkontrolliert Urin abfließt, ohne dass Harndrang verspürt wird.

Detrusorinstabilität (DI). Wenn die Blase sich füllt, spannen die Beckenmuskeln reflektorisch die Scheidenwand. Dieses neutralisiert den durch zunehmende Urinmengen erzeugten hydrostatischen Druck auf die Dehnungsrezeptoren und verhindert einen zu früh einsetzenden Miktionsreflex. Bei Kontraktion des PCM wird die Urethra zusätzlich von hinten verschlossen, woraus sich der Druckanstieg in der Urethra während der Blasenfüllung erklärt.

Schlaffe Bänder oder Faszien leiten die auf sie einwirkenden Kräfte nicht weiter, sodass die Scheidenwände nicht ausreichend gespannt werden. Der periphere neurologische Kontrollmechanismus gerät dadurch ins Ungleichgewicht mit der Folge, dass die Dehnungsrezeptoren bereits bei niedrigem hydrostatischem Druck (geringem Blasenvolumen) feuern. Der Kortex interpretiert das als Harndrang und aktiviert eine Kaskade von Ereignissen, die sonst nur bei der Miktion eintreten:

- Sensorischer Urge
- Erschlaffung des PCM
- Öffnen des Ausflusstrakts
- Detrusorkontraktion

Die Folge ist, dass diese Patientinnen ihre Blase am Tag und nachts häufig entleeren müssen und die Toilette oft nicht trocken erreichen. Dieser Zustand wird in der heutigen Literatur als Reizblase ‚**überaktive Blase** („overactive bladder“, OAB), instabile Blase oder **FUN** („frequency“ = häufiges Wasserlassen, „urgency“ = quälender Harndrang, „nocturia“ = Nykturie) bezeichnet.

Symptome bei Defekten in der posterioren Zone

Verschlechterung 1 Woche vor der Menstruation. Unter dem Einfluss von Hormonen wird die Zervix weicher, um den Ausfluss des Menstruationsbluts zu erleichtern. Dabei verlieren die hinteren Bänder an Spannung, was zu einer Verschlechterung der Symptome in der hinteren Region während der Menstruation führt.

Ständig nass. Die USL stellen den Verankerungspunkt für den LMA und seine Slow-Twitch-Fasern dar. Die USL spielen eine wichtige Rolle beim Blasenverschlussmechanismus, indem sie sicherstellen, dass LMA den Blasenboden nach hinten unten um das PUL ziehen kann. Dies führt zum wasserdichten Verschluss in der proximalen Urethra (▶ Abb. 5.18). Ist der Verschlussmechanismus des Hammock insuffizient, kann die Patientin in gleicher Weise unkontrolliert Urin verlieren wie beim ISD (s. oben). Dieser Mechanismus erklärt das erstmalige Auftreten von Inkontinenz nach Hysterektomie und die häufige Verbesserung einer SUI-Symptomatik nach operativer Verstärkung der USL durch Kunststoffbänder.

Schmerzen im Becken. Insuffiziente USL-Unterstützung der in den USL verlaufenden, unmyelinisierten Nerven kann für Schmerzen im Unterbauch oder im Sakralbereich verantwortlich sein (▶ Abb. 7.1). Schmerzen beim Verkehr können ebenfalls durch Druck und Zug auf diese Nerven ausgelöst werden. Diese Schmerzen lassen sich bei einer Untersuchung durch vorsichtiges Berühren der Zervix oder des Scheidenfornix mit einer Ringklemme reproduzieren.

Nykturie. Nykturie ist ein typisches Symptom bei einem Defekt im Bereich der posterioren Zone. ◘ Abb. 9.44 zeigt die Position der Beckenorgane einer schlafenden Patientin. Erschlaffte posteriore Ligamente können den Blasenboden nicht abstützen, wodurch die Dehnungsrezeptoren frühzeitig stimuliert werden. Das führt zum nächtlichen Harndrang und zur Nykturie

Blasenentleerung. Die USL stellen die Verankerungspunkte für den Zug der LP und des LMA nach hinten unten dar. Eine USL-Schlaffheit verhindert, dass Zug von der LP und dem LMA den Blasenboden nach hinten zieht und damit den Ausfluss-

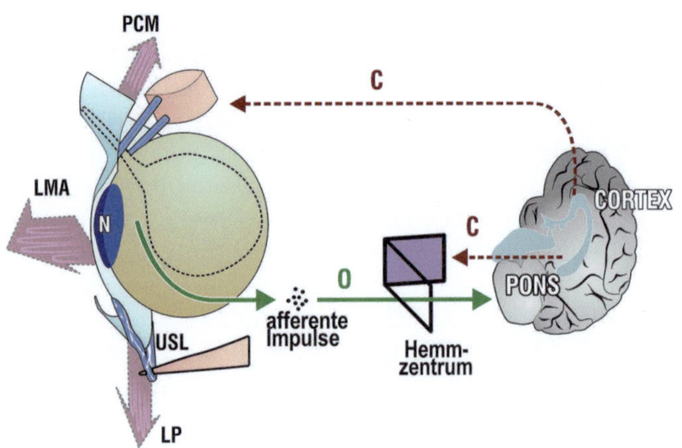

Abb. 9.44 Mechanische Ursache für das Auftreten einer Nykturie – Schlafposition. Die Beckenbodenmuskeln (*Pfeile*) sind erschlafft. Füllt sich die Blase, dehnt sie sich nach unten aus. Weil die USL weich sind, senkt sich die Blase weit nach unten, wodurch die Dehnungsrezeptoren (*N*) stimuliert werden. Der Miktionsreflex wird aktiviert, wenn der Hemmmechanismus (*C*) überwunden wurde. *LP* Levatorplatte, *O* offenes Hemmzentrum *PCM* pubokokzygealer Muskel, *USL* uterosakrale Ligamente

9

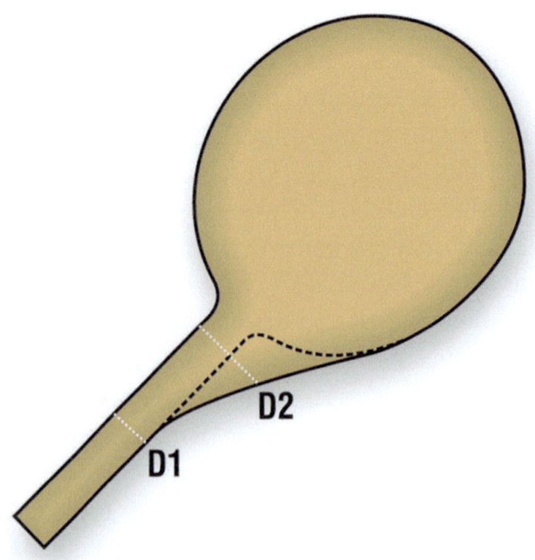

Abb. 9.45 Physikalische Ursachen für eine gestörte Blasenentleerung. Der urethrale Widerstand nimmt mit der 4. Potenz des Urethradurchmessers ab. *D2* hat den doppelten Durchmesser von *D1*. Deshalb beträgt der urethrale Widerstand bei *D2* nur 1/16 vom Widerstand bei *D1* ($2^4 = 16$)

trakt öffnet (Abb. 9.45). Der Detrusor muss dann, wie bei der Zystozele, den Blaseninhalt gegen einen hohen urethralen Widerstand entleeren.

Bei der Patientin äußert sich das als Blasenentleerungsstörung mit den bereits oben genannten Symptomen. Dass diese Zusammenhänge evident sind, geht auch daraus hervor, dass zahlreiche Patientinnen mit einem Dauerkatheter wegen Harnverhalt durch operative Korrektur der USL in Form einer posterioren IVS geheilt werden konnten (Goeschen und Gent 2004)

Laut der ICS-Definitionen werden„underactive bladder" (UAB) und „overactive bladder" (OAB) als Funktionsstörungen des M. detrusor vesicae beschrieben. UAB steht für eine „verminderte Aktivität" und OAB für eine „übermäßige Aktivität" des M. detrusor vesicae. Alle vorgeschlagenen Behandlungen für OAB (wie Medikamente oder Botox) basieren auf diesem Konzept, mit dem Ziel, die „übermäßige Detrusoraktivität" zu unterdrücken.

Für UAB wird hingegen behauptet, dass es keine spezifische Behandlung gibt (Osman et al. 2018). Da die elektrische Übertragung von glatter Muskulatur zu glatter Muskulatur für die Kontraktion des Blasenmuskels erforderlich ist, ist es aus pathologischer Sicht nicht möglich, dass der

M. detrusor vesicae gleichzeitig „unter-“ und „überaktiv“ ist.

Um dieses Dilemma zu lösen, hat Prof. Petros aus einer praktischen klinischen Perspektive erfolgreich die USL repariert, um den Uterusprolaps und die Symptome des PFS zu behandeln. Die Symptome des PFS lassen sich in 4 Hauptgruppen einteilen:

- Urge/Pollakisurie
- Nykturie
- Chronische Beckenschmerzen
- Abnormale Blasenentleerung (mit hohem Restharnvolumen)

Dies sind typische Symptome eines Defekts der USL. Sie überschneiden sich oft mit denen von OAB und UAB, die durch chirurgische Korrekturen behandelt werden können. In einer Studie, deren Ergebnisse zusammengefasst wurden, zeigte sich, dass nach der chirurgischen Reparatur des CL-USL-Komplexes (CL = kardinales Ligament) in etwa 80 % der Fälle eine Verbesserung der Symptome von OAB und UAB beobachtet wurde (Liedl et al. 2019). Diese Zusammenhänge lassen sich auch daran erkennen, dass viele Patientinnen mit Harnverhalt, die dauerhaft einen Katheter benötigen, durch das posteriore IVS-Verfahren (infrakokzygeale Sakropexie) zur Reparatur der USL erfolgreich behandelt werden konnten.

Prolaps. Der Grad eines Prolapses weist keine Korrelation zum Ausmaß der Symptome auf, die durch einen Schaden der posterioren Zone bedingt sind. Ein kleiner Prolaps kann mit erheblichen Beschwerden einhergehen und umgekehrt.

Restharn. Geht man von der nicht linearen Natur der Blasenentleerung aus, haben willkürliche Normgrenzen der Restharnmenge, wie z. B. 50 ml, die allgemein angegeben werden, keine Bedeutung. Von der physiologischen Idee her ist jede Urinmenge, die nach der Miktion verbleibt, abnormal. Allerdings wird der Zustand einer leeren Blase innerhalb von 24 h selten, nämlich nur direkt nach der Miktion angetroffen. In der überwiegenden Zeit enthält das Speicherorgan Blase Urin. Der Normalzustand ist also, dass Urin in der Blase vorhanden ist.

Aus medizinischer Sicht der Autoren erhält Restharn daher erst dann eine Bedeutung, wenn er zu Komplikationen, z. B. rezidivierenden Entzündungen, ständigem Harndrang oder Überlaufsymptomatik, führt.

Abnome Entleerungszeit. Die Entleerung der Blase sollte normalerweise nicht länger als 60 s dauern. Doch auch hierfür gelten die gleichen Einschränkungen wie für den Restharn. Warum soll jemand seine Blase in 1 min entleeren, wenn sich seine Blase über Stunden gefüllt hat?

9.3 Absicherung durch simulierte Operationen

Das Verfahren zur Diagnose, wie simulierte Vorgänge geschützt werden können, wird in ▶ Abschn. 8.5 erläutert.

Vergleich der ICS-Definitionen und Diagnosen mit der Integraltheorie

Inhaltsverzeichnis

K. Goeschen et al., *Der weibliche Beckenboden*, https://doi.org/10.1007/978-3-662-71469-0_10

In diesem Kapitel werden Definitionen und Begriffe der International Continence Society (ICS; Abrams et al. 1988) mit den anatomischen Erkenntnissen der Integraltheorie verglichen.

Bei der gesunden Frau gibt es 2 Normalzustände, in denen sich ihre Blase befinden kann:

1. Stabil geschlossen
2. Stabil geöffnet

Muskelenergie ist erforderlich, damit der Ausflusstrakt in die offene oder geschlossene Position gezogen werden kann.

In jeder der 3 Zonen des Beckenbodens gibt es eigenständige Bindegewebestrukturen, die eine Schlüsselrolle beim Öffnen und Verschließen spielen. Diese Hauptbindegewebestrukturen sind in ◘ Abb. 10.1 rot entsprechend ihrer Bedeutung aufgelistet. Die Symptome, die bei einer Schädigung dieser Strukturen entstehen können, sind unter Verwendung der ICS-Definitionen in den verschiedenfarbigen Rechtecken zusammengefasst.

Die Rechtecke können sich von der vorderen bis zur hinteren Zone erstrecken. Die Höhe der Rechtecke in jeder Zone gibt an, wie wahrscheinlich es ist, dass ein Symptom durch einen Schaden in diesem Bereich ausgelöst ist. So wird z. B die SUI zu 80 % durch Schäden im vorderen Bereich verursacht. In 10 % sind aber Defekte im mittleren und in weiteren 10 % im hinteren Bereich die Auslöser für die SUI.

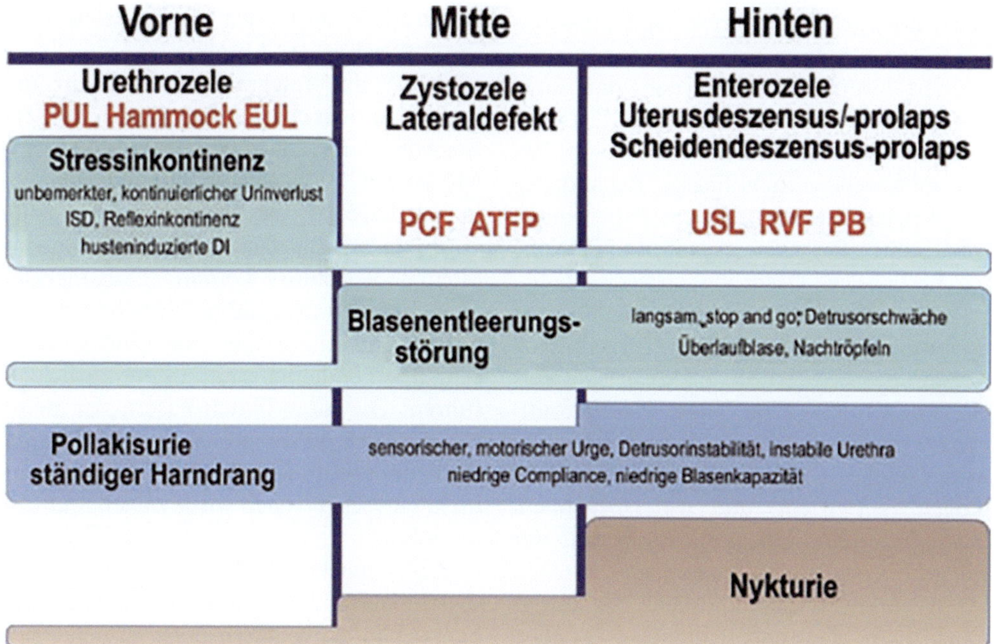

◘ **Abb. 10.1** Zuordnung der Symptome der International Continence Society (ICS) zu den 3 anatomischen Zonen des Beckenbodens. *Rot* Hauptbindegewebestrukturen gemäß Integraltheorie, *farbige Rechtecke: große Schrift* Symptome gemäß Integraltheorie, *kleine Schrift* Symptome gemäß der ICS-Definitionen. *ATFP* Arcus tendineus fasciae pelvis, *DI* Detrusorinstabilität, *EUL* externes urethrales Ligament, *ISD* intrinsischer Sphinkterdefekt, *PB* Perinealkörper, *PCF* pubozervikale Faszie, *PUL* pubourethrales Ligament, *RVF* rektovaginale Faszie

10.1 ICS-Symptome durch Defekte in der anterioren Zone

10.1.1 Genuine Stressinkontinenz

Laut der Definition der ICS ist die „genuine stress incontinence“ (GSI) der unwillkürliche Urinverlust während körperlicher Anstrengung, ohne dass eine Detrusorkontraktion vorliegt, wenn der Blasendruck den urethralen Druck übersteigt. Diese Form der Inkontinenz muss klar von der gemischten (Misch-)Inkontinenz unterschieden werden. Patientinnen, die ausschließlich an genuiner SUI leiden, können operativ behandelt werden. Patientinnen mit gemischter Inkontinenz, bestehend aus Stress- und Dranginkontinenz („urge“), sollten hingegen nicht operiert werden, wenn bei der urodynamischen Untersuchung eine „Detrusorüberaktivität“ festgestellt wurde. Stattdessen sollte eine anticholinerge Behandlung verschrieben werden. Solchen Patientinnen wird sogar oft gesagt, dass ihre Symptome psychologischen Ursprungs seien.

Für Chirurg*innen, die nach einer Zystozelenreparatur und Inkontinenzoperation wiederholt klinische Verbesserungen bei Urge- und Urgeinkontinenzsymptomen beobachten konnten, waren solche „Definitionen“ und „Empfehlungen“ verwirrend und widersprüchlich. Nach der anatomischen Klassifizierung der Integraltheorie ist es sinnlos, zwischen Stress- und Dranginkontinenz zu unterscheiden, da beide häufig ähnliche Ursachen haben, z. B. die Erschlaffung der Vaginalwände oder Bänder.

Eine operative Wiederherstellung der Bindegewebsfunktion, z. B. durch gleichzeitige Behebung eines Prolapses oder durch das Einsetzen eines mitturethralen Schlinge, hat in unseren Fällen zu einer hohen Heilungsrate von gemischter, Stress- oder Urgeinkontinenz geführt (Caliskan et al. 2018). Daher ist das Vorhandensein von Detrusorüberaktivität kein negativer prognostischer Faktor für den Erfolg einer Operation (Petros 1997).

10.1.2 Unbemerkter kontinuierlicher Urinverlust, intrinsischer Sphinkterdefekt (ISD)

Unbemerkter Harnabgang und/oder ständiges Feuchtsein sind nach der ICS-Definition durch einen niedrigen maximalen Urethraverschlussdruck (MUCP < 20 cm H_2O) bedingt. Dieser Zustand wird als ISD, Typ-III-Inkontinenz oder auch als hypotone Urethra bezeichnet (► Abschn. 7.2.1).

Nach der Integraltheorie ist ein unbemerkter oder ein ständiger Urinverlust ein Zeichen dafür, dass der pubokokzygeale Muskel (PCM; ► Abb. 9.30 und 9.31) nicht in der Lage ist, die Scheide so weit nach vorne zu ziehen, dass es zu einem wasserdichten Verschluss kommt. Unbemerkter Urinabgang und ständiges Feuchtsein sind also hauptsächlich auf eine Bindegewebeschlaffheit in der anterioren Zone zurückzuführen: Die Slow-Twitch-Fasern des PCM können die Urethra infolge eines PUL- und/oder suburethralen Bindegewebeschadens nicht ausrechend nach vorne ziehen und verschließen.

Mit einfachen Mitteln kann ohne Urodynamik abgeklärt werden, ob ein derartiger Schaden in der vorderen Zone für den Urinabgang verantwortlich ist. Das lässt sich zum einen mit dem Pinch-Test überprüfen (► Abb. 7.9), zum anderen mit einer gynäkologischen Untersuchung, bei der das hintere Blatt eines Spekulums bei einer Patientin mit gefüllter Blase in der Scheide verbleibt. Das Spekulum zieht das Vaginalgewebe nach unten und arbeitet gegen den Verschlussmechanismus des Slow-Twitch-Systems des PCM und des Hammock, sodass bei niedrigem Verschlussdruck in kleinen Mengen Urin austritt (Petros und Ulmsten 1990a, g). Bei hypotoner Urethra, ISD oder Typ-III-Inkontinenz wird eine höhere Heilungsrate erreicht, wenn zusätzlich zur suburethralen Schlinge das Hammock gestrafft wird.

Erschlaffte uterosakrale Ligamente (USL) oder geschädigte Slow-Twitch-Fasern der nach hinten und unten ziehenden Muskeln der Levatorplatte (LP) und des longitudinalen Analmuskels (LMA) können gelegentlich ebenfalls dafür verantwortlich sein, dass die Urethra nicht ausreichend verschlossen wird und unbemerkt Urin abgeht.

Die USL stellen den Verankerungspunkt für den LMA und seine Slow-Twitch-Fasern dar und spielen dadurch eine wichtige Rolle beim Blasenverschlussmechanismus. Sie gewährleisten, dass der LMA den Blasenboden nach hinten unten um das PUL ziehen kann, was zum wasserdichten Verschluss in der proximalen Urethra notwendig ist (▶ Abb. 5.7).

10.1.3 Reflexinkontinenz

Nach der ICS-Definition ist eine Reflexinkontinenz ebenfalls definiert als unbemerkter Abgang von Urin. Sie wird gleichgesetzt mit einem neurologischen Schaden wie z. B. bei multipler Sklerose, die das kortikale oder spinale Hemmzentrum (C; ▶ Abb. 9.30 und 9.31) beeinflusst. Da die afferenten Impulse nicht unterdrückt werden können, wird die Ereigniskaskade aktiviert, die den Miktionsreflex auslöst (O; ▶ Abb. 9.30 und 9.31).

Wie bereits erwähnt, weisen Patientinnen mit einem losen Hammock und/oder PUL die gleichen Symptome auf. Vor der Diagnose „Reflexinkontinenz“ sollte daher immer eine Schädigung der vorderen Zone ausgeschlossen werden.

10.1.4 Husteninduzierte Detrusorinstabilität (DI)

Patientinnen mit Urinverlust beim Husten sind nicht automatisch in die Diagnosegruppe „Stressinkontinenz (SUI)“ einzuordnen. Frühere Untersucher*innen haben darauf hingewiesen, dass ein Hustenstoß eine Detrusorkontraktion auslösen kann, die zum länger anhaltenden Urinabgang führt. Diese Beobachtung zeigt, wie unzuverlässig die ICS-Einteilung hinsichtlich der SUI ist.

Nach der Integraltheorie lässt sich dieser Vorgang folgendermaßen erklären: Lose PUL können die Urethra nicht verankern. Die Folge davon ist, dass die LP und der LMA den Blasenboden beim Husten nach hinten ziehen und dadurch dessen Dehnungsrezeptoren stimulieren. Der Miktionsreflex wird aktiviert, die Blase kontrahiert, es kommt zum Urinabgang, der nach dem Husten anhält.

Eine urodynamische Untersuchung in dieser Situation zeigt einen phasischen Druckanstieg in Form einer DI (▶ Abschn. 9.1.8). Eine suburethrale Schlinge wird dieses Problem normalerweise lösen. Nach Erfahrungen der Autoren gibt es aber auch Patientinnen, die zusätzlich eine posteriore Schlinge benötigen.

10.2 ICS-Symptome durch Defekte in der mittleren und posterioren Zone

10.2.1 Blasenentleerungsstörungen

Die normale Blasenentleerung erfordert ein funktionierendes Zusammenspiel von neurologischen und mechanischen Komponenten. Nach Vorstellungen der ICS sind Schwierigkeiten bei der Blasenentleerung mit Restharn und verlängerter Entleerungszeit eher durch Überleitungsstörungen in den Rückenmarkssegmenten als durch mechanische Ursachen bedingt.

Nach der Integraltheorie wird eine Blasenentleerungsstörung zu einem hohen Prozentsatz durch einen Schaden in der mittleren oder hinteren Zone verursacht. Bindegewebeschlaffheit in der mittleren und/oder hinteren Zone verhindert, dass die LP und der LMA den Ausflusstrakt ausreichend öffnen oder offen halten können. Der M. detrusor vesicae muss den Blaseninhalt gegen einen hohen urethralen Widerstand entleeren, weil der urethrale Widerstand umgekehrt proportional zur 4. Potenz des Radius (r^4) ist (▶ Abb. 9.45). Da der aufgezeichnete Detrusordruck ausschließlich eine Spiegelung des Urethrawiderstands ist, findet sich bei der Blasendruckmessung oft ein Dyssynergiemuster. Subjektiv äußert sich das bei Betroffenen wie in ▶ Abschn. 9.2.1 unter Blasenentleerungsstörungen aufgelistet.

Eine operative Korrektur der USL in Form einer posterioren intravaginalen Schlingenplastik (IVS) führt bei einem hohen Prozentsatz zur Normalisierung der Entleerung.

Unempfindliche Dehnungsrezeptoren in Verbindung mit schlaffem Bindegewebe im mittleren und hinteren Scheidenbereich können dazu führen, dass sich der Detrusor nicht wirksam zusammenzieht **(Detrusorakontraktilität)**. Es kommt zu folgendenSymptomen:
- Restharnbildung
- Überlaufinkontinenz
- Nachtröpfeln
- Oder sogar Harnverhalt

Unempfindliche Dehnungsrezeptoren in Kombination mit schlaffem Bindegewebe im mittleren und hinteren Scheidenbereich können weiterhin dafür verantwortlich sein, dass die Blasenentleerung nur unter Zuhilfenahme der Bauchpresse gelingt, sog. **abdominale Miktion**.

Die Autoren haben zahlreiche Patientinnen mit den genannten Symptomen bei Scheidensenkung/-prolaps gesehen, die nach Korrektur der Anatomie durch eine posteriore Schlingenoperation und/oder nach einer Zystozelenkorrektur wieder normal miktionieren konnten.

10.3 ICS-Symptome durch Defekte in der anterioren, mittleren und posterioren Zone

Die Miktion wird durch den peripheren neurologischen Kontrollmechanismus gesteuert. Eine normale Miktion setzt einen intakten neuromuskuloelastischen Komplex voraus, damit die von den Dehnungsrezeptoren des Blasenbodens ausgehenden Impulse vom Kortex kontrolliert werden können (▶ Abb. 9.30 und 9.31). Füllt sich die Blase, gelangen afferente Impulse von den Dehnungsrezeptoren zum Kortex, was dieser als Harndrang bei voller Blase deutet. Die zentrale Hemmung (C; ▶ Abb. 9.30 und 9.31) verhindert in Kombination mit Streckung der Vagina zur Unterstützung der Dehnungsrezeptoren normalerweise einen unkontrollierten Urinabgang.

Dieser Reflex arbeitet wie ein Motor, der die Öffnung bzw. den Verschluss des Ausflusstrakts beschleunigt.

Ist dieser Mechanismus insuffizient und die Patientin nässt ein, wird dieser Zustand als Drang- oder Urgeinkontinenz (UI) bezeichnet. Nach der ICS-Definition bedeutet Urgeinkontinenz ein unwillkürlicher Harnverlust, der von imperativem Harndrang begleitet ist oder dem imperativer Harndrang vorausgeht. Neben den obengenannten Bindegewebeveränderungen können intravesikale Veränderungen (Krebs), chronische Zystitis und Druck von außen (z. B. durch Myome) ebenfalls dafür verantwortlich sein.

Nach der aktuellen ICS-Klassifikation kann Drang mit folgenden 2 Arten von Funktionsstörungen in Verbindung stehen, zwischen denen unterschieden werden sollte:

- Sensorische Dranginkontinenz (frühere Definition: „sensorial urge“)
- Stressinduzierte Dranginkontinenz (frühere Definition: „motor urge“)

Diese Unterscheidung wird mithilfe urodynamischer und funktioneller Kriterien getroffen.

10.3.1 Sensorischer Urge (Harnröhrenrelaxierungsinkontinenz)

Nach der ICS-Definition handelt es sich bei einem sensorischen Urge um einen verfrühten, nicht unterdrückbaren Harndrang mit oder ohne Urinabgang als Zeichen eines Überschusses an afferenten stimulierenden vesikalen Impulsen. In der Urethrozystotonometrie (UCT) finden sich:

- Verfrühter1. Harndrang bei einer Füllung der Blase von < 150 ml
- Verminderte Blasenkapazität < 300 ml
- Keine Detrusorkontraktionen
- Schnelle Blasendruckzunahme bei der Füllung (Compliance < 25 ml/cm H_2O).

Die Integraltheorie erklärt den sensorischen Urge folgendermaßen: Werden die Dehnungsrezeptoren des Blasenbodens infolge von geschädigtem Bindegewebe nicht ausreichend abgestützt, kann es bereits bei geringer Blasenfüllung zu einer ausgeprägten afferenten Impulsgebung und damit zu einer unangemessenen Aktivierung des Miktionsreflexes kommen. Das Gehirn interpretiert diese Signale als Harndrang und zwingt die Patientin zu häufigen Miktionen.

Üblicherweise besteht die Antwort auf die afferenten Impulse in einer Kontraktion des PCM, der das Hammock nach vorne zieht und dadurch die Urethra und Dehnungsrezeptoren stabilisiert (▶ Abb. 9.30 und 9.31). Wenn jedoch die Zahl der afferenten Impulse infolge der fehlenden Unterstützung der Dehnungsrezeptoren so groß ist, dass sie nicht mehr vom Hemmzentrum „C“ unterdrückt werden kann, wird der Miktionsreflex ausgelöst: Der PCM erschlafft, die Urethra wird geöffnet, und Urin fließt ohne Detrusorkontraktion vor Erreichen der Toilette ab.

Diese nach der ICS-Definition als sensorische Urgeinkontinenz bezeichnete Situation ist zu einem hohen Prozentsatz durch einen Defekt der anterioren, mittleren und/oder posterioren Zone bedingt.

10.3.2 Motorischer Urge (Detrusorhyperaktivitätsinkontinenz)

Nach der ICS-Definition handelt es sich bei einem motorischen Urge um einen zwanghaften, nicht unterdrückbaren Harndrang mit oder ohne Urinabgang als Zeichen eines Mangels an efferenten hemmenden zentralnervösen Impulsen. In der UCT finden sich spontan oder nach Husten auftretende Detrusorkontraktionen (> 15 cm H_2O).

Nach der Integraltheorie ist motorischer Urge hauptsächlich eine ungehemmte Miktion als Folge von defekten anterioren Ligamenten (PUL). Ein loses PUL (▶ Abb. 9.30

und 9.31) kann die Urethra nicht verankern, wenn die Blase sich füllt. Die Folge davon ist, dass die LP und der LMA den Blasenboden nach hinten unten ziehen können und dessen Dehnungsrezeptoren stimulieren. Dadurch wird der Miktionsreflex aktiviert. Die Blase kontrahiert sich spontan oder nach einem Hustenreiz, was zu massivem Urinabgang führt.

Eine urodynamische Untersuchung in dieser Situation zeigt einen deutlichen Druckanstieg während der Kontraktion. Diese Symptome treten gehäuft im höheren Lebensalter auf, vermutlich infolge einer Atrophie des PUL.

Eine Kombination von empfindlichen Dehnungsrezeptoren und schlaffen posterioren Ligamenten kann ein ähnliches klinisches Bild hervorrufen.

> Beachte:Patientinnen mit vorangegangenen Scheidenoperationen stellen eine Sondergruppedar. Narbige Veränderungen am Blasenhals können den Muskelzug nach vorne und hinten beeinträchtigen. Der kräftigere, nach hinten gerichtete Zug überwindet den Zug nach vorne, wodurch der Ausflusstrakt gewaltsam geöffnet wird und massiv Urin abfließt; es liegt ein Tethered-Vagina-Syndrom (TVS) vor. Weisen diese Patientinnen keine starre Narbe am Blasenhals auf, ist es eher unwahrscheinlich, dass bei ihnen ein TVS vorliegt.

10.3.3 Detrusorinstabilität (DI)

Die DI ist eine urodynamische Diagnose. Sie liegt vor, wenn bei der Blasendruckmessung unwillkürliche Detrusorkontraktionen mit einem phasischen Druckanstieg < 15 cm H_2O auftreten. Eine DI wird nach der ICS meist als idiopathisch (d. h. ohne erkennbare Ursache entstanden) eingestuft, wobei nicht selten auch eine latente psychogene Komponente eine Rolle spielen soll.

Eine DI kann auch bei gesunden Frauen vorkommen. Dieser scheinbare Widerspruch verschwindet, wenn die DI als ein Teil eines ungehemmten, vorzeitig aktivierten, aber ansonsten normalen Miktionsreflexes betrachtet wird (Petros und Ulmsten 1993d). Die Deutung, dass es sich bei der DI um einen zu früh einsetzenden Miktionsreflex handelt, wird gestützt durch Ergebnisse, die Petros und Ulmsten 1993 mithilfe eines Händewaschprovokationstest gewonnen haben. Dieser Test basiert auf der Erkenntnis, dass Händewaschen die zentrale Hemmung der afferenten Impulse neutralisieren kann (Mayer et al. 1991).

Untersucht wurden 123 Patientinnen mit Urgeinkontinenz. Bei 116 Patientinnen trat wenige Minuten nach Beginn des Händewaschens Harndrang auf. Bei 91 Patientinnen kam es zum Absinken des Urethradrucks, bei 56 von ihnen zum Anstieg des Detrusordrucks und bei 52 Patientinnen zum Urinverlust (► Abb. 9.36).

Nach der Integraltheorie kann die klassische sinusoidale Kurve bei DI erklärt werden als Kampf zwischen 2 Feedbacksystemen: dem Miktionsöffnungs- (O) und dem Verschlussreflex (C; ► Abb. 9.30 und 9.31). Der Miktionsreflex kämpft dafür, den Ausflusstrakt zu öffnen. Das Gehirn hält dagegen, indem es die Zahl der zentralen Hemmimpulse erhöht und versucht, den Beckenboden zu kontrahieren und die Urethra zu verschließen. Zieht sich der M. detrusor vesicae in diesem Moment zusammen, steigt der Detrusordruck an. Wird der Ausflusstrakt in diesem Moment aufgezogen, fällt der Detrusordruck. Die zeitliche Verzögerung, die durch den Wechsel zwischen „offen“ oder „geschlossen“ entsteht, stellt sich urodynamisch als sinusoidale Kurve und DI dar.

Obwohl der urodynamische Nachweis einer DI nur einen geringen praktischen Wert für die chirurgische Entscheidungsfindung im Rahmen des Intergralkonzepts aufweist, stellen die Messungen des Urethradruckprofils, des Urin-Flows und des Restharns eine wertvolle Hilfe zur Verbesserung der diagnostischen Genauigkeit im grafisch dargestellten Algorithmus dar, wie in ▶ Abschn. 9.1 bereits beschrieben wurde.

Ob eine DI auftritt oder nicht, soll nach ICS auch von der Empfindlichkeit der Blase abhängen. Diese wird gemäß ICS eingeteilt in:

- Normal
- Erhöht
- Abgeschwächt
- Nicht vorhanden

Nach der Integraltheorie hängt die Empfindlichkeit der Blase vor allem davon ab, wie stark die Dehnungsrezeptoren am Blasenboden gestützt werden. Bei intaktem Bindegewebe mit guter Stützfunktion ist die Empfindlichkeit gering und umgekehrt. Weiterhin ist zu bedenken, dass infolge des komplexen Feedbacksystems die Empfindlichkeit bei derselben Patientin in Stärke und Häufigkeit von Tag zu Tag variieren kann.

10.3.4 Instabile Urethra

Eine instabile Urethra ist ebenfalls eine urodynamische Diagnose. Sie liegt vor, wenn bei der Blasendruckmessung phasische Druckschwankungen in der Urethra auftreten. Sie haben die gleiche Ursache wie Druckschwankungen in der Blase.

Blase und Urethra teilen sich dieselbe glatte Muskulatur und sind damit beide von demselben Feedbacksystem abhängig. Die Reizübertragung von einer glatten Muskelfaser zur anderen schließt aus, dass es eine unabhängige Innervation von Blase und Urethra gibt. Allerdings wird dadurch sichergestellt, dass alle Fasern wie eine Einheit wirken, um den Urin herauszupressen.

10.3.5 Niedrige Compliance

Mit der Compliance wird die Dehnbarkeit der Blasenwand beurteilt. Der normale Druckanstieg soll < 4 cm H_2O pro 100 ml Blasenfüllung betragen.

Nach der Integraltheorie hängt die Dehnbarkeit davon ab, wie früh in der zystometrischen Füllungsphase der Miktionsreflex aktiviert wird. Tritt dies infolge mangelnder Unterstützung der Dehnungsrezeptoren schon nach geringer Füllung auf, kommt es frühzeitig zu einer Beckenbodenkontraktion. Die Urethra komprimiert, und der Widerstand in der Urethra wird erhöht. Das wiederum erhöht den Detrusordruck und wird als niedrige Compliance gedeutet.

10.3.6 Niedrige Blasenkapazität

Die normale Blasenkapazität sollte mindestens 300 ml betragen. Sie kann jedoch auch bei gesunden Frauen von Tag zu Tag schwanken, ohne dass eine Erkrankung dafür verantwortlich ist.

Nach der Integraltheorie gibt es dafür folgende Erklärung: Die Variablen für die Blasenkapazität sind folgende:

- Empfindlichkeit der Dehnungsrezeptoren desBlasenbodens (▶ Abb. 9.30 und 9.31)
- Zuverlässigkeit des zentralen Hemmmechanismus
- Unversehrtheit des muskuloelastischen Mechanismus beim Strecken der Scheidenwand

Je nachdem, wie diese zusammenwirken, verändert sich die jeweilige Blasenkapazität an verschiedenen Untersuchungstagen.

10.4 ICS-Symptome durch Defekte in der posterioren Zone

10.4.1 Nykturie

Nach der ICS-Definition wird eine nächtliche Pollakisurie > 1-mal/Nacht als Nykturie bezeichnet. Ursächlich können Diabetes mellitus, Herzinsuffizienz, Schrumpfniere und andere Erkrankungen dafür verantwortlich sein.

Nach der Integraltheorie ist eine Nykturie zu einem hohen Prozentsatz durch einen Bindegewebeschaden in der hinteren Zone bedingt. Die anatomische Situation bei Vorliegen einer Nykturie kann am besten verstanden werden, wenn man die ▶ Abb. 5.23 im Uhrzeigersinn um 90° in die Schlafposition dreht (▶ Abb. 9.44).

10

Füllt sich nachts die Blase, zieht der Blaseninhalt, unterstützt durch die Schwerkraft, den vorderen Scheidenbereich nach unten. Feste USL können eine übermäßige Streckung des Blasenbodens verhindern und die Dehnungsrezeptoren vor frühzeitiger Reizung bewahren.

Sind die USL schlaff, können die Dehnungsrezeptoren bereits bei geringem Volumen stimuliert werden und afferente Impulse abfeuern. Dieser Zustand wird als nächtlicher Harndrang empfunden mit der Folge, dass die Betroffenen nachts aufstehen, um Urin zu lassen.

Bei sehr empfindlichen Dehnungsrezeptoren kann der Miktionsreflex aktiviert werden, bevor die Betroffenen die Toilette erreichen. Unkontrollierter Urinverlust ist die Folge. Umgekehrt kann bei unempfindlichen Dehnungsrezeptoren und schlaffem, unelastischem Gewebe der Urin einfach ins Bett abfließen, bevor die Betroffenen vom Miktionsreiz aufwachen.

Zusammenfassung Teil IV

Zwei Wege wurden aufgezeigt, wie eine geschädigte Struktur und die dadurch entstandenen Symptome diagnostiziert werden können:

- Ein einfacher Weg für praktisch tätige Ärzte/Ärztinnen
- Ein spezieller für Spezialist*innen

Beide zielen darauf ab, einen Bindegewebeschaden in den 3 Zonen der Scheide zu erkennen. Beide verwenden die gleiche Untersuchungstechnik und simulierte Operationen, um herauszufinden, welche Bindegewebestrukturen für die Beschwerden verantwortlich sein können. Obwohl der spezielle Beurteilungsweg zur Absicherung der Diagnose auf eine transperineale/transvaginale Ultraschalluntersuchung und auf urodynamische Parameter zurückgreift, kann eine ausreichend sichere Diagnose in den meisten Fällen allein durch Auswertung des Patientinnenfragebogens, des 24-h-Miktionskalenders, des Hustenbelastungstests, des 24-h-Vorlagentests, der vaginalen Untersuchung und der simulierten Operationen gestellt werden.

Rekonstruktive Beckenbodenchirurgie aus der Perspektive der Integraltheorie

Inhaltsverzeichnis

Grundlagen der rekonstruktiven Beckenbodenchirurgie unter Berücksichtigung der Integraltheorie

Inhaltsverzeichnis

K. Goeschen et al., *Der weibliche Beckenboden*, https://doi.org/10.1007/978-3-662-71469-0_11

11.1 Einleitung: Rekonstruktive Beckenbodenchirurgie aus der Perspektive der Integraltheorie

Ein moderner Beckenbodenchirurg muss zunächst wie ein Architekt und dann wie ein Ingenieur denken:

- Wie ein Architekt, um die Form der Rekonstruktion zu entwerfen
- Wie ein Ingenieur, um die Konstruktion stabil zu halten

Die rekonstruktive Beckenbodenchirurgie, die sich aus der Integraltheorie ergibt, unterscheidet sich vom klassischen operativen Vorgehen in 4 wichtigen Punkten:

- Sie ist minimal invasiv und zielt auf eine kurzstationäre Behandlung ab.
- Sie betrachtet eine Beckenbodendysfunktion als ein einheitliches, miteinander zusammenhängendes Geschehen und versucht abzugrenzen, wie stark die einzelnen Zonen der Scheide an einer gestörten Funktion beteiligt sind.
- Sie hat einen symptombezogenen Schwerpunkt, der sich im grafischen Diagnosealgorithmus widerspiegelt. Die üblicherweise rein chirurgische Sichtweise wird dahingehend erweitert, dass auch Fälle mit gering verändertem anatomischem Befund, aber erheblichen Beschwerden operiert werden.
- Sie basiert auf chirurgischen Grundprinzipien, die das Ziel haben, Komplikationen, Schmerzen oder Beschwerden auf ein Minimum zu senken.

Das chirurgische Vorgehen, das in diesem Teil beschrieben wird, basiert auf den anatomischen und diagnostischen Grundlagen, die in den vorangegangenen Kapiteln abgehandelt wurden. Da die Integraltheorie die Bedeutung von funktionstüchtigen Beckenbodenligamenten und -faszien weit in den Vordergrund stellt, hat das chirurgische Vorgehen gemäß Integraltheorie logischerweise die Wiederherstellung dieser Bindegewebestrukturen zum Ziel.

Die nachfolgenden Kapitel befassen sich mit folgenden Themen:

- Minimalinvasive Beckenbodenchirurgie (► Abschn. 11.2)
- Allgemeine Überlegungen zum chirurgischen Vorgehen gemäß der Integraltheorie (► Kap. 12)
- Spezielle Überlegungen zur Verstärkung von geschädigtem Bindegewebe gemäß der Integraltheorie (► Kap. 13)
- Spezielles chirurgisches Vorgehen unter Beachtung der Integraltheorie in den 3 Schadenszonen und Leveln (► Kap. 14)
- Mögliche Komplikationen bei chirurgischen Korrekturen und deren Behandlung (► Kap. 15)

11.2 Minimalinvasive Beckenbodenchirurgie

Nach der Chaostheorie (Gleick 1987) besteht jedes natürliche System aus zahlreichen miteinander verbundenen Einzelkomponenten. In diesem System können bereits kleine Veränderungen der Ausgangsbedingungen eine große Wirkung entfalten. Entsprechend verhält es sich mit der auf Symptome ausgerichteten Integraltheorie. Sie baut darauf auf, dass bereits ein geringes Nachlassen der Bindegewebespannung (geringer Prolapsgrad) erhebliche Beschwerden auslösen kann. So kann z. B. bei Patientinnen mit überempfindlichen Nervenendigungen am Blasenboden bereits eine geringe Schlaffheit der Ligamente eine vorzeitige Stimulierung des peripheren neurologischen Kontrollmechanismus bewirken. Die eigentlich nur durch eine niedrige Hemmschwelle ausgelöste Reizung zieht eine Kaskade von Ereignissen nach sich, die von der Patientin als erhebliche Beschwerden wie Urgeinkontinenz, Schmerzen im Becken oder husteninduzierte Detrusorinstabilität (DI) empfunden werden.

Allerdings kann ein auch noch so kleiner operativer Eingriff ernsthafte Komplikationen wie Thrombosen, Blutungen oder Infektionen nach sich ziehen und fatal im Chaos enden.

Das Konzept der Integraltheorie steht im Einklang mit der Chaostheorie, berücksichtigt immer das gesamte Spektrum der Möglichkeiten und versucht vorhandene Probleme mit dem kleinstmöglichen Eingriff bei höchster Präzision und technischer Sicherheit zu lösen. Um unnötige Komplikationen bei Patientinnen zu vermeiden, wird daher, falls möglich, darauf verzichtet, Uterus und Scheidengewebe zu entfernen.

Um die Komplikationsrate niedrig zu halten, wird in der Integraltheorie großer Wert auf die folgenden 5 Grundpfeiler der Chirurgie gelegt:

1. Indikation
2. Gewebequalität
3. Struktureller Aufbau
4. Methodisches Vorgehen
5. Instrumente

11.2.1 Indikation: Prolapsgrad und Stärke der Beschwerden

Jede Indikation für einen operativen Eingriff wird aus dem speziellen grafischen Diagnosealgorithmus (▶ Abb. 8.1) abgeleitet. Dieser Diagnoseschlüssel basiert auf dem Grundkonzept:

- Wiederherstellung von Form und Struktur normalisiert die Funktion.
- Auch ein geringer Prolapsgrad kann mit erheblichen Funktionsstörungen und Beschwerden im Becken einhergehen.
- Unabhängig vom Grad der Schädigung können dieselben minimalinvasiven chirurgischen Techniken angewendet werden. Das heißt, dass Patientinnen mit geringen anatomischen Veränderungen aber erheblichen Beschwerden genauso von einer hinteren Schlinge profitieren können wie Frauen mit einem massiven uterovaginalen Prolaps.

11.2.2 Gewebequalität: Erhaltung und Stärkung von Gewebe

Das Erhalten von gesundem und die Verstärkung von geschwächtem Gewebe sind der Schlüssel dafür, dass Organe wieder funktionieren und operative Eingriffe kurzstationär oder ambulant durchgeführt werden können. Folgende Punkte sollten bei einem chirurgischen Eingriff grundsätzlich beachtet werden:

- Um eine Verkürzung der Scheide und eine daraus resultierende Funktionsstörung zu vermeiden, empfiehlt sich laut Integraltheorie, kein Scheidengewebe wegzuschneiden. Die Scheide ist nicht einfach nur Haut, sondern ein Organ, das sich nicht regenerieren kann.
- Das Bindegewebe verliert mit zunehmendem Alter seine Spannung. Wenn es notwendig ist, sollten erschlaffte Ligamente durch künstliche, präzise eingebrachte Bänder verstärkt werden.
- Gewebeschonung und spannungsfreies Operieren können postoperative Schmerzen auf ein Minimum reduzieren.
- Am Blasenhals sollte im Bereich der Zone der kritischen Elastizität (ZCE) nicht operiert werden, um die notwendige Elastizität für eine Trichterbildung zu erhalten. Dieses Vorgehen vermindert sowohl das Auftreten von unkontrolliertem Urinverlust als auch von postoperativem Harnverhalt oder Restharn.

11.2.3 Struktureller Aufbau: synergistisches Zusammenspiel der verschiedenen Bindegewebekomponenten

Wie in der Hängebrückenanalogie gezeigt wurde, erhält das Beckenbodensystem seine Form und Struktur durch die Eigenspannung des Bindegewebes. Ein Spannungsverlust in einigen oder allen Bindegewebestrukturen verändert die Lage und die Funktion der Organe. Es gibt 9 wichtige Bindegewebestrukturen, die über Funktion oder Dysfunktion des Beckenbodens (◘ Abb. 11.1) entscheiden und von den 3 Muskelkräften gestreckt werden. Schädigungen dieser Strukturen in einer der 3 Zonen muss der Chirurg daher erkennen.

Die 9 Bindegewebestrukturen und ihre zonale Zuordnung

- Anteriore Zone:
  1 Externes urethrales Ligament (EUL)
  2 Pubourethrales Ligament (PUL)
  3 Suburethrale Vagina, Hammock
- Mittlere Zone:
  4 Arcus tendineus fasciae pelvis (ATFP)

11

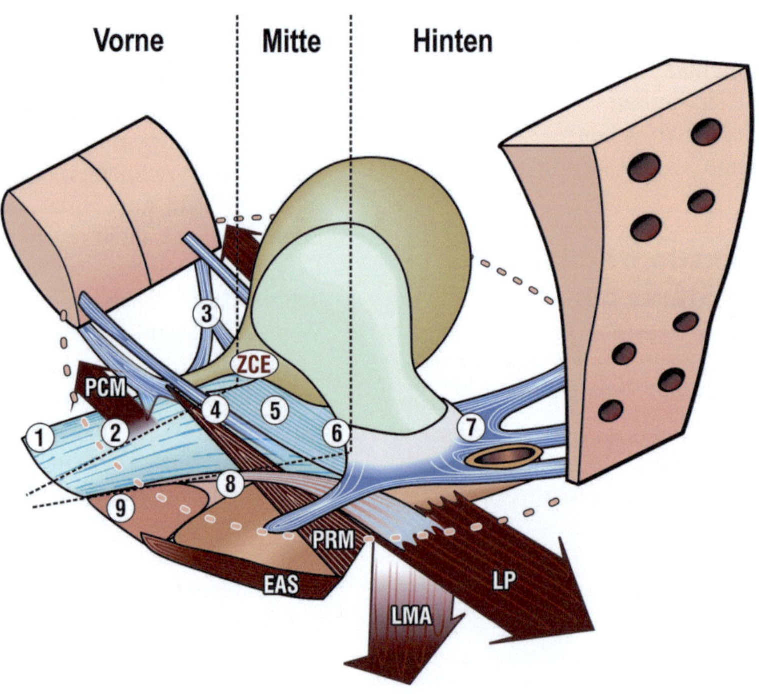

◘ **Abb. 11.1** Die 9 Hauptstrukturen in den 3 Beckenbodenzonen, die laut Integraltheorie bei Schädigung einer chirurgischen Korrektur bedürfen. 3-D-Sicht in das Becken von hinten oben. Die *gestrichelte Linie* stellt den Beckenring dar. *1* externes urethrales Ligament (EUL), *2* suburethrale Hängematte (Hammock), *3* pubourethrales Ligament (PUL), *4* Arcus tendineus fasciae pelvis (ATFP), *5* pubozervikale Faszie (PCF), *6* Zone kritischer Elastizität (ZCE), *7* uterosakrale Ligamente (USL), *8* rektovaginale Faszie (RVF), *9* Perinealkörper (PB). *EAS* M. sphincter ani externus, *LMA* longitudinaler Analmuskel, *LP* Levatorplatte, *PCM* M. pubococcygeus, *PRM* M. puborectalis, *ZCE* Zone kritischer Elastizität (exzessive Starrheit in der ZCE durch frühere Operationen führt zum Tethered-Vagina-Syndrom, TVS)

5 Pubozervikale Faszie (PCF)
6 Anteriorer zervikaler Ring
- Besonderheiten der mittleren Zone: Exzessive Starrheit der ZCE entsteht normalerweise durch Narbengewebe am Blasenhals und führt zu einem Tethered-Vagina-Syndrom (TVS).
- Posteriore Zone:
7 Uterosakrale Ligamente (USL)
8 Rektovaginale Faszie (RVF)
9 Perinealkörper (PB)

11.2.4 Methodisches Vorgehen zur Vermeidung von postoperativen Problemen

Charles Mayo (zitiert in Corman 1982) hat ausgeführt, dass es keine Standardoperation geben kann, weil jede Operation individuell auf die Patientin zugeschnitten sein muss und nicht umgekehrt. Nach Nichols und Randall (1989) gibt es zudem oft mehrere Bereiche, die unterschiedlich korrigiert werden müssen. Generell ist zu beachten:

- Vor jeder Operation ist es wichtig festzulegen, was in welcher Zone rekonstruiert werden muss. Allerdings kann die endgültige Entscheidung zeitweilig erst im Operationssaal erfolgen.
- Jeder Chirurg sollte wissen, inwieweit seine Operation die Dynamik der Beckenbodenstruktur und -funktion verändert und zum Auftreten einer Reihe neuer Symptome kurz nach der Operation oder viele Jahre später führen kann. Bekannte Beispiele dafür sind postoperative Schmerzen, Restharnbildung, Harnverhalt, Neourge oder das Auftreten einer Enterozele nach einer Burch-Kolposuspension.
- Andere seltenere Beispiele, zumeist als Folge von zu viel weggeschnittenem Scheidengewebe, sind das TVS oder der Posthysterektomieprolaps.
- Postoperative Schmerzen können dadurch vermindert werden, dass präzise operiert und Gewebe nicht zu stark komprimiert wird. Exzessive Spannung von Bändern und Nähten ist oft ebenfalls ein Grund für Schmerzen und Restharn.

Durch ständige Verbesserung der Methodik ist es gelungen, Eingriffe, die früher kompliziert waren und einen langen Krankenhausaufenthalt erforderten, heute minimal intensiv und kurzstationär durchzuführen.

11.2.5 Instrumente und Zugangswege zur Verstärkung von geschädigtem Bindegewebe

Da die Verstärkung von geschädigten Ligamenten und Faszien die Grundlage für die Chirurgie der Integraltheorie darstellt (Petros und Ulmsten 1993b, d), mussten spezielle Instrumente zum Einbringen von Kunstoffbändern oder -netzen auf minimalinvasivem Weg entwickelt und neue Zugangswege erprobt werden.

Die erste, auf der Integraltheorie basierende Operation wurde 1986 von Petros durchgeführt.

Ziel dieser **spannungsfreien vorderen Schlingenoperation (anteriore IVS)** war es, die Inkontinenz zu heilen und dabei postoperative Schmerzen, Harnverhalt und einen langen stationären Aufenthalt zu vermeiden.

Um das Kunststoffband in den Bereich des PUL (▣ Abb. 11.2) legen zu können, musste ein Spezialinstrument (▣ Abb. 11.3, 11.4, und 11.5) gebaut werden, das in der Zwischenzeit mehrfach verändert wurde.

Das erste Ziel, die Patientinnen bei hoher Heilungsrate nur kurz im Krankenhaus zu belassen, konnte schnell erreicht werden. Mit zunehmender Verbreitung der Methode

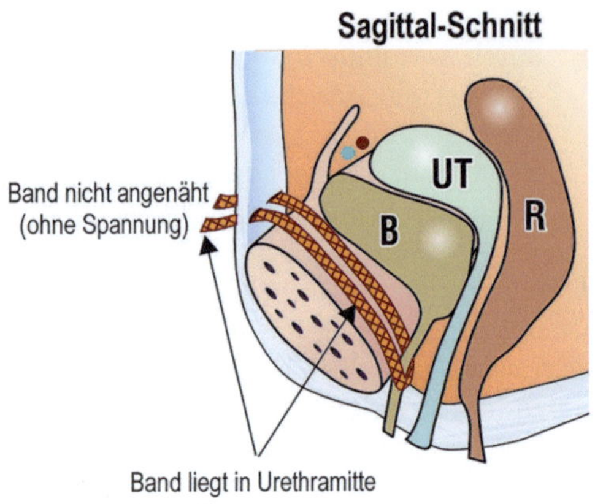

Abb. 11.2 Das mitturethrale netzförmige Plastikband verstärkt das pubourethrale Ligament (PUL). *B* Blase, *R* Rektum, *UT* Uterus

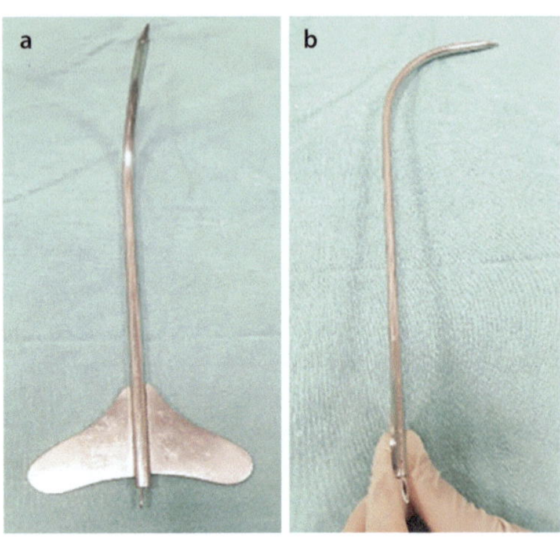

Abb. 11.5 **a**, **b** Goeschen-Tunneler zum Vielfachgebrauch

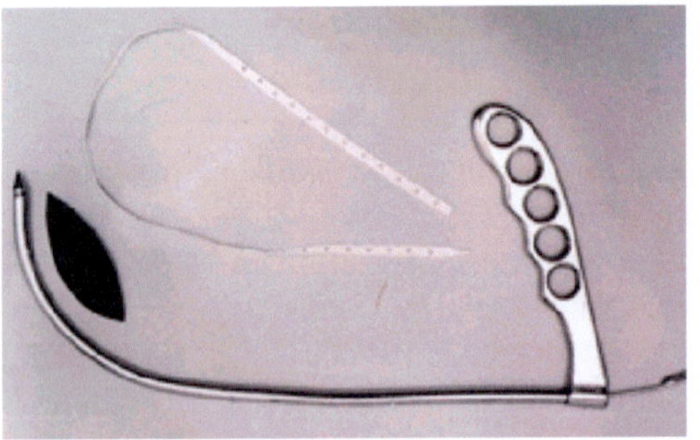

Abb. 11.3 Tunneler der 1. Generation mit Mersilene-Schlinge

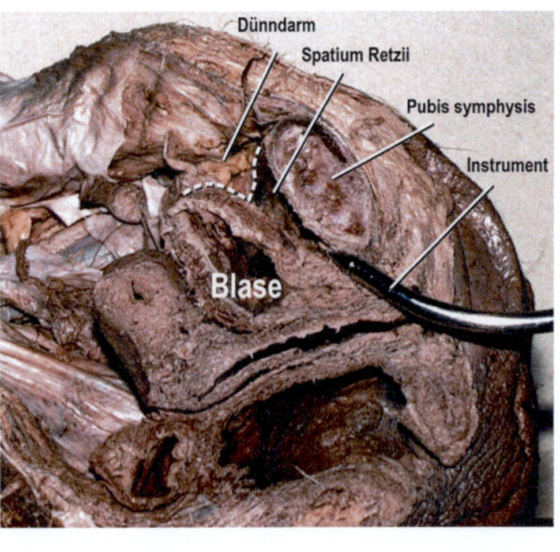

Abb. 11.6 Sektionspräparat in liegender Position. Es wird dargestellt, wie mit einem blind eingeführten Instrument Blase, Dünndarm und lateral die externen iliakalen Gefäße verletzt werden können

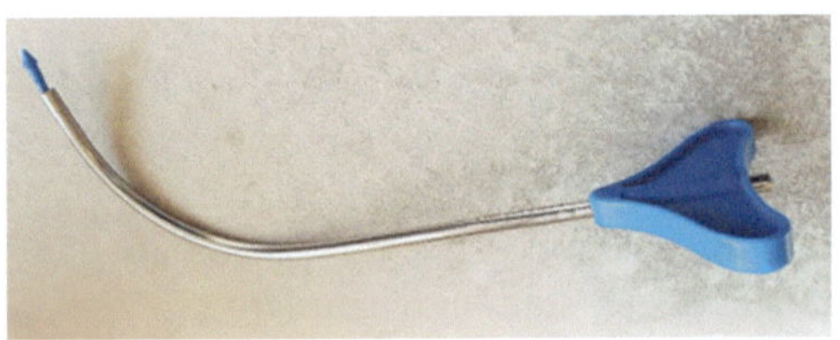

Abb. 11.4 Einmalinstrument: Tunneler für die posteriore intravaginale Schlingenplastik (IVS), hergestellt von Tyco. (Dieselben Tunneler können auch für retropubische Zugänge verwendet werden)

11

hat sich allerdings auch gezeigt, dass ernsthafte Komplikationen auftreten können. Berichte über Blasen- und Dünndarmperforationen (Abb. 11.6), Verletzungen großer Gefäße (externe iliakale und obturatorielle Gefäße) und Nerven (N. obturatorius) sind allesamt dem „blinden“ Vorgehen im Spatium retropubicum (Cavum Retzii) und im kleinen Becken anzulasten. Direkt unter und hinter dem Os pubis sind Venenplexus (Abb. 11.7) vorhanden, die bei Verletzung zu schweren retropubischen Hämatomen Anlass geben können, weil das weiche Fettgewebe im Spatium retropubicum die Gefäße nicht komprimiert.

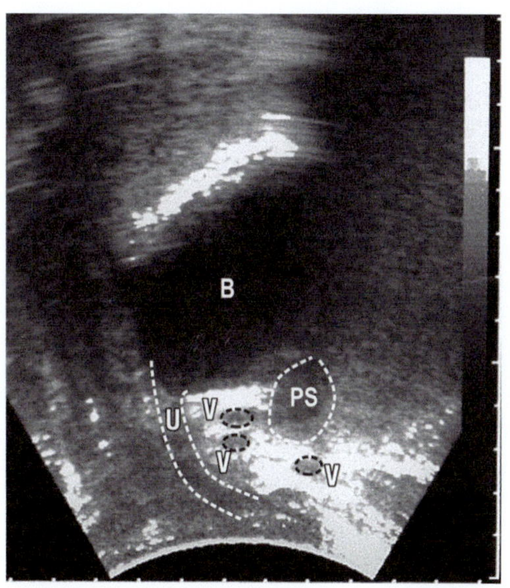

Abb. 11.7 Sinus venosus. Sagittaler Ultraschallschnitt. Der Sinus venosus (*V*) liegt in der direkten Linie des blind einzuführenden Instruments. *B* Blase, *PS* Smphysis pubica, *U* Urethra

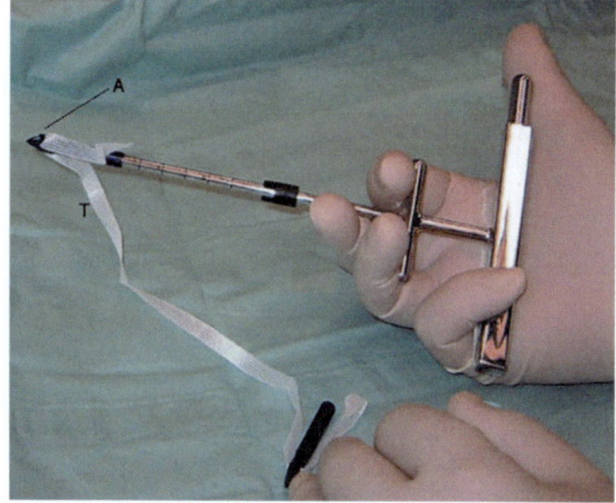

Abb. 11.8 Applikator des Gewebefixierungssystems (TFS). *A* ist ein Weichgewebeanker und *T* ein Polypropylenband zur Verstärkung von erschlafften Ligamenten oder Faszien

Um die aufwendigen und komplikationsträchtigen Sakropexieoperationen zu vereinfachen und zu verbessern, hat Petros als Nächstes einen Zugang von außen durch die Fossa ischiorectalis (IRF) zur Spina-ischiadica-Region erprobt. Im Rahmen der **posterioren IVS-Operation** ist es gelungen, das sakrouterine Ligament (SUL) zu erneuern und Uterus und Scheide wieder mit die Levatorplatte (LP) zu verbinden.

Der transobturatorische Zugang („trans-obturator tape", TOT) wurde 2001 von Delorme vorgeschlagen, um die retropubischen Komplikationen zu senken. In der Zwischenzeit hat sich herausgestellt, dass TOT zu nahezu gleich guten Kontinenzergebnissen führt wie das retropubische Vorgehen, wobei Verletzungen der iliakalen Gefäße und des Darms vermieden werden und Blasen- oder Urethraperforationen sehr selten sind. Allerdings wurde über Verletzungen der obturatoriellen Nerven und Gefäße berichtet, vor allem beim blinden Vorgehen von der Scheide aus nach außen („in-out").

> Mit zunehmender Erfahrung hat sich weiter heraus kristallisiert, dass transobturatorisch wichtige Implantationspunkte für ein Band oder Netz im kleinen Becken erreicht werden können.

Um die Komplikationsrate beim retropubischen und transobturatorischen Vorgehen zu senken und die Operationstechnik weiter zu vereinfachen, wurde von Petros das sog. **Gewebefixierungssystem** (TFS; Abb. 11.8) entwickelt. Mit diesem System kann ein Band noch weniger invasiv und weitestgehend unter direkter Sicht eingebracht werden. Das Band ist am Ende mit einem kleinen Polypropylenanker versehen, der im Gewebe fixiert wird. Bei richtiger Platzierung kann jeder TFS-Anker ein Gewicht von über 2 kg tragen. Die Spannung des Bandes wird mit einem Mechanismus reguliert, der sich an der Basis des Ankers befindet und einen Zug nur in eine Richtung zulässt (Abb. 11.9).

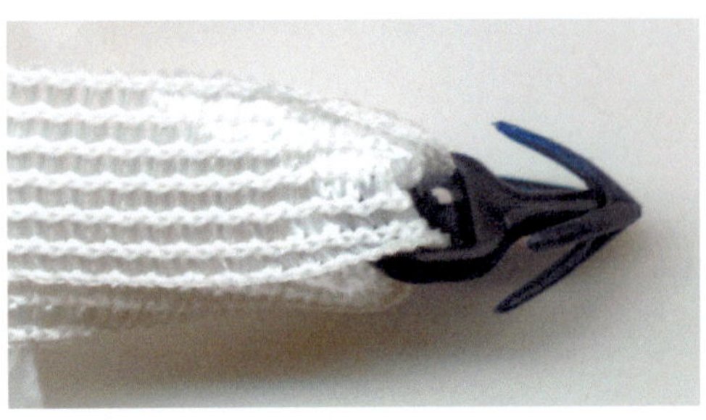

Abb. 11.9 Anker des Gewebefixierungssystems (TFS). Das Polypropylenband ist in das an der Basis des Ankers sitzende „Nadelöhr" eingefädelt, durch das sich das Band nur in eine Richtung ziehen lässt

Im Verlauf der Anwendung hat sich herausgestellt, dass mit dem TFS nahezu jedes Ligament oder Fasziengewebe im Becken verstärkt werden kann (▶ Abb. 3.1). Die bisherigen Erfahrungen zeigen, dass die TFS-Operationen zu einer Verkürzung der Operationszeiten und einer Reduktion der Komplikationen führen. Die Erfolgsraten sind vergleichbar mit denen der anderen spannungsfreien Schlingenoperationen (Petros und Richardson 2005).

11

Allgemeine Überlegungen zum chirurgischen Vorgehen gemäß der Integraltheorie

Inhaltsverzeichnis

K. Goeschen et al., *Der weibliche Beckenboden*, https://doi.org/10.1007/978-3-662-71469-0_12

Nach dem Grundprinzip „**Formverlust führt zur Dysfunktion**" und „**Wiederherstellung der Funktion folgt der Wiederherstellung der Form**" geht man in der Integraltheorie davon aus, dass ein Bindegewebeschaden in den 3 Vaginalzonen sowohl anatomische Veränderungen als auch Beschwerden auslösen kann. Sogar kleinere Bindegewebedefekte können erhebliche Beschwerden verursachen.

Daraus ergeben sich 3 Hauptkonsequenzen:

- Symptome stellen eine wichtige Indikation für eine Operation dar, besonders bei Symptomen der posterioren Zone. Das unterstreicht die Bedeutung des diagnostischen Systems in der Integraltheorie.
- Die gleiche Operation, die für einen ausgeprägten Prolaps angebracht ist, kann auch Patientinnen mit erheblichen Beschwerden, aber nur geringen anatomischen Veränderungen heilen.
- Bevor der/die Chirurg*in eine spezielle Operation auswählt, sollte er/sie sich ein Bild über die Weichheit bzw. Festigkeit der Bindegewebestrukturen machen und überlegen, wie er/sie die funktionelle Anatomie durch einen Eingriff verbessern kann.

12

12.1 Kurzstationäre vaginale Chirurgie

Eine Patientin kann nur dann schnell in ihr Alltagsleben zurückkehren, wenn postoperativ alle Organe normal funktionieren und die Schmerzen erträglich sind. Daraus folgt:

1. Eine suburethrale Schlinge darf die Urethra nicht einkerben.
2. Narbenbedingte Starrheit im Blasenbereich muss vermieden werden, da unzureichende Elastizität in der Blasenhalsregion nach einer Operation dazu führt, dass dieser Bereich nicht mehr ausreichend gestreckt und damit der Ausflusstrakt nicht verschlossen oder bei der Miktion suffizient geöffnet werden kann. Das kann eine massive Inkontinenz oder eine Blasenentleerungsstörung mit Restharnbildung zur Folge haben.

> Merke:
> - Vermeide eine Einknickung der Urethra beim Legen einer suburethralen Schlinge!
> - Vermeide eine Operation in der Blasenhalsregion!

Eine zu starke Straffung der kardinalen und uterosakralen Ligamente ist ein weiterer Grund für postoperative Schmerzen. Daher sollte darauf geachtet werden, dass Haltenähte nicht zu fest zusammengezogen werden.

Die Scheide ist, mit Ausnahme der somatisch versorgten Introitusregion, parasympathisch innerviert. Am Damm, im Bereich der Perinealhaut, bis 1 cm innerhalb des Introitus sollten daher keine Inzisionen erfolgen. Daraus folgt:

- Sowohl in der Scheide als auch im Darm entstehen Schmerzen nur, wenn Gewebe unter Spannung gerät, gedrückt oder gequetscht wird. Zug oder zu feste Nähte können somit direkt nach der Operation oder im weiteren Verlauf Schmerzen in der Scheide durch Reizung des parasympathischen Nervensystems hervorrufen. Das erklärt die chronischen postoperativen Schmerzen bei bis zu 20 % aller Patientinnen nach Burch-Kolposuspension.
- Eine zu starke Straffung der kardinalen (CL) und uterosakralen Ligamente (USL) ist ein weiterer Grund für postoperative Schmerzen. Daher sollte darauf geachtet werden, dass Haltenähte nicht zu fest zusammengezogen werden.

> Merke:
> - Knote die Scheidennähte nicht zu fest!
> - Schneide kein Scheidengewebe weg!
> - Vermeide Inzisionen am Damm!

12.2 Erhalt und Verstärkung von Gewebe

Das Prinzip, Gewebe zu erhalten und zu verstärken, stellt die Grundlage für die Wiederherstellung der Funktion dar. Jeffcoate (1962a, b) hat über eine hohe Frequenz von Dyspareunie nach traditionellen vaginalen Operationen berichtet. Bei diesen Eingriffen wird normalerweise Scheidenhaut exzidiert. Daraus folgt:

1. Auf ein Wegschneiden von Scheidenhaut sollte möglichst verzichtet werden. Wie andere Organe kann sich auch die Scheide nicht regenerieren. Die Scheide ist ein röhrenförmiges elastisches Organ, das seine Festigkeit im Wesentlichen seiner fibromuskulären Schicht verdankt. Die elastische Komponente ist aber weich und reißt leicht, z. B. bei einer Geburt. Wenn das Elastin zerstört ist, richten sich die Kollagenfasern in Zugrichtung aus und können bei Belastung nachgeben, was zur Hernienbildung in Form einer Enterozele, Rektozele oder Zystozele führt.
2. Eine Überstreckung von urogenitalem Gewebe führt zu einer Erweichung um bis zu 30 % (Yamada 1970). Daher muss beim vaginalen Operieren Zug auf die Scheidenwände vermieden werden.
3. Bei überschüssiger Scheidenhaut kann der Chirurg eine Technik verwenden, bei der er Hautschichten übereinanderlegt und überschüssiges Gewebe anstelle eines Meshs benutzt. Durch eine Doppelung der Schichten wird gleichzeitig eine Zunahme der Festigkeit und Elastizität erreicht.
4. Bei Patientinnen mit schlechter Gewebequalität, bei denen bereits Operationen fehlgeschlagen sind, kann zusätzlich auf Polypropylennetze oder heterologe Bioimplantate zurückgegriffen werden.

12.3 Chirurgische Präparationstechniken

Die fibromuskuläre Schicht der Vaginalfaszie ist Bestandteil der Scheidenwand. Inzisionen müssen die gesamte Haut durchschneiden, um nicht die Faszie vom Epithel zu trennen.

1. Durch eine korrekte Präparationstechnik können Verletzungen der Nachbarorgane vermieden werden, vor allem bei Patientinnen mit vorausgegangenen Operationen. Die wichtigste Voraussetzung für eine gute Dissektionstechnik ist, dass das Gewebe, in das man hineinschneidet, gut gestreckt wird. Wenn Gewebe bei der Inzision unter Spannung steht, weicht es automatisch auseinander und zeigt die Präparationsebene auf.
2. Wenn durch frühere Operationen Narbengewebe vorhanden ist und z. B. Scheide und Darm miteinander verbacken sind, kann es schwierig sein, die Organschichten präzise zu identifizieren. In diesen Fällen sollte in das Narbengewebe nur dann hineingeschnitten werden, wenn die Organe (z. B. Rektum und Vagina) mit einer Klemme in die andere Richtung gezogen wurden. Dehnung streckt das Narbenkollagen, das gezwungen wird, sich beim Schneiden zurückzuziehen und den Blick auf die Schicht zwischen Rektum und Vagina oder Blase freizugeben.
3. Auf ein Abschieben von Gewebe mit dem Finger sollte bei Patientinnen mit vorangegangener Operation verzichtet werden, weil die Organe oft einreißen,

bevor sich das Narbengewebe wegschieben lässt.

4. Sehr hilfreich ist die Trennung von Gewebeschichten durch Aquadissektion. Dadurch werden die Verschiebeschichten verbreitert und die Organwände voneinander getrennt.

12.4 Verhinderung von Rezidiven

In den ersten 14 Tagen der Narbenbildung hat Narbengewebe nur eine geringe Festigkeit (▣ Abb. 12.1). Während dieser Zeit müssen die Qualität und Unversehrtheit der Nähte sichergestellt sein, damit die Wunde den auf die Scheide einwirkenden Muskelkräften widerstehen kann.

Da es nicht möglich ist, die natürlichen Körperfunktionen wie Miktion, Defäkation oder Aufstehen, Hinlegen usw. durch Bettruhe zu unterbinden, muss das chirurgische Vorgehen so ausgelegt sein, dass es dem Zug in der Scheide widersteht, bis das körpereigene Narbengewebe der Belastung standhält. Nach Hippokrates braucht die Natur dafür 100 Tage.

Videobeobachtungen zeigen, dass einige Teile der Scheide beim Pressen, während der Miktion und Defäkation beträchtlich gedehnt werden. Wenn durch die operative Korrektur große Spannung entstanden ist, kann die Kombination von Devaskularisation und starkem Zug zum postoperativen Ausreißen der Nähte führen und die Grundlage für eine Wunddehiszenz und ein Prolapsrezidiv bilden.

Folgendes ist zu beachten:

1. Zu feste Nähte verkürzen die Heilphase nicht, sondern können die Scheide komprimieren und schwere Schmerzen verursachen. Daher sollten die Nähte nicht zu fest sein.

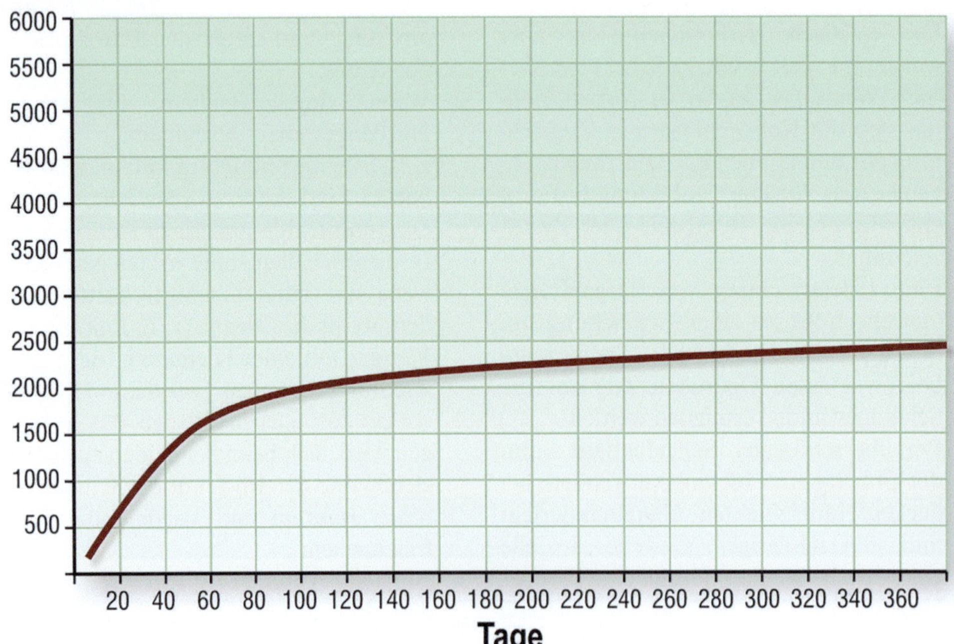

▣ **Abb. 12.1** Reißfestigkeit einer heilenden Faszie. (Nach Douglas 1952)

2. Zu dünnes Nahtmaterial kann bei körperlicher Belastung eher durch das Gewebe schneiden und ausreißen als dickes.
3. Der Gebrauch von transvaginalen Haltenähten schützt die heilende Wunde so lange, bis im Narbengewebe Kollagenkreuzverbindungen entstanden sind, die eine erneute Hernienbildung verhindern. Die transvaginalen Haltenähte erhalten ihre Festigkeit dadurch, dass sie tief durch festes seitliches Gewebe gestochen und erst nach 3 Monaten resorbiert werden.
4. Das Gewebefixierungssystem (TFS) kann das nach lateral abgewichene Gewebe noch überzeugender zusammenhalten, weil der TFS- Anker einen Ausreißwiderstand von 2 kg hat
5. Für Patientinnen mit vorausgegangenen Operationen und schlechtem Gewebe ist bei ausgeprägtem Prolaps ein Netz empfehlenswert. Dabei ist es technisch oft nicht einfach, die richtige Gewebespannung mit dem Mesh zu erreichen. Vor allem bei Patientinnen mit Urge, Nykturie, Pollakisurie und Entleerungsstörungen infolge hoher Zysto- und Rektozelen ist die Wiederherstellung der korrekten Gewebespannung aber entscheidend für deren Heilungschancen.

> Merke: Treten kurze Zeit nach erfolgreicher Operation oder im weiteren Verlauf erneut Beschwerden auf, ist das oft nicht durch ein Rezidiv, sondern durch eine Hernienbildung an anderer Stelle bedingt. Da alle Komponenten des Beckenbodens aufeinander einwirken, kann es sein, dass durch Stärkung eines Scheidenbereichs die Muskelkraft auf einen anderen, schwächeren Teil umgeleitet wird. Nach Shull et al. (1992) bilden sich auf diese Weise nach vaginalen Operationen in über 38 % der Fälle Hernien in anderen Bereichen der Scheide!

12.5 Patientinnenbetreuung bei kurzstationärer Beckenbodenchirurgie

12.5.1 Vor der Operation

Wie vor jedem operativen Eingriff muss auch vor einem kurzstationären Aufenthalt eine allgemeinmedizinische oder internistische Untersuchung erfolgt sein. Für die Narkose werden ein Elektrokardiogramm (EKG), Blutuntersuchungen und evtl. ein Röntgenbild der Lunge benötigt. Die Schamhaare sollten gekürzt werden. Eine vollständige Rasur ist meist nicht erforderlich. Bei unklarem Fluor sollte präoperativ mit einem Vaginalabstrich abgeklärt werden, ob pathogene Keime wie Staphylokokken oder β-hämolysierende Streptokokken vorhanden sind und, falls notwendig, eine antibiotische Behandlung erfolgen muss.

> Falls regelmäßig blutgerinnungshemmende Substanzen wie Azetylsalizylsäure (ASS; z. B. Aspirin), Indometacin, Phenprocoumon (z. B. Marcumar), Clopidogrel (z. B. Plavix) oder ähnliche Medikamente eingenommen werden, müssen diese nach vorheriger Absprache mit dem behandelnden Arzt 10 Tage vor der Operation abgesetzt oder entsprechend den aktuellen Empfehlungen auf andere Medikamente umgestellt werden.

Die Operation kann in Regionalanästhesie (spinal, epidural) oder in Allgemeinnarkose durchgeführt werden. Die Patientin muss nüchtern sein und darf mindestens 6 h vor der Operation nichts mehr zu sich genommen haben. Ältere oder diabetische Patientinnen sollten frühzeitig infundiert werden. Flüssigkeitsmangel prädisponiert zur

Thrombose und Embolie. Der Darm sollte am Abend vor der Operation durch einen Einlauf oder ein Klistier entleert werden. Zur Thromboseprophylaxe erhalten die Patientinnen Stützstrümpfe und niedermolekulares Heparin.

In Ausnahmefällen kann die Operation auch unter Lokalanästhesie in Kombination mit einer Sedierung erfolgen. Dieses Vorgehen wird vor allem von älteren Patientinnen toleriert. Patientinnen >50 Jahren eignen sich weniger dafür.

Nach Gabe von 5 bis 12 mg Midazolam durch den Anästhesisten/die Anästhesistin werden von dem/der Operateur*in 80–160 ml 0,25%iges Prilocain oder Xylocain in die Muskulatur, Scheide und Ligamente injiziert, in denen operiert wird. Die Einwirkzeit beträgt 10 min. Adrenalinzusatz vermindert den Blutverlust und verlängert die Anästhesiedauer. Falls notwendig, können zusätzlich eine Pudendusanästhesie und/oder ein parazervikaler Block angelegt werden. Für einen parazervikalen Block wird die Zervix vorsichtig ohne Druck mit einer Allis-Klemme gefasst und zart nach außen gezogen, wodurch die USL bei der Injektion unter Spannung geraten. Bei entscheidenden Schritten wie dem Einbringen eines Tunnelers kann von dem Anästhesisten/der Anästhesistin zusätzlich Propofol verabreicht werden.

Alle Patientinnen sollten präoperativ bei Beginn der Narkose ein Breitbandantibiotikum, z. B. Cephalosporine, intravenös als Single-Shot erhalten.

12.5.2 Nach der Operation

Die Patientinnen sollten wenige Stunden nach der Operation aufstehen und umherlaufen. Beim Aufstehen, Sitzen und auf der Toilette muss darauf geachtet werden, dass die Patientin ihre Beine nicht zu sehr spreizt, damit die Nähte nicht zu sehr unter Spannung geraten. Scheidentamponade und Dauerkatheter werden am Morgen nach der Operation entfernt, daneben werden die Flüssigkeitszufuhr und Urinausscheidung protokolliert. Patientinnen, die Urinmengen von mindestens 200 ml lassen können, haben zumeist keine behandlungsbedürftigen Restharnmengen. In unklaren Fällen kann die Blasenfüllung mittels Ultraschall überprüft werden.

Bei einer nicht ausreichenden Blasenentleerung ist es notwendig, die Blase entweder einmalig zu katheterisieren oder erneut einen Dauerkatheter zu legen und ein Blasentraining durchzuführen. Die Autoren haben bei über 10.000 komplexen Beckenbodenoperationen nur extrem selten einen suprapubischen Katheter aufgrund eines länger als 5 Tage andauernden Harnverhalts legen müssen. Der Katheter konnte spätestens nach 2 Wochen entfernt werden, nachdem sich die Miktion normalisiert hatte.

Alle Patientinnen sollten darauf hingewiesen werden, dass über 4–6 Wochen Wundsekret aus der Scheide abgeht, das anfangs blutig sein kann.

Auf Wunsch dürfen die Patientinnen kurz nach der Operation trinken und etwas Leichtes essen. Der normale stationäre Aufenthalt beträgt in Deutschland 3–7 Tage. Die Dauer hängt vom Operationsumfang, von Nebenerkrankungen und vom Alter der Patientin ab. Vor Entlassung erfolgt eine Abschlussuntersuchung mit den nötigen Empfehlungen für zu Hause. Weitere Nachuntersuchungen sind 6 Wochen und 3 Monate nach der Operation erforderlich. Bis zum vollständigen Abheilen der Operationswunde vergehen 3 Monate. Bei prä- und postmenopausalen Patientinnen sollte die Wundheilung durch eine lokale Östrogenbehandlung unterstützt werden.

Die Operationen sind so konzipiert, dass die Patientinnen möglichst schnell zu ihrem normalen Alltag zurückkehren können. Nach der Entlassung dürfen sie Autofahren, Hausarbeit erledigen, kochen, einkaufen, sich um Kinder kümmern und etwa 14 Tage später wieder zur Arbeit zurückkehren. In den ersten 3 Monaten sollten sie jedoch Gartenarbeit, Geschlechtsverkehr, schweres Heben und Sport vermeiden. Um Druck nach unten zu verhindern, empfehlen wir beispielsweise nach 1 h Einkaufen, 1 h Pause mit einem Kaffee einzulegen.

Auch wenn es den Patientinnen, anders als bei vielen anderen Operationen, rasch wieder gut geht, sollten sie trotzdem 3 Monate lang bei allen Tätigkeiten vorsichtig sein. Schlechte Operationsergebnisse entstehen vor allem dadurch, dass Nähte bei zu heftigem Pressen und/oder bei unvorsichtigem Aufstehen ausreißen.

Auf Sex und die Benutzung von Tampons sollte 6–8 Wochen verzichtet werden. Da sich einige Fäden erst nach 3 Monaten auflösen, kann das bei zu frühem Geschlechtsverkehr störend sein. Ein zu starkes Pressen beim Stuhlgang kann dadurch vermieden werden, dass die Patientinnen Zerealien, Obst, Gemüse, Vollkornbrot usw. zu sich nehmen.

12.5.3 Frühe postoperative Komplikationen

Frühe postoperative Komplikationen sind selten, können aber auftreten.

■ Infektionen

Infektionen im Bereich der Inzision werden systemisch und lokal mit Antibiotika behandelt. Obwohl in der Praxis sehr selten, kann bei der Bildung eines Abszesses eine Revision des Inzisionsbereichs oder die Entfernung des Bandes oder Netzes sowie eine Drainage des Abszesses erforderlich sein.

■ Postoperative Blutung

Die Vagina ist besonders bei prämenopausalen Frauen und Patientinnen, die bereits operiert wurden, ein stark vaskularisiertes Organ. Sehr kleine Gefäße können sich zunächst kontrahieren, später jedoch wieder bluten. Zu enge Nähte können innerhalb von 72 h das Gewebe durchschneiden und zu starken Blutungen führen. Daher sind spannungsfreie Nähte und eine sorgfältige Blutstillung (Hämostase) unerlässlich. Bei Blutungen kann ein Eingriff unter Anästhesie notwendig werden. Ein großes Hämatom im Spatium retropubicum oder im rektovaginalen Raum kann sonografisch sichtbar sein. Abhängig von der Situation kann entweder ein „Abwarten und Beobachten" oder ein sofortiges Eingreifen erforderlich sein. In einzelnen Fällen kann es notwendig sein, den Retzius-Raum zu öffnen, um das Hämatom zu drainieren, eine Drainage einzulegen und eine Erythrozytensuspension zu transfundieren.

12.5.4 Spätkomplikationen

In ca. 1 % der Fälle verheilt die Scheidenhaut über einem künstlichen Band oder Netz nicht. Es kommt zur Bildung von Granulationspolypen, aus denen es bei Berührung blutet. Des Weiteren wird ein verstärkter gelblicher Ausfluss aus der Scheide bemerkt, bei dem es sich zumeist nicht um eitriges Sekret, sondern Wundsekret infolge einer Fremdkörperreaktion handelt (▶ Abschn. 15.2). Dann müssen der erodierte Bereich des künstlichen Bandes oder Netzes entfernt und die Wunde angefrischt und verschlossen werden (▶ Abschn. 15.2.1, „Vorgehen bei Erosionen").

Netze können, manchmal erst Jahre nach der Implantation, eine Fremdkörperreaktion hervorrufen, was als steriler Abszess in der Bauchdecke oder Scheide imponiert. Wenn die Fremdkörperreaktion ausgeprägt ist und Organe wie Urethra, Blase oder Rektum einbezieht, kann es zu Schmerzen und Dysfunktionen kommen. In diesen Fällen ist eine Revision erforderlich.

Wie bereits erwähnt, kann durch Korrektur eines Scheidenbereichs das Gleichgewicht in den 3 Zonen verändert werden.

Wenn z. B. die vordere Scheidenzone durch eine suburethrale Schlinge verstärkt wurde, können die Muskelkräfte vermehrt auf den mittleren oder hinteren Scheidenbereich einwirken und, falls dieser ebenfalls geschädigtes Bindegewebe enthält, zu einer Zysto- oder Enterozele mit entsprechender Symptomatik führen (▶ Abb. 8.8, 8.9 und 8.13). Die dadurch bedingten Dysfunktionen können sich innerhalb von Tagen, Wochen oder Monaten nach dem Eingriff einstellen.

Spezielle Überlegungen zur Verstärkung von geschädigtem Bindegewebe gemäß Integraltheorie

Inhaltsverzeichnis

K. Goeschen et al., *Der weibliche Beckenboden*, https://doi.org/10.1007/978-3-662-71469-0_13

Es gibt 2 bindegewebige Hauptstrukturen, die bei Schäden repariert werden müssen:
- Ligamente
- Faszien

Geschädigte Ligamente lassen sich nicht durch Raffnähte korrigieren, weil geschädigtes Bindegewebe nach kurzer Zeit wieder nachgibt. Zur Wiederherstellung der Funktion müssen erschlaffte Ligamente daher durch Kunststoffbänder ersetzt werden.

Eine Faszienkorrektur kann hingegen auf zweierlei Weise erfolgen:
1. Durch einfache Reparatur, bei der das beschädigte Fasziengewebe entfernt und die Ränder zusammengenäht werden. In diesem Fall fungiert das Narbengewebe gewissermaßen als „Klebstoff".
2. Durch Verstärkung der Faszie mit homo- oder heterologem Gewebe.

Bei der Auswahl des Operationsverfahrens und des Kunststoffmaterials sollte Folgendes bedacht werden:
- Unabhängig von der angewendeten Technik müssen in jedem Fall die kollagenen Eigenschaften und die Reaktionen des Körpers auf Fremdmaterialien beachtet werden, insbesondere in Bereichen, in denen sich Organe gegeneinander verschieben. Daher sollte die Wahl des chirurgischen Verfahrens immer individuell getroffen werden.
- Kollagen, Narbengewebe eingeschlossen, ist eine lebende Struktur, die ständig abgebaut und wieder neu gebildet wird. Dadurch können Narben erweichen und nachgeben.
- Während immunologisch unterschiedliche Proteine nach einer gewissen Zeit resorbiert werden, bilden nicht resorbierbare Reizstoffe wie Polypropylen ein lebenslang permanentes Neoband, das die beschädigten Ligamente und Faszien unterstützt (Bailey et al. 1973).
- Ein Nachteil ist, dass sich Fremdkörpermaterial nicht den altersbedingten Veränderungen des Körpers anpasst. Außerdem schrumpft Kollagen mit dem Alter, auch das in Bändern und Netzen. Daher ist es möglich, dass ein suburethrales Polypropylenband, das bei einer 30-jährigen Frau die Funktion vollständig wiederhergestellt hat, im Alter von 70 Jahren zur Einengung der Urethra führt.
- Polypropylen kann jedoch manchmal aufgrund von Verrutschen, einer Fremdkörperreaktion, übermäßiger Narbenbildung oder (selten) einer Infektion mechanisch erodieren und Probleme verursachen.
- Wir verfügen über durchschnittlich 20-jährige Ergebnisse nach der Platzierung von Mesh-Streifen in der Vaginalwand. Es ist nicht auszuschließen, dass eine mit der Zeit zunehmende Fibrose im Bereich des Netzes eine starre, unelastische Scheide zur Folge hat. Allerdings haben wir dies in unseren Fällen bisher nicht beobachtet.
- Für eine ordnungsgemäße anorektale Funktion ist es wichtig, dass das Rektum und die hintere Vaginalwand frei gegeneinander verschieblich und ausreichend elastisch sind. Ebenso müssen sich Vagina und proximale Urethra unabhängig voneinander bewegen können. Abendstein et al. (2008a, b) beobachteten bei einer transperinealen Ultraschalluntersuchung, dass eine unabhängige und getrennte Bewegung von Vagina und Rektum bei Druck nach unten für den normalen anorektalen Verschlussmechanismus von Bedeutung ist. Narben im rektovaginalen Zwischenraum können zu Darmproblemen, Dyspareunie oder evtl. Einwachsen des Netzes in die Darmwand führen, Narben im vorderen Bereich zu Inkontinenz, Urge und Blasenentleerungsstörungen.

Daher gibt es Überlegungen, ob nicht quer zwischen dem Arcus tendineus fasciae pelvis (ATFP) oder den rektovaginalen Rändern ausgespannte Bänder den gleichen Effekt haben wie ein Netz. Bei diesem Vorgehen wird weniger Kunststoffmaterial als bei Netzen benötigt. Trotzdem kann die erschlaffte pubozervikale (PCF) oder rektovaginale Faszie (RVF) wie Deckenträger, die ein Dach halten, verstärkt werden.

13.1 Operative Verstärkung von Ligamenten

Jeder quergestreifte Muskel ist über eine Sehne an einem Knochen befestigt. Um optimal funktionieren zu können, benötigt der Muskel ein festes Widerlager. Wenn seine Sehne bei Zug nachgibt oder zerrissen ist, kann er seine Kraft nicht auf das Erfolgsorgan übertragen. Die Folge ist eine gestörte Funktion.

Die Beckenbodenmuskulatur benutzt zur Kraftübertragung Ligamente, die 5-mal schwächer sind als eine gleich dicke Sehne. Wenn diese Ligamente geschädigt sind, müssen sie repariert werden, um die Funktion der Beckenorgane zu normalisieren.

Die Vergangenheit hat gezeigt, dass Raffnähte nicht ausreichen, da eine Narbe vorgeschädigtes Bindegewebe über längere Zeit nicht zusammenhalten kann. „Morscher Stoff", der mit festem Garn repariert wurde, wird bei Zug erneut reißen.

Gemäß der Integraltheorie musste daher eine Methode entwickelt werden, mit der sich zerstörte Ligamente so verstärken lassen, dass sie möglichst lebenslang ihre ursprüngliche Funktion wieder ausüben. Dafür war es wichtig, zu untersuchen, welches synthetische Material Fremdkörperreaktionen hervorruft, die zum Verstärken von Ligamenten genutzt werden können.

13.1.1 Art des Kunststoffmaterials

Petros et al. (1990) haben 13 Kaninchen Mersilene-Bänder zwischen dem M. rectus abdominis und der Urethra entlang der pubourethralen Ligamente (PUL) implantiert. Beide Bandenden lagen frei im Scheidenlumen und wurden dort für 6–12 Wochen belassen. In allen 13 Fällen fand sich eine lineare Ablagerung von Kollagen um das implantierte Band (Abb. 13.1), die nach Bandentfernung in situ verblieb und wie ein künstliches Neoligament wirkte (Abb. 13.2). In den Maschen des Bandes konnten Makrophagen nachgewiesen werden. Die

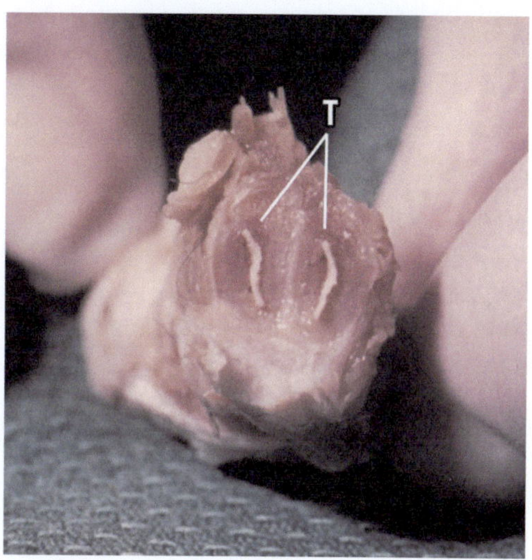

Abb. 13.1 Gewebereaktion auf ein implantiertes Mersilene-Band. Probe aus einem Tierexperiment, bei dem für 12 Wochen ein Band um die Urethra implantiert wurde, mit freien Bandenden in der Scheide. Das Band (*T*) ist umgeben von einer Granulationsgewebe- und einer Kollagenschicht

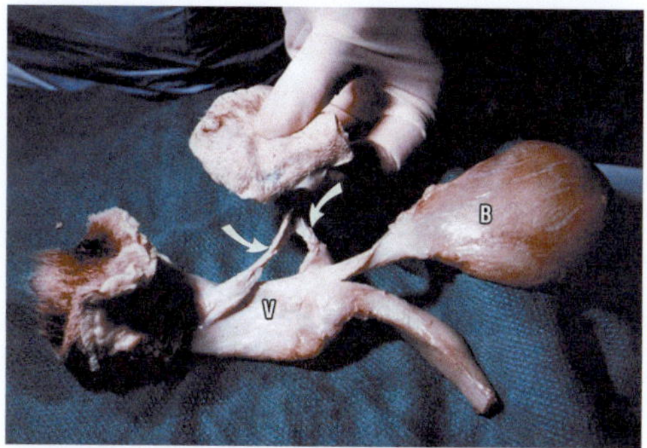

Abb. 13.2 Kollagenes Neoligament 6 Wochen nach Entfernen eines Mersilene-Bandes. Probe vom Kaninchen. *Pfeile* zeigen auf das kollagene Neoligament. *B* Blase, *V* Vagina. (Aus: Petros 1999b)

Tiere zeigten keine Verhaltensveränderung, kein Fieber, keine Appetitlosigkeit und keine Leukozytose.

Gleiche Ergebnisse fanden sich in den nachfolgenden Studien bei Patientinnen mit Prototypen der intravaginalen Schlingen (IVS; Petros und Ulmsten 1990c, d, f, 1993b, h).

Im Jahr 1996 zeigten Ulmsten et al., dass Polypropylenkunststoff im menschlichen Gewebe besser toleriert wird als andere Materialien wie Mersilene, Goretex, Teflon oder Polytetrafluorethylen (PTFE). Die 1. Generation von Netzen basierte hauptsächlich auf Polypropylensystemen (PP-Systemen). Das erste Polypropylennetz wurde 1958 zur Reparatur der Bauchwand verwendet. Es war ein schweres Netz mit kleinen Poren. Aufgrund intensiver fibröser Reaktionen setzte sich die Suche nach einem „idealen" Patch fort.

1998 wurde ein leichtes Netz der 1. Generation eingeführt. Dieses System hatte größere Poren und eine kleinere Oberfläche. Die Netze der 1. Generation wurden hauptsächlich in 3 Kategorien eingeteilt:

1. Makropor-Netze
2. Mikropor-Netze
3. Multifilamentäre Makro- oder Mikropor-Komponenten

Makropor-Netze zeichnen sich durch eine Porengröße von mehr als 75 µm aus. Polypropylen war das bevorzugte Material unter verschiedenen Markennamen wie Marlex, Prolene, Prolite, Atrium und Trelex.

Mikropor-Netze haben in der Regel Porengrößen von weniger als 10 µm und bestehen häufig aus expandiertem PTFE unter dem Markennamen Gore-Tex. Trotz der Verbesserungen bei Netzen der ersten Generation wurden aufgrund von Problemen wie Infektionen, Adhäsionen und höheren Rezidivraten Netze der zweiten Generation entwickelt, die eine größere Menge synthetischer Materialien kombinieren. Diese Netze bestehen fast ausschließlich aus Polypropylen (PP), geflochtenem Polyester (PL) oder expandiertem PTFE. Allerdings wurden auch andere Materialien wie Titan (Ti), Omega-3, Poliglecaprone 25 (PGC-25) und Polyvinylidenfluorid (PVDF) hinzugefügt, um Verbundsysteme zu schaffen.

Verbundnetze lassen sich in 2 Kategorien einteilen: resorbierbar und permanent (nicht resorbierbar). Einige bekannte Beispiele sind Dual Mesh, Dulex und Composix. Dennoch führten die Probleme mit den Netzen der 2. Generation und deren Verbote zur Entwicklung biologischer Prothesen. Biologische Netzmaterialien basieren auf Kollagen, das aus Spenderquellen gewonnen wird, und werden als Netze der 3. Generation bezeichnet. Diese Kollagenquellen stammen von der Dermis von Menschen, Schweinen oder fetalem Rind und werden durch Dezellularisierung bearbeitet, um hoch konzentrierte Kollagenquellen herzustellen. Weitere Produkte werden aus der Submukosa des Schweinedarms und dem Perikard von Rindern gewonnen.

Netze der 3. Generation dienen als biologische Gerüste für die Rebesiedelung und Revaskularisation durch Wirtszellen und bieten eine bessere Biokompatibilität als die ersten beiden Generationen. Sie lösen keine entzündliche Reaktion im Körper aus, jedoch schränken ihre hohen Kosten eine weitverbreitete Nutzung ein. Bekannte Marken sind Surgisis, AlloMax und Permacol.

Ein perfektes Material zur Reparatur des Beckenorganprolaps (POP) wurde bislang nicht gefunden. Wir vertreten die Ansicht, dass nicht nur das Material, sondern auch die Art und Weise, wie es verwendet wird, entscheidend ist. All unsere bisherigen Studien wurden mit monofilamentären, makroporösen Netzen der 1. Generation aus Polypropylen durchgeführt.

Polypropylen hat die niedrigste Erosionsrate und verhält sich sogar bei Infektionen inert (Iglesia et al. 1997). Deshalb ist dieses Material heute die bevorzugte Wahl in der rekonstruktiven vaginalen Chirurgie.

13.1.2 Mechanische Eigenschaften bei unterschiedlicher Bandtextur

Im Rahmen der Inkontinenzchirurgie werden heute sowohl mono- als auch multifilamentäre Bänder erfolgreich eingesetzt.

Ein **monofilamentäres Band** hat dickere Fasern (100–150 µm) als ein multifilamentäres (20–30 µm; ◘ Abb. 13.3). Es weist relativ große, halbmondförmige Zwischenräume zwischen den Fasern auf und ist dehnbar. Es kann sich bei Zug zu einem Strang verformen. Wegen seiner Elastizität ist eine Arrosion des Nachbargewebes bei einem monofilamentären Band eher möglich als bei einem multifilamentären. Zug beim Legen des Bandes muss vermieden werden, da es den Druck (Kraft pro Fläche) auf das Nachbargewebe erheblich erhöht, wodurch wenig durchblutetes Gewebe, z. B. die Urethra, komprimiert oder sogar durchschnitten werden kann (Koelbl et al. 2001). Daher sollte ein dehnbares Monofilamentband zur Behandlung der Belastungsinkontinenz (SUI) immer locker unter der Urethra platziert werden.

Im Gegensatz zum monofilamentären Band enthält ein **Multifilamentband** (◘ Abb. 13.4) mehr und dünnere Fasern (20–30 µm) sowie kleinere Faserzwischenräume. Es ist weicher und nicht dehnbar. Multifilamentbänder haben eine größere Oberfläche. Sie stützen die Urethra dadurch breitflächig und vermindern den Druck auf die Harnröhre. Die Chance zur Perforation wird dadurch verringert. Multifilamentäre Bänder sind bei SUI auch wirksam, wenn sie der Urethra nur lose anliegen, ohne sie durch Zug einzukerben.

In einer randomisierten klinischen Studie (n = 100) wurden Monofilament- und Multifilamentbänder verglichen. Dabei wurde festgestellt, dass die postoperative Harnretention in der Monofilamentgruppe statistisch signifikant höher war (Rechberger et al. 2003). In beiden Gruppen wurde keine Erosion beobachtet. Laut Rechberger et al. bestand der einzige Unterschied zwischen den Gruppen darin, dass in der Monofilamentgruppe nach der Platzierung des Bandes die Plastikummantelung entfernt wurde, was zu einer zusätzlichen Zugwirkung und einer Kompression der weichen Urethra führte. Multifilamentnetze neigen dazu, infektiöse Erreger wie

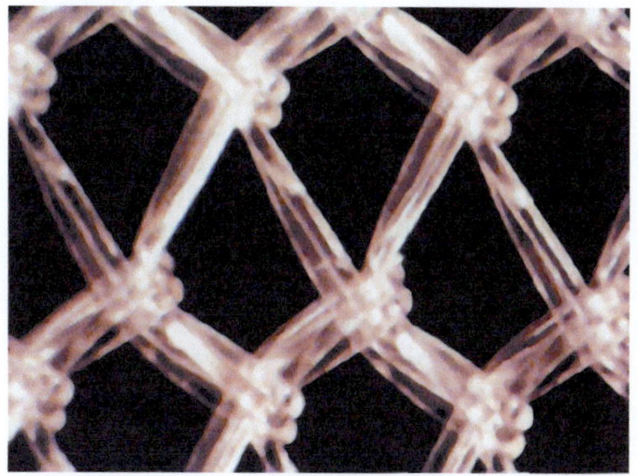

◘ **Abb. 13.3** Monofilamentband. Die monofilamentären Fasern sind 100–150 µm dick. Die Zwischenräume sind relativ groß. Die Halbmondform lässt es zu, dass das Band zu einem runden Seil zusammengezogen werden und das Gewebe durchschneiden kann

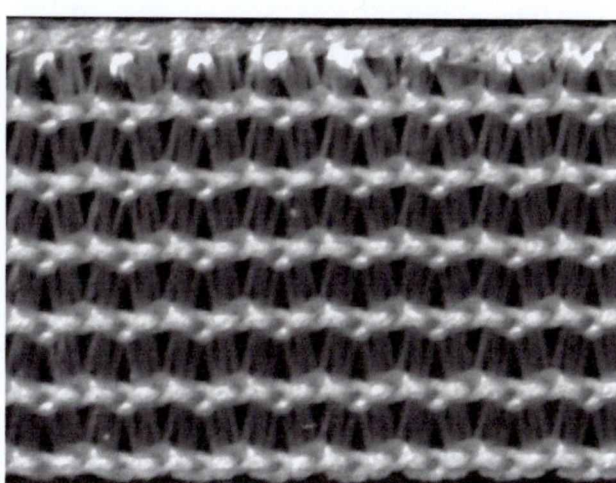

◘ **Abb. 13.4** Multifilamentband. Das Band ist weich, nicht elastisch und nicht dehnbar und gibt weniger Kraft pro Fläche auf die Urethra. Die Fasern sind 20–30 µm dick, die Zwischenräume 55–75 µm groß und damit signifikant schmaler als die monofilamentären

Bakterien aufzunehmen was die Erosionsrate um 20–30 % erhöhen kann. Die Lücken bei Multifilamentmaterialien sind kleiner als 10 µm, was theoretisch das Wachstum von Bakterien fördert, das Eindringen von Immunzellen des Wirts aber verhindert und dadurch das Infektionsrisiko erhöht.

In einer 2005 veröffentlichten dreigliedrigen randomisierten Studie berichteten Lim et al. jedoch für 2 auf dem Markt befindliche Monofilamentbänder von Erosionsraten von 13,1 und 3,3 %, während für das Multifilamentband eine Erosionsrate von 1,7 % festgestellt wurde (n = 180).

Diese Raten stehen im Gegensatz zu den Ergebnissen von Nyyssönen et al. (2009), die in ihrer Studie einen signifikanten Unterschied in der symptomatischen Netzerosion zwischen multifilamentären Bändern (anteriores IVS-Verfahren, n = 80) und monofilamentären Bändern (TVT-Verfahren, n = 293) festgestellt haben, wobei die Erosionsrate bei den multifilamentären Bändern 16 % betrug, im Vergleich zu 1 % bei den monofilamentären Bändern. Ähnlich wie Rechberger et al. beobachteten sie eine höhere Harnretention in der monofilamentären Gruppe. In beiden Verfahren bestehen die Bänder aus Polypropylen, jedoch ist das IVS-Band aus mikroporösem Multifilament gefertigt, während das TVT („tension-free vaginal tape") aus makroporösem Monofilament besteht. Bei den Patientinnen in der TVT-Gruppe, die eine Erosion aufwiesen, wurde keine Wund- oder Bandeninfektion festgestellt, während in der IVS-Gruppe bei 4 Patientinnen mit Erosion eine bandbedingte Infektion auftrat (2009).

Die Literatur belegt, dass die vaginale Erosion eine bekannte Komplikation aller synthetischen Bänder ist. Mit den erwähnten Ansätzen kann dieses Risiko jedoch minimiert werden. Unabhängig von dem verwendeten Material sollten synthetische Bänder oder Netze keine scharfen Kanten haben, da diese Beckenorgane oder die Vaginalschleimhaut perforieren und Dyspareunie oder Fisteln verursachen können.

13

13.1.3 Gewebereaktionen bei unterschiedlichem Faserdurchmesser

Multifilamentbänder mit dünnen Fasern (20–30 µm), wie sie in den genannten Beispielen verwendet wurden, führen im Vergleich zu dickeren Monofilamentbändern (100–150 µm) zu einer deutlich geringeren Gewebereaktion.

Jedoch haben vergleichende Studien an der School of Materials Engineering der Universität von Westaustralien gezeigt, dass ein Multifilamentband eine doppelt so große Kontaktfläche wie ein Monofilamentband aufweist (Papadimitriou und Petros 2005). Dies führt im Allgemeinen zu einer stärkeren Reaktion im Vergleich zum Monofilamentband. Um das Multifilamentband bildet sich ein Zylinder, der von einem feinen, engmaschigen Kollagennetz umgeben ist. Aufgrund dieser intensiveren Kollagenreaktion ist es chirurgisch schwieriger, ein Monofilamentband zu entfernen als ein Multifilamentband, das von einem Kollagenzylinder umgeben ist.

Für die Rekonstruktion von schmalen Ligamenten ist eine starke fibrotische Reaktion vorteilhaft, weil dadurch eine größere Festigkeit auf engem Raum erreicht wird. Anders verhält es sich bei einem Netz zur Korrektur einer Zysto- oder Rektozele. Der Druck, der auf eine flächenhafte Faszie einwirkt, ist erheblich geringer als der auf ein Halteligament, sodass die durch ein Monofilament ausgelöste Gewebereaktion ausreicht, um die Faszie zu stärken.

13.1.4 Bedeutung der Maschengröße und der interfibrillären Zwischenräume

Amid (1997) hat empirisch postuliert, dass der Abstand zwischen einzelnen Fasern mindestens 10 µm betragen muss, damit

Makrophagen penetrieren können. Für das Einwachsen eines fibrovaskuläres Bündels sei ein Zwischenraum von 75 µm notwendig.

Aus elektronenmikroskopischen Untersuchungen ist aber bekannt, dass Makrophagen durch interendotheliale Lücken schlüpfen können, die kleiner als 1 µm sind (◘ Abb. 13.5; Papadimitriou und Ashman 1989). Diese Fähigkeit erlangen sie, indem sie ihre Form verändern und nur kleine Fortsätze durch die Lücken schieben. Im Jahr 2005 zeigten Papadimitriou undPetros eindeutig, dass Makrophagen bereits 2 Wochen nach der Implantation Multifilamentfasern umgeben (◘ Abb. 13.6) und dass fibrovaskuläre Bündel in interstitielle Räume von weniger als 5 µm eindringen (◘ Abb. 13.8, 13.9 und 13.10).

Vereinfacht ausgedrückt ist das histologische Muster, das sich um ein Kunststoffimplantat bildet, weitestgehend unabhängig vom Kunststoffmaterial. Harrison et al. hat bereits 1956 die Fremdkörperreaktion des Gewebes auf ein Implantat folgendermaßen beschrieben:

Im frühen Stadium kann mikroskopisch eine akute Entzündungsreaktion erkannt werden, die durch eine Infiltration von polymorphkernigen Leukozyten und Makrophagen charakterisiert ist. Die akute Reaktion geht schrittweise in eine chronische Entzündung über, die sich durch Lymphozyten, Plasmazellen, Makrophagen und Fremdkörperriesenzellen auszeichnet. Diese Reaktion verschwindet innerhalb von 6 Monaten. Danach können nur noch vereinzelt Makrophagen und Fremdkörperriesenzellen angetroffen werden. Eine Fibrose ist bereits ab dem 7. Tag zu erkennen. Nach 14 Tagen ist das Implantat komplett von einer Kapsel aus proliferativem Bindegewebe umgeben (Harrison et al. 1956).

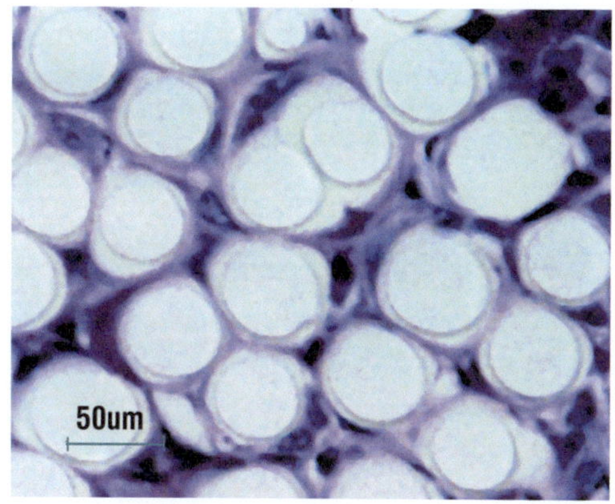

◘ **Abb. 13.6** Makrophagen umgeben Multifilamentfasern. Gewebeprobe von Ratten 2 Wochen nach Implantation. Die Mikrofibrillen sind umgeben von Makrophagen, Proteoglykanen und Kollagen vom Typ III. (Aus: Papadimitriou und Petros 2005)

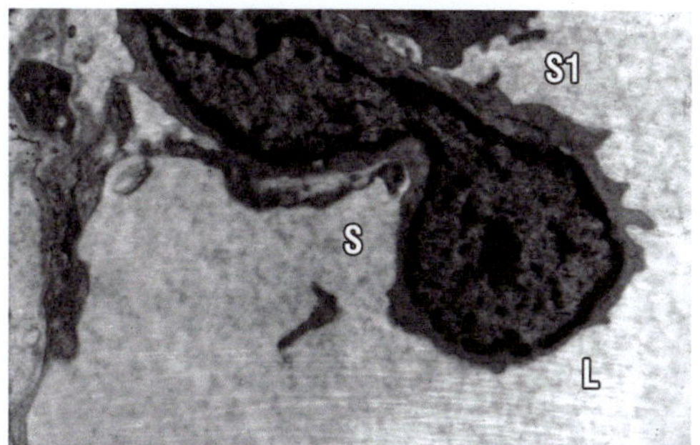

◘ **Abb. 13.5** Die elektronenmikroskopische Aufnahme zeigt, dass Makrophagen durch Bildung von fußartigen Ausläufern (*L*) durch interendotheliale Lücken schlüpfen können (*S*–*S1*), die einen Durchmesser von weniger als 1 µm haben. (Aus: Papadimitriou und Ashman 1989)

Experimentelle Tierversuche mit dem Gewebefixierungssystem (TFS; ◘ Abb. 13.7 und 13.8) bestätigen die Beobachtungen von Harrison (1958) sowie Harrison et al. (1956) Diese Arbeiten zeigen, dass ein Polypropylenanker nach 2 Wochen von einer Kapsel aus Bindegewebe umgeben ist, das auch die Mikrofasern des multifilamentären Netzgewebes infiltriert hat.

Die normale, durch Kunststoffimplantate ausgelöste Fremdkörperentzündung ist physiologisch und unabhängig von dem Ausmaß der Gewebsreaktion. Die Stärke der Gewebereaktion hängt vor allem vom Volumen des Implantats ab. Weiterhin gibt es beträchtliche Unterschiede von Patientin zu Patientin (Petros 1999b). Ein

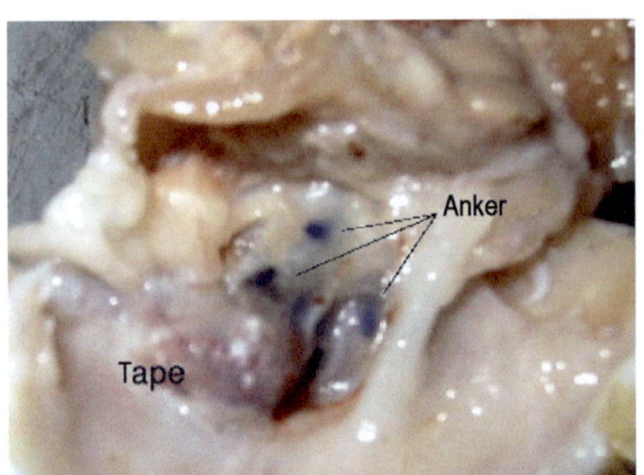

Abb. 13.7 Bindegewebe nach 2 Wochen. Die Abbildung zeigt, wie Bindegewebe den Polypropylen-TFS-Anker einkapselt (TFS = Gewebefixierungssystem)

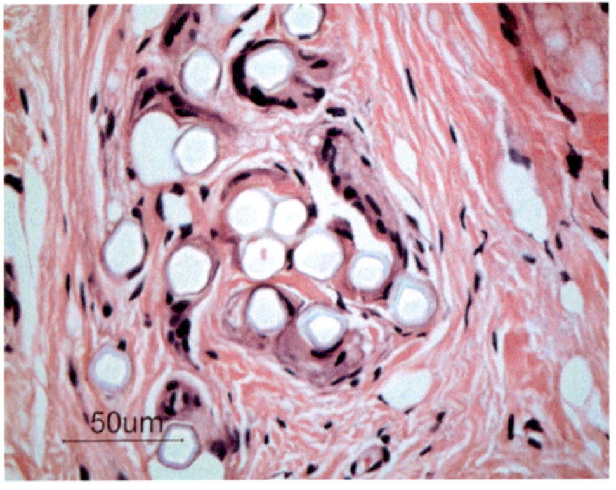

13

Abb. 13.8 Bindegewebe nach 2 Wochen. Makrophagen und fibrovaskuläres Gewebe haben die Mikrofasern des multifilamentären Netzes infiltriert

steriler Bandabszess ist selten und Folge einer extremen Fremdkörperentzündung. Er darf nicht mit einem eitrigen Abszess, z. B. nach einer Verletzung mit einem Holzsplitter, gleichgesetzt werden.

Histologische Bilder aus Studien über mono- und multifilamentäre Bänder beim Menschen zeigen Abb. 13.9, 13.10, 13.11 und 13.12 (Papadimitriou und Petros 2005). In den Schnitten sind Kollagen vom Typ I und III sowie Proteoglykane angefärbt. Die Kollagenfasern vom Typ I sind deutlich dicker und erheblich dichter um das multifilamentäre als um das monofilamentäre Netz angeordnet. Diesist ein Zeichen dafür, dass sich das Ausmaß der Kollagenbildung direkt propotional zur Dichte des Netzes verhält (je mehr Netz, desto mehr Kollagen). Beim monofilamentären Band ist mehr Platz für Entzündungszellen, weil die Kollagenfasern eine verminderte Größe und geringere Dichte aufweisen.

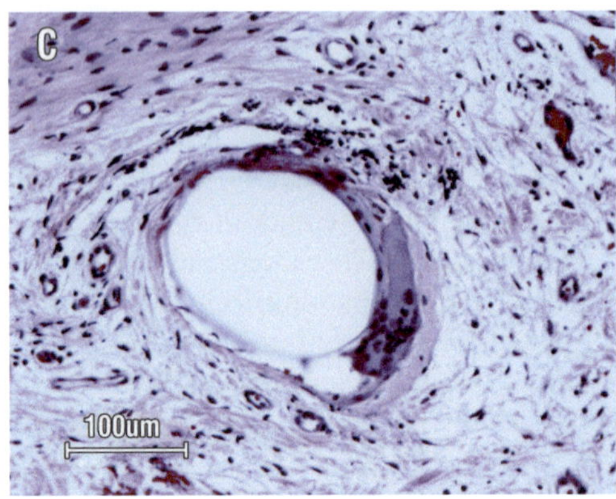

Abb. 13.9 Bindegewebe in der Umgebung eines monofilamentären Bandes. Erkennbar sind relativ schmale und wenig dicht angeordnete Kollagenfaserbündel (*farbig*), die auf dem Monofilamentnetz haftenden großen multinukleären Riesenzellen und die Entzündungszellen in dem umgebenden Bindegewebe

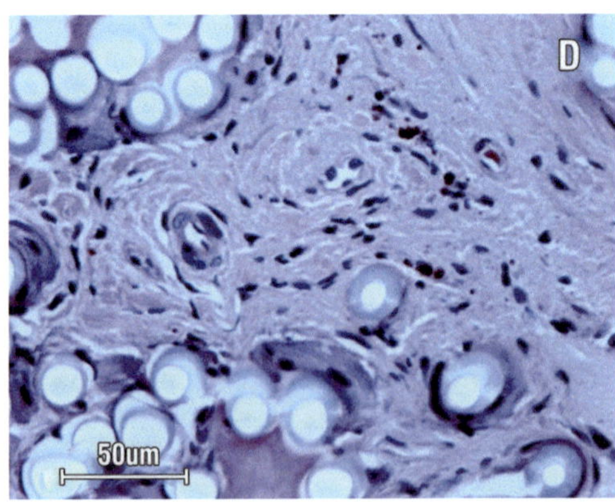

Abb. 13.10 Bindegewebe in der Umgebung von einem multifilamentären Band. Erkennbar sind relativ dicke und enger gepackte Kollagenfaserbündel (*farbig*). Kleine multinukleäre Zellen haften an den Komponenten des Multifilamentbandes. Ein amorphes *pinkfarbenes* Koagel (Proteoglykan) befindet sich in den Zwischenräumen. Nur wenige Entzündungszellen sind in dem umgebenden Bindegewebe vorhanden

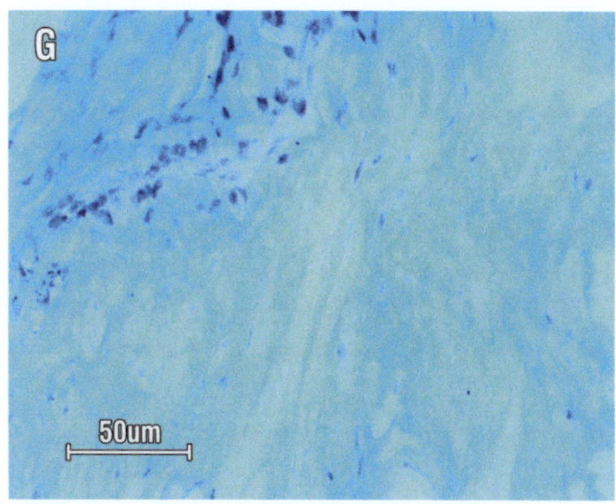

Abb. 13.11 Proteoglykane (*alcianblau*) im Bindegewebe. Sie befinden sich in der Umgebung des Monofilamentbands

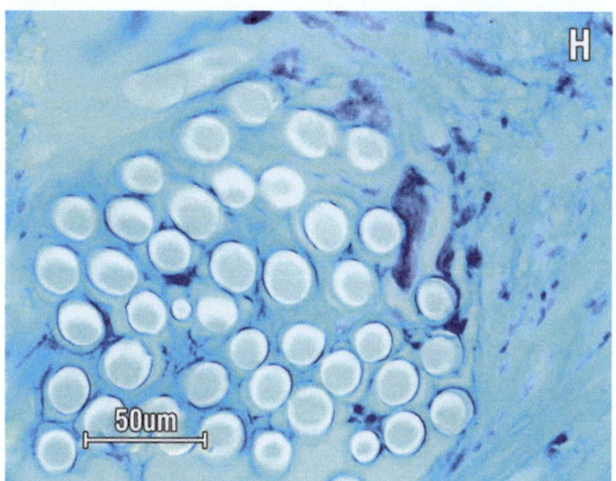

Abb. 13.12 Proteoglykane (*alcianblau*) in den Zwischenräumen von einem Multifilamentband und in dem umgebenden Bindegewebe

Weiterhin sind Proteoglykane und sogar argyrophile Fasern (Kollagen-Typ-III-Fibrillen) zwischen den Multifilamentnetzen zu erkennen, ein Beweis dafür, dass sich Bindegewebe und Makrophagen zwischen den multifilamentären Fasern ansammeln (Abb. 13.6). Es ist bekannt, dass Kollagen vom Typ III das Kollagen ist, das in der frühen Heilungsphase von Fibroblasten sezerniert und meistens mit zunehmender Dauer der Heilung von Makrophagen und Fibroblasten wieder abgebaut wird. Seine Anwesenheit in einem 2 Jahre alten Implantat spricht für eine gewisse Flexibilität des Implantats.

13.1.5 Sollten Netze in der rekonstruktiven Beckenbodenchirurgie verwendet werden?

Probleme im Zusammenhang mit Mesh, insbesondere Mesh-Erosion, sind ein großes Problem in der POP-Chirurgie.

In den frühen 1990er-Jahren leitete Petros mit seiner neuen Sichtweise und der erfolgreichen Anwendung von synthetischen Bändern, zunächst bei der anterioren und später bei der posterioren IVS-Operation, eine neue Ära in der Verwendung von Mesh im Beckenbodenbereich ein.

Dies erkannte die Industrie schnell als Chance und entwickelte vorgefertigte Mesh-Kits, die angeblich jedes Problem mit einem einzigen Kit lösen sollten. Diese Kits wurden mit 4 oder 6 Armen sowie einer Vielzahl von Einwegtrokaren auf den Markt gebracht. Auf Kongressen und Tagungen wurden diese Produkte mithilfe von gut gestalteten Videos und ausgewählten Ärzt*innen, begleitet von CDs, rasch verbreitet.

In den frühen 2000er-Jahren erreichte dieser Anwendungstrend seinen Höhepunkt. Allerdings hielt die Euphorie nicht lange an. Anatomische Studien zeigten, dass Frauen sehr unterschiedliche Scheidenlängen aufwiesen (6,5–12,5 cm). Die Verwendung von standardisierten Mesh-Größen für jeden Defekt und jede Patientin, ohne auf grundlegende Details zu achten, führte zu einem Anstieg von Mesh-bedingten Komplikationen. Wenn das Mesh für den Defekt zu klein war, konnte dies aufgrund der Verkürzung und Spannung der Vagina zu Dyspareunie sowie Blasen- und Rektumproblemen führen und das Mesh konnte nach einiger Zeit durch die Schleimhaut penetrieren. War das Mesh zu groß, bildeten sich Falten, die zu Erosionen führten und ähnliche Probleme verursachten. Das eigentliche Problem war also weniger das Mesh selbst, sondern vielmehr dessen Anwendung. Vorgefertigte standardisierte Mesh-Größen könnten eine Erklärung für die hohen Erosionsraten von bis zu 17 % sein.

Die US-amerikanische Gesundheitsbehörde Food and Drug Administration (FDA) berichtete 2011, dass sich der klinische Nutzen nach einer Netzoperation im Vergleich zu herkömmlichen Methoden ohne Netz nicht signifikant verbessert hat, und warnte vor schwerwiegenden unerwünschten Komplikationen. Dazu gehörten Netzerosion, Schmerzen, Dyspareunie, vaginale Blutungen, Infektionen und Organperforationen. 2019 wies die FDA die Hersteller an, in den USA keine transvaginalen Mesh-Kits mehr zu verkaufen, nachdem die 2017 veröffentlichte Prospect-Studie schlechte Ergebnisse sowohl bei Mesh als auch bei natürlichem Gewebe gezeigt hatte. Derzeit ist im Vereinigten Königreich und seinen Commonwealth-Ländern die Verwendung von Netzen jeglicher Art in der POP- und Inkontinenzchirurgie verboten, aber im Rest der Welt gibt es keine derartigen Einschränkungen.

Für ältere Frauen in diesen Ländern gibt es nur noch wenige Optionen außer der offenen oder laparoskopischen Kolpopexie. Diese Methode ist jedoch nur bei Uterusprolaps wirksam und kann selbst dann lediglich eine Level-1-Reparatur und möglicherweise eine begrenzte vordere Wandreparatur bieten. Sie ist nicht in der Lage, die Beckenbodenbeschwerden effektiv und dauerhaft zu beheben. Laut der International Continence Society (ICS) sind die Ursachen von Funktionsstörungen wie Blasen-/Darmstörungen oder chronischen Beckenschmerzen bis heute nicht vollständig geklärt. Einige Lebensstiländerungen und Medikamente werden empfohlen, aber eine Operation wird ausdrücklich abgelehnt. Abgesehen von SUI gilt keine dieser Erkrankungen als chirurgisch behandelbar (Koelbl et al. 2013; Osman et al. 2018). Allerdings haben zahlreiche andere Studien mit Tausenden von Patientinnen gezeigt, dass mit synthetischen Materialien und der reinen Wiederherstellung von Bändern und Faszien durchaus eine Heilung dieser Beschwerden in 65–97 % der Fälle möglich ist.

Unsere aktuellen Mesh-Erosionsraten liegen unter 1 %. In diesen Fällen sehen wir meist nur millimetergroße lokale Öffnungen. UnsererMeinung nach sind hierfür folgende Faktoren entscheidend:
- Sorgfältigeund vollständige Dissektion
- Anwendung von Östrogen, sowohl prä- als auch postoperativ
- Zweischichtigen Schließung der Haut (getrennte Schichten für Faszie und Mukosa)
- Einlegen von deepithelisierter Vaginalschleimhaut zwischen Blase und Mesh an der vorderen Wand
- Verzicht auf den Einsatz von Mesh im hinteren Kompartiment
- Beachtung, dass der Schnitt mindestens 1 cm vom Mesh entfernt bleibt
- Abdeckung des posterioren IVS-Bandes hinter dem Zervix mit deepithelisierter Vaginalschleimhaut

13.2 Reparatur von geschädigten Faszien

13.2.1 Grundsätzliche Überlegungen

In der RVF oder PVF können 2 Arten von Schäden auftreten:
1. Isolierte Risse
2. Homogene Überdehnung dieser Strukturen

Diese beiden Formen lassen sich nicht immer klar voneinander abzugrenzen. Ein Riss in der Faszie kann in der Regel direkt durch Nähte repariert werden, während dies bei einer großflächigen Überdehnung der Faszie oft nicht erfolgreich ist.

Voraussetzung für eine optimale Organfunktion ist, dass die Faszie der Scheidenwand gut gespannt ist. Wie bereits in

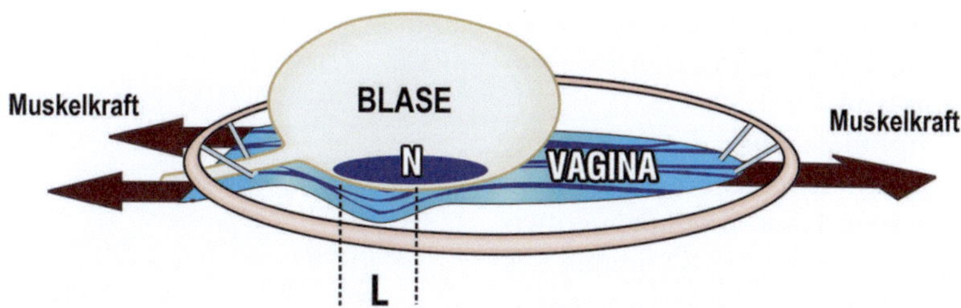

Abb. 13.13 Schlaffe Scheidenwand. Diese kann durch Muskeln nicht ausreichend gespannt werden. Eine durchhängende Faszie (*L*) verhindert, dass die Muskelkräfte (*Pfeile*) die Scheidenwand vollständig strecken und die Dehnungsrezeptoren (*N*) unterstützen

▶ Abschn. 13.1 erwähnt, kann ein quergestreifter Muskel sich nur über eine bestimmte, definierte Länge zusammenziehen. Eine Senkung der Scheidenwand (Abb. 13.13) bedeutet, dass der zuständige Muskel die Wand nicht vollständig strecken kann und damit seine Wirkung unzureichend ist. Symptome wie Urge, Pollakisurie, Nykturie werden persistieren, wenn die Scheidenwand bei einer Operation nicht adäquat gespannt und dadurch die Dehnungsrezeptoren nicht ausreichend unterstützt werden (Abb. 13.13), auch wenn das evtl. implantierte Netz ein Prolapsrezidiv verhindern kann.

Die Scheidenfaszie ist die Schicht, die den Zug der quergestreiften Muskulatur auf die Blase und das Rektum überträgt. Eine operative Korrektur, die darauf abzielt, die Organfunktion zu normalisieren, muss daher vorrangig die Originalspannung der Faszie wiederherstellen. Eine Faszie im Stadium eines Prolapses zeigt Abb. 13.14.

Es wird beispielhaft dargestellt, dass ein unter die Blasenausstülpung gelegtes Netz zwar passiv als Barriere wirkt und eine weitere Verschlechterung der Anatomie verhindert, nicht aber die Funktion normalisiert. Solange eine normale Spannung der Faszie die Dehnungsrezeptoren am Blasenboden nicht entlastet (Abb. 13.15), werden die Beschwerden persistieren. Das bedeutet, dass eine nach lateral abgewichene Faszie erst wieder zur Mitte gezogen und der Blasenboden angehoben werden müssen,

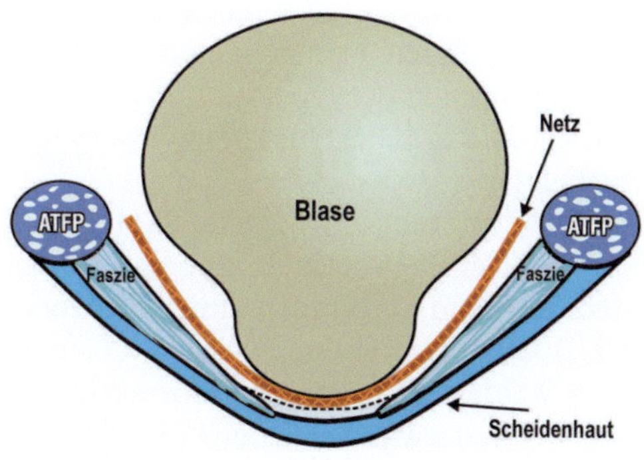

Abb. 13.14 Netz, das zwar als Barriere dient, infolge unzureichender Spannung aber nicht den Blasenboden anhebt. *ATFP* Arcus tendineus fasciae pelvis

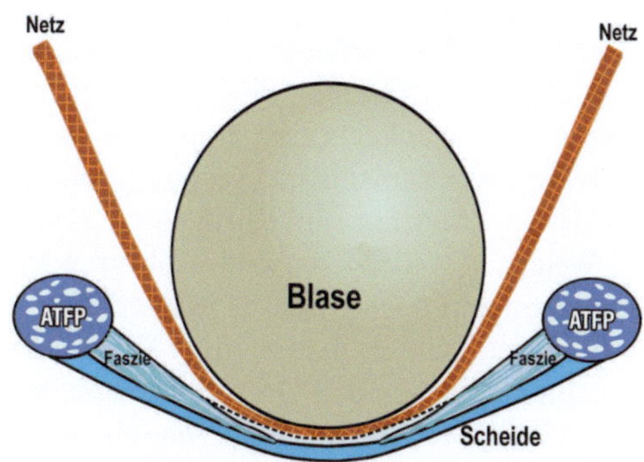

Abb. 13.15 Ein physiologisch gespanntes Netz normalisiert die Form und Funktion. *ATFP* Arcus tendineus fasciae pelvis

bevor ein Netz eingebracht wird. Dabei ist es technisch nicht einfach, ein Netz optimal zu spannen, vor allem wenn es nur durch Nähte fixiert wird. Zudem muss bedacht werden, dass der endgültige Spannungszustand der

Faszie erst in den darauffolgenden 10–15 Tagen durch die implantatinduzierte Fibrogenese erreicht wird.

Um eine optimale Lage des Netzes bei der Korrektur der Scheidenvorderwand zu erreichen, mussten daher Techniken entwickelt werden, mit denen die Spannung des Netzes im Verlauf der Operation nachkorrigiert werden kann. Bei dem derzeit beliebtesten Vorgehen werden 2 oder 4 seitliche Ausläufer eines Netzes durch die obere und/oder untere mediale Begrenzung der Fossa obturatoria (FO) nach außen gezogen. Mit diesen Armen kann das Netz zu jedem Zeitpunkt der Operation so gespannt werden, wie es dem Operateur angebracht erscheint.

Zur Korrektur der Scheidenhinterwand wurden Netze entwickelt, die mit einem hinteren Band verbunden sind oder ebenfalls 4 Arme aufweisen, die nach außen geführt werden. Die alleinige Korrektur der Scheidenhinterwand mit einem Netz erfährt dadurch eine Einschränkung, dass die nach lateral abgewichene RVF dabei nicht in ihre normale Position zurückgebracht wird.

Ein weiterer Ansatz zur Korrektur aller Scheidenbereiche stellt das TFS dar (▶ Abb. 11.8 und 11.9). Hierbei wird ein Band mit einem Gewebeanker fixiert und über einen speziellen Mechanismus so gespannt, wie es der/dieOperateur*in für richtig hält.

Welche Art der Faszienkorrektur auch immer angewendet wird, in jedem Fall ist darauf zu achten, dass die Verschiebschichten zwischen den Organen so weit wie möglich erhalten bleiben. Ein Wegschneiden von überschüssigem Gewebe (rote Kreise in ◘ Abb. 13.16) wird die Narbenbildung verstärken und verhindern, dass die Organe sich gegeneinander verschieben können.

Es ist daher besser, keine Haut wegzuschneiden, sondern überschüssiges Gewebe, z. B. in Form einer Hautbrücke, wieder zu verwenden.

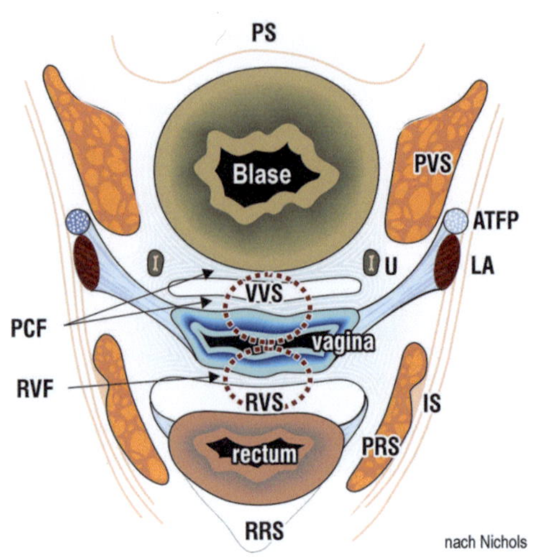

◘ **Abb. 13.16** Bedeutung der Zwischenräume zwischen den Organen. Die *roten Kreise* zeigen, welche Organzwischenräume durch Wegschneiden von Scheidengewebe obliteriert werden können. *ATFP* Arcus tendineus fasciae pelvis, *IS* Spina ischiadica, *LA* M. levator ani, *PAS* paranaler Raum, *PCF* pubozervikale Faszie, *PRS* pararektaler Raum, *PVS* pubovesikaler Raum, *RRS* rektorektaler Raum, *RVF* rektovaginale Faszie, *RVS* rektovaginaler Raum, *U* Ureter, *VVS* vesikovaginaler Raum

Chirurgen, die bei vaginalen Reparaturen den Einsatz von Mesh bevorzugen, sollten sich bei jedem Eingriff fragen, ob die Patientin wirklich von einer Verstärkung durch Mesh profitiert. Laut den Erfahrungen der Autoren kann in den meisten Fällen auf den Einsatz von Mesh bei hinteren Vaginalreparaturen verzichtet werden, da die normale Anatomie der hinteren Wand in über 95 % der Fälle auch ohne Mesh wiederhergestellt werden kann (Caliskan et al. 2018).

13.2.2 Verstärkung von Faszien durch homologes Gewebe

Werden überschüssige Scheidenhaut weggeschnitten und die Inzisionsränder unter Zug zusammengenäht, gerät die korrigierte Scheidenwand durch den intraabdominalen

Druck und die Schwerkraft frühzeitig unter Spannung. Das führt in einem hohen Prozentsatz zum Rezidiv.

Das überschüssige Gewebe sollte stattdessen verwendet werden, um an der schwächsten Stelle, dem Zentrum der Hernie, eine doppelte Schleimhautschicht zu bilden (◘ Abb. 13.17a–c). Bei dem als Brückentechnik („bridge-repair“) bezeichneten Verfahren kann auch die nach lateral abgewichene Faszie wieder zusammengebracht werden (◘ Abb. 13.18a, b).

Um die Breite der Brücke exakt bestimmen zu können, wird zunächst die erschlaffte Scheidenhaut auf beiden Seiten der Scheidenwände mit Allis-Klemmen gefasst und nach medial gezogen. Auf diese Weise kann leicht erkannt werden, wie viel überschüssiges Gewebe für eine Brücke vorhanden ist. Das ist ein wichtiger Schritt, weil eine zu breite Brücke ebenfalls zu vermehrter Spannung, zum Ausreißen der Nähte und zum Rezidiv führen kann.

Nachdem die Länge und Breite der blattförmigen Inzisionslinien festgelegt sind, wird die Scheidenhaut vom Rektum durch Aquadissektion getrennt und die komplette Scheidenhaut im Brückenbereich durchtrennt (◘ Abb. 13.17a). Das Oberflächenepithel der Brücke wird elektrisch koaguliert. Das obere Ende der Brücke wird unter der abpräparierten Scheidenhaut in Höhe der Sakrouterinbänder (SUL) am zervikalen Ring oder an die Faszie der Hysterektomienarbe angenäht. Distal wird die Brücke am Perinealkörper (PB) und lateral an der RVF mit resorbierbaren Einzelknopfnähten fixiert (◘ Abb. 13.17b). Falls notwendig

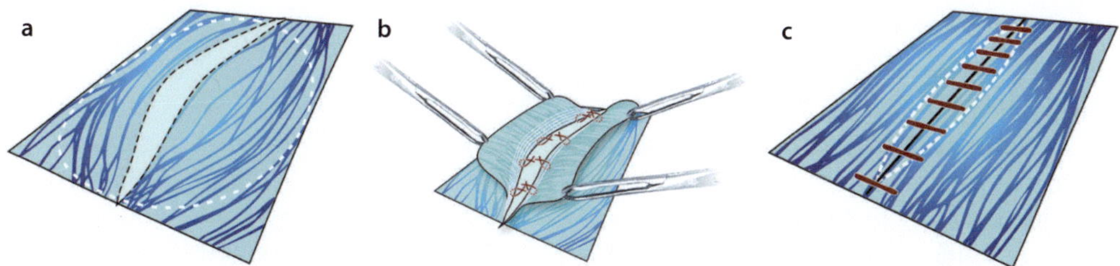

◘ **Abb. 13.17** a–c Brückentechnik. **a** Bildung einer 1–2 cm breite Brücke durch Durchtrennung aller Hautschichten. **b** Blattförmigen Ellipse im Bereich der hinteren Scheidenwand. Die lateralen Scheidenwände werden über der Brücke durch Nähte vereinigt. Die Ellipse wird seitlich mit Knopfnähten an der gesunden Faszie fixiert. **c** Die Brücke ist durch Verschluss der Wundränder abgedeckt

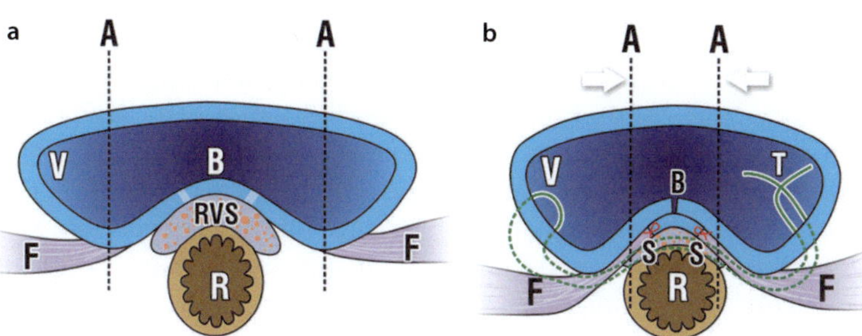

◘ **Abb. 13.18** a Inzisionslinien für den „bridge-repair“ – transversaler Schnitt. Die Inzisionen werden durchgeführt, um eine Brücke *(B)* zu bilden. **b** „Bridge-repair“ nach Beendigung. Die Brücke (*B*) zu bilden. **b** „Bridge-repair“ nach Beendigung. Die Brücke (*B*) ist lateral an der Faszie (*F*) durch Nähte (*S*) fixiert. Beachte die Annäherung von A zu A. *A* gibt die Position der RVF wieder, *F* die nach lateral abgewichene RVF. *R* Rektum, *RVS* rektovaginaler Raum, *T* transvaginale Haltenähte, *V* Vagina

kann eine transvaginale Haltenaht gelegt werden, um das Gewebe während des Heilungsprozesses in Position zu halten (◻ Abb. 13.18b). Die lateralen Scheidenwände werden über der Brücke durch Nähte vereinigt.

Die Brückentechnik ist besonders nützlich im Bereich der hinteren Scheidenwand. Sie sollte aber nur durchgeführt werden, wenn genug überschüssiges Gewebe vorhanden ist, das ansonsten weggeschnitten werden müsste. Die Brückentechnik kann ebenfalls im Bereich der vorderen Scheidenwand zur Anwendung kommen. Liegen aber sowohl ein paravaginaler als auch ein zentraler Defekt vor, reicht die Brückentechnik allein nicht aus. Durch den intraabdominellen Druck kommt es in einem hohen Prozentsatz der Fälle zum Rezidiv, das dann zumeist die gesamte vordere Scheidenwand betrifft.

13.2.3 Verstärkung von Faszien durch heterologes Gewebe

Ist eine Faszienschicht altersbedingt ausgedünnt, sollten die Scheidenwände mit Netzstreifen oder Schweinekollagen verstärkt werden. Das Gleiche gilt bei Rezidiven. In diesen Fällen ist oft zu wenig muskulofasziales Gewebe vorhanden, um eine die Organe unterstützende Scheidenwand ohne Fremdmaterial aufbauen zu können.

13

▪ Polypropylennetze

Die Grundtechnik zur Korrektur der Scheidenvorderwand bestand darin, ein Polypropylennetz mit 2 vorderen Armen zurechtzuschneiden und hinter dem Schambein in das Spatium retropubicum einzubringen. Die heute am häufigsten angewendete Variation zeichnet sich dadurch aus, dass die Arme des Netzes durch die Obturatormembran gestochen und die Auflagefläche des Netzes spannungsfrei unter die Blase gelegt werden.

Um eine Verletzung der Blase zu vermeiden, ist eine großzügige Dissektion bis zum lateralen Sulcus empfehlenswert. Das hat den weiteren Vorteil, dass das Netz durch den Gewebedruck besser am Ort verbleibt. Damit das Netz flach ausgebreitet liegt und eine Faltenbildung vermieden wird, kann es zusätzlich vorne und seitlich am M. pubococcygeus (PCM) sowie hinten am zervikalen Ring bzw. der Hysterektomienarbe angenäht werden. In diesen Fällen muss das Netz ausreichend lang sein, um sich nach lateral zum ATFP hin ohne Spannung ausbreiten zu können.

Die vordere Begrenzung des Netzes sollte unbedingt 1 cm hinter dem Blasenhals liegen, sodass es nicht den Blasenverschlussmechanismus beeinflussen kann (s. Tethered-Vagina-Syndrom, TVS; ► Abschn. 14.2.3). In jedem Fall ist es ratsam, die Enden des Netzes abzurunden, um Erosionen oder Organverletzungen zu vermeiden.

> Trotz der Vorteile einer Netzunterstützung sollte im Einzelfall immer überlegt werden, ob es eine Alternative zur Netzimplantation gibt, da Milani et al. (2008) in über 13 % der Fälle Netzerosionen, in bis zu 63 % Dyspareunien und in 20 % eine Abnahme sexueller Aktivitäten nach Netzimplantation beobachtet hat.

Die Cochrane-Metaanalyse von 2013 zeigte, dass die Verwendung von transobturatorischem Mesh im Vergleich zur alleinigen anterioren Kolporrhaphie eine signifikant niedrigere Rezidivrate aufwies, jedoch immer noch bei 14 % (gegenüber 49 %) lag. Dies deutet unserer Meinung nach auch auf einen Mangel an ausreichender apikaler Unterstützung hin.

Dennoch sollte vor der Entscheidung für eine Mesh-Implantation immer in Betracht gezogen werden, ob es alternative Behandlungsoptionen für den individuellen Fall gibt.

Schweinekollagen

Als Alternative zum Polypropylennetz kann Schweinekollagen verwendet werden, das von der Industrie in dünnen Scheiben angeboten wird. Schweinegewebe wird nachgesagt, dass verschiedene Komplikationen wie Erosionen, Entzündung, Dyspareunie vermieden werden. Die Ergebnisse nach kurzen und mittellangen Zeiträumen sind widersprüchlich, weil die individuelle Reaktion von Menschen auf Schweinegewebe unterschiedlich ist. Tierkollagen stimmt nur zu 85 % mit menschlichem überein (Peacock 1984). Daraus ergeben sich fundamentale immunologische Unterschiede, die im Voraus nicht abzuschätzen sind.

Spezielles chirurgisches Vorgehen in den drei Schadenszonen

Inhaltsverzeichnis

K. Goeschen et al., *Der weibliche Beckenboden*, https://doi.org/10.1007/978-3-662-71469-0_14

14

14.1 Operationen in der anterioren Zone

Die **anteriore Zone** erstreckt sich vom Meatus urethrae externus bis zum Blasenhals. Die Urethra befindet sich ausschließlich in der vorderen Zone. Kann das Urethralrohr nicht verschlossen werden, kommt es zum unfreiwilligen Urinverlust.

Die wichtigsten Strukturen zur Kontrolle der Kontinenz bei körperlicher Belastung sind folgende:

- Pubourethrales Ligament (PUL; ◘ Abb. 14.1)
- Hammock (◘ Abb. 14.2 und 14.3)
- Externes urethrales Ligament (EUL; ◘ Abb. 14.1)

Diese 3 Strukturen wirken synergetisch und verschließen die Urethra. Ist eine oder mehrere dieser Strukturen beschädigt, muss/müssen sie repariert werden.

Zum besseren Verständnis, welche Befunde operationsbedürftig sind, seien nochmals kurz die klinischen Hauptsymptome und Untersuchungsbefunde genannt, die

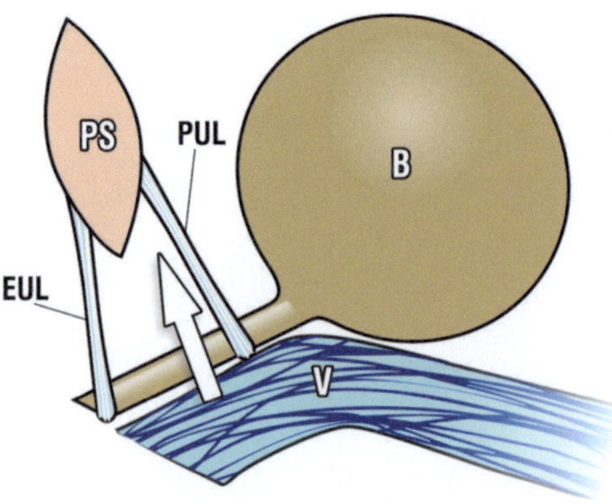

◘ **Abb. 14.1** Der urethrale Verschlussmechanismus. Die Vagina wird vom anterioren Anteil des M. pubococcygeus (*Pfeil*) gegen das EUL und PUL nach vorne in Richtung Knochen (*PS*) gezogen. Eine Schlaffheit der EUL und PUL sowie der Scheidenwand (*V*) kann den Muskelzug und damit den Verschluss unwirksam machen. *B* Blase, *EUL* externes urethrales Ligament, *PS* Symphysis pubica, *PUL* pubourethrales Ligament, *V* Vagina

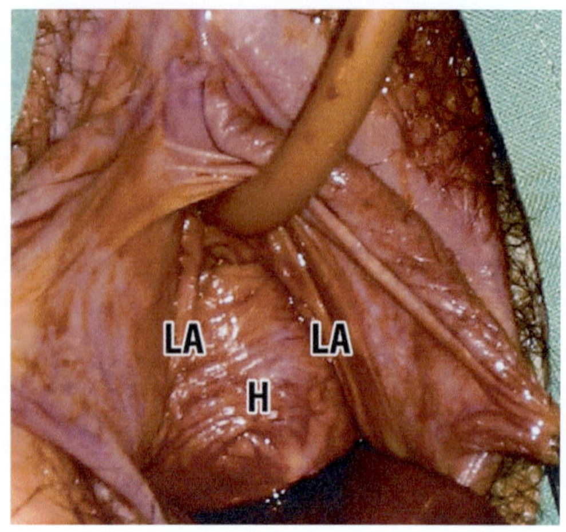

◘ **Abb. 14.2** Loses suburethrales vaginales Hammock (*H*). Blick in die Scheide. *LA* zeigt die Lage des vorderen Anteils des M. levator ani, den M. pubococcygeus (PCM)

auf eine Schädigung in der anterioren Zone hinweisen:

Ist das PUL lose und kann dies die Hinterwand der Urethra nicht fixieren, können die Levatorplatte (LP) und der longitudinale Analmuskel (LMA) den Ausflusstrakt bei Belastung öffnen. Es kommt zum unfreiwilligen Urinabgang bei körperlicher Belastung. Kann der Urinverlust durch einen mitturethralen Verankerungstest im Rahmen einer simulierten Operation (► Abschn. 9.1, „Spezielle Diagnostik: praktisches Vorgehen“) gestoppt werden, ist eine suburethrale Schlinge zum Verstärken des PUL indiziert.

Eine Urethrozele (schlaffes Hammock; ◘ Abb. 14.2) muss ebenfalls korrigiert werden, weil der Urethraverschluss in Ruhe ein ausreichend festes, durch Slow-Twitch-Fasern gestrecktes Hammock über die gesamte Urethralänge benötigt. Voraussetzung für einen guten Verschluss ist somit ein ausreichend straffes Hammock. Wenn das nicht der Fall ist, muss das Hammock gestrafft werden, da ansonsten eine alleinige Schlingenoperation erfolglos sein kann.

Ein flacher paraurethraler Sulcus weist darauf hin, dass das Bindegewebe zwischen

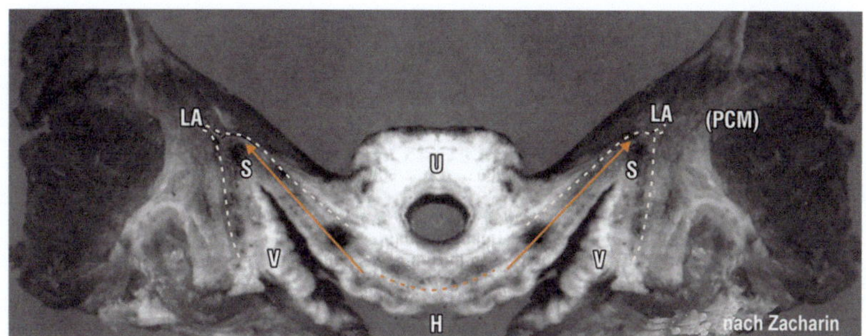

Abb. 14.3 Koronarschnitt durch die Scheide. Die Scheidenwand (*V*) ist im Bereich des Sulcus (*S*) am vorderen Anteil des M. levator ani (LA) dem M. pubococcygeus (PCM) angeheftet. Die *Pfeile* zeigen die Bewegungsrichtung des Hammock an, wodurch die Urethra von hinten verschlossen wird. *H* Hammock, *LA* vorderer Teil des M. levator ani, *PCM* M. pubococcygeus, *S* paraurethraler Sulcus, *V* Vagina. (Sektionspräparat nach Zacharin 1963; mit freundlicher Genehmigung von R. F. Zacharin)

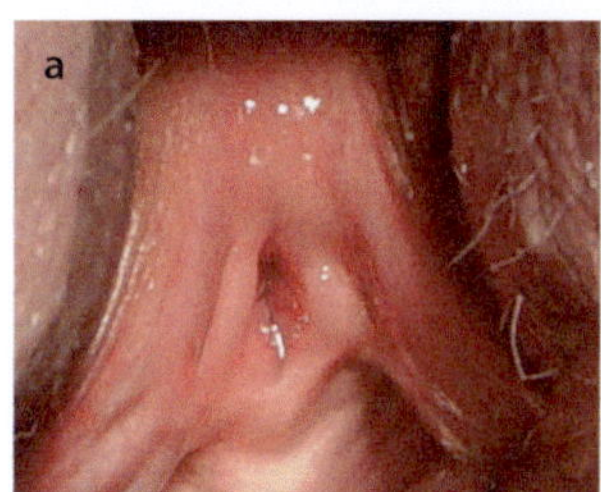

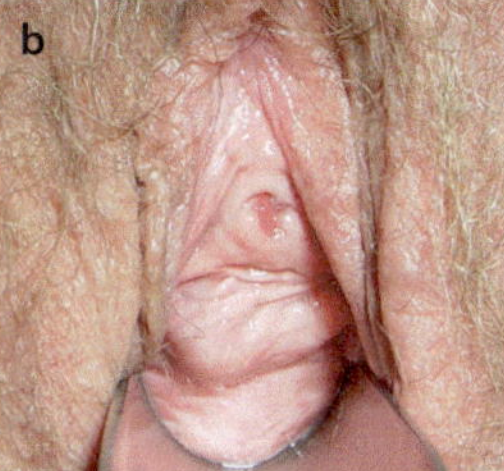

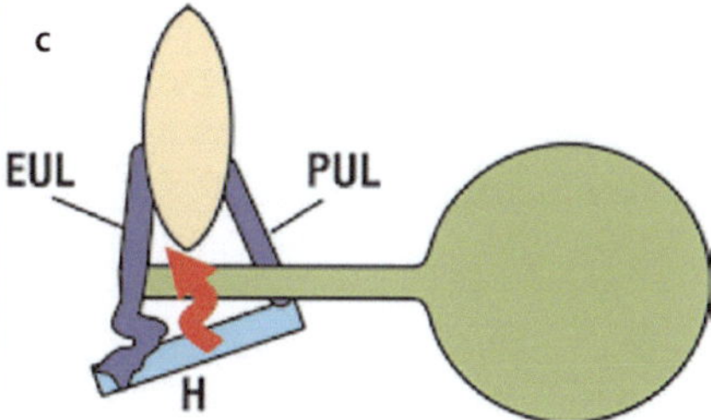

Abb. 14.4 **a** Schlaffer Meatus urethrae externus, der wie ein Schmollmund aussieht. **b** Evertierte Urethraschleimhaut bei defekten EUL, schlaffem Hammock und Zystozele. **c** Folgen eines losen EUL. *EUL* externes urethrales Ligament, *H* Hammock, *PUL* pubourethrales Ligament

Hammock und dem angrenzenden PCM nachgegeben hat. Dies muss von 2 paraurethralen Schnitten aus repariert werden.

Ein zeitweiliges unbemerktes Abfließen von Urin ist ein eindeutiges Zeichen für einen intrinsischen Sphinkterdefekt (ISD). Schlaffheit in einer oder allen 3 Bindegewebestrukturen (PUL, Hammock, EUL; Abb. 14.1) sind die Hauptgründe, die zum Entstehen eines ISD beitragen.

Motorischer Urge entsteht vor allem bei älteren Patientinnen, bei denen das PUL so stark atrophiert ist, dass der Ausflusstrakt zwangsweise durch die nach hinten unten ziehenden Muskeln (LP und LMA) aufgezogen wird, z. B. wenn die Patientinnen von einem Stuhl aufstehen.

Zur Verankerung des Meatus urethrae externus und damit zum richtigen Funktionieren des Hammock-Verschlussmechanismus ist ein festes EUL notwendig (Abb. 14.2). Ein schlaffer, wie ein „Schmollmund" aussehender Meatus (Abb. 14.4), teilweise in Kombination mit einer Ausstülpung der Urethralmukosa stellt bei Patientinnen mit Stressinkontinenz (SUI) eine Indikation zur Korrektur des EUL dar.

Eine Korrektur von Defekten im Bereich der anterioren Zonen besteht somit aus folgenden Schritten:

1. Verstärkung des PUL durch Implantation eines Bandes, ohne dadurch die Urethra einzuschnüren
2. Korrektur des vaginalen Hammock, wenn dieses nachgegeben hat
3. Verankerung des Meatus urethrae externus durch Straffung des EUL, wenn dieses lose ist

14.1.1 Spannungsfreie, suburethrale Schlinge zur Verstärkung des pubourethralen Ligaments (PUL)

Zur Klarstellung: Spannungsfreie Bänder sind nicht wirklich „spannungsfrei". Der Begriff „spannungsfreie Bandchirurgie" wurde erstmals 1994 von Ulmsten und Petros verwendet. Der Begriff „spannungsfrei" sollte zum Ausdruck bringen, dass ein unter die Urethra gelegtes Band nicht (wie z. B. bei der Faszienzügelplastik) nach ventral gezogen werden darf. Es ist eine Bezeichnung, die in der Folge oft missinterpretiert wurde. „Spannungsfrei" bedeutet, dass die beiden Enden des Bandes nicht fixiert, sondern nur vom umgebenden Gewebe gehalten werden. Allein dadurch bietet die Schlinge einen festen Verankerungspunkt für die Urethramitte und verhindert eine Öffnung derUrethra bei körperlicher Belastung. In der Originalbeschreibung wurde die Blase nach Legen der Schlinge mit 300 ml physiologischer Kochsalzlösung aufgefüllt und solange an dem Band gezogen, bis beim Husten kein Urin mehr abfloss.

14

Es gibt 5 Haupttechniken zum Einsetzen einer spannungsfreien suburethralen Schlinge

1. Vaginal, retropubisch, von einem Mittellinienschnitt aus (von innen nach außen)
2. Abdominal, retropubisch (von außen nach innen)
3. Vaginal, retropubisch von 2 paraurethralen Schnitten (von innen nach außen)
4. Transobturatorisch (von außen nach innen und von innen nach außen)
5. Fixierung des Bandes mit einem Anker an der Perinealmembran (PM) – Gewebefixierungssystem (TFS)

Bei den 4 erstgenannten Zugängen wird ein Polypropylenband u-förmig unter das mittlere Drittel der Urethra gelegt (▶ Abb. 11.2; ◘ Abb. 14.5) und im Bereich der Rektusscheide oder den medialen Rand des Foramen obturatorium nach außen geführt. Es gibt eine große Zahl von Einführhilfen. Unabhängig vom Instrument muss darauf geachtet werden, dass

- das Band sich in der richtigen Position befindet: Ein Abrutschen der Schlinge in die Blasenhalsregion kann zum postoperativen Harnverhalt und Urge führen;
- das Band nicht zu fest oder zu locker ist: 2 mm mehr oder weniger Spannung können über Erfolg oder Misserfolg entscheiden;
- das Hammock und das EUL ausreichend straff sind.

▪ Vaginaler Zugang, Mittellinieninzision

Vom Handel werden heute zahlreiche Einführhilfen angeboten (s. Anhang A7). Die nachfolgende Beschreibung ist daher allgemein gehalten und trifft im Wesentlichen für alle Einführsysteme zu.

In die Urethra wird ein 18-G-Foley-Katheter als Schiene gelegt, um die Möglichkeit einer Urethraperforation zu vermindern. Die Scheidenhaut wird unter Spannung komplett in der Mittellinie kurz hinter dem Meatus bis zur Urethramitte durchtrennt (◘ Abb. 14.5 und 14.12a). Mit einer Schere wird zwischen Scheidenhaut und Urethra nach lateral ein Tunnel präpariert und die PM zwischen dem Periost und den subpubischen Ligamenten durchstochen.

Der wichtigste Schritt nach der Durchtrennung der PM ist die Bildung eines etwa 6 mm breiten Kanals. Dieser Einschnitt ver-

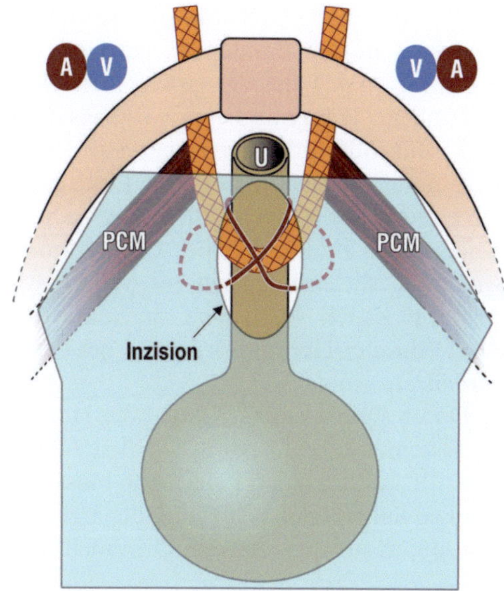

■ **Abb. 14.5** Mittellinieninzision. Hammock-Straffung schützt das Band. Blick auf die vordere Scheidenwand. *A* A. iliaca exterior, *V* V. iliaca exterior, *PCM* M. pubococcygeus, *U* Urethra

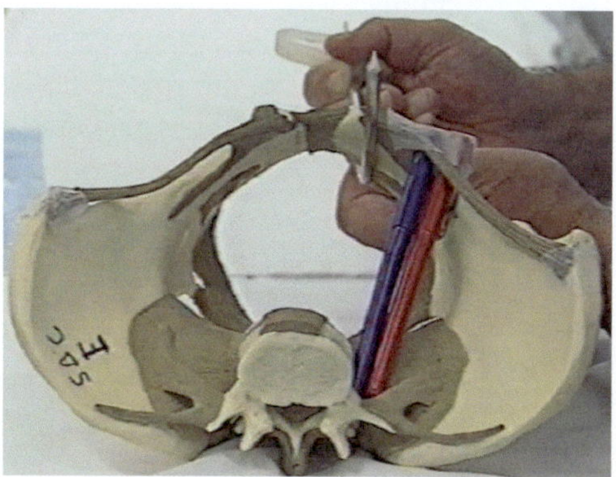

■ **Abb. 14.6** Der Griff des Einführinstruments steht horizontal, damit die Spitze nicht die externen iliakalen Gefäße verletzen kann

hindert einen übermäßigen Kraftaufwand während des Einführens und gewährleistet eine optimale Kontrolle des Instruments. Dadurch wird die Sicherheit für die im Wesentlichen blinde Implantation des Bandes erhöht. Das trägt vor allem dazu bei, dass schwere Komplikationen wie Perforation von Blase und Blutgefäßen weitestgehend vermieden werden. Außerdem kann eine Blutung aus den subpubischen Venen leichter bemerkt werden, weil das Blut aus dem Schlitz abfließen kann.

Sobald die Spitze des Einführinstruments in die PM eingedrungen ist, wird der Griff des Instruments horizontal hingestellt (■ Abb. 14.6). Dies ist wichtig, weil die externen iliakalen Gefäße nur 1,5–2 cm lateral von der Durchstichstelle des Instruments entfernt sind. Das Instrument sollte entlang der hinteren Wand des Schambeins nach oben bewegt werden, während die Delta-Flügel des Instruments horizontal bleiben und kein Druck ausgeübt wird. Um die Spitze des Instruments sanft entlang der Rückwand des Schambeins rollen zu lassen, ist nur ein leichter Druck mit den Fingerspitzen erforderlich. Dies verringert das Risiko einer Blasenperforation oder einer Verletzung des Periosts erheblich.

In Höhe der Rektusscheide wird ein Widerstand spürbar. Damit die Spitze des Instruments durch die Rektusscheide hindurchdringen kann, ist ein angemessener Druck erforderlich. Praktischerweise können beidseitig Punkte 2,5 cm neben der Mittellinie am oberen Rand des Schambeins markiert werden, an denen mit einem Skalpell Nr. 11 ein 4–5 mm großer Schnitt gemacht wird (■ Abb. 14.7). Dabei sollte darauf geachtet werden, dass die Spitze des Trokars in Richtung der Schulter der Patientin zeigt.

Bei dem von Peter Petros entwickelten Einführsystem wird die äußere Hülle des Instruments zurückgezogen, während der innere Plastikmandrin an Ort und Stelle bleibt. Der Vorgang wird dann auf der gegenüberliegenden Seite wiederholt.

Sobald beide Plastikmandrins platziert sind, wird die Blase mit 500 ml isotonischer Lösung gefüllt und eine Zystoskopie durchgeführt. 500 ml sind notwendig, um eine ausreichende Blasendehnung zu gewährleisten und sicherzustellen, dass eine Perforation nicht hinter einer Blasenfalte verborgen bleibt. Besonderes Augenmerk sollte auf den Bereich zwischen 11 und 1 Uhr gelegt werden, da hier Perforationen am häufigsten auftreten. Wenn die Blase intakt ist, wird das Band unter die Harnröhre gelegt und die Enden mit den Plastiksmandrins nach außen vor die Bauchdecke gezogen.

Zum Positionieren eines nichtdehnbaren Bandes wird die Einführhilfe oder ein Hegarstift Nr. 7 in die Urethra eingebracht und vorsichtig an den Bandenden gezogen, bis das Band ohne Falte der geschienten Urethra anliegt. Während dieses Vorgangs wird die Einführhilfe oder der Hegar-Stift leicht nach unten gedrückt, um eine Einengung der Urethra durch zu straffen Zug zu vermeiden. Das Band muss der Uretha anliegen, ohne sie einzukerben (◘ Abb. 14.8). Falls ein Knick vorhanden ist, sollte das Band durch Herunterdrücken gelockert werden.

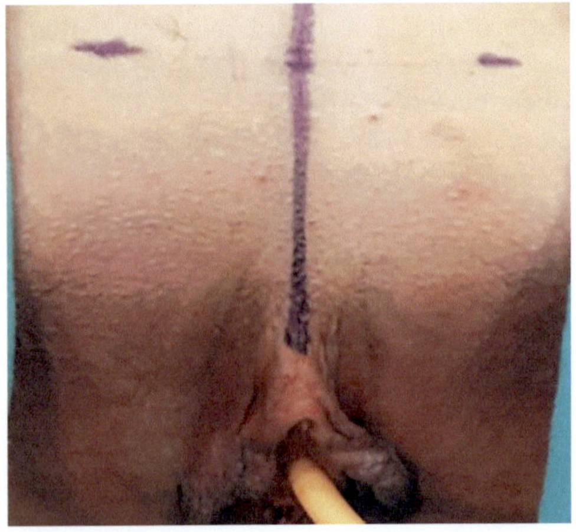

◘ **Abb. 14.7** Austrittspunkte am oberen Rand der Symphyse in einem Abstand von 2,5 cm beiderseits der Mittellinie

Durch Druck auf die Blase oder Husten der Patientin kann überprüft werden, ob die Patientin kontinent ist. Falls nicht, muss das Band so lange unter Schienung der Urethra positioniert werden, bis kein Urin mehr abgeht.

> Das Band muss spannungsfrei liegen bleiben und darf nicht angenäht werden, auch nicht an die Bauchdecke.

Bei Verwendung von elastischem Polypropylenmaterial sollte das Band nicht zu nah der Urethra anliegen, um spätere fibrosebedingte Urethraeinkerbungen und Arro-

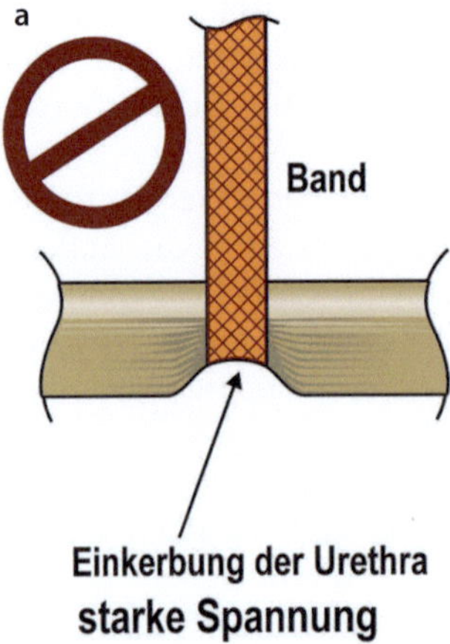

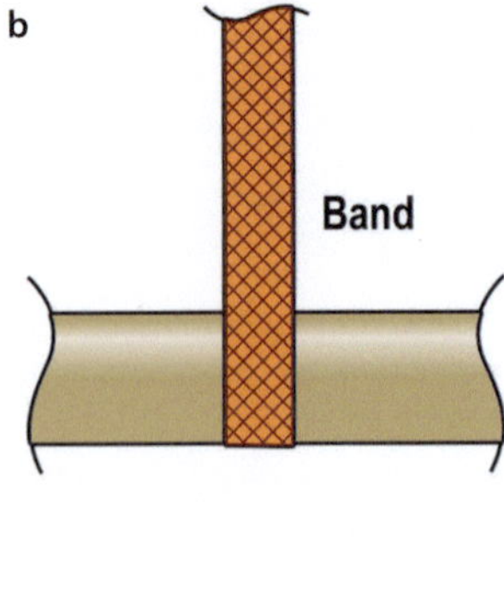

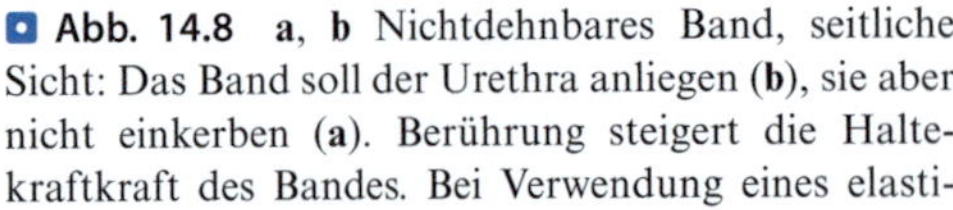

◘ **Abb. 14.8** **a**, **b** Nichtdehnbares Band, seitliche Sicht: Das Band soll der Urethra anliegen (**b**), sie aber nicht einkerben (**a**). Berührung steigert die Haltekraftkraft des Bandes. Bei Verwendung eines elastischen Bandes muss der Chirurg abschätzen, wie groß der Zwischenraum zwischen Urethra und Band sein soll

sionen zu vermeiden. Bei elastischen Bändern ist es schwieriger, abzuschätzen, wie groß der Zwischenraum zwischen Urethra und Band sein muss.

Die Längsinzision kann mit Einzelknopfnähten oder einer fortlaufenden Naht verschlossen werden. Faszie und Schleimhaut sollten dabei separat genäht werden, um das Band doppelt zu bedecken und das Hängemattenkonstrukt zu verstärken. Dazu wird bei liegendem Foley-Katheter das innere, feste Fasziengewebe der Scheidenwand mit einer kleinen, kräftigen Nadel auf beiden Seiten matratzenförmig aufgeladen und durch Knoten in der Mitte über dem Band vereinigt (◘ Abb. 14.9). Das Band darf dabei auf keinen Fall mitgefasst werden.

Kann bei diesem Stich der untere EUL-Anteil mit aufgeladen werden, so reicht für die Hammock- und EUL-Straffung unter Umständen eine Naht aus. Ansonsten wird, wenn notwendig, auf beiden Seiten eine Naht durch das EUL gelegt, und zwar 1 cm lateral der EUL-Insertionsbereiche in den Meatus. Die Nähte werden zur Mitte zurückgeführt und erst geknotet, nachdem die Hammock-Naht gelegt wurde. Dabei muss eine Einengung der distalen Urethra unbedingt vermieden werden. Eine EUL-Straffung ist nur notwendig, wenn das Ligament lose ist.

Bei Patientinnen mit ausgeprägt schlaffen EUL, bei denen eine Raffnaht allein nicht ausreicht, kann es hilfreich sein, einen kleinen Polypropylenstreifen zur Verstärkung des Bandes zu verwenden. Ob dieser Schritt notwendig ist, kann dadurch überprüft werden, dass mit Fingern beidseitig Druck auf den EUL-Bereich ausgeübt wird. Wenn dadurch Urinabgang beim Husten kontrollierbar ist, sollten die EUL vertikal bis nahe zum Schambein durchtrennt, ein rechteckiges Polypropylenband mit einer Größe von ca. 0,5×0,5 cm in die Inzision gelegt und die Wunde durch eine Raffnaht verschlossen werden. Diese Operation verstärkt die Festigkeit des EUL sehr effektiv, wobei es allerdings in einigen Fällen zu Banderosionen kommen kann.

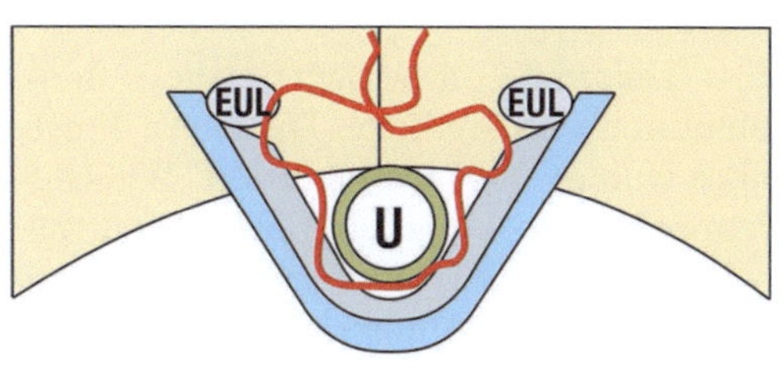

◘ **Abb. 14.9** Hammock-Naht. Die verstärkte Vaginalfaszie wirkt wie ein Stützpfeiler für die direkt darunter liegende Urethra (*U*) und drückt sie nach oben in Richtung Ramus pubicus der Symphyse. Koronarschnitt in Höhe des Meatus urethrae externus. *EUL* externes urethrales Ligament, *U* Urethra

▪ **Suprapubischer Zugang**

Beim suprapubischen Vorgehen wird das Einführinstrument von oben außen nach unten innen eingeführt. Alle anderen Schritte entsprechen dem vaginalen Vorgehen.

▪ **Paraurethraler Zugang**

Paraurethrale Inzisionen wurden erstmalig bei der Goebell-Frangenheim-Stöckel-Schlinge um 1900 herum angewendet. Der paraurethrale Weg ist zu bevorzugen, wenn

- der Sulcus flach oder konvex ist (◘ Abb. 14.2) oder
- eine hypotone Urethra bei losem Hammock diagnostiziert wurde.

Er ermöglicht die anatomisch präziseste Korrektur der vorderen Zone, weil das nach unten durchhängende Hammock seitlich wieder nach oben an den PCM angenäht werden kann. Bei diesem Zugang muss zusätzlich ein Tunnel zwischen Scheidenhaut und Urethra präpariert werden, um das Band von einer in die andere paraurethrale Inzision bringen zu können.

Bei dem Vorgehen der Autoren wird beiderseits im paraurethralen Sulcus eine Inzision angelegt, beginnend etwa 1–1,5 cm unterhalb des Meatus bis zur Mitte der Urethra. Der Ballon des Foley-Katheters zeigt

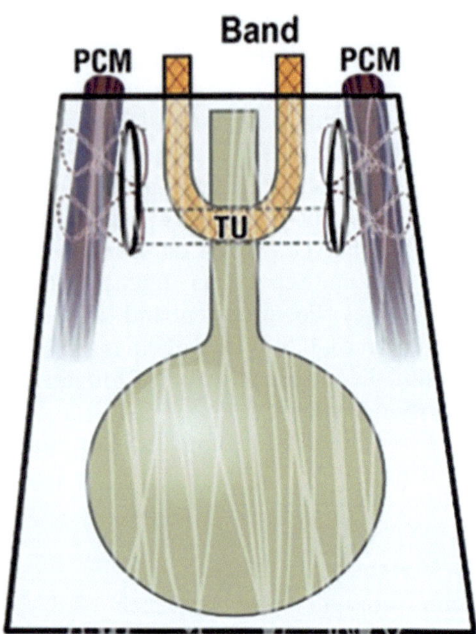

Abb. 14.10 Paraurethrale Inzision der Scheidenhaut. Das Band liegt im Tunnel zwischen beiden Inzisionen. Direkte Sicht in die Scheide. *PCM* M. pubococcygeus, *TU* Tunnel

den Blasenhals an und dient der Orientierung. Nach Durchtrennung der Scheidenwand (Abb. 14.10) wird beiderseits mit der Schere nach kranial präpariert, die PM zwischen dem Periost und den subpubischen Ligamenten an der gleichen Stelle wie beim Mittellinienzugang perforiert und ein Schlitz gebildet.

14

Von der einen zur anderen Inzisionslinie wird mit der Schere in Höhe Urethramitte ein 1 cm breiter Tunnel gebildet, der zwischen Scheidenhaut und Urethravorderwand liegt. Das Band wird durch den Tunnel gezogen und beiderseits mit den Einführungshilfen wie beim Mittellinienvorgehen durch die vordere Bauchdecke geführt. Die zystoskopische Kontrolle und das Positionieren des Bandes entsprechen dem Mittellinienvorgehen.

Der Verschluss der Inzisionen erfolgt zweischichtig. Zunächst wird mit einer kleinen kräftigen Nadel der PCM lateral aufgeladen und die Naht dann matratzenförmig so weit nach medial durch die Scheidenhaut gestochen und in die Inzision zurückgeführt, dass beim Knoten der Naht das Hammock nach lateral gezogen, mit dem PCM über dem Band vereinigt und gestrafft wird. Die Wunde wird dann mit einer fortlaufenden Naht verschlossen (s. Video 4).

Transobturatorischer Zugang

Bei dieser Methode werden ein anderer Zugang und andere Spezialinstrumente als beim retropubischen Vorgehen benötigt, um das Band suburethral in der Urethramitte platzieren zu können. Auch bei diesem Verfahren kann das Band von unterschiedlichen Zugangswegen aus eingebracht werden, und zwar wie folgt:

- Durch einen Mittellinienschnitt von außen nach innen (out-in)
- Durch 2 paraurethrale Inzisionen von außen nach innen
- Durch einen Mittellinienschnitt in der Vagina von innen nach außen (in-out)
- Durch 2 paraurethrale Inzisionen in der Vagina von innen nach außen

E. Delorme entwickelte die transobturatorische Methode. Die ersten Ergebnisse wurden 2001 veröffentlicht. Wie beim retropubischen Vorgehen gibt es heute verschiedene Einführinstrumente und Modifikationen. Die Autoren bevorzugen den Out-in-Weg, da hierbei Verletzung von Blase, Urethra, Vasa obturatoria und N. obturatorius nahezu ausgeschlossen sind. Der Canalis obturatorius liegt dabei mindestens 2 cm von der Durchstichstelle des Instruments entfernt. Aus Sicherheitsgründen verwenden die Autoren eine helixförmige, wiederver-

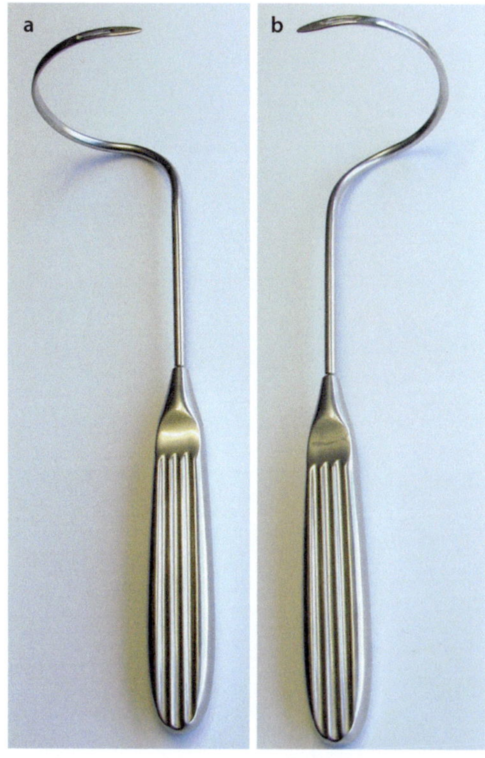

■ **Abb. 14.11** **a**, **b** Wiederverwendbare Deschamps zum Einbringen von Kunststoffbändern oder -netzen für die rechte (**a**) bzw. linke (**b**) Beckenbodenseite

wendbare Deschamps-Unterbindungsnadel mit einem Öhr zum Einfädeln des Bandes, der sich präzise kontrollieren lässt (■ Abb. 14.11). Die Helixform verhindert ein Abgleiten des Instruments in unerwünschte Regionen und damit eine ungewollte Verletzung kritischer Strukturen.

Zunächst werden, wie oben dargestellt, ein Mittellinienschnitt (■ Abb. 14.12a) oder 2 paraurethrale Inzisionen angelegt. Mit der Schere wird beiderseits ein Kanal unterhalb der Scheidenhautfaszie in Richtung Ramus inferior ossis pubis präpariert, der die Spitze des Zeigefingers aufnehmen kann (■ Abb. 14.12b). Von außen wird der knöcherne Rand des Ramus inferior ossis pubis lokalisiert und der obere und untere mediale Eckpunkt des Foramen obturatorium identifiziert. In Höhe der Klitoris erfolgt am Knochenrand in der Schenkelbeuge eine Stichinzision (■ Abb. 14.12c), in die die Deschamp- oder Tunneler-Spitze eingeführt wird (■ Abb. 14.12d).

Unter Kontrolle des Daumens von außen und des Zeigefingers von innen wird die Tunneler-/Deschampspitze durch die Oberschenkelfaszie und die Membrana obturatoria geführt, wobei 2 Widerstände überwunden werden müssen. Mit einer Drehbewegung wird nun die Spitze des Instruments in Richtung Inzision vorwärts bewegt und aus der Inzision herausgeleitet. Das eine Ende des Bandes wird in das Öhr eingefädelt und mit dem Instrument nach außen gebracht. Der Vorgang wird auf der Gegenseite wiederholt. Bei 2 paraurethralen Inzisionen muss das Band vorher durch den Tunnel zwischen den beiden Inzisionen gezogen werden.

Die Positionierung des Bandes sowie der Verschluss der Inzisionen mit Straffung des Hammock und evtl. des EUL entspricht dem beim retropubischen Vorgehen (s. oben).

Die transobturatorische Methode ist nicht streng anatomisch, da das Band horizontal und nicht vertikal wie das PUL verläuft. Dennoch wird der transobturatorische Weg heute von vielen Operateur*innen bevorzugt, weil bei sehr geringer Komplikationsrate vergleichbare Kontinenzraten erreicht werden. Da Blasen- und Urethraperforationen nahezu ausgeschlossen sind, können bei diesem Vorgehen auf eine routinemäßige Zystoskopie verzichtet und damit Zeit und Kosten eingespart werden. Meist reicht es aus, zu kontrollieren, ob der Urin klar ist.

Beim Vorgehen von innen nach außen ist die Steuerung des Instruments jedoch weniger präzise, was das Risiko von Verletzungen der Strukturen im Obturatorkanal erhöht.

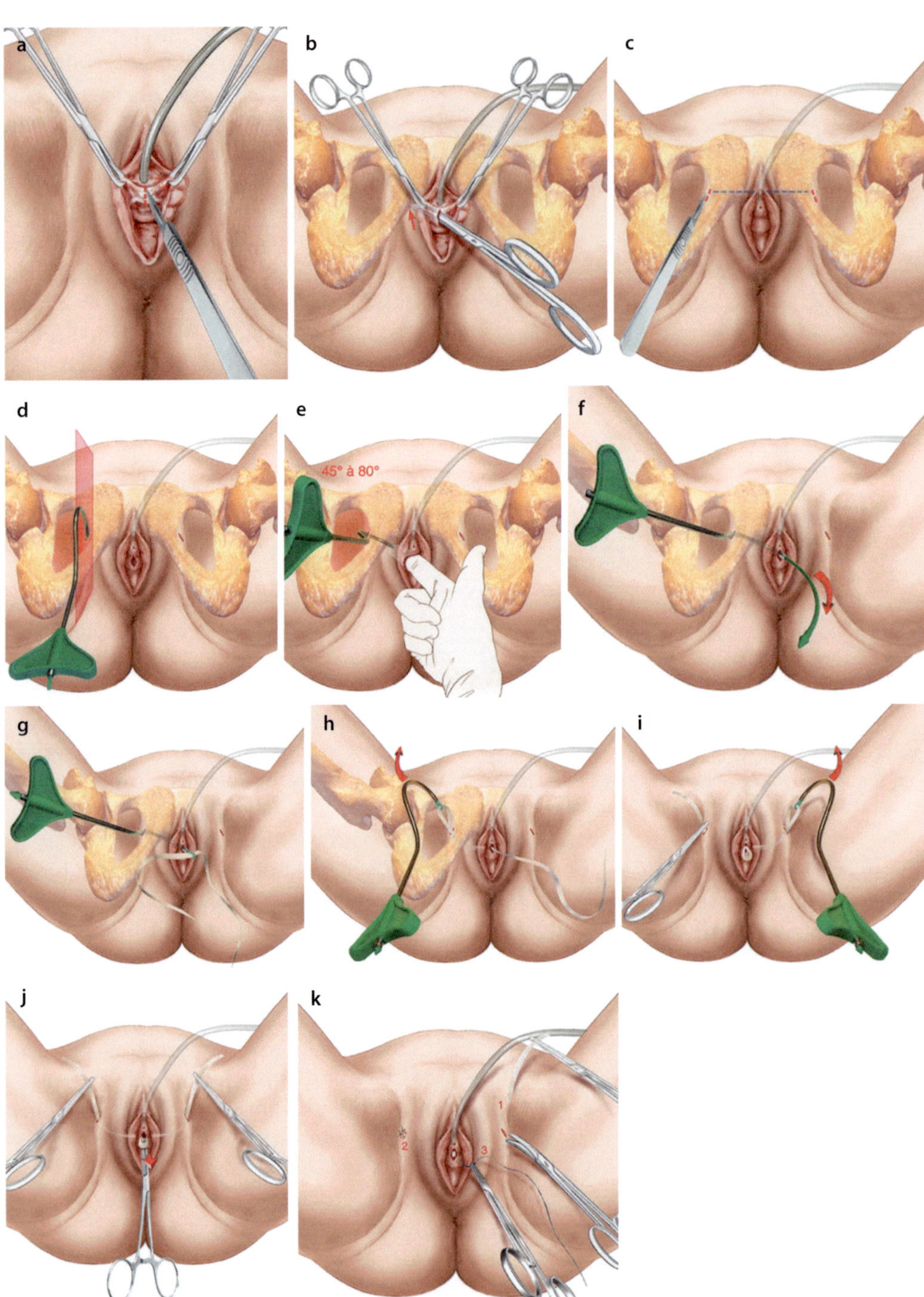
a
b
c
d
e
45° à 80°
f
g
h
i
j
k
1
2
3

◘ **Abb. 14.12** **a** Mittellinienschnitt: Die Scheidenhaut wird unter Spannung komplett in der Mittellinie kurz hinter dem Meatus bis zur Urethramitte durchtrennt. **b** Bilden eines Kanals nach lateral in Richtung Ramus inferior ossis pubis. **c** Stichinzision in Höhe der Klitoris am äußeren Rand des Ramus inferior ossis pubis. **d** Senkrechtes Einführen des Tunnelers. **e** Unter Kontrolle mit dem Zeigefinger wird der Tunneler in eine 80°-Position gebracht und die Spitze des Mandrins durch den Kanal herausgeleitet. **f** Der Plastikmandrin wird entnommen und umgekehrt mit dem Öhr voran, in den Tunneler eingebracht. **g** Ein 8 mm breites Polypropylenband wird in das Öhr des Plastikstabs eingefädelt. **h** Danach wird es nach außen gezogen. **i** Der Vorgang wird auf der kontralateralen Seite wiederholt. **j** Positionieren des Bandes unter die Harnröhre mit einer Klemme. **k** Abschneiden des Tapes und Verschluss der Längsinzision wie in ◘ Abb. 14.9 gezeigt

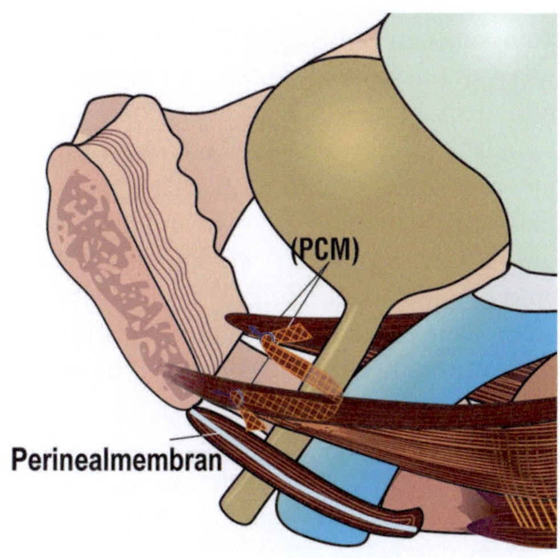

◘ **Abb. 14.13** Anatomische Position des TFS-Ankers. Das Band wird am Unterrand der Beckenbodenmuskeln verankert. *PCM* M. pubococcygeus, *TFS* Gewebefixierungssystem

Vordere TFS-Schlinge

Die vordere TFS-Schlingenoperation (Petros und Richardson 2005a) ist eine Weiterentwicklung der spannungsfreien Schlingenoperationen zur Behandlung von SUI (◘ Abb. 14.13). Bei dieser Methode muss das Band nicht nach außen gezogen werden, sondern wird stattdessen an festem Gewebe von innen fixiert.

Wie oben beschrieben, wird die Scheidenhaut in der Mittellinie vom Meatus bis zur Urethramitte durchtrennt (◘ Abb. 14.5 und 14.12a), mit einer Schere ein Kanal zwischen Scheidenhaut und Urethra nach lateral präpariert und die PM zwischen dem Periost und den subpubischen Ligamenten perforiert. Der gebildete Kanal muss nur so groß sein, dass er genügend Platz für den dünnen Applikator bietet. Das Instrument wird in den Kanal eingeführt, die Spitze des Ankers auf die Perforationsstelle gesetzt und der Knopf zur Freigabe des Ankers gedrückt. Nach 30 s Wartezeit wird kurz am Band gezogen, damit der Anker seine Arme im Gewebe ausbreiten kann, und die Einführhilfe entfernt. Durch Zug am Band wird nochmals überprüft, ob der Anker fest sitzt.

Der Vorgang wird auf der kontralateralen Seite wiederholt. Nach Freigabe des 2. Ankers wird er so lange weiter mit dem Applikator vor Ort fixiert, bis das Band positioniert ist. Um dabei eine Einkerbung der Harnröhre zu vermeiden, wird das Band nur so weit gezogen, bis es ohne Falte der von einem 18-G-Katheter geschienten Harnröhre anliegt. Dann wird das Instrument entfernt. Die freien Bandenden werden kurz abgeschnitten. Die Faszie des Hammock und die EUL werden, wie oben beschrieben, durch Nähte gestrafft. Eine Zystoskopie ist nicht erforderlich.

Vorteile dieser Technik sind folgende:

- Die durchschnittliche Operationsdauer beträgt nur etwa 10 min.
- Das Band muss nicht außen an Blase, Urethra, Nerven, Blutgefäßen oder Darm vorbeigeführt werden.
- Die Komplikationsrate ist sehr gering.
- Es treten kaum Schmerzen auf.
- Die Patientin kann ambulant behandelt oder am Tag nach dem Eingriff entlassen werden.

Der TFS-Applikator ist derzeit nicht erhältlich, wird aber sicher demnächst wieder auf den Markt kommen.

14.1.2 Komplikationen bei Operationen in der anterioren Zone

Da es sich bei dem Einbringen einer suburethralen Schlinge mit einem Spezialinstrument um ein „blindes" Verfahren handelt, können der Dünndarm im prävesikalen Unterbauch, die Blase, externe iliakale Gefäße, obturatorielle Nerven und Gefäße verletzt werden. Sie liegen alle nur 2–4 cm entfernt von dem Weg, den das Instrument nimmt. Beim retropubischen Vorgehen lässt sich, wie bereits erwähnt, die Gefahr ernsthafter Komplikationen erheblich reduzieren, indem der/die Operateur*in zunächst einen Schnitt imBeckendiaphragma direkt unter dem Schambein anlegt, durch den er/sie das Instrument ohne Druck nach oben führt.

Wenn weiterhin Schwierigkeiten bei der Passage vorhanden sind, sollte der Schnitt mit der Schere vergrößert werden. Vermehrter Druck auf das Einführinstrument kann zum Eindringen der Spitze in das weiche Periost der Symphyse bei der Aufwärtsbewegung, zu Verletzungen und zu Blutungen führen.

14

Bei retropubischen Narben nach vorangegangenen Operationen sollte zusätzlich mit einer gebogenen stumpfen Klemme (z. B. Wertheim-Klemme) ein Kanal zwischen Periost und Narbengewebe geschaffen werden, der ca. 3 cm nach oben reicht. Das schafft genügend Platz für das Einführinstrument. Ist immer noch Widerstand vorhanden, sollte die Präparation weiter nach oben erfolgen, wobei die Klemmenspitze immer auf das Schambein ausgerichtet sein muss. Das Instrument wird dann erneut eingeführt. Manchmal ist es nur möglich, das Band einseitig zu legen. In diesen Fällen sollte das andere Bandende tief in den PCM gelegt werden.

Wenn nach früheren abdominalen Operationen Narben in der Rektusscheide ein Durchdringen des Einführinstruments durch die Bauchdecke verhindern, kann eine Inzision mit einem Skalpell sinnvoll sein.

▪ Blutung

Wenn bei der Präparation eine Blutung aus dem venösen Sinus auftritt, kann diese zumeist durch 2- bis 3-minütige Kompression mit dem Finger gegen den Symphysenknochen gestillt werden. Hält die Blutung an, kann ein hämostatisches Gel, ein Schaum oder ein Vlies von unten entlang des Bandes appliziert werden und erneut eine Kompression erfolgen, bis die Blutung steht. Eine Revision von abdominal mussten die Autoren bis heute nicht durchführen.

▪ Blasenperforation

Blasenperforationen treten am häufigsten am superolateralen Rand zwischen 11 und 1 Uhr in der Nähe der Luftblase auf. Wenn das passiert, muss der Mandrin oder das Band entfernt und erneut eingebracht werden. Um eine Perforation erkennen zu können, muss die Blase mit 500 ml Kochsalzlösung entfaltet sein. Nur so kann sichergestellt werden, dass sich keine Perforationstelle hinter einer Falte versteckt.

Selten kann bei Perforationsverdacht weder das Band noch eine Blutung gesehen werden. Wenn das der Fall ist, sollten in 500 ml physiologischer Kochsalzlösung eine Ampulle Methylenblau gelöst und die Blase erneut gefüllt werden. Eine Blaufärbung des Bandes an den Einstichstellen beweist eine Perforation.

▪ Urethraeinengung durch das Band

Eine Einengung der Urethra kann vermieden werden, wenn beim Positionieren des Bandes ein Hegar-Stift Nr. 8 in das

Urethralumen eingelegt wird, der beim Positionieren des Bandes nach unten gedrückt wird. Bei elastischen Bändern muss ein Zwischenraum zwischen Band und Urethra verbleiben.

Wenn es innerhalb von 48 h nach dem Eingriff zum Harnverhalt oder übermäßiger Restharnbildung kommt, spricht das im Allgemeinen für eine passagere Schwellung, ein Hämatom oder ein zu festes Band, das gelockert werden muss. Zunächst sollte sonografisch abgeklärt werden, ob nicht ein Hämatom im Spatium retropubicum oder paraurethral der Grund für den Harnverhalt ist. Falls das nicht der Fall ist, kann bei nichtelastischen Bändern nach Applikation von Anästhesiegel in die Urethra das Band oft mit einem in die Urethra eingeführten Hegar-Stift gelockert werden. Wenn das nicht zum Erfolg führt, muss unter abschwellenden Maßnahmen (z. B. Diclofenac o. Ä.) erneut ein Dauerkatheter oder ein suprapubischer Katheter gelegt und ein Blasentraining durchgeführt werden.

Falls die Patientin weiterhin berichtet, dass sie die Blase nicht vollständig entleeren kann, das Gefühl hat, als ob ein Hindernis den Harnfluss blockiert, und sie weiterhin nur in kleinen, unterbrochenen Mengen uriniert, und zudem Restharn in der Blase festgestellt wird, ist weiteres Abwarten nicht sinnvoll. In diesem Fall muss eine 2. Operation durchgeführt werden, bei der das Band durchtrennt wird. Das einseitige Durchtrennen des Bandes hat sich aufgrund der entstehenden Fibrose in den meisten Fällen als ausreichend erwiesen, um die Kontinenz zu erhalten.

▪ Hämatom

Um den Blasenhals gelegene Hämatome, die zur Kompression der Urethra führen, lassen sich am besten mithilfe der Vaginalsonografie erkennen. Bis zur Resorption des Hämatoms ist in diesen Fällen zum Entleeren der Blase ein suprapubischer Katheter erforderlich.

Größere Hämatome im Spatium retropubicum lassen sich abdominal und vaginal per Ultraschall darstellen und sind oft auch von vaginal zu tasten. Sie gehen mit Druckgefühl in der Scheide oder Blase, Unterbauchschmerzen und Blasenentleerungsstörungen einher. In den meisten Fällen kann die Spontanresorption abgewartet werden. Wenn jedoch die Hämodynamik der Patientin beeinträchtigt ist oder sich ihr Allgemeinzustand verschlechtert, ist ein sofortiges Eingreifen erforderlich.

Eine Punktion führt meist nicht zum Erfolg, da sich das Blut im lockeren Gewebe des Spatium retropubicum diffus ausbreiten kann. Von einem kleinen Apeunorosewechselschnitt aus kann das Spatium retropubicum eröffnet, die Koagel abgesaugt und eine eventuelle Blutungsquelle umstochen werden. Ein Redondrain fördert die weitere Entlastung.

> Fazit: Imamura et al. (2019) haben randomisierte, kontrollierte Studien einer Network-Metaanalyse unterzogen und berichtet, dass die besten 1-Jahres-Follow-up-Ergebnisse mit dem von Petros und Ulmsten entwickelten mitturethralen Vorgehen erzielt wurden. Die Heilungsraten lagen bei 89,1 %, die Verbesserungsraten bei 97 %. Das mitturethrale, retropubische Verfahren hat zudem die höchsten Fallzahlen und den längsten Nachuntersuchungszeitraum. Nilsson et al. (2013) haben nach 17 Jahren noch Heilungs- und Verbesserungsraten von 90 % festgestellt. Demgegenüber lagen z. B. die Kontinenzraten 5 Jahre nach Burch-Urethropexie nur bei 25 % (Brubaker et al. 2012).

14.2 Operationen in der mittleren Zone

14.2.1 Allgemeine Überlegungen

Die **mittlere Zone** reicht vom Blasenhals bis zur Zervix oder Hysterektomienarbe. Sie enthält 3 wichtige Strukturen, die nachgeben können:

- Pubozervikale Faszie (PCF): Defekt im mittleren Bereich = Zystozele
- Verbindung von PCF mit dem zervikalen Ring: hohe Zystozele
- Arcus tendineus fasciae pelvis (ATFP): Lateraldefekt

Die PCF erstreckt sich als breite Membran zwischen dem Blasenhals und dem zervikalen Ring oder der Hysterektomienarbe (◘ Abb. 14.14). Sie ist seitlich am ATFP fixiert. Eine Überdehnung oder Schädigung dieser Strukturen tritt vor allem bei vaginalen Geburten auf. Die in ◘ Abb. 14.15 eingezeichneten gestrichelten Kreise stellen den

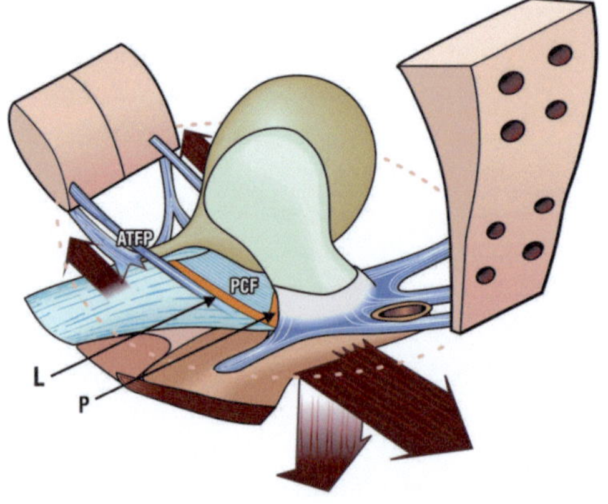

◘ **Abb. 14.14** Pubozervikale Faszie (*PCF*). Die fibromuskuläre Schicht der vorderen Scheidenwand (PCF) ist seitlich (*L*) am ATFP und hinten (*P*) am zervikalen Ring durch Kollagengewebe (*braun*) aufgehängt. Dislokation von L führt zu einem paravaginalen Defekt und von P zu einer hohen Zystozele. Muskelkontraktionen (*rote Pfeile*) strecken die PCF, wodurch der Blasenboden gestützt wird. *ATFP* Arcus tendineus fasciae pelvis, *PCF* pubozervikale Faszie

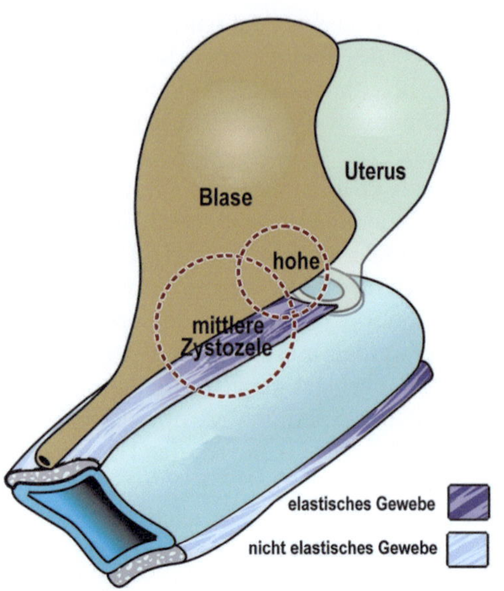

◘ **Abb. 14.15** Beschädigung der pubozervikalen Faszie (PCF) kann einen zentralen oder einen Defekt am zervikalen Ring verursachen. Sagittaler 3-D-Blick. Die *roten Kreise* stellen den tiefertretenden kindlichen Kopf bei der Geburt dar und zeigen, in welchen Bereichen es hauptsächlich zu einer Überdehnung der Vagina kommt

tiefertretenden kindlichen Kopf bei der Geburt dar und zeigen, in welchen Bereichen es hauptsächlich zu einer Überdehnung der Vagina kommt.

Wenn die Befestigung am zervikalen Ring zerstört wird, kommt es zu einer hohen Zystozele. Ein Trauma weiter distal bedingt eine mittlere Zystozele, ein seitlicher Schaden einen paravaginalen Defekt (◘ Abb. 14.16 und 14.17). Diese Hernien sind mit herkömmlichen Operationen schwer zu korrigieren. Bei ca. einem Drittel kommt es zum Rezidiv. Eine korrekte Diagnose, welche Struktur geschädigt ist, stellt die unabdingbare Voraussetzung für einen Behandlungserfolg dar, auch wenn Kombinationsschäden nicht selten sind (◘ Abb. 14.14 und 14.16). Klassische vordere und hintere Kolporrhaphien weisen insbesondere im 1. Jahr eine hohe Rezidivrate von etwa 25–30 % auf (Cochrane-Datenbank 2013).

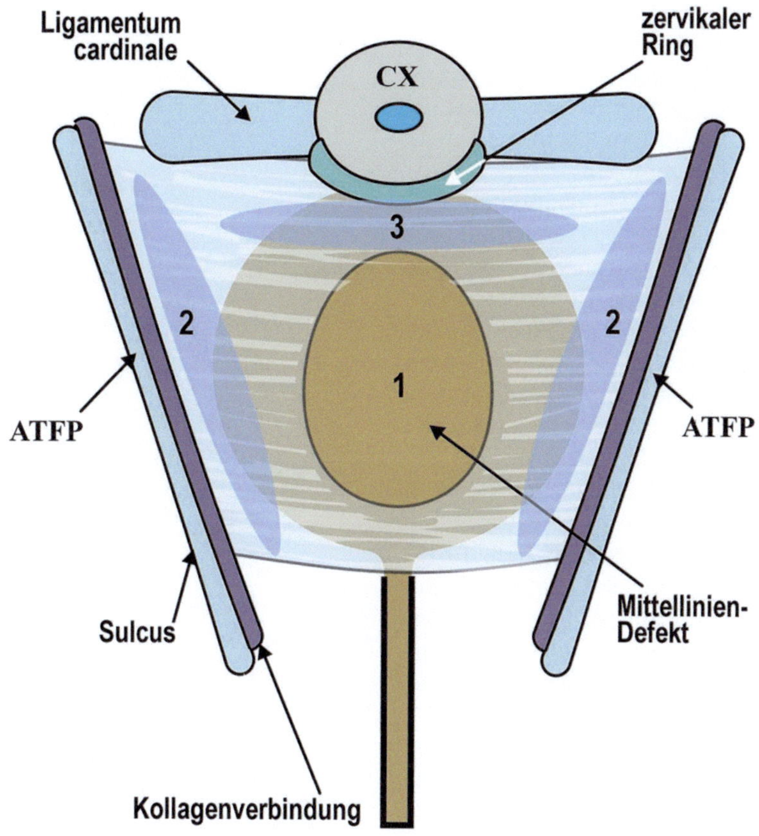

Abb. 14.16 Defekte im Bereich der pubozervikalen Faszie (PCF): *1* Mittelliniendefekt (im Zentrum der PCF), *2* paravaginaler Defekt, *3* hohe Zystozele. Schematische 2D-Sicht von unten mit Blick auf die vordere Scheidenwand. *ATFP* Arcus tendineus fasciae pelvis, *CX* Zervix

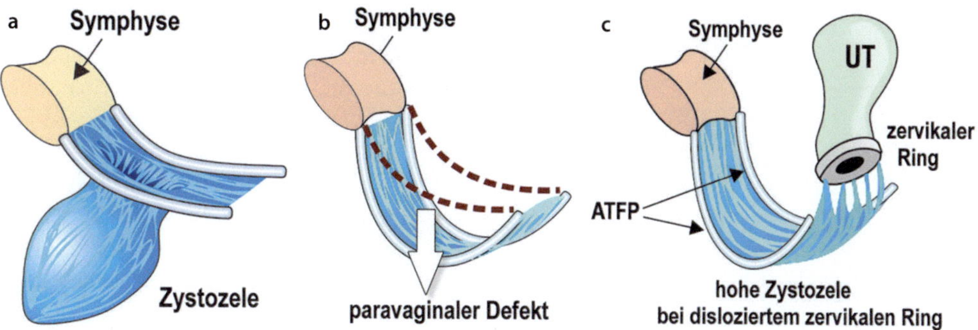

Abb. 14.17 **a–c** Anatomische Veränderungen, die alle als Vorwölbung in der Scheide imponieren. Seitlicher Blick. **a** Zentraler Defekt (mittlere Zystozele), **b** lateraler oder paravaginaler Defekt, **c** zervikaler Ringdefekt (hohe Zystozele). *ATFP* Arcus tendineus fasciae pelvis, *UT* Uterus

Die PCF stellt die einzige Stützstruktur der Mittelzone dar, weil es hier keine querverlaufenden Ligamente gibt. Ein Abriss vom zervikalen Ring führt zur Schwächung dieses Bereichs und ermöglicht die Entstehung einer hohen Zystozele.

Es ist wichtig, eine Dislokation der PCF vom zervikalen Ring zu erkennen (◘ Abb. 14.18), weil diese der Grund für eine Urgesymptomatik sein kann. In diesen Fällen sollte vor der Operation abgeklärt werden, ob die Urgesymptomatik abnimmt, wenn die lateralen Ränder der hohen Zystozele vorsichtig mit einer Klemme zusammengebracht werden (► Abschn. 8.58.5).

Eine Überdehnung oder eine Lücke in der dünnen PCF begünstigt die Ausbildung einer Mittellinienzystozele (◘ Abb. 14.19). Infolge Ausdünnung fehlt der Faszie ihre Stützfunktion. Blasenboden und Scheidenvorderwand können sich ballonartig vorwölben, wodurch die Vaginalhaut eine glänzende Oberfläche erhält (► Abb. 8.6).

Das ATFP kann mit 2 gespannten Wäscheleinen verglichen werden, die von der Symphyse bis zur Spina ischiadica reichen. Die Scheidenvorderwand ist seitlich am ATFP durch Kollagenverbindungen aufgehängt. Übermäßiger Zug an diesen Wäscheleinen schwächt die Kollagenaufhängung und lässt die Scheidenvorderwand nach unten sinken. Eine Überdehnung von ATFP oder ein Abriss im Bereich der Spina ischiadica führt zum Durchhängen der Seile. In beiden Fällen flacht der paravaginale Sulcus ab oder wölbt sich konvex vor. Wenn die zentrale Faszienschicht intakt ist, sind Rugae vaginales vorhanden (► Abb. 8.7). Oft liegt aber eine Kombination beider Störungen vor, weil der kindliche Kopf beim Durchtritt durch den Geburtskanal nicht nur die Scheide direkt, sondern auch das laterale paravaginale Gewebe (Pfeile) indirekt durch Druck schädigen kann (◘ Abb. 14.20).

Bei einem reinen paravaginalen Defekt lässt sich die Anatomie durch Anheben der lateralen Sulci mit einer geöffneten Ringklemme normalisieren. Bei einem zusätzlichen Mittelliniendefekt bleibt die Zystozelenvorwölbung beim Pressen bestehen.

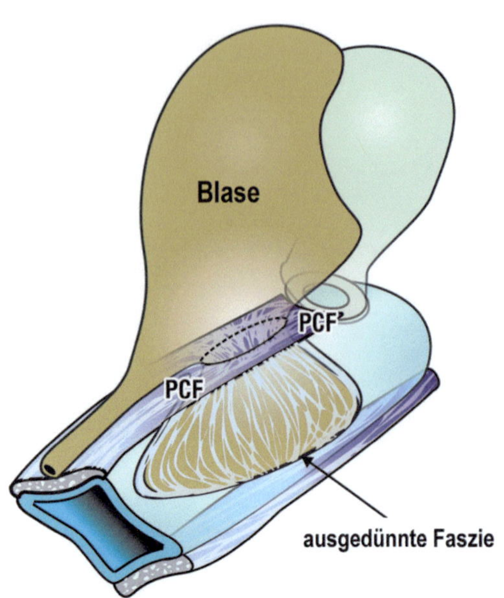

◘ **Abb. 14.19** Ein Ausdünnen der pubozervikalen Faszie (*PCF*) führt zum zentralen Defekt mit Prolaps des Blasenbodens

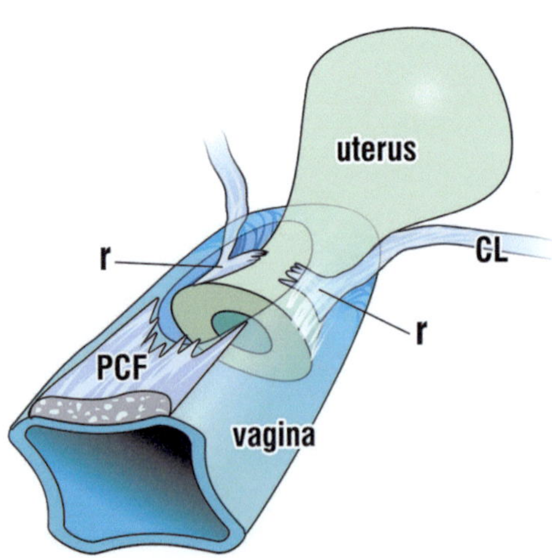

◘ **Abb. 14.18** Defekt im Bereich des zervikalen Rings. Der zervikale Ring (*r*) erstreckt sich nach lateral zu den CL. Ein Riss im zervikalen Ring führt zu einer Lücke in der PCF und zum Spannungsverlust in den CL, was einen Uterusprolaps begünstigt. *CL* kardinale Ligamente, *PCF* pubozervikale Faszie

14

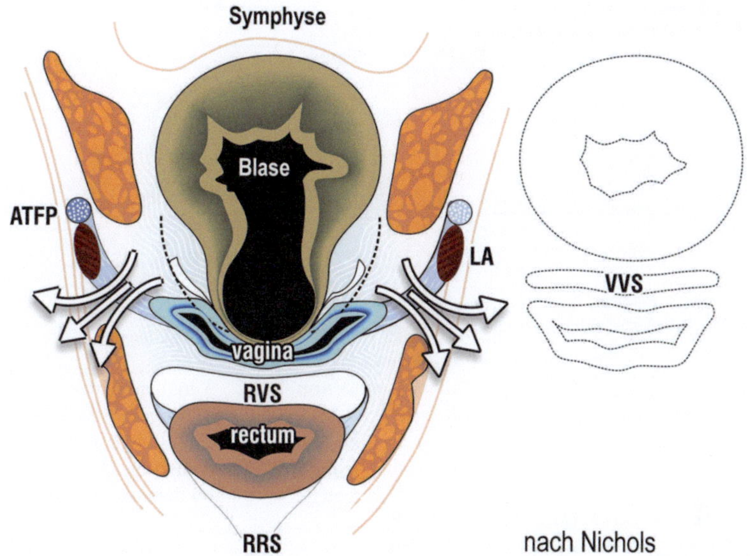

Abb. 14.20 Kombination von zentralem und lateralem Defekt. Der *gestrichelte Halbkreis* repräsentiert den kindlichen Kopf bei der Geburt. Die *Pfeile* geben die Druckausbreitung wieder, die der kindliche Kopf zur Seite hin ausübt. Die *Strichzeichnung rechts* zeigt die Umrisse von Blase und Vagina im Normalzustand. *ATFP* Arcus tendineus fasciae pelvis, *LA* M. levator ani, *R* Rektum, *RRS* retrorektaler Raum, *RVS* rektovaginaler Raum, *VVS* vesikovaginaler Raum

Die Mittelzone der Scheide wird als der Bereich angesehen, der am schwersten zu korrigieren ist, weil er die Tendenz hat, durch Bauchdruck von oben und Schwerkraft von unten erneut nachzugeben. Das chirurgische Vorgehen muss alle 3 oben genannten Strukturen berücksichtigen, um erfolgreich zu sein und Rezidive zu vermeiden.

Ein weiteres Behandlungsproblem in der mittleren Zone stellt eine ausgedehnte Narbenbildung nach Voroperationen am Blasenhals dar. Ein starrer Blasenausflusstrakt kann nicht normal geöffnet und verschlossen werden. Um die Funktion dieser Region wieder herzustellen, müssen das Narbengewebe entfernt und eine erneute Narbenbildung verhindert werden.

14.2.2 Spezielles Vorgehen

Es gibt 4 Strategien, mit denen Schäden in der Mittelzone behoben werden können:

1. Direkte Wiederherstellung mit körpereigenem Gewebe
2. Wiederverwendung von überschüssigem autologem Gewebe in Form einer „Doppelschicht" oder „Brücke"
3. Verstärkung der Faszie mit Netzstreifen oder heterologem Gewebe (Schweinekollagen)
4. Wiederherstellen der Elastizität im Bereich des vernarbten Blasenhalses

Direkte Korrektur

Direkte Korrektur einer mittleren Zystozele bei zentralem Defekt

Die Scheidenhaut wird in der Mittellinie 1 cm unterhalb des Blasenhalses bis zum zervikalen Ring durchtrennt. Die Blase wird nach lateral vorsichtig vom Scheidengewebe abpräpariert, bis festes, fibromuskuläres Gewebe angetroffen wird. Die Verschiebeschicht zwischen Scheidenwand und Blase lässt sich leichter auffinden, indem zuvor ein

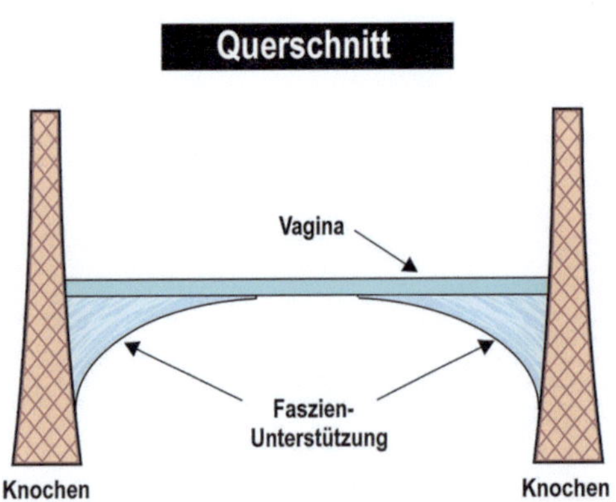

■ **Abb. 14.21** Faszie unter der Scheidenhaut wirkt wie ein Träger einer Brücke. Querschnitt

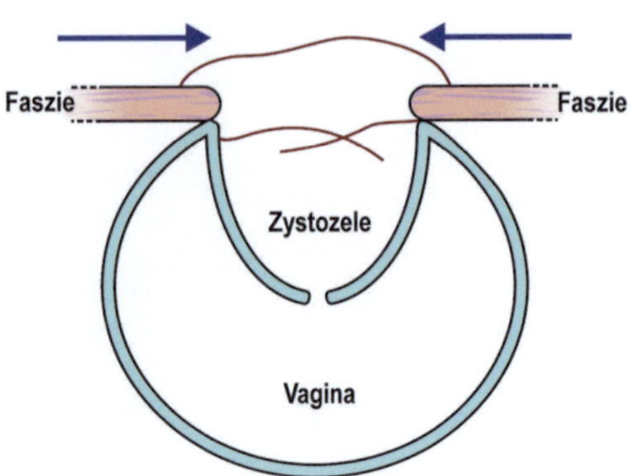

■ **Abb. 14.22** Annäherung der Faszienschicht durch tiefe vertikale transvaginale Matratzennähte mit Vicryl oder Dexon. Entsteht dadurch zu viel Spannung, sollte eine Brücke aus Scheidenhaut, ein Netz oder ein transversales Band benutzt werden

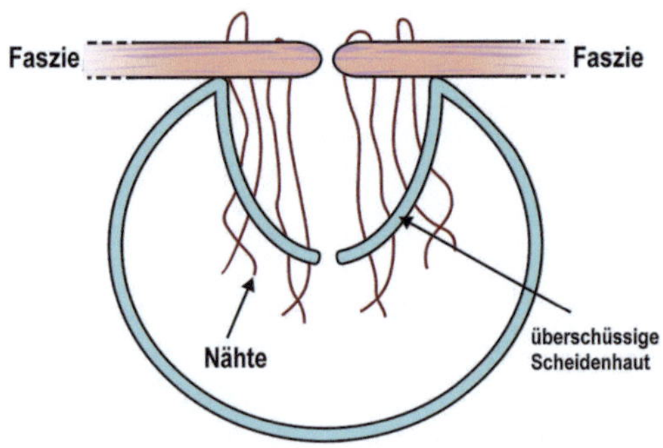

■ **Abb. 14.23** Wiederanheften von Scheidenhaut an die darunter liegende Faszie

Lokalanästhetikum oder eine Kochsalzlösung in die Grenzschicht injiziert wird. Ein Adrenalinzusatz vermindert den Blutverlust.

Die innere Faszienschicht der Scheidenwand darf nicht von der Scheidenhaut abpräpariert werden. Das kann das Operationsergebnis verschlechtern, weil die Faszienschicht und die Scheidenhaut eine Einheit bilden und hier die Wandgefäße verlaufen. Die Trennung von Faszie und Vaginalhaut führt zur weiteren Dislokation und schwächt das Gewebe (■ Abb. 14.21).

14

Bei einem Zystozelenrezidiv, das sich nach vorangegangener Korrektur entwickelt hat, ist die Vaginalhaut zumeist von der gesunden Faszie abgetrennt (■ Abb. 14.22). In diesen Fällen muss dafür gesorgt werden, dass die Scheidenhaut wieder mit der Faszie vereinigt wird (■ Abb. 14.23). Ohne Verstärkung der Scheidenhaut durch die Faszie wird die Scheidenwand wieder prolabieren. Überschüssiges Gewebe sollte möglichst nicht weggeschnitten, sondern wiederverwendet werden. Dadurch entstandene Hautfalten am Ende der Operation glätten sich mit der Zeit, da Scheidenhaut im Allgemeinen schrumpft. vorausgesetzt, die Faszie wurde gut repariert.

Durch transvaginale Nähte kann die Faszienschicht wieder in der Mittellinie vereinigt werden (■ Abb. 14.24). Transversale Haltenähte sollten lose geknüpft werden, damit das Gewebe nicht gequetscht wird. Die Wunde wird mit einer fortlaufenden oder unterbrochenen Vicryl- oder Dexon-0-Naht verschlossen.

Direkte Korrektur einer hohen Zystozele

Eine ballonartige Vorwölbung direkt vor der Zervix oder der Hysterektomienarbe (► Abb. 8.8, ■ Abb. 14.17c) ist durch einen Abriss bzw. Abtrennung der PCF vom zervikalen Ring bedingt. Diese Patientinnen klagen oft über Urge und/oder Blasenentleerungsstörungen.

Zur Korrektur dieses Defekts wird die Scheidenhaut kurz oberhalb der Befestigung der PCF an dem zervikalen Ring/der Hysterektomienarbe umgekehrt „t-förmig“ durch-

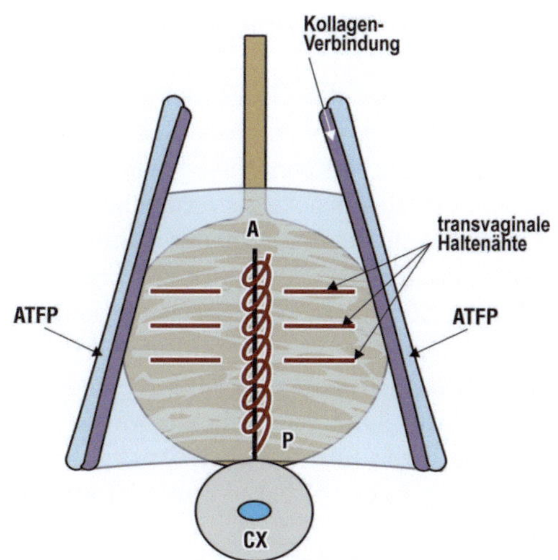

Abb. 14.24 Transvaginale Haltenähte. *A* anterior, *ATFP* Arcus tendineus fasciae pelvis, *CX* Zervix, *P* posterior

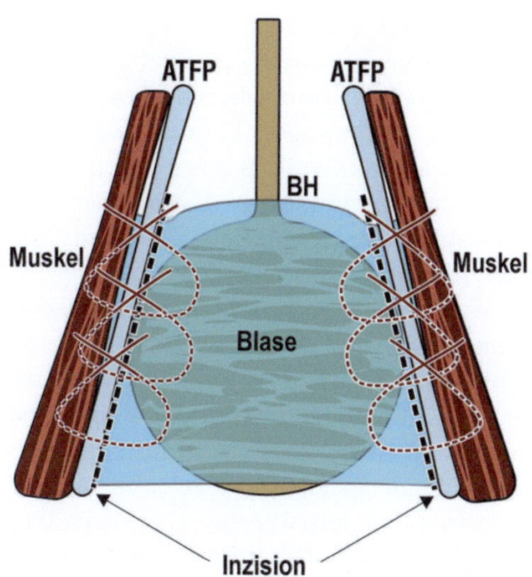

Abb. 14.25 Direkte Korrektur eines paravaginalen Defekts. Blick auf die vordere Scheidenwand. *ATFP* Arcus tendineus fasciae pelvis, *BH* Blasenhals, *Schwarz gestrichelt* Inzisionslinien, *rot gestrichelt* Nähte

trennt, wobei die Basis 2,5 cm lang sein sollte. Die Blase wird auf beiden Seiten von der Scheidenfaszie unter direkter Sicht nach lateral abpräpariert, um eine Blasenverletzung zu vermeiden. Auch hier erleichtert eine Aquadissektion die Präparation. Mit einer Dexon-oder Vicryl-1-Naht werden die nach lateral abgewichenen PCF-Ränder aufgeladen und wieder an dem zervikalen Ring/der Hysterektomienarbe befestigt. Die Haut wird ohne Exzision verschlossen.

Nach unseren Erfahrungen kommt es bei direkter Korrektur der Scheidenvorderwand in 30 % der Fälle zum Rezidiv. Eine Verstärkung der Faszie mit einem Band oder Netz ist daher empfehlenswert (s. unten, „Verstärkung der vorderen Scheidenwand“).

Direkte Korrektur eines paravaginalen Defekts

White (1909) hat Anfang des 20. Jahrhunderts erstmalig eine Operationstechnik beschrieben, mit der sich ein lateraler Defekt vaginal korrigieren lässt. Dazu wird beiderseits im lateralen Sulcus die Scheidenwand komplett durchtrennt, und zwar vom Blasenhals bis nahezu zur Spina ischiadica (Abb. 14.25). Der mediale und der laterale Wundrand werden mit Klemmen gefasst und der Raum zwischen Blase und M. levator ani durch Dissektion teils mit der Schere teils stumpf mit dem Finger geöffnet.

Die median gelegene Blase wird mit einem schmalen rechtwinkligen Spatel zur Mitte gezogen und der lateral gelegene PCM frei präpariert. Der Muskel wird in Höhe des ATFP mit einer kräftigen Nadel tief durchstochen und die Naht (Vicryl oder Dexon der Stärke 1) matratzenförmig durch den medianen Scheidenwundrand zurückgeführt. Abhängig von der Länge der Inzision sind mehrere Nähte erforderlich. Beim Knoten der Nähte wird die Scheide in der Mitte gestreckt und seitlich nach kranial in Richtung ATFP gezogen. Dadurch entsteht ein neuer lateraler Sulcus. Wie weit die Nähte zur Mitte der Scheide platziert werden müssen, um eine ausreichende Spannung der vorderen Scheidenwand zu erreichen, ist abhängig von der jeweiligen Situation. Bei einer zu festen Naht ist die Wahrscheinlichkeit groß, dass sie ausreißt.

Bei dieser Technik ist zu bedenken, dass die Ureteren am oberen Muskelrand direkt unter dem Peritoneum liegen. Dort, wo sie in die Blase einmünden, können sie am ehesten verletzt werden. Um das zu verhindern, sollte die Blase immer vor Legen einer Naht mit einem rechtwinkligen Zungenspatel nach median gezogen werden.

Weiterhin ist zu beachten, dass das Zentrum der Scheide unter Zug gerät, wenn die Scheidenvorderwand zu sehr nach lateral zum ATFP gezogen wird. Dies kann bei dem zugrunde liegenden Bindegewebeschaden eine spätere Zystozelenbildung begünstigen. Insofern überrascht es nicht, dass die Rezidivrate bei über 30 % liegt.

> Eine direkte Korrektur von überdehntem, geschädigtem Gewebe führt oft nicht zum längerfristigen Erfolg. Da es mindestens 6 Wochen dauert, bis eine Operationswunde eine gewisse Festigkeit erreicht hat, kann das Gewebe in dieser Zeit durch intraabdominellen Druck und Muskelzug nachgeben. Weiterhin ist zu bedenken, dass bei direkter Korrektur bereits geschädigtes Gewebe mit geschädigtem Gewebe vereinigt wird. Auch das erhöht die Wahrscheinlichkeit für ein Rezidiv.

14

▪▪ Techniken zum Erhalt und Wiederverwenden von körpereigenem, autologem Gewebe

Zystozelenkorrektur mit der Brückentechnik Bei Patientinnen mit großen Hernien ist es vernünftiger, eine Gewebebrücke in der Mitte zu erhalten, diese seitlich an der gesunden Faszie anzuheften und die verbliebene Scheidenhaut darüber zu vereinigen, als die überschüssige Haut wegzuschneiden (◘ Abb. 14.28 bis 14.33). Die Schritte bei dieser vorderen Brückentechnik sind folgende:

- Abschätzung der Brückenbreite
- Elliptischer Schnitt und Aquadissektion

- **Abschätzung der Brückenbreite.**

Zunächst muss die Größe der Brücke berechnet werden, um zu große Spannung der Nähte und ein späteres Nachgeben bei einer zu breiten Hautbrücke zu vermeiden. Dazu wird die Scheidenhaut in der Mitte 1 cm unterhalb des Blasenhalses und 1 cm oberhalb der Zervix oder Hysterektomienarbe mit Allisklemmen gefasst und nach kranial in Richtung Blase eingestülpt. Dadurch werden die lateralen Scheidenwände zur Mitte gezogen und die überschüssige Haut erkennbar, die als Brücke verwendet werden kann.

- **Elliptischer Schnitt und Aquadissektion.**

Nach Aquadissektion erfolgt eine blattförmige Inzision im Bereich der vorderen Scheidenwand 1 cm unterhalb des Blasenhalses bis 1 cm oberhalb der Zervix, die die gesamte Haut durchtrennt. Die Blase wird beiderseits nach lateral von der Scheidenhaut bis in das Niveau des lateralen Sulcus abpräpariert. Das Oberflächenepithel der Brücke wird elektrisch koaguliert, bis alle Drüsen denaturiert sind (◘ Abb. 14.26a–e).

Der Brückenrand wird mit mehreren Nähten seitlich an der gesunden Faszie angenäht, ohne dass Spannung entsteht. Das proximale Brückenende wird vorne unter der Scheidenhaut, das distale Ende hinten am zervikalen Ring oder an der Hysterektomienarbe fixiert. Mit einer Reihe von transversalen Haltenähten (Vicryl oder Dexon der Stärke 1) wird die Brücke mit der übrigen Scheidenhaut verbunden. Alternativ wird nach der Fixierung des oberen Endes an der vorderen Wand die Hernie vom unteren Ende, beginnend mit einer Tabaksbeutelnaht, reduziert (◘ Abb. 14.27a–c). Die Scheidenwundränder werden mit einer kontinuierlichen Naht verschlossen.

Der Hauptnachteil der Brückentechnik besteht darin, dass durch Druckentlastung in der Mitte der Zug nach lateral verstärkt

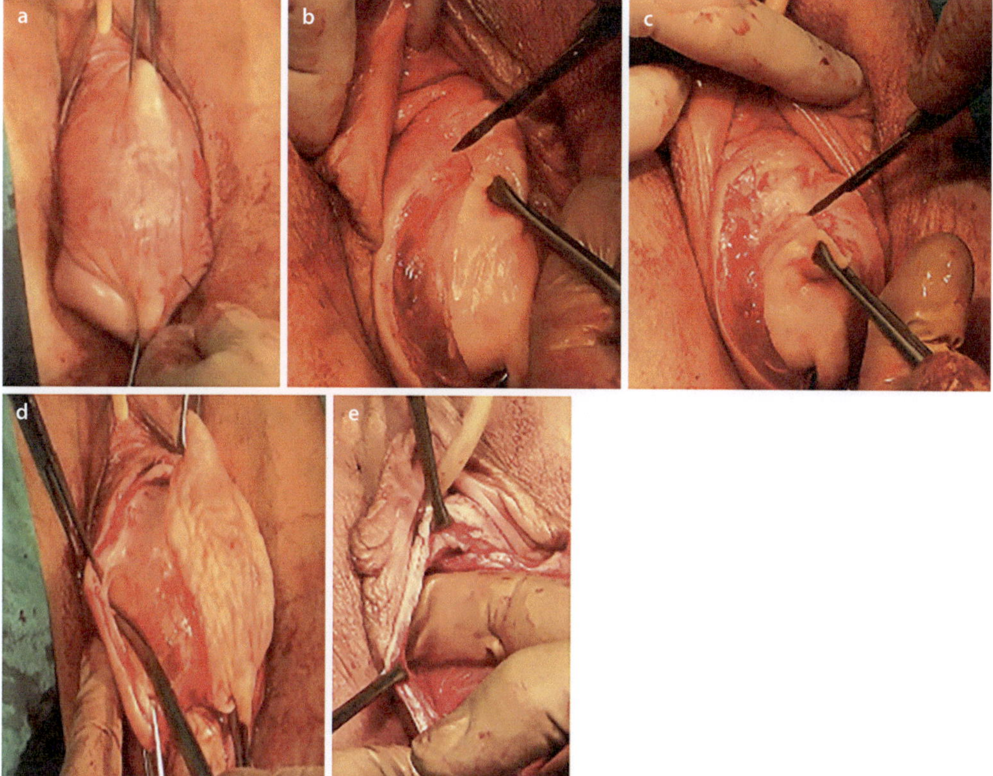

Abb. 14.26 **a** Die vordere Vaginalwand wird mit Allis-Klemmen 1 cm unterhalb des Blasenhalses und 1 cm oberhalb der Ektozervix oder der Hysterektomienarbe gefasst. Die vorbereitete Flüssigkeit wird in den Bruchbereich und die beidseitigen Sulci injiziert. **b**, **c** Ein 1–3 cm breiter, elliptischer Schnitt über dem Bruchbereich. **d**, **e** Die Inzisionsränder werden mit Allis-Klemmen gefasst. Der Bereich zwischen Blase und Vaginalwand wird mit einer Schere geöffnet und mit dem Zeigefinger bis zum Arcus tendineus fasciae pelvis (ATFP) stumpf disseziert. Die beste Dissektionsebene ist der perivesikale Fettgeweberaum zwischen Blase und Vaginalwand. Das Verfahren wird auf der gegenüberliegenden Seite wiederholt

wird und dadurch ein paravaginaler Defekt entstehen kann. Retentionszysten sind hingegen selten, wenn das Drüsengewebe ausreichend koaguliert wurde (Abb. 14.28).

Das Einsetzen eines großen Meshs in die vordere Vaginalwand kann jedoch die Vorwärts- und Rückwärtsbewegungen der Beckenmuskulatur einschränken, was durch die entstehende Fibrose verursacht wird. Diese Bewegungen sind entscheidend für eine normale Blasenfunktion, die Kontinenz, die Stuhlentleerung und die Kontrolle von Harndrang. Da sich Narbengewebe bei der Bildung von Kollagen zusammenzieht, können Nerven komprimiert werden, was Schmerzen verursachen kann.

In diesem Zusammenhang kann die Kombination aus Mesh und Brückentechnik sinnvoll sein, da die Brücke den direkten Kontakt des Meshs mit der Blase verringert.

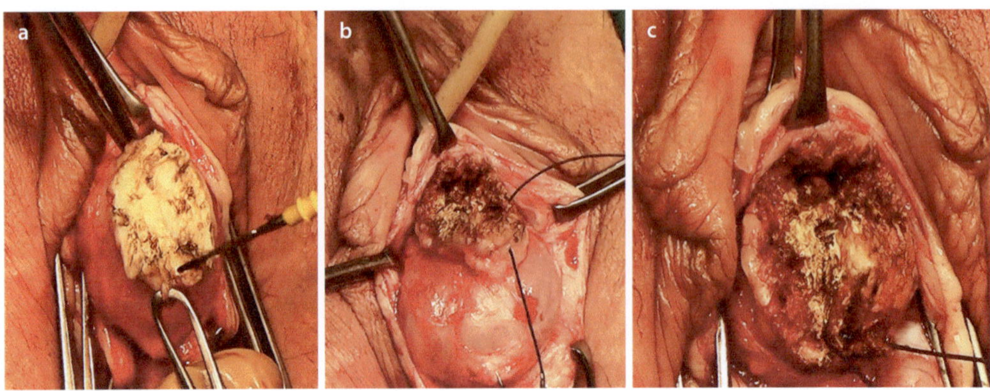

Abb. 14.27 **a** Extreme Diathermie zur Zerstörung des oberflächlichen Scheidenepithels oberhalb der Brücke. **b** Der vordere Teil der Brücke wird 0,5 cm unterhalb der vorderen Inzision fixiert, das untere Ende entweder am Zervikalring oder an der Hysterektomienarbe. **c** Oder die Hernie wird mit Tabaksbeutelnähten reduziert und mit mehreren U-Nähten an die gesunde Scheidenfaszie genäht

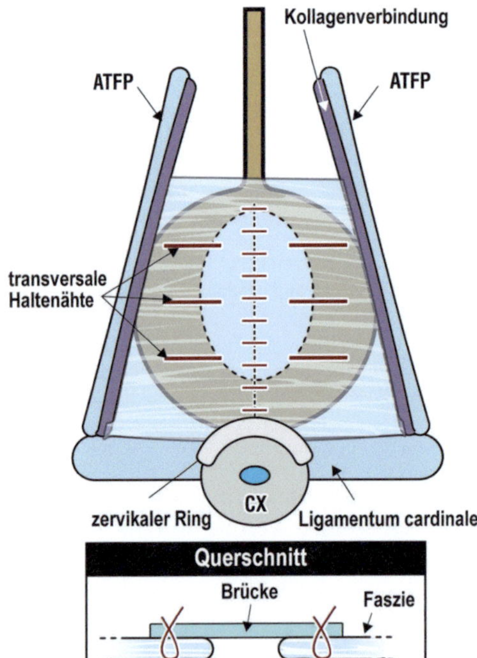

Abb. 14.28 Brückentechnik bei der Zystozelenkorrektur. *ATFP* Arcus tendineus fasciae pelvis, *CL* kardinales Ligament, *CX* Zervix

14

Zystozelenkorrektur mit der Doppelschichttechnik Die Doppelschichttechnik (Abb. 14.29 bis 14.33) kann angewendet werden, wenn z. B. bei einer prolabierenden Zystozele zu viel und zu dünnes Gewebe vorhanden ist. Die Rationale dafür ist, dass 2 übereinander liegende Schichten kräftiger sind als eine und dass es keinen Sinn macht, Gewebe wegzuschneiden und die restliche dünne Scheidenwand zu spannen.

Über der größten Vorwölbung der Zystozele wird die Haut h-förmig inzidiert, wobei das H um 90° gedreht wird (Abb. 14.29). Durch Dissektion beiderseits nach lateral entstehen 2 mobile Hautlappen, ein linker (A) und ein rechter (B; Abb. 14.30), die übereinander gelegt werden können. Der Wundrand des linken innen verbleibenden Lappens (A) wird so weit nach rechts lateral gezogen, dass er am PCM fixiert werden kann und das gesamte Wundgebiet abdeckt. Dabei ist darauf zu achten, dass die Nähte so weit lateral gelegt werden, dass sie außerhalb der Umschlagfalte des anderen Lappens (B) liegen (Abb. 14.31).

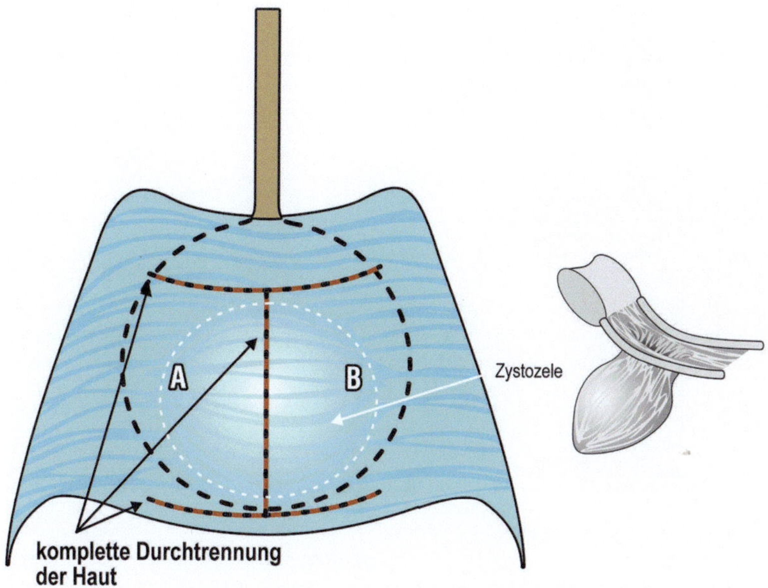

Abb. 14.29 Durch h-förmige Inzision über der Zystozele werden 2 Lappen *A* und *B* gebildet

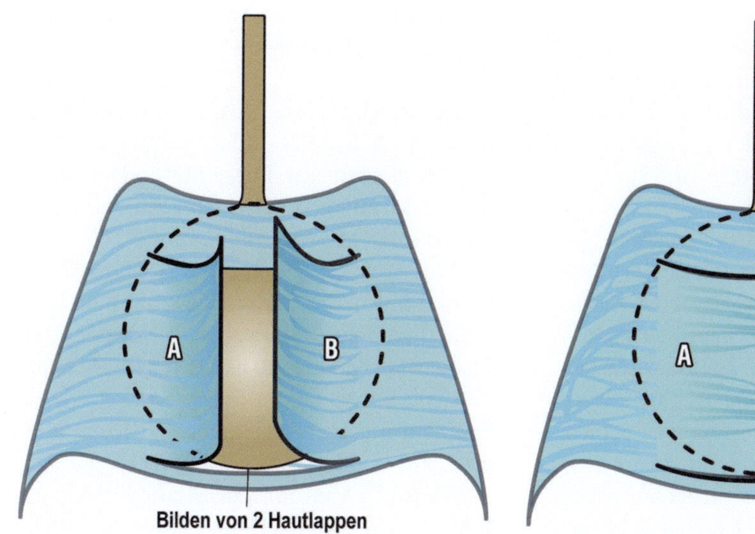

Abb. 14.30 Durch weitere Präparation entstehen 2 bewegliche Lappen *A* und *B*

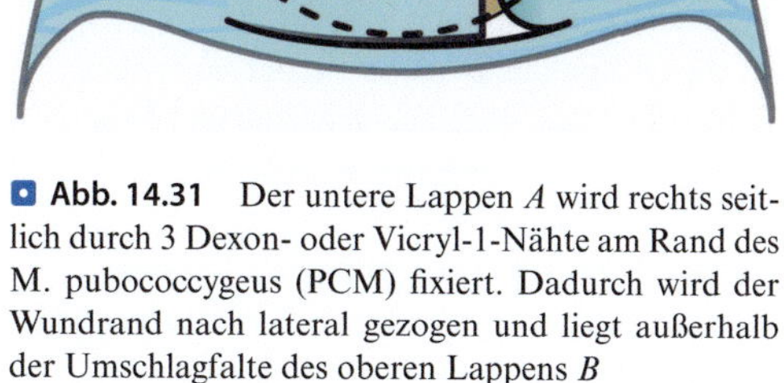

Abb. 14.31 Der untere Lappen *A* wird rechts seitlich durch 3 Dexon- oder Vicryl-1-Nähte am Rand des M. pubococcygeus (PCM) fixiert. Dadurch wird der Wundrand nach lateral gezogen und liegt außerhalb der Umschlagfalte des oberen Lappens *B*

Der innere Lappen wird dann auf der Gegenseite vertikal durchtrennt, und zwar so weit lateral, dass sich der Wundrand des rechten Lappens (B) spannungsfrei mit einer fortlaufenden Naht in die Inzision einnähen lässt (Abb. 14.32). Vorher wird die Oberfläche des Innenlappens elektrisch koaguliert, damit sie an der Innenseite des äußeren rechten Lappens (B) anwachsen kann und sich keine Retentionszysten bildet. Danach

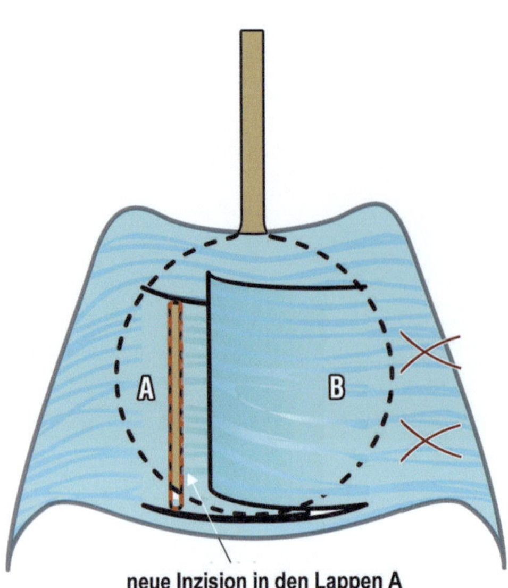

Abb. 14.32 Es erfolgt eine komplette, vertikale Durchtrennung der Haut im Lappen *A* so weit lateral, dass sich der Wundrand vom Lappen *B* spannungsfrei in die Inzision einnähen lässt

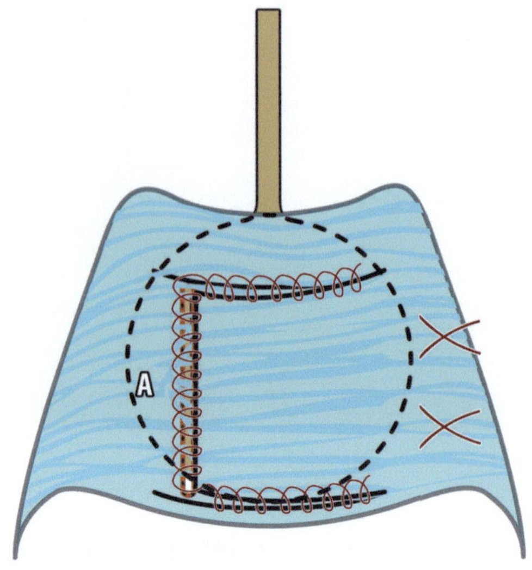

Abb. 14.33 Naht der Wundränder von *B* in *A*. Der Lappen *B* ist wie bei einem zweireihigen Mantel gering zur anderen Seite gezogen und die Wundränder mit einer überwendlichen Naht vereinigt. Zum Schluss werden die horizontalen Inzisionen durch eine überwendliche Naht verschlossen und die beiden Lappen *A* und *B* in diesem Bereich miteinander verbunden

werden die horizontalen Inzisionen durch fortlaufende überwendliche Nähte verschlossen und die beiden Lappen miteinander verbunden (Abb. 14.33).

14

> **Brücken- und Doppelschichttechnik mit körpereigenem Gewebe bieten einen besseren Schutz gegen Rezidive als herkömmliche Operationen und stellen eine Alternative zu Netzstreifen dar. Diese Techniken können allerdings nur bei Patientinnen mit großen Hernien angewendet werden. Dabei muss bedacht werden, dass die erzielte Spannung nicht immer ausreicht, die Funktion der Scheidenwand und damit die Beschwerden zu normalisieren.**

Verstärkung der vorderen Scheidenwand mit Netzstreifen oder heterologem Gewebe

Die heute am häufigsten verwendete Operationsmethode, eine Zystozele, einen Lateraldefekt oder eine Kombination aus beiden zu korrigieren, besteht darin, ein Netz unter der Blase auszubreiten, das 4 Arme besitzt. Die Arme werden transobturatorisch nach außen geleitet und halten das Netz in situ. Diese Methode ist unter dem Akronym **ATOM** (anteriores transobturatorisches Mesh) bekannt.

Um den Defekt langfristig, komplikationsfrei zu beheben, wird ein individuell **passendes** 4-armiges Mesh benötigt. Dabei ist Folgendes zu bedenken (▶ Abschn. 13.1.5): Vorgefertigte Mesh-Kits, die jedes Problem mit einem einzigen Kit lösen können, gibt es nicht und wird es nicht geben.

Warum? Anatomische Studien haben gezeigt, dass Frauen sehr unterschiedliche Scheidenlängen aufweisen (6,5–12,5 cm). Die Verwendung von standardisierten Mesh-Größen für jeden Defekt und jede Patientin muss daher zu einem Anstieg von Mesh-bedingten Komplikationen führen. Wenn das Mesh zu klein ist, wird es aufgrund einer Verkürzung und Spannung der Vagina gehäuft zu Dyspareunie sowie Blasen- und Rektumproblemen kommen und das Mesh wird nach einiger Zeit durch die

Schleimhaut penetrieren. Ist es zu groß, bilden sich Falten, die Erosionen erzeugen und ähnliche Probleme verursachen. Mesh-Komplikationen werden daher weniger durch das Mesh-Material als vielmehr durch seine falsche Größe, Anwendung und anatomische Platzierung erzeugt.

Vorgefertigte standardisierte Mesh-Kits könnten eine Erklärung für die von der Food and Drug Administration (FDA) zitierten schwerwiegenden, unerwünschten Komplikationen wie Schmerzen, Dyspareunie, vaginale Blutungen, Infektionen, Organperforationen und Erosionsraten von bis zu 17 % sein.

2019 beschloss die FDA, die Produktion und den Verkaufvorgefertigter Netzsets speziell für die vaginale Korrektur eines Prolapses (nicht für die Abdominalchirurgie) zu stoppen. Dies stellte also kein vollständiges Verbot der Verwendung von Netzmaterial in der Prolapschirurgie dar. Eingriffe mit speziellen chirurgischen Techniken und individuell beschaffenen Netzmaterialien sind auch für vaginale Prolapsreparaturen weiterhin rechtlich zulässig.

Somit ist die Verwendung von Netzmaterial auf vaginalem Weg in den USA nicht grundsätzlich verboten, unterliegt aber den von der FDA auferlegten Beschränkungen und wird im Allgemeinen nur in besonderen Fällen mit maßgeschneiderten Konzepten eingesetzt.

Wir haben für unsere über 10.000 Operationen die Netze individuell angepasst und dabei eine langfristige Komplikationsrate von unter 1 % erreicht. Dabei sind wir folgendermaßen vorgegangen:

Zunächst wird nach Aquadissektion die Scheidenhaut, wie oben beschrieben, in der Mittellinie 1 cm unterhalb des Blasenhalses bis zum zervikalen Ring oder der Hysterektomienarbe in voller Dicke vertikal durchtrennt. Die Blase wird von der Scheidenwand nach lateral abpräpariert und der Raum zwischen Blase und M. levator ani bis zum ATFP geöffnet.

Dann werden die Länge und die Breite des Defekts z. B. mit einer Schere gemessen (◘ Abb. 14.34a) und z. B. aus einem Polypropylen-Mesh ein Lappen mit je 2 Armen auf jeder Seite geschnitten, 2 vorne und 2 hinten (◘ Abb. 14.34b). Anschließend wird überprüft, ob die Größe des Netzes korrekt ist (◘ Abb. 14.34c). Da anatomische Studien gezeigt haben, dass es bei Frauen

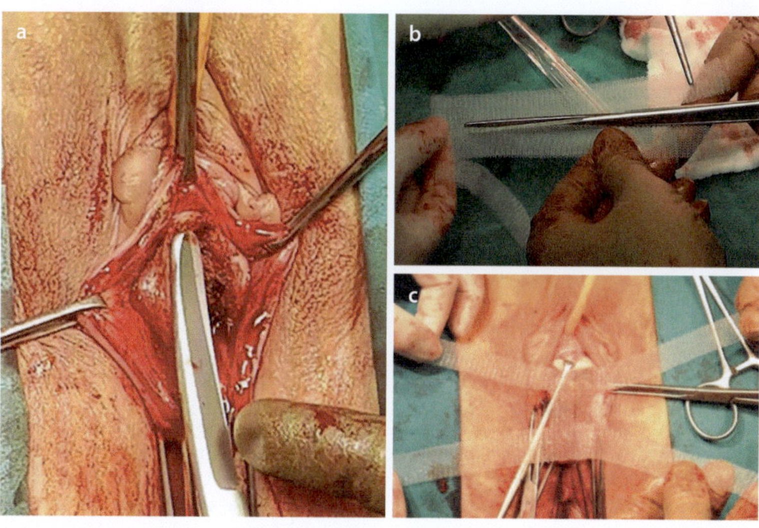

◘ **Abb. 14.34** **a–c** Vorbereitung des Polypropylen-Meshs. **a** Ausmessen der Länge und Breite des Meshs. **b** Zuschneiden. **c** Kontrolle

eine große Bandbreite an Genitalmaßen gibt, ist es sehr wichtig, ein individuelles 4-Arm-Netz und kein industrielles Netz von der Stange zu verwenden.

Von außen wird dann der knöcherne Rand des Ramus inferior ossis pubis lokalisiert und der obere und untere mediale Eckpunkt des Foramen obturatorium identifiziert. In Höhe des oberen Eckpunkts erfolgt am Knochenrand in der Schenkelbeuge eine Stichinzision, in die die Deschampspitze eingeführt wird (◻ Abb. 14.35a). Unter Kontrolle des Daumens von außen (◻ Abb. 14.35b) und des Zeigefingers von innen wird die Deschampspitze im 45°-Winkel durch die Oberschenkelfaszie und die Membrana obturatoria geführt, wobei 2 Widerstände überwunden werden müssen. Mit einer Drehbewegung wird nun die Spitze des Instruments in Richtung Zeigefinger, der symphysennah am ATFP-Rand wartet, vorwärts bewegt und aus der Inzision heraus geleitet. Der vordere Arm des Netzes wird in das Öhr eingefädelt und mit dem Instrument nach außen gebracht (◻ Abb. 14.35c)

Mit dem Zeigefinger wird dann der ATFP- Rand an der Spina ischiadica aufgesucht. Im Bereich des unteren medialen Eckpunkts des Foramen obturatorium erfolgt am Knochenrand in der Schenkelbeuge eine 2. Stichinzision. Von hier aus wird der Deschamp im Winkel von 10 bis 15° (◻ Abb. 14.36) unter digitaler Kontrolle um den gesamten Levator-Obturator-Muskelkomplex herumgeleitet und 1 cm oberhalb der Spina ischiadica zwischen Blase und Muskel aus der Inzision herausgeleitet. Der hintere Arm des Netzes wird wie

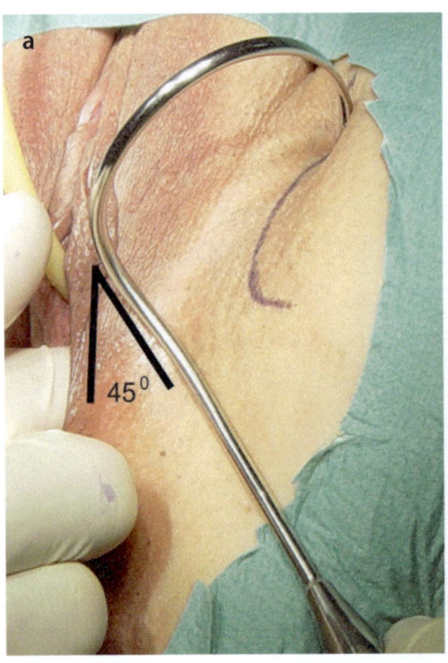

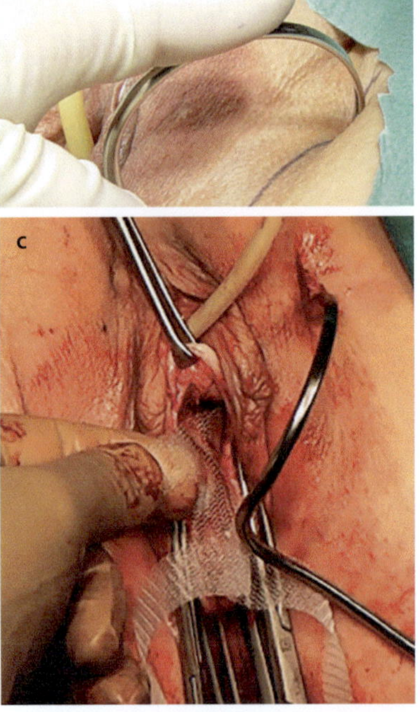

14

◻ **Abb. 14.35** **a–c** Einsetzen eines Polypropylen-Meshs. **a** Eckpunkte des Foramen obturatorium. Im Bereich des oberen Eckpunkts wird die Deschampsspitze im Winkel von ca. 45° eingeführt. **b** Dann wird sie mithilfe des *Daumens* von außen und des *Zeigefingers* von innen durch die Oberschenkelfaszie und die Membrana obturatoria geführt. **c** Der vordere Arm des Netzes wird in das Öhr eingefädelt und mit dem Instrument nach außen gebracht

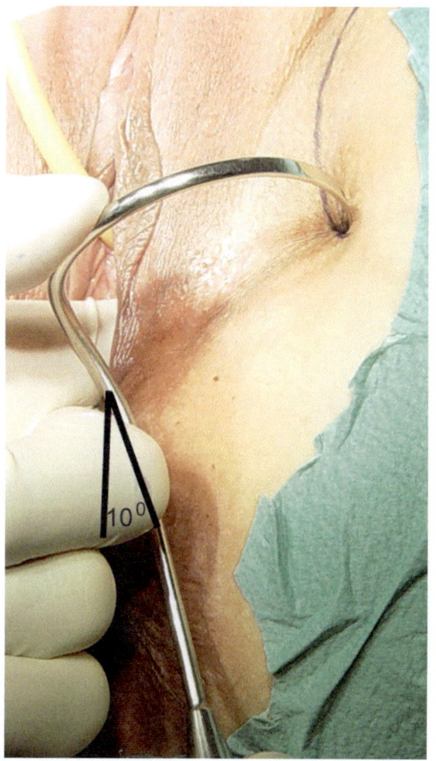

Abb. 14.36 Unterer Eckpunkt des Foramen obturatorium. Hier beträgt der Winkel des eingeführten Deschamps 10–15°

der vordere nach außen gebracht. Der Vorgang wird auf der Gegenseite wiederholt.

Das Netz wird unter der Blase durch Zug an den vorderen und hinteren Armen ausgebreitet (Abb. 14.37a) und, damit es keine Falten werfen kann, vorne und hinten seitlich am Muskel mit nicht resorbierbaren Nähten fixiert (Abb. 14.37b). Außerdem wird das Netz am zervikalen Ring oder der Hysterektomienarbe angenäht, damit hier später keine Lücke für eine hohe Zystozele entstehen kann.

Die Wunde wird zweischichtig verschlossen, indem zunächst die innere Scheidenfaszie mit Matratzennähten über dem Mesh vereinigt und dann die Wundränder mit einer fortlaufenden Naht adaptiert werden (Abb. 14.38a–c). Anstelle eines Netzes kann auch ein plattenförmiges heterologes Bioimplantat in Form von Schweinekollagen verwendet werden.

Bei einer großen Zystozele mit überschüssiger Haut kann die ATOM-Technik mit der Brückentechnik (Abb. 14.26) kombiniert werden. Das stützt die vordere Scheidenwand zusätzlich und bietet den Vorteil, dass natürliche, desepithelialisierte Scheidenhaut zwischen Blase und Netz verbleibt und die Blase vor einer eventuellen Netzarrosion schützt.

Die ATOM-Technik hat den Vorteil, dass sie gleichzeitig einen zentralen und einen lateralen Defekt behebt. Eine Kombination von beidem liegt nämlich häufig vor. Außerdem verhindert sie, dass nach Korrektur eines zentralen Schadens durch Zug an der seitlichen Aufhängung ein lateraler Schaden entsteht und umgekehrt. In jedem Einzelfall sollte darauf geachtet werden, dass so wenig Fremdmaterial wie möglich, aber so viel wie nötig verwendet wird, um unnötige Langzeitreaktionen wie starres Gewebe und Kontrakturen zu vermeiden.

Obwohl die ATOM-Technik eine gute Unterstützung für den Blasenboden bietet, kann mit dem klassischen 4-armigen Mesh keine Verbindung von der vorderen Vaginalwand mit den hinteren Muskeln geschaffen werden. Um diese Technik zu verbessern, haben wir daher unsere Strategie verändert.

Die vorderen Arme des Meshs werden weiterhin, wie oben beschrieben, platziert.

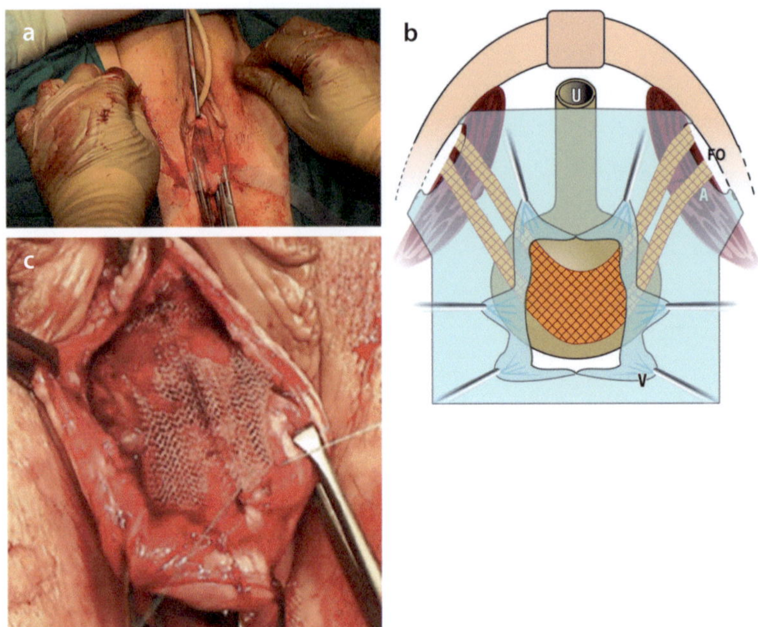

Abb. 14.37 a–c ATOM-Technik. **a** Das Netz wird spannungsfrei durch Zug an den 4 Armen entlang der Mittellinie des Defekts ausgebreitet. **b**, **c** Dann wird es am M. pubococcygeus (PCM) und am Gebärmutterhals oder an der Hysterektomienarbe mit Ethibond der Stärke 3/0 anterior, posterior und lateral fixiert. *ATFP* Arcus tendineus fasciae pelvis, *ATOM* anteriores transobturatorisches Mesh, *FO* Fossa obturatoria, *U* Urethra, *V* Vagina

14

Für die hintere Reparatur ist Folgendes zu bedenken: Der Scheidenapex wird physiologischerweise von den sakrouterinen Ligamenten (SUL) gestreckt, die am Os sacrum in Höhe von S2–S4 entspringen und ringförmig in den hinteren Zervixbereich inserieren (► Abb. 4.20, ◘ Abb. 14.39a, b).

Das SSL verläuft in die gleiche Richtung und ist daher die Struktur, an der die hinteren Arme des Meshs fixiert werden müssen, um das Niveau der Scheidenvorderwand wiederherzustellen.

Zum Erreichen des SSL haben wir folgendes Vorgehen entwickelt:

Bei der in Steinschnittlage liegenden Patientin wird die Scheidenhinterwand im Apex 1,5 cm unterhalb der Portio oder der Hysterektomienarbe mit einer Klemme gefasst und nach Aquadissektion 3 cm lang quer inzidiert, wobei die Vaginalhaut komplett durchtrennt wird (◘ Abb. 14.40). Bei engem Scheidenapex oder wenn der/die Operateur*in es so gewöhnt ist, kann eine Längsinzision angelegt werden.

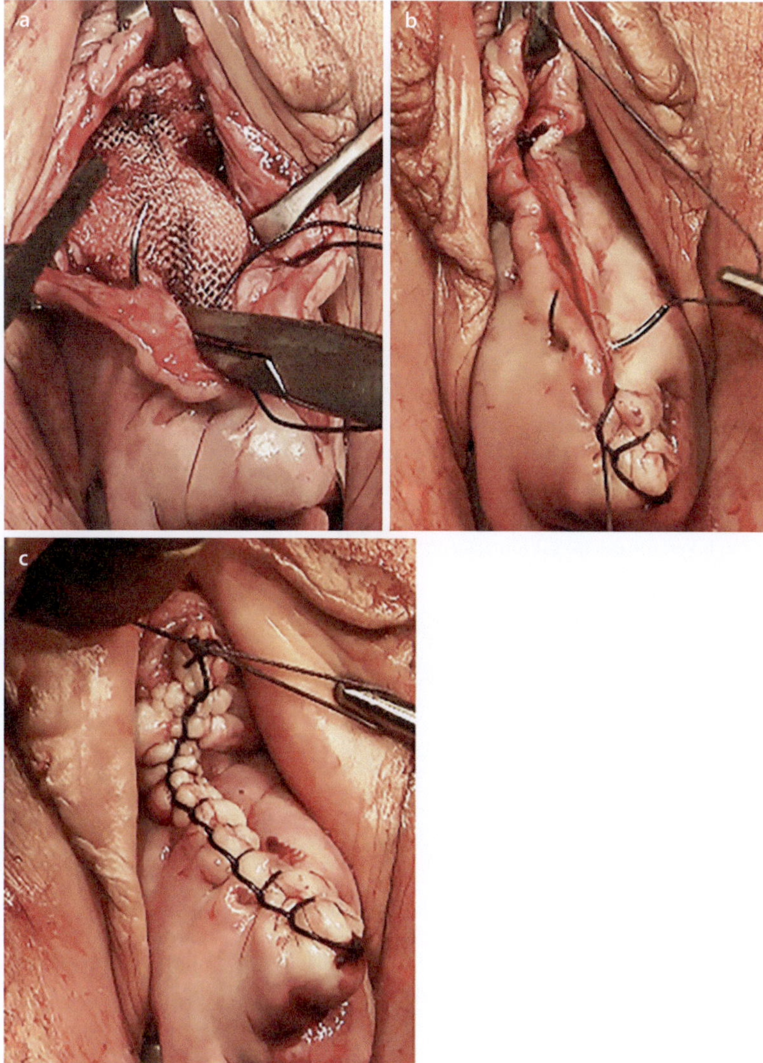

Abb. 14.38 **a** Matratzennähte über dem Netz decken die pubozervikale Faszie (PCF) und das pubovesikale Ligament (PVL) ab. **b**, **c** Die Scheidenhaut wird mit kontinuierlichen Nähten verschlossen

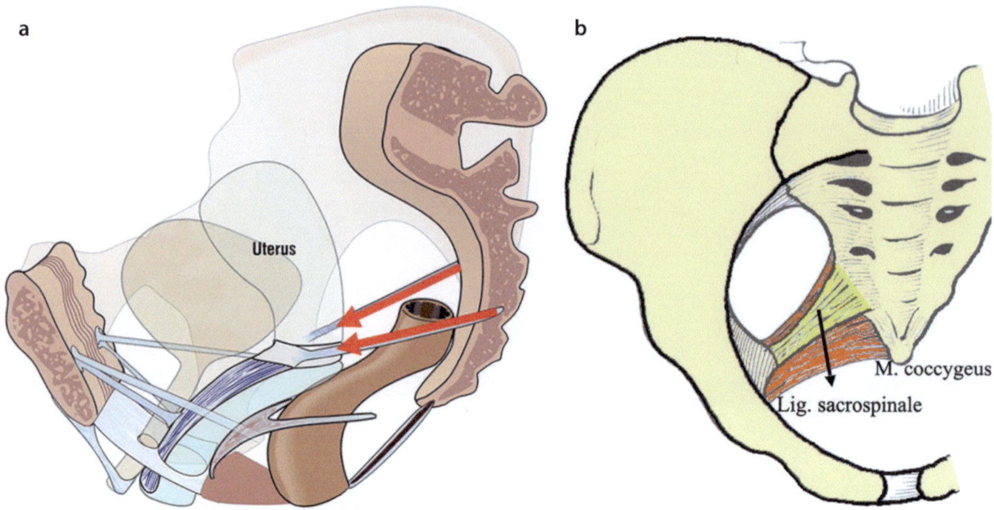

Abb. 14.39 **a**, **b** Verlauf des (**a**) sakrouterinen (SUL; *rote Pfeile*) und (**b**) sakrospinalen Ligaments (SSL)

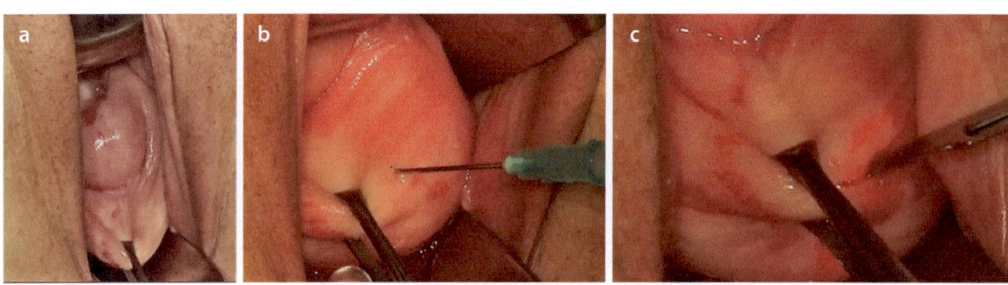

Abb. 14.40 **a**, **b** Die Vaginalwand wird mit einer Allis-Klemme 1,5 cm unterhalb des Gebärmutterhalses oder der Hysterektomienarbe gefasst und (**b**) isotonische Kochsalz-Lösung mit Adrenalin für die Aquadissektion injiziert. **c** 3 cm lange horizontale Inzision bis zu den Insertionspunkten der sakrouterinen Ligamente (SUL) unterhalb des Gebärmutterhalses oder der Hysterektomienarbe

Die Inzisionsränder werden mit Allis-Klemmen gefasst (Abb. 14.41) und der Douglas-Raumteils mit der Schere, teils stumpf oder mit dem Spekulum zurückgedrängt. Das Peritoneum muss sorgfältig abgeschoben werden, um die kardinalen (CL) und uterosakralen Ligamente (USL) identifizieren zu können (Abb. 14.42).

Mit der Präparierschere wird ein Kanal in Richtung Spina ischiadica gebildet, der so groß ist, dass der Zeigefinger hineinpasst. (Abb. 14.42). Um eine Darmverletzung zu vermeiden, sollte die Scherenspitze gegen die Vaginalhaut gerichtet sein. Durch beidseitige stumpfe Fingerpräparation wird das SSL vom umgebenden, adhärenten Gewebe befreit.

Mit einem speziellen Nahtgerät (z. B. Sacrofix Abb. 14.43) wird dann auf jeder Seite des SSL eine 2/0-Prolene-Naht in der Mitte angebracht (Abb. 14.43b) und diese nach außen gezogen.

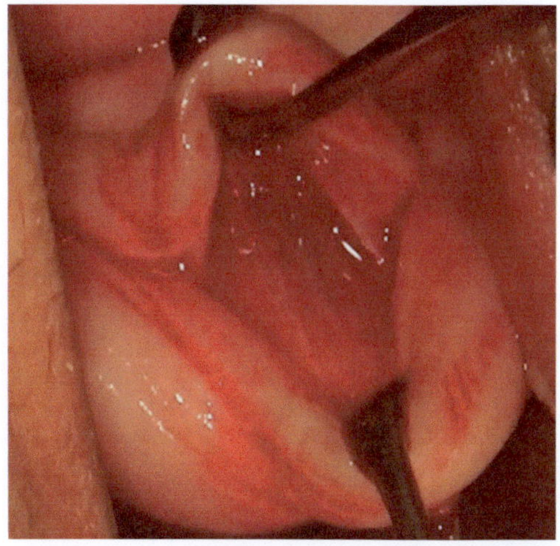

■ **Abb. 14.41** Öffnen der Inzision mit einer Allis-Klemmen

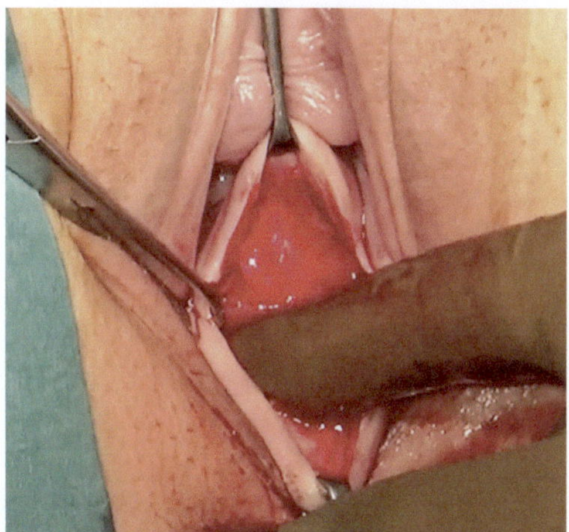

■ **Abb. 14.42** Abschieben des Peritoneums mit dem Finger bis zur Spina ischiadica

> Cave: Erstens soll die Naht durch das SSL mindestens 2 cm medial der Spina ischiadica erfolgen und nicht die Mitte des Ligaments überschreiten, um eine Läsion der dahinter verlaufenden Gefäße und des N. pudendus zu vermeiden (Katrikh et al. 2017; ■ Abb. 14.44). Dabei darf das Ligament nicht vollständig, sondern nur zur Hälfte von oben gefasst werden und nicht unter dem Ligament liegen. Dies gewährleistet eine gute Fixierung, bewahrt die Integrität des Ligaments und minimiert das Risiko, umliegende Strukturen zu schädigen. Zweitens soll derAbstand von der hinteren Zervix oder dem Scheidenfornix zum SSL beidseits ca. 5 cm betragen bzw. ca. 6 cm, wenn das Band vor der Zervix liegt (■ Abb. 14.45).

■ ■ ATOM-Technik mit Fixation an den sakrospinalen Ligamenten (SSL)

Um die hinteren Mesh-Arme beidseitig am SSL fixieren zu können, müssen sie um die Zervix oder Hysterektomieinzision nach unten gebracht werden. Mit einer Overholt-Klemme wird auf beiden Seiten ein Kanal um die Zervix/Hysterektomienarbe von der hinteren zur vorderen Inzision geschaffen (■ Abb. 14.46a–c). Die hinteren beiden Arme des 4-armigen Netzes werden gefasst und subepithelial um die Zervix/Hysterektomienarbe zum hinteren Inzisionsbereich gezogen (■ Abb. 14.46d.)

Die sakrospinalen Prolene-Nähte werden so mit den posterioren Mesh-Armen verbunden, dass die vordere Scheidenwand mobil bleibt (■ Abb. 14.47a, b) und nicht überstreckt wird. Die Inzision wird zweischichtig verschlossen.

> Um zu verhindern, dass nach einer ATOM-Operation ein Tethered-Vagina-Syndrom (TVS; ► Abschn. 14.2.3) entsteht, muss streng darauf geachtet werden, dass am Blasenhals keine Narben durch das Netz oder die Präparation induziert werden. Daher ist es wichtig, dass die für Hernienkorrekturen notwendigen Inzisionen mindestens 1 cm unterhalb des Blasenhalses beginnen und das Netz nicht am Blasenhals befestigt wird.

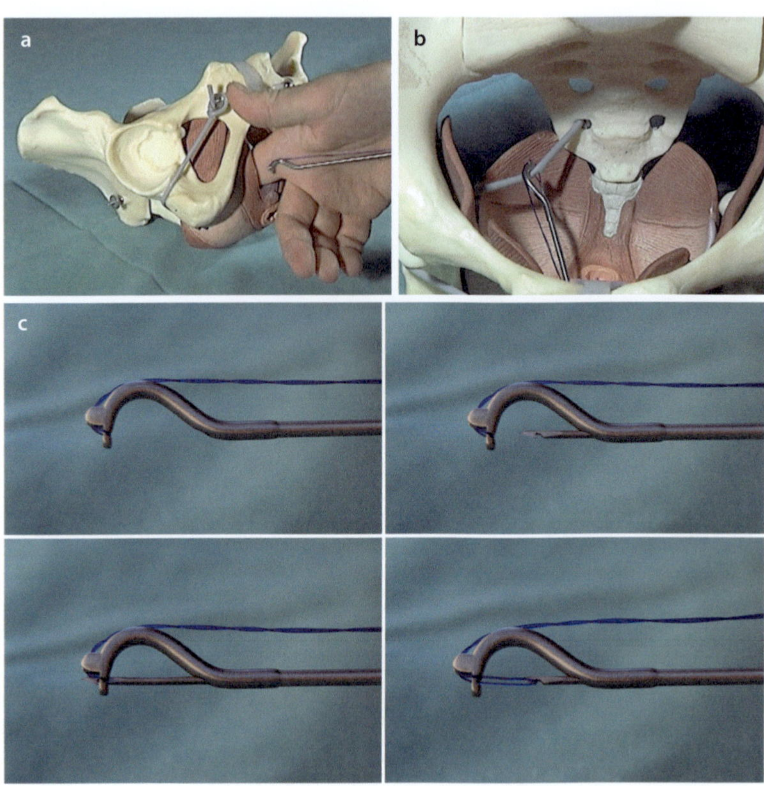

Abb. 14.43 **a** Einführen des Sacrofix-Instruments entlang des Zeigefingers. **b** Anbringen der Prolene-Naht in der Mitte des sakrospinalen Ligaments (SSL). **c** Funktion des Instruments

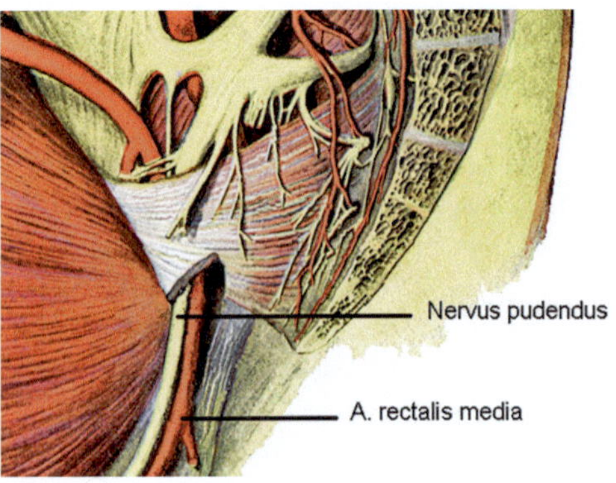

Abb. 14.44 Gefährdete Gefäße und Nerven am Lig. sacrospinale (SSL)

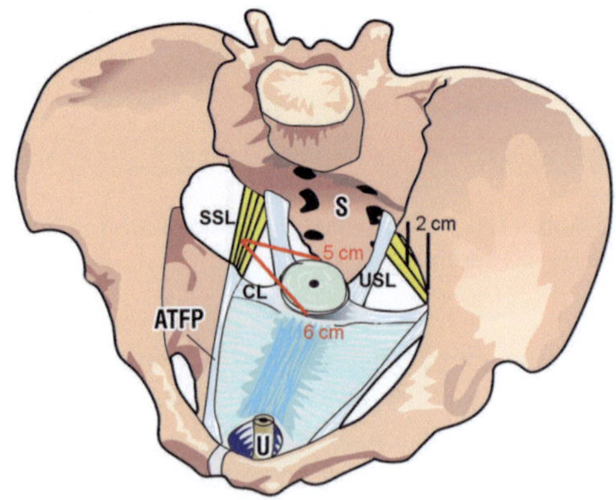

Abb. 14.45 Lokalisationspunkt für die sakrospinale Naht und Längenangabe für ein vor und hinter die Zervix gelegtes Tape. *ATFP* Arcus tendineus fasciae pelvis, *CL* kardinales Ligament, *S* Sakrum, *SSL* sakrospinale Ligamente, *U* Urethra, *USL* uterosakrales Ligament

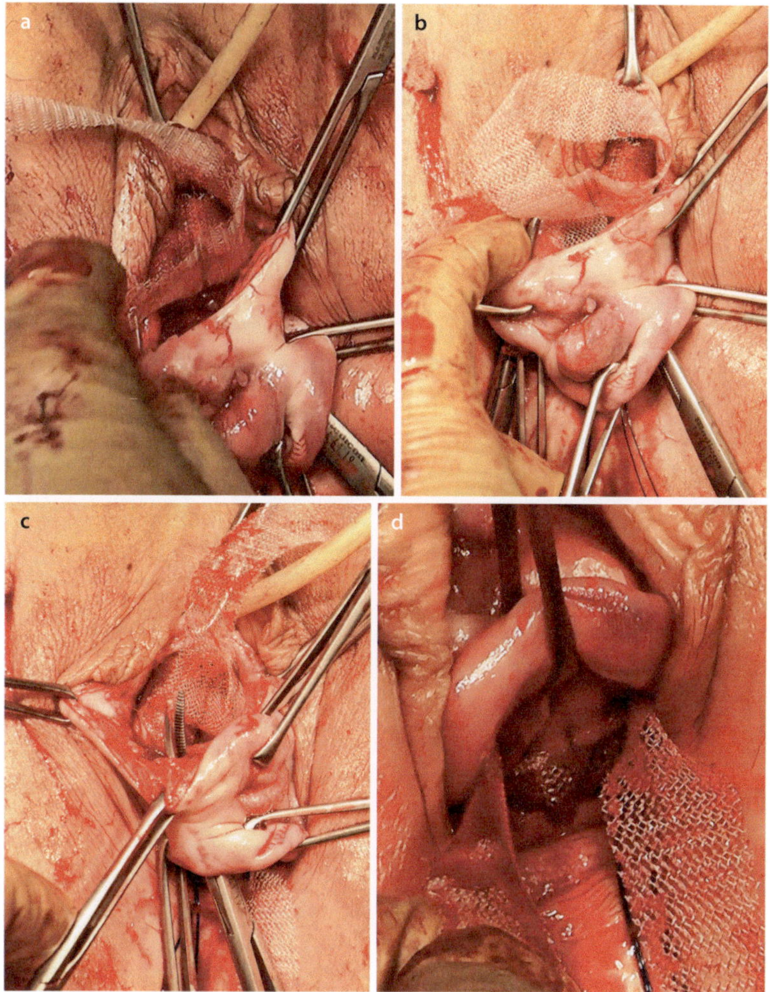

Abb. 14.46 **a–d** Mit einer Overholt-Klemme wird auf beiden Seiten ein Kanal um die Zervix von der hinteren zur vorderen Inzision geschaffen. Die beiden hinteren Arme des 4-armigen Netzes werden gefasst und subepithelial um die Zervix zum hinteren Inzisionsbereich gezogen. **d** Fixierung einer sakrospinalen Prolene-Naht an dem linken hinteren Arm des Netzes

Dieses Vorgehen ist bei allen Frauen ohne Anomalien gleich, da die knöchernen Maße des kleinen Beckens anatomisch bei allen Frauen nahezu identisch sind (Abb. 14.48). So ist die Conjugata vera normalerweise 12,5–13 cm lang, der Diameter transversa 13–14 cm.

Wie bei allen Operationen gibt es auch bei dieser Technik in seltenen Fällen unerwünschte Nebenwirkungen. Postoperative Schmerzen im hinteren Beckenbereich dauern in aller Regel 2–3 Wochen an. Nur bei 1–2 % unserer Patientinnen hielt der Schmerz länger als 3 Monate an.

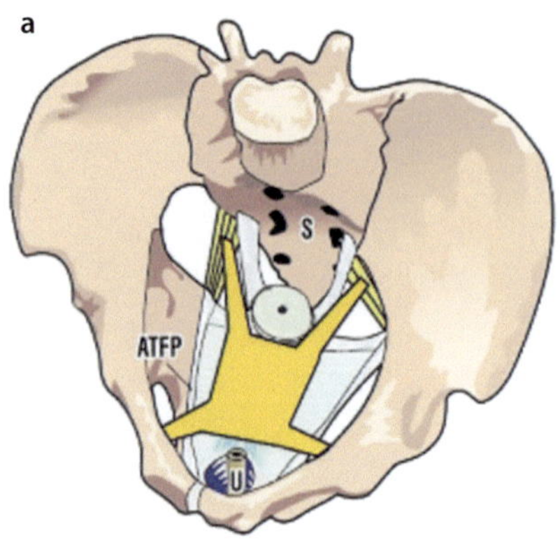

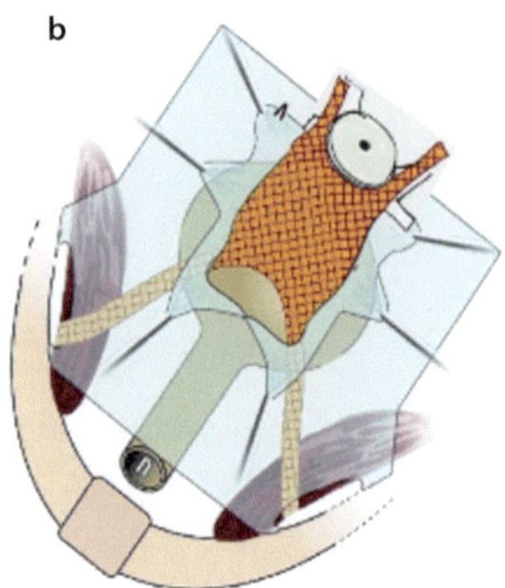

Abb. 14.47 **a**, **b** Schematisches Endergebnis der modifizierten ATOM-Technik. **a** Sicht von oben, **b** Sicht von unten. Der Zervikalring ist von den hinteren Armen des Netzes umgeben. Dies verhindert ein erneutes Vorfallen der Gebärmutter. *ATFP* Arcus tendineus fasciae pelvis, *S* Sakrum, *U* Urethra, *V* Vagina

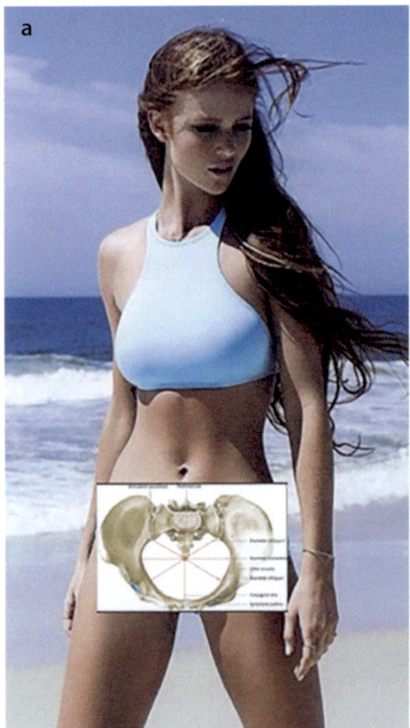

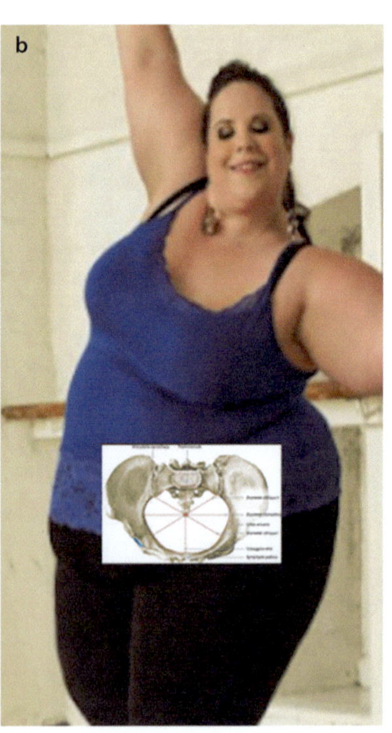

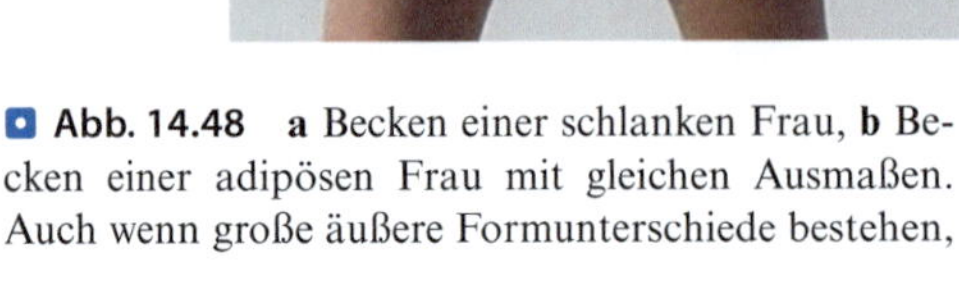

Abb. 14.48 **a** Becken einer schlanken Frau, **b** Becken einer adipösen Frau mit gleichen Ausmaßen. Auch wenn große äußere Formunterschiede bestehen, sind die knöchernen Ausmaße des Becken bei allen Frauen vergleichbar

Jüngere Patientinnen sind häufiger betroffen als ältere.

Einpositiver Aspekt ist, dass diese Schmerzen gut auf Analgetika ansprechen. Postoperativ während des stationären Aufenthalts haben wir positive Erfahrungen mit Diclofenac-Natrium-Spritzen (75 mg), 2-mal täglich, oder z. B. Voltaren Suppositorien (100 mg), alle 4–6 h, sowie mit Ibuprofen-Tabletten (600 mg), alle 4–6 h, gemacht. Nach der Entlassung haben sich auch Dexketoprofen-Tabletten (25 mg), 2-mal täglich, bewährt.

Wenn man den Patientinnen vor der OP erklärt, dass solche Schmerzen auftreten können, kommen sie postoperativ zumeist gut damit zurecht. In Video 5 wird die Kombination unserer modifizierten ATOM-Technik mit der Brückentechnik gezeigt.

14.2.3 Tethered-Vagina-Syndrom (TVS)

Das TVS (Starrheit in der mittleren Zone) nimmt eine Ausnahmestellung im Konzept der Integraltheorie ein. Während nahezu alle sonstigen Probleme durch ein Nachlassen der Bindegewebespannung bedingt sind, lösen beim TVS zu feste Gewebestrukturen massive Funktionsstörungen aus. Aus diesem Grund halten die Autoren es für wichtig, nochmals auf die Pathophysiologie einzugehen und dabei bewusst Verständnisgrundlagen zu wiederholen, die zur Lösung des Problems beitragen.

Das TVS wurde erstmals in den frühen 1990er-Jahren von Petros und Ulmsten als iatrogene Erkrankung beschrieben. Das klassische TVS-Symptom ist massiver, unkontrollierbarer Urinverlust, sobald die Patientin morgens aufsteht und den Fuß auf den Boden stellt. In der Regel verspürt sie keinen übermäßigen Harndrang. Ein weiteres Symptom ist ein plötzlicher Urinverlust beim Aufstehen von einem Stuhl. Eine SUI ist minimal oder gar nicht vorhanden. Die Ursache ist Narbengewebe in einem normalerweise elastischen Bereich der Blasenhalsregion,der sog. Zone der kritischen Elastizität (ZCE; ◘ Abb. 14.49 und 14.50). Durch die Narbe wird die kräftige nach hinten ziehende Muskulatur (LP) mit der schwächeren nach vorne gerichteten (PCM) verbunden und verhindert eine getrennte, unabhängige Funktion der beiden Muskelkräfte. Da der Zug der LP nach hinten stärker ist als der des PCM nach vorne, wird die Blase geöffnet, wenn das Signal zum Schließen erfolgt. Erst nach Wiederherstellung der notwendigen Elastizität in der ZCE können die Muskelkräfte wieder unabhängig voneinander arbeiten. Operationen in der ZCE, die Narben hinterlassen, sind daher kontraindiziert.

In den Industrieländern ist die Hauptursache für das TVS iatrogener, operationsbedingter Natur (TVS-1). Vaginale Operationen (Vaginalnetze) können zur Narbenbildung am ZCE führen, wodurch die

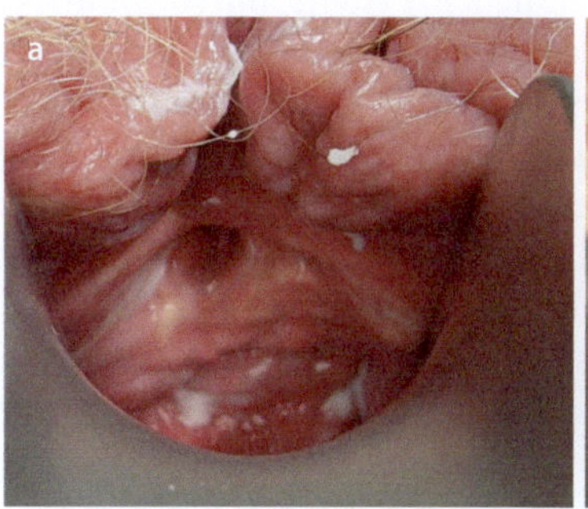

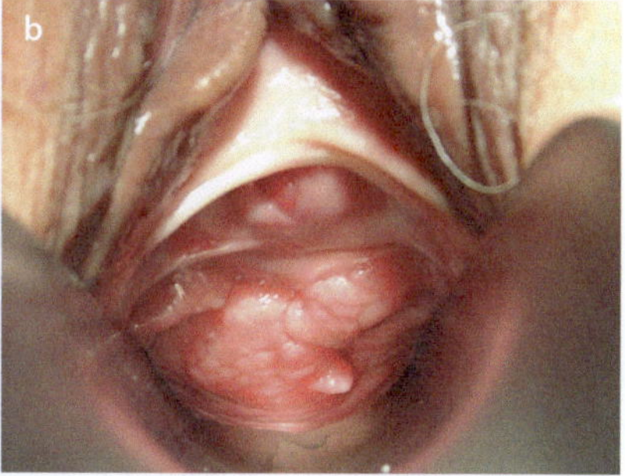

◘ **Abb. 14.49** **a**, **b** Dickes Narbengewebe im Bereich des Blasenhalses der Vagina; typisch für das Tethered-Vagina-Syndrom (TVS)

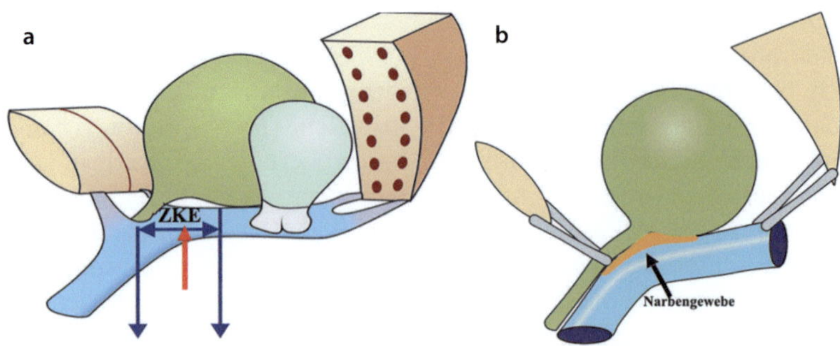

■ **Abb. 14.50** **a** Zone der kritischen Elastizität (ZCE). **b** Narbengewebe blockiert den physiologischen Öffnungs- und Schließmechanismus

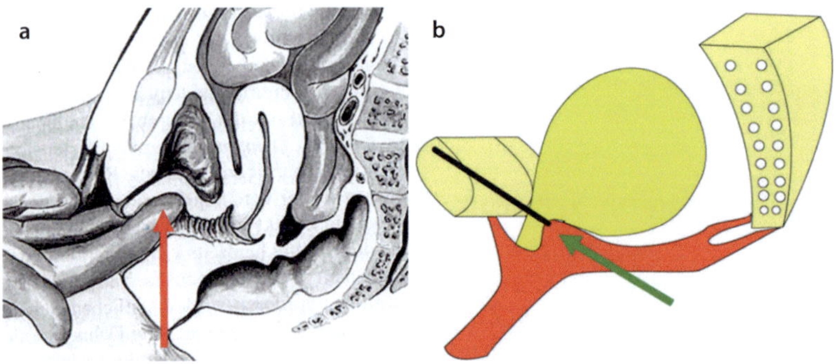

■ **Abb. 14.51** **a**, **b** Operationen im Bereich des Blasenhalses führen zu unphysiologischen Ergebnissen und Funktionen

14

entgegengesetzt wirkenden Muskelkräfte dann direkt miteinander verbunden werden, mit Zugrichtung nach hinten. Eine übermäßige Anhebung des Blasenhalses bei einer Burch-Kolposuspension (■ Abb. 14.51 und 14.52) kann z. B. die ZCE so stark spannen, dass die Elastizität verloren geht und die Muskeln nicht mehr unabhängig voneinander arbeiten können. Eine weitere Ursache kann eine falsch platzierte, in den seitlichen Teil des PCM implantierte transobturatorische Schlinge („transobturatortape", TOT) sein, die dann bei Anspannung nach hinten zieht und die Harnröhre öffnet.

DieseOperationen blockieren den physiologischen Öffnungs- und Verschlussmechanismus, der überwiegend vom PUL kontrolliert wird (grüner Pfeil, ■ Abb. 14.53) und nicht von einem Sphinkter in der Blasenhalsregion (schwarzer Pfeil, ■ Abb. 14.53).

In Entwicklungsländern können schwere Verletzungen der Vagina und der Blase infolge einer erschwerten Geburt zu geburtshilflichen Fisteln führen. In armen Ländern leiden mindestens 3 Mio. Frauen unter nicht reparierten vesikovaginalen Fisteln (■ Abb. 14.54). Bei bis zu 55 % dieser Frauen kommt es nach dem erfolgreichen Verschluss der Fistel weiterhin zu massivem Urinverlust infolge Narbenbildung(TVS-2). Bei bestehendem Defizit an Vaginalgewebe erwies sich eine zusätzliche Hauttransplantation während des Fistelverschlusses als revolutionär.

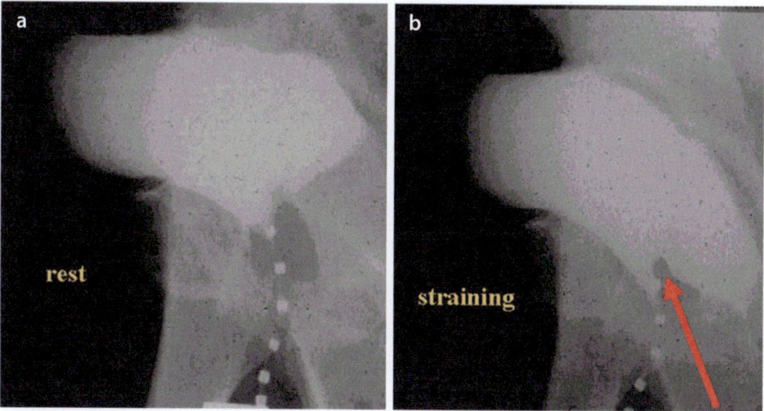

Abb. 14.52 a, b Das laterale Zystogramm nach Burch-Kolposuspension zeigt den unphysiologisch hoch gezogenen Blasenhals (*roter Pfeil*) während der Belastung

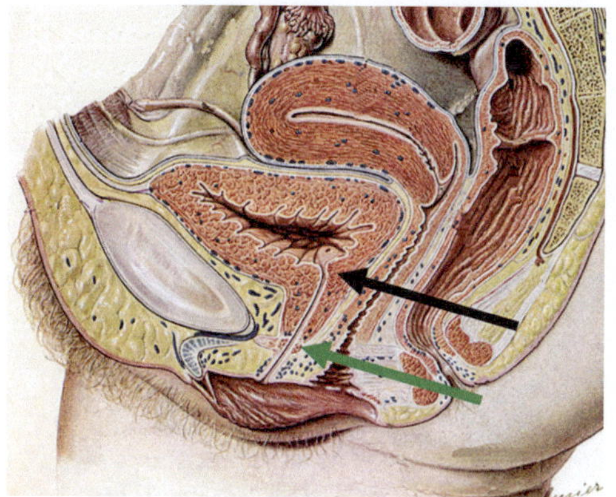

Abb. 14.53 Der Öffnungs- und Verschlussmechanismus befindet sich hauptsächlich im Bereich des Lig. pubourethrale (PUL; *grüner Pfeil*) und nicht im Bereich des Sphinkters. (*schwarzer Pfeil*)

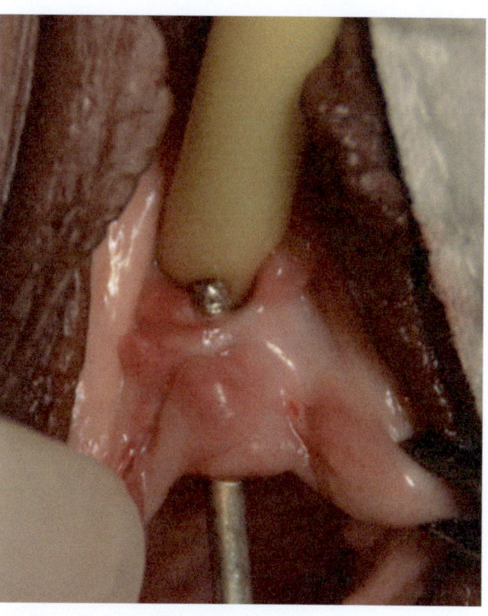

Abb. 14.54 Geburtsbedingte vesikovaginale Fistel und Narbengewebe aufgrund von 3 vorangegangenen Blasenhalsoperationen

Formen

Iatrogene Narbenbildung (TVS-1)

Ein TVS-1 ist ein iatrogenes (ärztlich induziertes) Problem, das durch narbenbedingte Starrheit in der Scheidenmitte entsteht (Petros und Ulmsten 1990b, 1993). Es kommt somit nur bei voroperierten Patientinnen vor, und zwar gehäuft in Ländern, in denen Chirurg*innen reichlich Scheidenhaut bei vaginalen Operationen resezieren. TVS-1 kann weiterhin durch Bänder/Netze (Abb. 14.56, 14.57 und 14.58) entstehen, die bei der Korrektur einer Zystozele eingesetzt wurden, oder durch eine übermäßige Anhebung des Blasenhalses bei einer Burch-Kolposuspension (Abb. 14.51 und 14.52).

Das TVS-1 erinnert vom Beschwerdebild her an eine motorische Detrusorinkontinenz. Im Gegensatz dazu tritt plötzlicher, unkontrollierter Urinabgang aber nur beim

Abb. 14.55 Tethered-Vagina-Syndrom (TVS) nach Burch-Kolposuspension

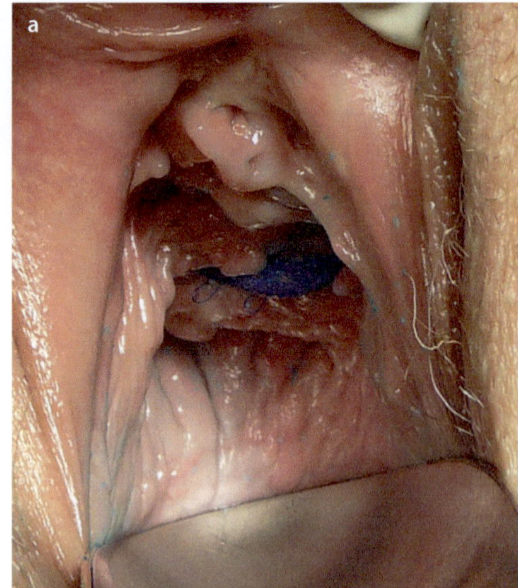

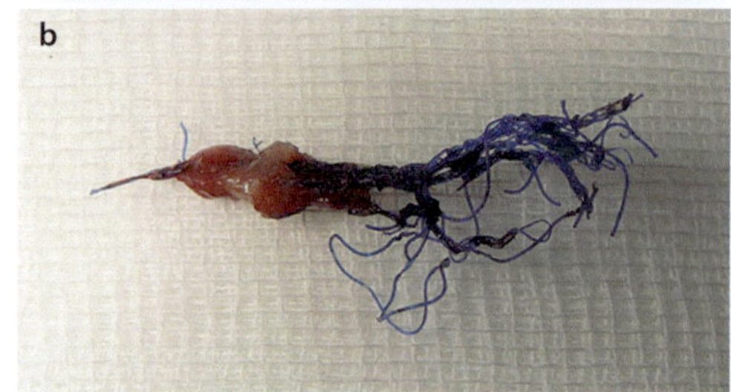

Abb. 14.57 **a** Tethered-Vagina-Syndrom (TVS) nach TOT-Operation (TOT = „trans-obturator tape") mit einem Monofilament-Tape **b** En bloc-Dissektion

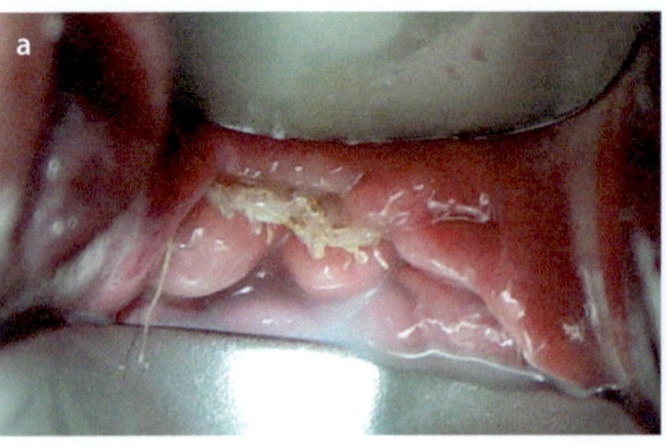

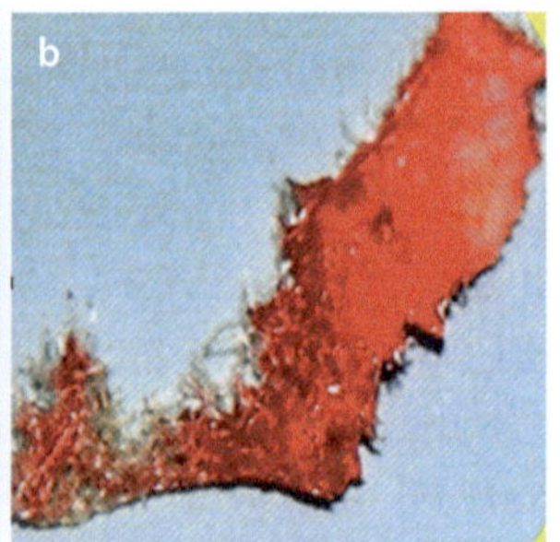

Abb. 14.56 **a** Protrusion des TVT („tension-free vaginal tape"). **b** En-bloc-Dissektion

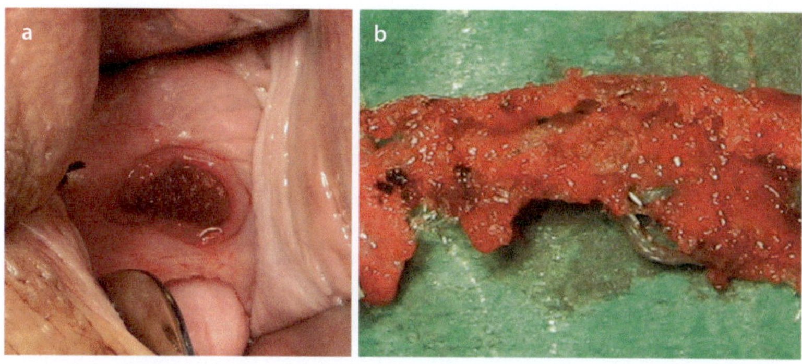

Abb. 14.58 **a** Tethered-Vagina-Syndrom (TVS) nach Netzeinlage von der Urethra bis zur Zervix **b** En bloc-Dissektion

Aufstehen vom Bett oder Stuhl auf, und zwar in dem Moment, in dem die Patientin ihren Fuß auf den Fußboden setzt.

Auslösend für dieses Problem ist Narbengewebe in der ZCE, die von der Urethramitte bis zum Blasenboden reicht (Abb. 14.50).

Vernarbung nach geburtshilflichen Fisteloperationen (TVS-2)

Die Geburtsfistel ist eine der am meisten gefürchteten Geburtskomplikationenin Entwicklungsländern. Weltweit warten schätzungsweise über 3 Mio. Frauen auf eine Fistelbehandlung. Immer mehr Chirurg*innen werden ausgebildet und immer mehr Frauen behandelt, aber die Fisteloperation ist keine Garantie für eine Heilung.

Bei bis zu 55 % der operierten Frauen kommt es nach erfolgreichem Verschluss der Fistel aufgrund von narbigen Veränderungen im ZCE-Bereich weiterhin zu massivem Urinverlust. Bei diesen Frauen wurde nur die Fistel korrigiert, nicht aber die Narbe beseitigt, sodass die ZCE starr blieb. Eine der größten Herausforderungen besteht somit darin, anhaltenden massiven Urinverlust nach erfolgreichem Verschluss einer Geburtsfistel zu verhindern.

Einige Operateure/Operateurinnen stellten sich die Frage, wie diese Narben entstanden und ob sie ursächlich für den anhaltenden Urinverlust verantwortlich sind. Dabei wurde folgende Hypothese aufgestellt: Durch den Druck des fetalen Kopfes auf die Blasenhalsregion während der Geburt sind Gewebsnekrosen entstanden, die zu einer Urethrafistel und zu Vernarbungen in der ZCE geführt haben. Ein Verschluss der Fistel muss daher mit der Wiederherstellung der Elastizität in der ZCE kombiniert werden.

Defekte zu korrigieren, ist eine Sache, und bei über 95 % der Frauen kann eine Fistel bereits bei der ersten Operation durch erfahrene Chirurg*innen verschlossen werden. Funktionen wieder herzustellen, ist eine zweite Sache. Bis zu 55 % der Patientinnen sind nach dem Fistelverschluss weiterhin inkontinent.

Dieses Problem der persistierenden Inkontinenz wurde und wird in den Entwicklungsländern kaum beachtet oder sogar vernachlässigt. Vielerorts wird lediglich ein Farbstofftest („dye test") durchgeführt. Fällt dieser negativ aus, gelten die Patientinnen als geheilt, auch wenn sie noch genauso viel Urin verlieren wie vor der Operation.

Browning hat als erster Fisteloperateur seine Strategie verändert. Nach Fistelverschluss hat er die vernarbte Scheidenhaut von ihren Fixierungen an Harnröhre und Schambein gelöst und ein Hauttransplantat eingesetzt, wenn sich die Scheidenhaut zurückgezogen hatte und ein Hautdefekt entstanden war. Um die erforderliche Elastizität im Bereich der ZCE wiederherzustellen, wurde zunächst ein Labium-majus-

Hautfettlappen zur Deckung des Defekts verwendet. Später stellte er fest, dass oft ein größerer Hautlappen benötigt wird. Daraufhin exzidierte er den gestielten Hautlappen nicht mehr aus der großen Schamlippe, sondern aus dem Bereich lateral davon und nannte dieses Transplantat „Singapur-Lappen".

Diagnose

TVS kann bei der vaginalen Untersuchung dadurch diagnostiziert werden, dass am Blasenhals immer eine Narbe zu sehen ist (Abb. 14.59). Normalerweise kommt es beim Husten zu keinem Urinverlust. In der Regel kann das vorsichtige Einführen einer Allis-Klemme hinter dem urethrovesikalen Übergang und die Streckung der Vagina nach hinten einen Urinverlust auslösen. Dies bestätigt dann die TVS-Diagnose. Eine Ultraschalluntersuchung (Abb. 14.60 und 14.61) ist hilfreich: Wenn sich der Blasenhals bei Belastung nicht senkt, spricht dies für ein TVS.

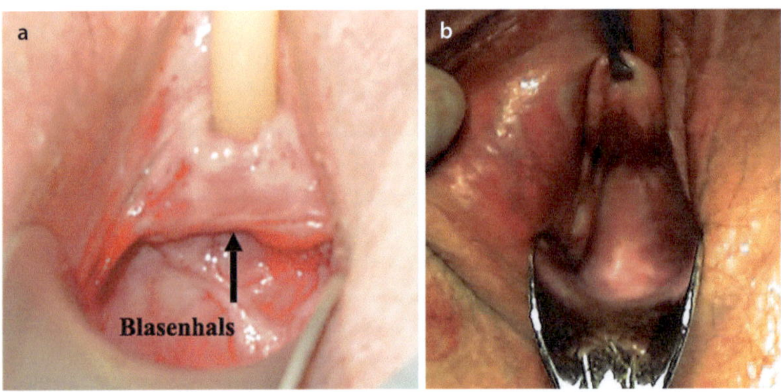

Abb. 14.59 **a, b** Narbe am Blasenhals

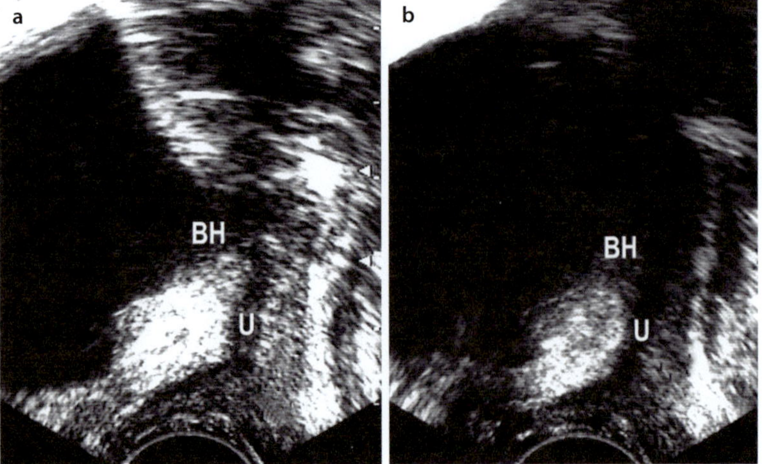

Abb. 14.60 **a, b** Patientin mit 8 Voroperationen im Bereich des Blasenhalses. **a** In Ruhe ist der Blasenhals extrem nach oben und hinten gehoben, wodurch die Blasenhinterwand heruntergerutscht ist. **b** Beim Pressen bleibt der Blasenhals in dieser Position, während sich die Blasenhinterwand in die normale Position bewegt. *BH* Blasenhals, *U* Urethra

14

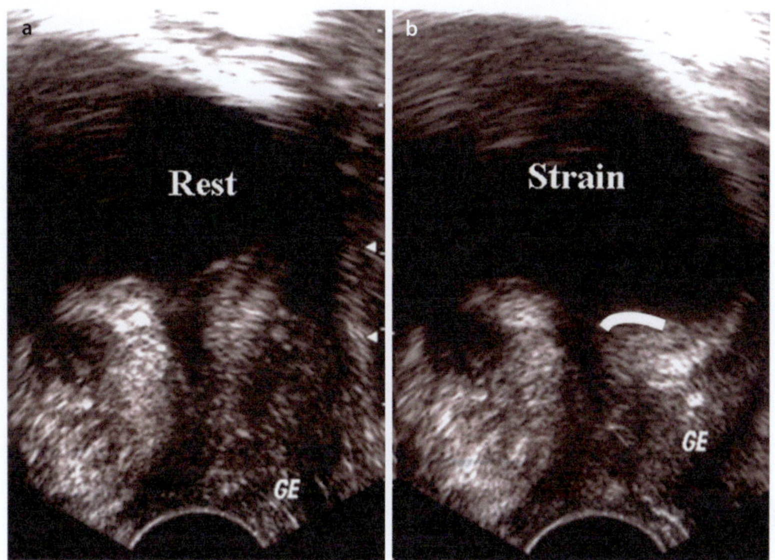

Abb. 14.61 Vaginaler Ultraschall bei TVS. **a** in Ruhe, **b** Nur geringe Absenkung des Blasenhalses bei Belastung

Urodynamik

Die Urodynamik zeigt in der Regel kein signifikantes Muster, da Flüssigkeit aus der Blase durch die starre Harnröhre wie durch eine „Gießkanne" zurückfließt. Ein typischer urodynamischer Befund kann ein niedriges Druckprofil in der Harnröhre aufgrund des starren Gewebes sein (Abb. 14.62).

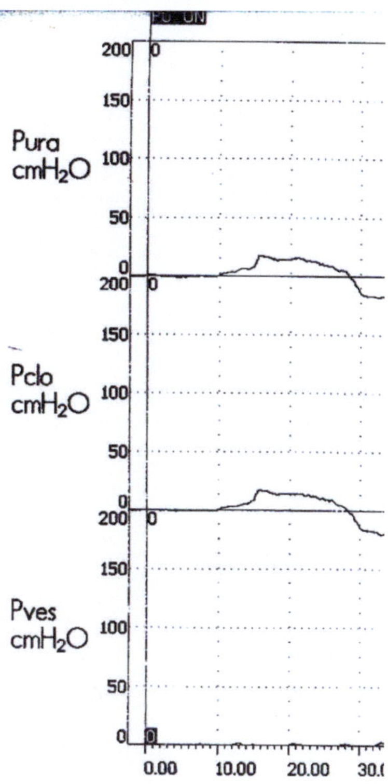

Abb. 14.62 Harnröhrendruckprofil der in Abb. 14.56 gezeigten Patientin mit mit Tethered-Vagina-Syndrom (TVS). Niedriger Harnröhrendruck aufgrund der narbenbedingten Enge der Harnröhre

Pathogenese

Durch Narben in der ZCE ist die vordere Muskulatur direkt mit der hinteren verbunden. Dieses Aneinander-gekettet-Sein soll der Name „tethered Vagina" zum Ausdruck bringen. Es fehlt also eine elastische Zone. Dadurch wird der zum Schließen der distalen Harnröhre erforderliche Zug nach vorne von der stärkeren nachhinten ziehenden Muskulatur verhindert und die Harnröhre bei Anstrengung durch diese starre Verbindung unkontrolliert geöffnet (Abb. 14.63).

Bei Patientinnen mit TVS 1 ist zumeist keine oder nur eine geringe SUI-Komponente vorhanden. Das erklärt sich daraus, dass Husten kurze, plötzliche Kontraktionender Fast-Twitch-Fasern erzeugt, die im Rahmen der verbliebenen Restelast-

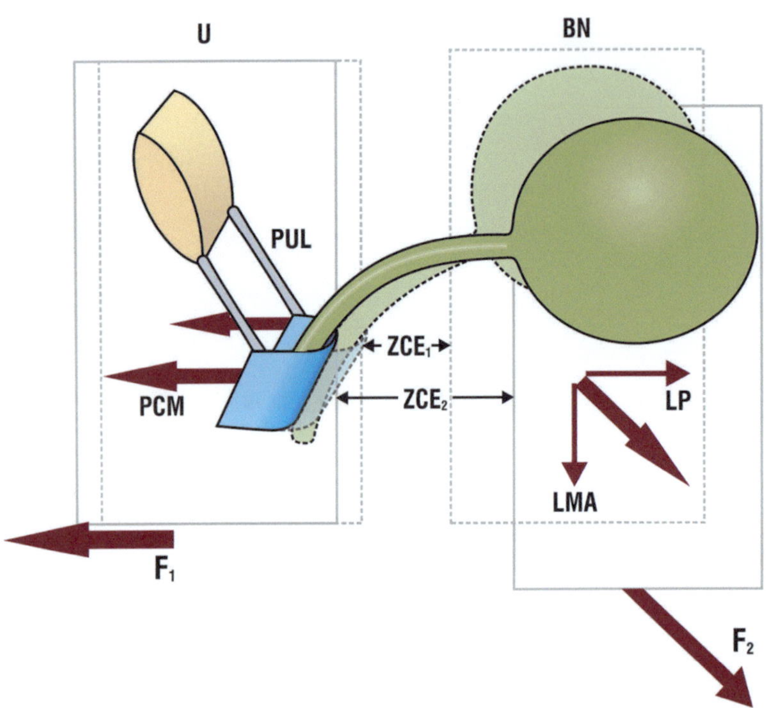

Abb. 14.63 Illustration der Bedeutung der ZCE für den Verschlussmechanismus der Urethra und des Blasenhalses. Sie reicht von der Urethramitte bis zum Blasenboden. Narbenbildung behindert die Muskelkräfte *F1* und *F2*. *F2* ist stärker als *F1*, wodurch es bei Anspannung zur Öffnung des Ausflusstrakts und zum unkontrollierten Urinabgang kommt. *BH* Blasenhals, *LMA* longitudinaler Analmuskel, *LP* Levatorplatte, *PCM* pubokokzygealer Muskel, *PUL* pubourethrales Ligament, *U* Urethra, *ZCE* Zone der kritischen Elastizität

14

izitätgerade noch ausreichen, um einen Urinabgang zu verhindern.

Morgendliches Aufstehen aus dem Bett streckt die ZCE erheblich mehr als Husten, weil der Beckenboden sich kräftig kontrahieren muss, um die Abdominalorgane abzustützen. Dadurch wird der Ausflusstrakt schlagartig geöffnet. Es kommt zum massiven Urinabgang in dem Moment, in dem die Patientin ihren Fuß auf den Boden setzt (Abb. 14.64a–e).

Nach mehrfachen Voroperationen mit Tefloneinspritzungen, Applikation von Mikroballons usw. kann die Blasenhalsregion porzellanartig starr sein. Blase und Urethra sind dann vergleichbar mit einer Gießkanne (Abb. 14.61d). Im Sitzen und Liegen füllt sich die Gießkanne. Sobald die Patientin aufsteht, entleert sich schlagartig reichlich Urin aus der Blase. Beim Erreichen der Toilette ist die Blase nur noch wenig gefüllt.

Da Narbengewebe mit zunehmender Zeit schrumpft, kann es viele Jahre dauern, bis dieses Problem nach einer Operation auftritt. Eine derartige Situation kann nicht durch weiteres Hochziehen des Blasenhalses, Einlegen einer suburethralen Schlinge oder Einspritzen von Substanzen zur Verengung der Urethra geändert und die Patientin dadurch geheilt werden. Alle neuen Versuche werden die Situation weiter verschlechtern. Ziel muss es vielmehr sein, die Elastizität in der ZCE wieder herzustellen. Dieses Problem kann somit nur durch einen plastisch chirurgischen Eingriff gelöst werden, der die Elastizität in der Blasenhalsregion wieder herstellt.

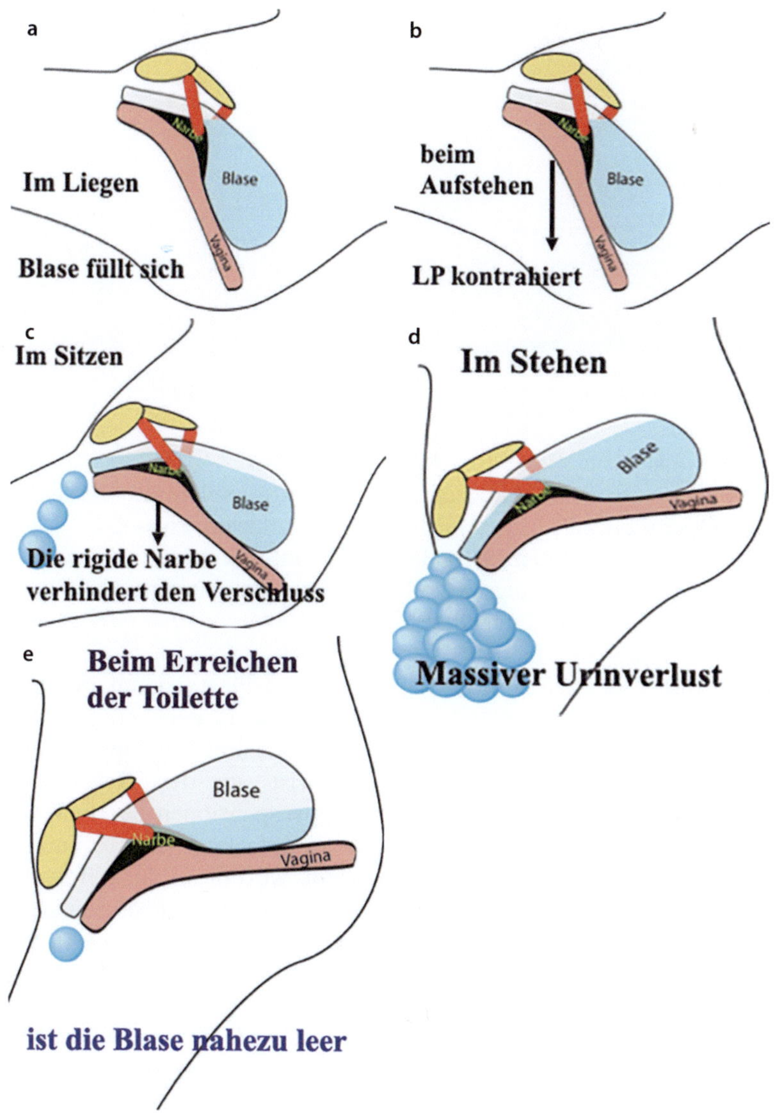

Abb. 14.64 a–e Blasenfüllung im Liegen, beim Aufstehen, im Sitzen, im Stehen und beim Erreichen der Toilette. *LP* Levatorplatte

Patientinnen mit reinem TVS nässen im Schlaf nicht ein und leiden nicht unter Urge. Eine isolierte TVS-Symptomatik ist aber selten. Infolge der starren Scheidenvorderwand (Abb. 14.65a) kommt es in den meisten Fällen zu einer Druckumverteilung auf den hinteren Scheidenbereich, die eine Entero-/Rektozelenbildung begünstigt (Abb. 14.65b). Die Autoren haben in nahezu allen TVS-Fällen auch eine Entero-/Rektozelensymptomatik angetroffen.

Eine vorübergehende Starrheit in der ZCE kann gelegentlich auch nach Implantation eines suburethralen Bandes vorkommen, wenn dadurch die Elastizität im Blasenhalsbereich beeinträchtigt wurde. Bei der Patientin äußert sich das als de novo entstandener unkontrollierter Urinabgang

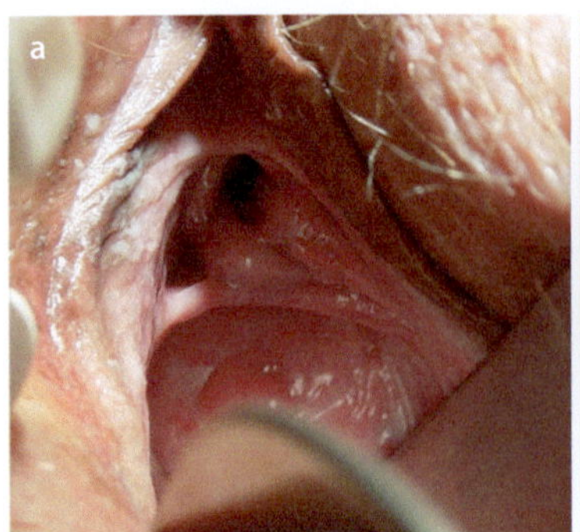

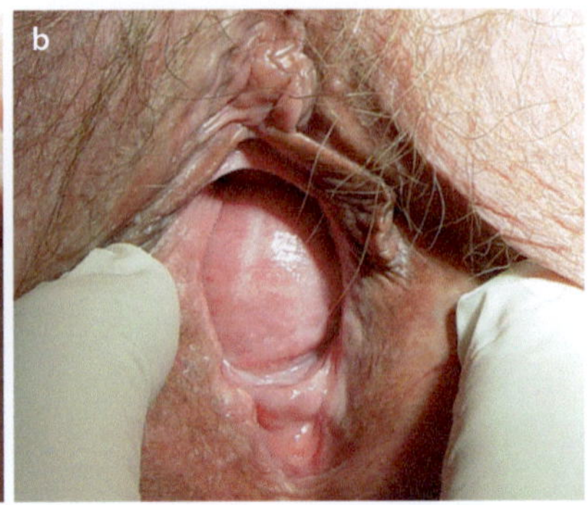

Abb. 14.65 **a** Narbe im Bereich der Scheidenvorderwand. **b** Enterozele hinten

beim Aufstehen aus dem Bett. Im Allgemeinen tritt das zum ersten Mal einige Tage nach der Operation auf. In den nachfolgenden Wochen und Monaten kehrt die Elastizität in der ZCE meist langsam zurück, sehr wahrscheinlich bedingt durch nachlassende Gewebespannung in der Scheidenwand. Damit bessert sich die Inkontinenzsymptomatik.

Chirurgische Wiederherstellung der Elastizität in der Blasenhalsregion

Grundvoraussetzung für die Normalisierung der Blasenfunktion ist, dass Scheidenhaut, Urethra und Blase sich gegeneinander verschieben können. Um die Elastizität in der Blasenhalsregion wieder herzustellen, muss daher die Scheide von Urethra und Blasenhals abpräpariert und das gesamte Narbengewebe bis in den Bereich der seitlichen Beckenwände entfernt werden (Urethrovesikolyse).

14

Ein einfacher Verschluss der Wunde würde erneut zur Narbenbildung und zum unkontrollierten Urinverlust führen. Um das zu verhindern, muss frisches Gewebe in die Blasenhalsregion gebracht werden, damit es elastisch bleibt.

Nachfolgend werden mehrere Möglichkeiten vorgestellt, mit denen die Autoren Erfahrungen gesammelt haben:

- I-Plastik
- Hauttransplantate: - Freier Hautlappen - Bulbokavernosus-bzw. Labium-majus-Hautfettlappen
- Singapur-Lappen

I-Plastik

Eine I-Plastik kann durchgeführt werden, wenn ausreichend Scheidenhaut vorhanden ist und kein Gewebedefizit vorliegt. Dies ist in der Regel nach Burch-Kolposuspensionen der Fall. Die I-Plastik ist die einfachste der 3 Techniken. Bei der I-Plastik wird die Elastizität dadurch wiederhergestellt, dass überschüssige Scheidenhaut in die Blasenhalsregion verlagert, die Menge des Gewebes dadurch vermehrt und eine erneute starre Narbenbildung verhindert wird (Abb. 14.66a, b).

Nach Aquadissektion mit Adrenalin erfolgt von der Urethramitte bis mindestens 3 cm hinter den Blasenhals eine oberflächliche Längsinzision. Mit der Präparierschere wird dann vorsichtig die Narbenschicht zwischen Scheide und Urethra/Blase aufgesucht und die Scheidenhaut weiträumig von dem darunter gelegenen Narbengewebe abpräpariert Dies wird vorne bis zum Meatus, hinten bis zur Zervix oder Hysterektomienarbe und seitlich bis in die Sulci hinein durchgeführt. Die Haut muss frei gegen die

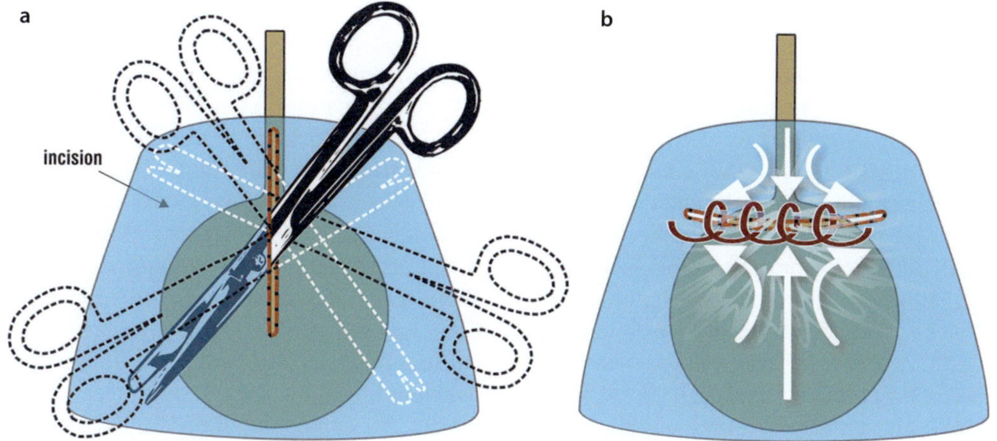

Abb. 14.66 a, b I-Plastik. Die Scheidenhaut wird weiträumig von dem darunter gelegenen Narbengewebe abpräpariert (a) und die mobile Scheidenhaut dann quer ohne Spannung vernäht (b)

Unterlage verschiebbar sein. Eine sorgfältige, aber vorsichtige Blutstillung mit der bipolaren Pinzette verhindert ein Hämatom und eine dadurch bedingte erneute Narbenplatte. Die mobile überschüssige Haut wird mit einer querverlaufenden Naht in Richtung ZCE verschlossen. Die I-Plastik wird nur dann zu einem lang anhaltenden Erfolg führen, wenn ausreichend Scheidengewebe vorhanden ist.

Hauttransplantate Wenn nicht genug Scheidenhaut vorhanden ist, um die Wunde spannungsfrei zu schließen und die Elastizität wiederherzustellen, muss ein Hauttransplantat eingesetzt werden.

Es gibt 3 Optionen:

1) Freier Hautlappen aus der Region des Unterbauches
2) Bulbokavernosus- bzw. Labium-majus-Hautfettlappen
3) Singapur-Lappen

Beigrößeren Defekten sollten Labium-majus-Hautfett- oder Singapur-Lappen angewendet werden, da diese ihre eigene Blutversorgung haben und nicht atrophieren.

Welche Operation auch immer durchgeführt wird, sie muss die Elastizität der ZCE wiederherstellen. Jede Operation birgt eigene Probleme. Freie Hauttransplantate aus dem Unterbauch müssen von der Blasenbasis und dem angrenzenden Scheidengewebe revaskularisiert werden

Labium-majus-Hautfettlappen- und Singapur-Lappen-Transplantate verfügen über eine eigene Blutversorgung, müssen jedoch durch einen Kanal zwischen der Vulva-Haut und dem Knochen geführt werden, um die Vagina zu erreichen. Eine postoperative Verengung des Kanals kann die Blutversorgung des Transplantats unterbrechen. Bei einem Labium-majus-Hautfettlappen werden häufig Haare in die Vagina eingebracht, was für manche Frauen ein Problem darstellen kann. Diese Haare verschwinden in aller Regel mit der Zeit. Singapur-Lappen-Transplantate, die von der Innenseite des Oberschenkels stammen, sind unbehaart und bieten eine umfangreichere Fläche für Patientinnen mit großen Geburtsfisteln.

Eine Transplantation eines Hautlappens aus der Labium-majus- oder Oberschenkel-Region ist allerdings technisch schwieriger durchzuführen als die vorher genannten Techniken, hat aber den großen Vorteil, dass die Hautfetttransplantate aufgrund einer eigenen Blutversorgung elastisch bleiben und kaum schrumpfen.

▪▪ Freier Hautlappen aus der Region des Unterbauches

Diese Technik kann, abhängig vom Befund, sowohl bei einer Längs- als auch Querinzision durchgeführt werden. Wie bei der I-Plastik wird nach Aquadissektion die Narbenschicht aufgesucht und die Scheidenhaut von der narbigen Unterlage beidseitig bis in die Sulci abpräpariert, bis keine narbigen Einziehungen mehr vorhanden sind. Das Narbengewebe wird so weit reseziert, bis die ZCE wieder elastisch ist. Im Rahmen dieser Präparation zieht sich die Scheidenhaut meist zurück, wodurch ein Hautdefekt entsteht.

Um den Scheidenhautdefekt decken und einer erneuten Narbenbildung entgegen wirken zu können, wird ein Vollhauttransplantat von etwa 5×3–4 cm (◘ Abb. 14.67a, b) aus einer Körperregion entnommen, die elastisch ist. Die Autoren bevorzugen den Unterbauch, da es hier postoperativ selten und wenn, dann nur zu geringen Schmerzen kommt.

Das Wundgebiet für das Implantat muss bluttrocken sein. Nach Entfernen des Unterhautfettgewebes mit der Schere wird der freie Hautlappen im Bereich der ZCE mit einer Reihe von Durchstichnähten an seiner Unterlage fixiert. Bei der Naht des Transplantats an der Unterlage ist äußerste Sorgfalt geboten, um Hämatome zu vermeiden, die zu einem Misserfolg führen würden. Es ist wichtig, eine gute Blutstillung an der Stelle sicherzustellen, an der das Hauttransplantat eingesetzt wird. Diese Nähte sollen verhindern, dass der Hautlappen durch Wundsekret oder ein Hämatom den Kontakt zu seiner Unterlage verliert. Zum Schluss wird der Lappen in die umgebende Scheidenhaut mit Vicryl oder Dexon der Stärke 2/0 eingenäht. Bei den Durchstichnähten und beim Einnähen des Lappens muss darauf geachtet werden, dass die Nähte nicht zu fest angezogen werden, um eine schlechte Durchblutung zu vermeiden.

Es ist schwierig, die richtige Größe des Transplantats abzuschätzen. Normalerweise schrumpft ein Transplantat, das gut anwächst, in den folgenden 6 Monaten um mindestens 50 %. Umgekehrt kann bei einem zu großen Lappen das neu geschaffene Hammock so weich sein, dass die Urethra bei Belastung nicht ausreichend verschlossen wird. Eine sich daraus entwickelnde SUI kann allerdings frühestens nach 6 Monaten

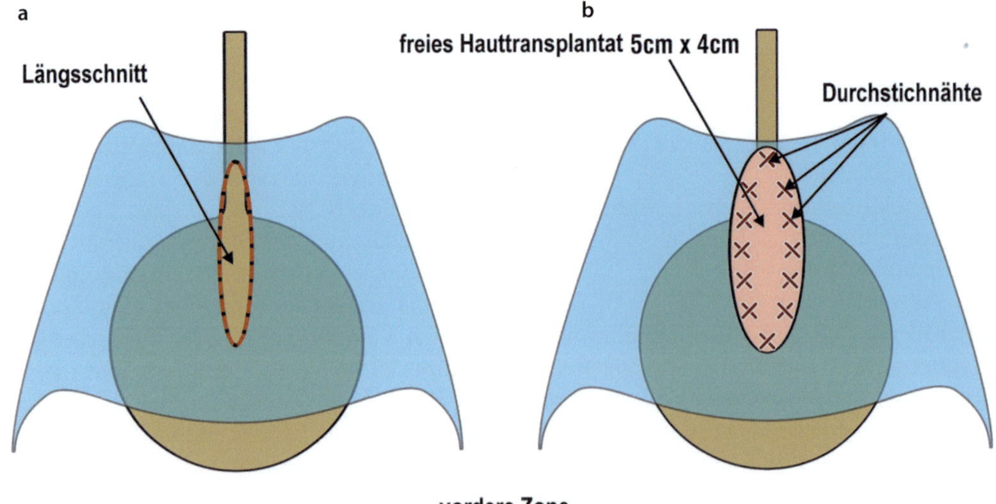

◘ **Abb. 14.67** **a, b** Mit Durchstichnähten fixierter freier Hautlappen im Bereich des Blasenhalses

durch eine suburethrale Schlinge geheilt werden.

Ein weiterer Nachteil dieser Technik besteht darin, dass der Lappen in bis zu einem Drittel der Fälle abgestoßen wird. Dies führt zu einer verstärkten Fibrose in ZCE und einer Verschlechterung der Symptome.

Bulbokavernosus-bzw. Labium-majus-Hautfettlappen mit Gefäßstiel

Bei größeren Defekten haben sich der Labium-majus-Hautfettlappen, der auch Bulbokavernosus-Hautfettlappen genannt wird (◘ Abb. 14.68a–g), sowie der Singapur-Lappen (◘ Abb. 14.70) bewährt, da diese Lappen ihre eigene Blutversorgung haben.

Die Entnahme und Implantation eines Bulbokavernosus-Hautfettlappens aus dem Bereich des Labium majus ist technisch anspruchsvoller als die zuvor beschriebenen Möglichkeiten. Sie bietet jedoch einen entscheidenden Vorteil: Der Lappen bleibt elastisch und schrumpft aufgrund seiner eigenen Blutversorgung kaum.

Zunächst wird eine Urethrovesikolyse wie beim freien Hautlappen durchgeführt. Aus der großen Schamlippe wird dann ein 4–5 cm messendes elliptisches Hautareal mit

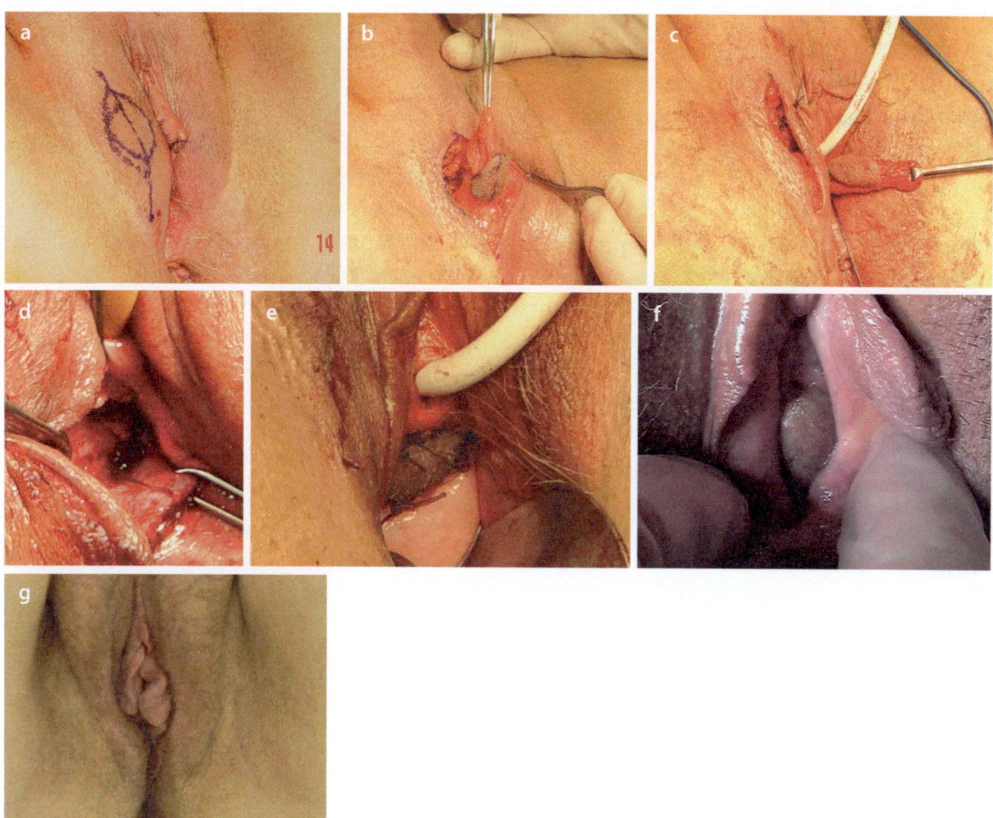

◘ **Abb. 14.68** **a** Umschneidungsfigur. **b** Hautfettlappen mit Gefäßstiel. **c** Einschwenken des Lappens in die Scheide durch einen Kanal, der in den Sulcus reicht. **d** Querinzision am Blasenhals. Das Narbengewebe am Blasenhals und der Urethra ist bis zum Blasenboden entfernt. **e** Der Lappen wird in die umgebenden Scheidenwundränder eingenäht, die Labium-majus-Wunde durch eine intrakoreale Naht verschlossen. **f** Hauttransplantat nach 3 Monaten. **g** Große Schamlippe nach 6 Monaten

umgebendem Fettgewebe (◘ Abb. 14.68a) und einem Gefäßstiel (◘ Abb. 14.68b) herauspräpariert, der vom M. bulbocavernosus ausgeht. Der gestielte Lappen wird durch einen in den paravaginalen Sulcus reichenden Kanal in die Scheide eingeschwenkt (◘ Abb. 14.68c), das Fettgewebe im Bereich des Wundgebiets an der Unterlage mit Nähten fixiert und der Wundrand mit der umgebenden Scheidenhaut vernäht (◘ Abb. 14.68e). Die Nachuntersuchung nach 6 Monaten zeigt das Ergebnis (◘ Abb. 14.68g).

Ergebnisse (TVS-1). Mit dem gestielten Lappen werden signifikant bessere Ergebnisse erzielt als mit der I-Plastik oder dem freien Hautlappen. Goeschen (2006) hat die Erfolgsraten der 3 Techniken (I-Plastik: n = 13, freier Hautlappen: n = 21, Labium-majus-Hautfettlappen: n = 53) in einer klinischen Studie an 87 Patientinnen überprüft. Die Heilungsraten (<10 g Urinverlust in 24 h) nach 1 Jahr lagen bei 23 %, 52 % und 78 %, wobei 5 Patientinnen der Gruppe „freier Hautlappen" und 11 Patientinnen der Gruppe „gestielter Lappen" zusätzlich mit einer suburethralen Schlinge 6 Monate nach der TVS-Operation versorgt werden mussten. Der Zweiteingriff war notwendig, weil aufgrund eines zu weichen neugeschaffenen Hammock die Urethra bei Belastung nicht ausreichend verschlossen werden konnte.

14

Die mittlere Operationsdauer für die Narbenentfernung und Deckung mit dem Hautfettlappen lag bei 73 min (41–98 min). Es sind keine Verletzungen von Urethra oder Blase und keine transfusionspflichtigen Blutungen aufgetreten. Der durchschnittliche stationäre Aufenthalt lag bei 5 Tagen (2–8 Tagen). Alle Patientinnen sind nach 4 h aufgestanden; 3 Patientinnen konnten nach Entfernen des Katheters am 1. postoperativen Tag nicht spontan Wasser lassen, so dass nochmals für 1 Tag ein Dauerkatheter erforderlich war.

Zwei freie Hautlappen wurden abgestoßen und mit einem gestielten Lappen gedeckt. In der Gruppe, die mit einem gestielten Hautfettlappen korrigiert wurden, kam es nur in 1 Fall zu einer Teilnekrose des Lappens, die ohne weitere Operation abheilte. Trotzdem war die Patientin kontinent.

Ultraschallkontrolle nach einem Labium-majus-Flap

Mittels Ultraschalluntersuchung kann überprüft werden, ob die Blasenhalsregion und die ZCE wieder elastisch sind (◘ Abb. 14.69).

Singapur-Lappen nach erfolgreichem Fistelverschluss, aber anhaltender Leckage

Die Entnahme und Implantation eines Singapur-Lappens (◘ Abb. 14.70) entspricht der des Labium-majus-Hautfettlappens (◘ Abb. 14.68a–g), mit dem Unterschied, dass der Singapur-Lappen aus dem Oberschenkel lateral der großen Schamlippe entnommen wird. Das hat den Vorteil, dass auch größere Hauttransplantate verwendet werden können.

Ergebnisse (TVS-2). Mit der Einführung des Singapur-Lappens bei Narben im Bereich der ZCE (◘ Abb. 14.70) stieg die Erfolgsquote nach Fistelverschluss deutlich an. Ursprünglich wurde ein Labium-majus-Hautfettlappen zur Deckung des Defekts verwendet. Später stellte Browning fest, dass ein größeres Transplantat aus der Haut des inneren Oberschenkels, der sog. Singapur-Lappen besser geeignet war, und erzielte bemerkenswerte Ergebnisse.

Dieses Hauttransplantat wurde zunächst bei Patientinnen implantiert, bei denen alle vorherigen Reparaturversuche fehlgeschlagen waren. Einige waren bis zu 9-mal in verschiedenen Krankenhäusern operiert worden und immer noch komplett nass. Durch das Durchtrennen und Lösen der Verwachsungen konnte die unter starker Spannung stehende vordere Vaginalwand sich „entfalten". Der durch Narben nach hinten gezogene Harnröhrenausgang konnte nach vorne zurückkehren und der nach vorne gezogene Gebärmutterhals wieder seine normale hintere Position einnehmen. Das war möglich,weil die durch Narben-

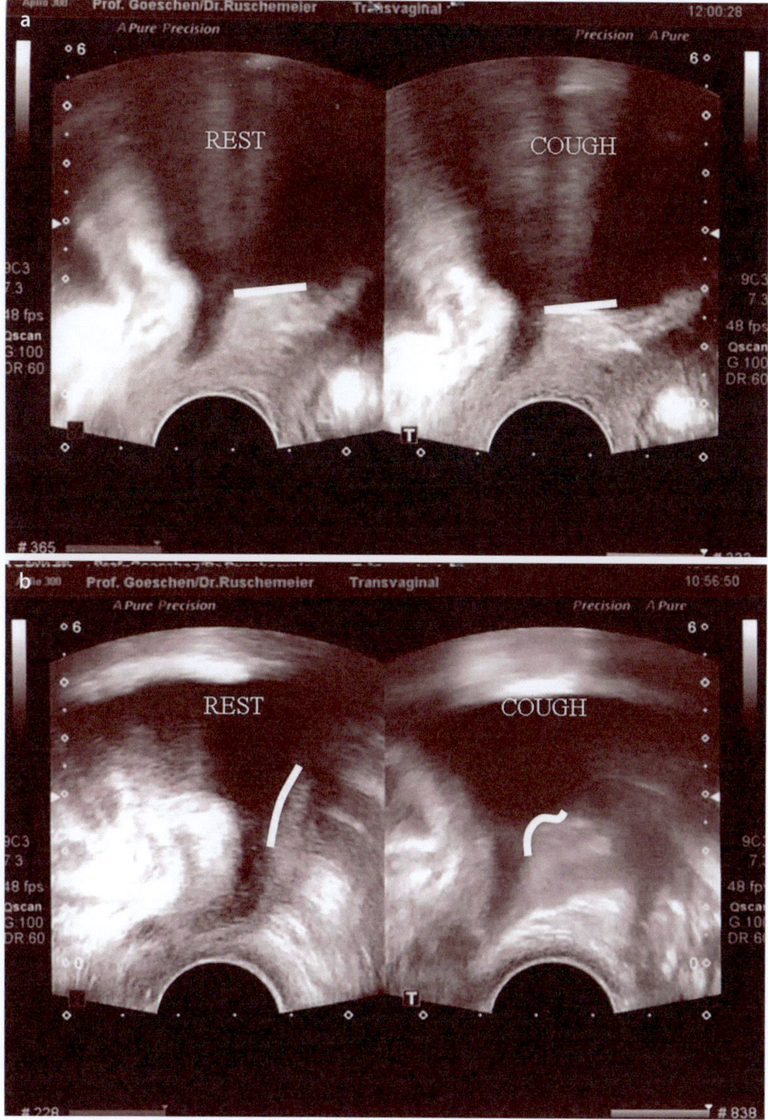

Abb. 14.69 **a**, **b** Ultraschallbefunde vor (oben) und nach (unten) der Wiederherstellung der Elastizität. (a) Vor der Operation: keine Bewegung des Blasenhalsbereichs bei Husten oder Belastung (b) Nach der Operation: normale Bewegung des Blasenhalsbereichs

resektion entstandene 2–3 cm große Lücke in der Vagina mit dem Singapur-Lappen überbrückt wurde.

71 % dieser Patientinnen wurden vollständig kontinent und bei den meisten anderen verbesserte sich die Situation deutlich. Im Gegensatz dazu lag die Kontinenzrate bei ähnlichen Fällen, bei denen nicht auf ein TVS geachtet und daher kein Singapur-Lappen implantiert wurde, nur bei 26 %.

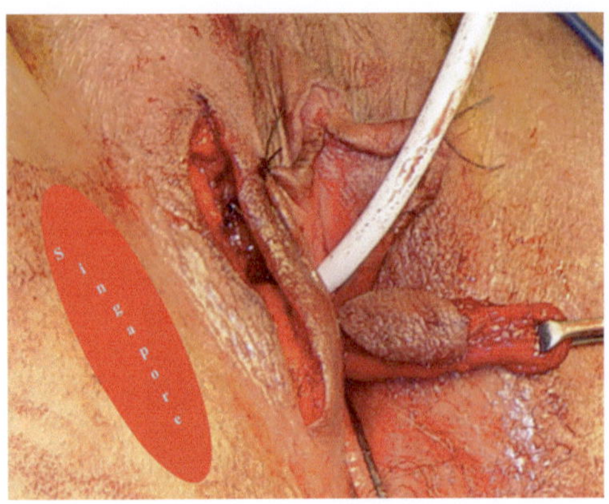

Abb. 14.70 Singapur-Lappen

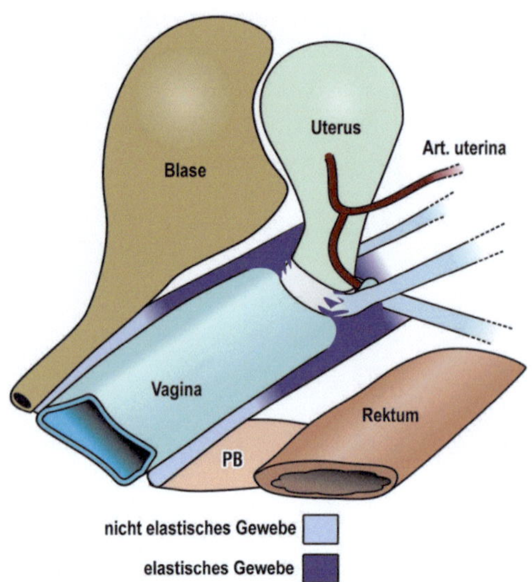

Abb. 14.71 Fibromuskuläre Abstützung der Scheidenwände. Im distalen Bereich von Scheide, Urethra und Rektum ist dichtes Bindegewebe vorhanden, proximal davon mehr elastisches in Form von glatter Muskulatur und Elastin. *PB* Perinealkörper

14.3 Operationen in der posterioren Zone

14.3.1 Allgemeine Überlegungen

Die **posteriore Zone** erstreckt sich vom zervikalen Ring bis zum Perinealkörper (PB). Sie enthält folgende Strukturen, die geschädigt sein können:

- Halteapparat des Uterus mit USL und CL Ligamenten
- Apikaler Scheidenbereich
- Rektovaginale Faszie (RVF)
- PB mit Ausläufern des externen Analsphinkters (EAS)

Diese Strukturen wirken nicht nur in der hinteren Zone synergistisch zusammen, sondern spielen eine zentrale Rolle im Gesamtsystem der Beckenbodenarchitektur. Das bedeutet, dass bei einem **Defekt im hinteren Bereich** oft auch die Funktion in der **vorderen oder mittleren Zone** betroffen ist.

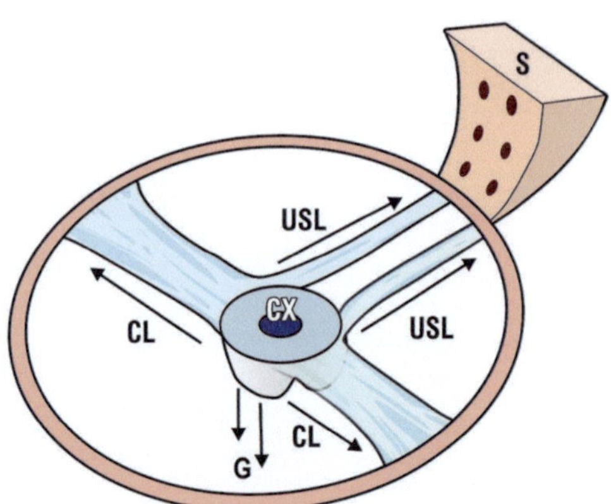

Abb. 14.72 Halte- und Stützapparat der Zervix, Blick von oben. Die *Pfeile* geben die Spannungslinien wieder, die durch die Ligamente erzeugt werden. *CL* kardinale Ligamente, *CX* Zervix, *G* Schwerkraft, *S* Sakrum, *USL* uterosakrale Ligamente

Uterovaginaler Deszensus/Prolaps

Die Zervix uteri nimmt aus statischer Sicht eine Schlüsselstellung im kleinen Becken ein (Abb. 14.71 und 14.72). Der zervikale Ring (Abb. 14.71) besteht aus reinem Kollagen (Abb. 14.72) und ist 5-mal reißfester als ein intaktes Ligament und 30-mal stärker als eine Faszie. Insofern stellt die Zervix den stabilsten Verankerungspunkt für Ligamente und fibromuskuläre Faszien im Beckenboden dar.

Alle Faszienscheiden sind miteinander verbunden und laufen am zervikalen Ring zusammen (▪ Abb. 14.73 und 14.74). Sie erstrecken sich von der PCF vorne, über den ATFP superolateral und die apikale Faszie hinten zu der zwischen Scheide und Rektum gelegenen und zum PB ziehenden RVF (Denonvilliers-Faszie). Die Scheidenvorderwand wird also durch die PCF und die Seiten- und Hinterwand durch die RVF verstärkt (▪ Abb. 14.74). Ein Riss an den

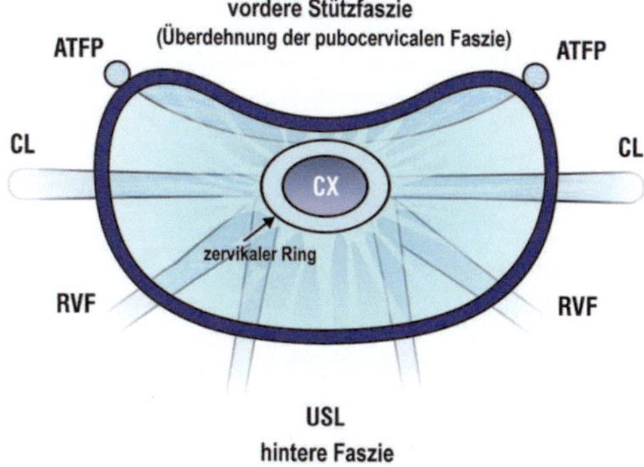

▪ **Abb. 14.73** Verbindungen der Beckenfaszien untereinander. 3-D-Sicht mit Blick in den Fornix der Scheide. Alle faszialen und ligamentären Strukturen inserieren direkt oder indirekt in den zervikalen Ring. *ATFP* Arcus tendineus fasciae pelvis, *CL* kardinale Ligamente, *CX* Cervix, *PCF* pubozervikale Faszie, *RVF* rektovaginale Faszie, *USL* uterosakrale Ligamente

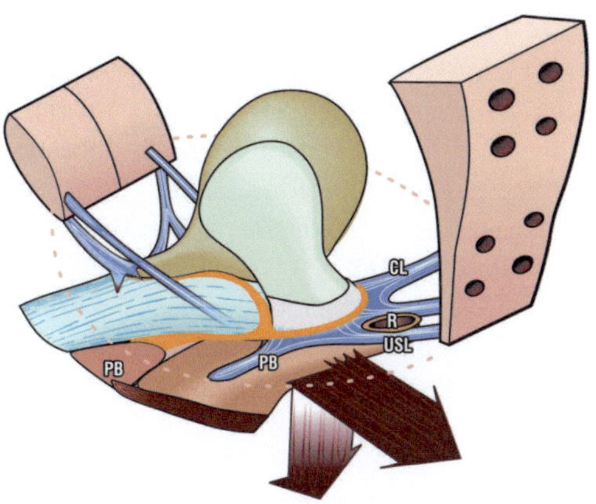

▪ **Abb. 14.74** Der zervikale Ring (*gelb*) ist ein wichtiger Befestigungspunkt für die PCF, RVF und apikale Faszie. *CL* kardinales Ligament, *PB* Perinealkörper, *PCF* pubozervikale Faszie, *R* Rektum, *RVF* rektovaginale Faszie, *USL* uterosakrale Ligamente

Befestigungspunkten des zervikalen Rings kann daher gleichzeitig zu einer hohen Zysto-, Rekto- oder Enterozele führen.

Die Scheide ist über die Zervix und die hier befestigten USL und CL an der Beckenwand verankert. Sie wird von den Muskeln der LP gespannt (▪ Abb. 14.75 und 14.76). Sowohl die strukturbedingte Festigkeit der Kollagenfasern als auch die Kontraktionen der glatten Muskelfasern in den USL und CL tragen zur Spannung der Scheide bei und wirken der Schwerkraft entgegen (▪ Abb. 14.72).

Risse oder Lücken in der Faszie sowie Überdehnung der Stütz- und Haltebänder infolge von Geburten sind verantwortlich für die Entstehung eines Descensus/Prolaps uteri et vaginae. Es gibt aber auch Nulliparae mit angeborener Bindegewebeschwäche, bei denen dieses Problem auftreten kann.

Ein Tiefertreten der Portio oder Scheide bis zum Introitus wird Deszensus (▪ Abb. 14.77a), ein Vorfall vor den Introitus Prolaps genannt (▪ Abb. 14.77b). Zum Descensus

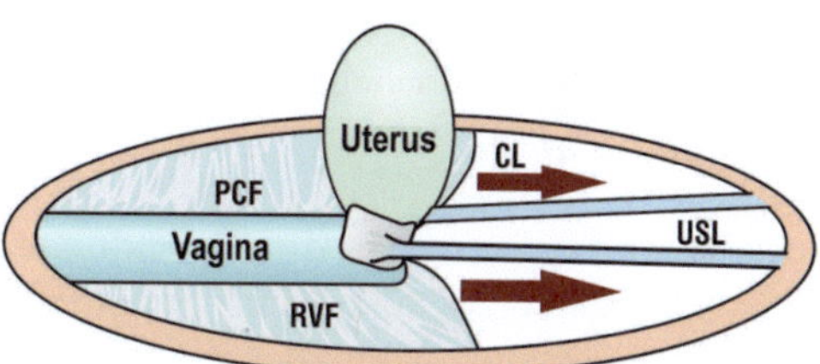

▪ **Abb. 14.75** Schematische Darstellung des Faszienhalteapparats, der im Normalfall einen Scheidenprolaps verhindert. *Pfeile* Zugrichtung der Levatorplatte (LP), *CL* kardinales Ligament, *PCF* pubozervikale Faszie, *RVF* rektovaginale Faszie, *USL* uterosakrale Ligamente

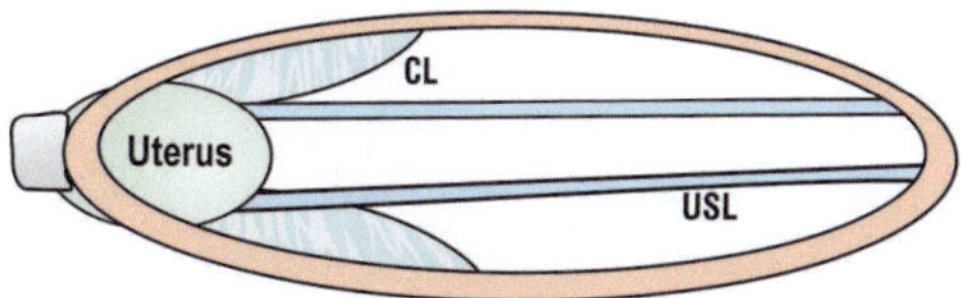

▪ **Abb. 14.76** Ein Prolaps entsteht, wenn die CL und USL sowie die Scheidenfaszie erschlafft sind. *CL* kardinales Ligament, *USL* uterosakrales Ligament

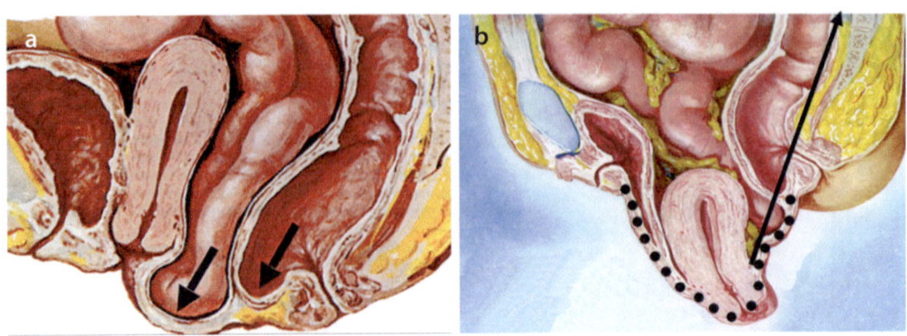

■ **Abb. 14.77** **a** Descensus, **b** Prolaps uteri mit Zysto-, Entero-, Rektozele. *Schwarze gepunktete Linie* Scheidenaußenwand, *schwarzer Pfeil* Repositionsrichtung

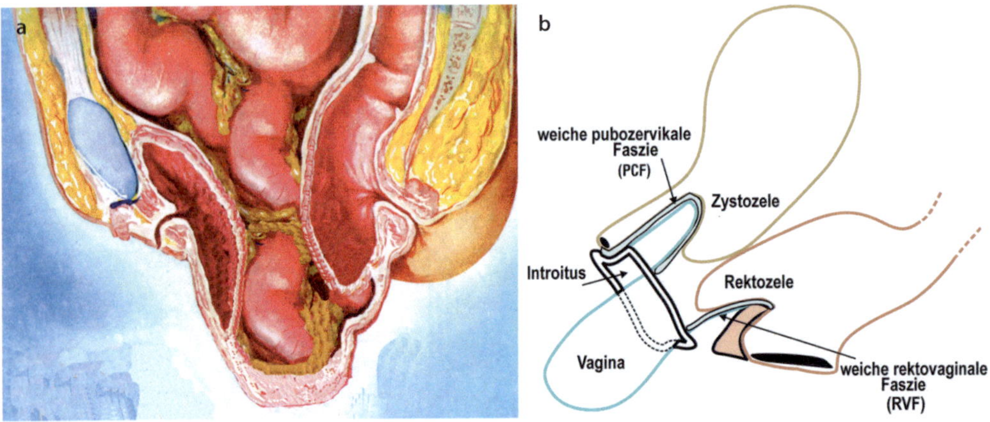

■ **Abb. 14.78** **a** Scheidenprolaps (Ausstülpung, Intussuszeption) nach Hysterektomie. **b** Schematische Darstellung

uteri kommt es, wenn nur die CL und/ oder USL nachgeben. Bei zusätzlicher Schlaffheit der Scheidenwände kann der Uterus sich weiter nach unten senken und mitsamt den Scheidenwänden nach außen vorfallen (■ Abb. 14.77b). Dadurch werden hinten der Douglas-Raum und vorne das Spatium vesicouterinum geöffnet, was die Entstehung einer Traktionsentero-, -zysto- oder -rektozele (■ Abb. 14.77 und 14.78) begünstigt.

Eine Hysterektomie schwächt den faszialen und ligamentären Halt der Scheidenwände am zervikalen Ring und führt zur Atrophie dieser Strukturen (■ Abb. 14.79a–c). Der Ramus descendens der A. uterina (■ Abb. 14.80a, b) dient als Hauptblutversorger für die apikale Faszie und die USL. Nach der Hysterektomie werden die Ligamente und die Faszie nicht mehr ausreichend mit Blut versorgt. Das führt zur Atrophie. Die Atrophie erklärt, warum es zumeist schwierig ist, die USL bei hysterektomierten Patientinnen zu finden. Insofern bietet der Erhalt des Uterus den besten Schutz gegen die Bildung eines Prolapses und gegen eine Inkontinenz (Brown et al. 2000; Petros 2000).

Bei einem Scheidendeszensus/-prolaps mit oder ohne eine Hysterektomie handelt es sich pathophysiologisch um eine Hernie oder Intussuszeption (Einstülpung; ■ Abb. 14.78). Um dauerhaft ein Rezidiv zu verhindern, müssen Scheidenwände und Scheidengrund wie bei einer Hernie z. B. mit Netzstreifen verstärkt werden. Weiterhin ist eine Korrektur der USL, der PCF und RVF und des Scheidengrunds im Bereich des zervikalen Rings notwendig.

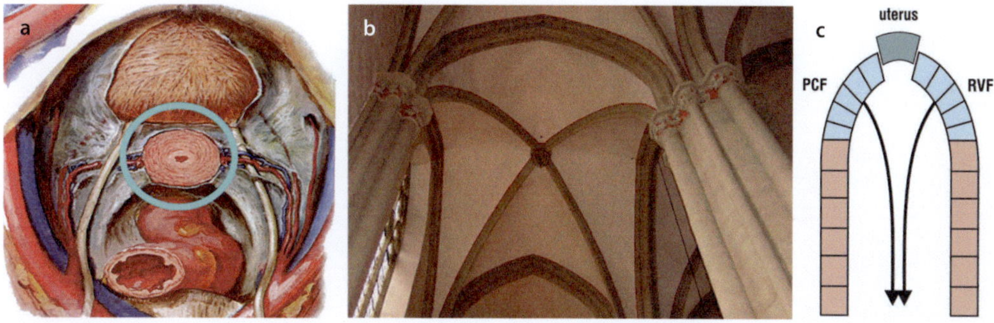

Abb. 14.79 **a** Die Gebärmutter, zu der nahezu alle Befestigungsbänder des Beckenbodens ziehen, ist zentral im Beckenboden verankert und bildet den „Schlüsselstein" der Konstruktion. **b, c** Der Beckenboden einer Frau ähnelt der Kuppel einer Kathedrale. *PCF* pubozervikale Faszie, *RVF* rektovaginale Faszie

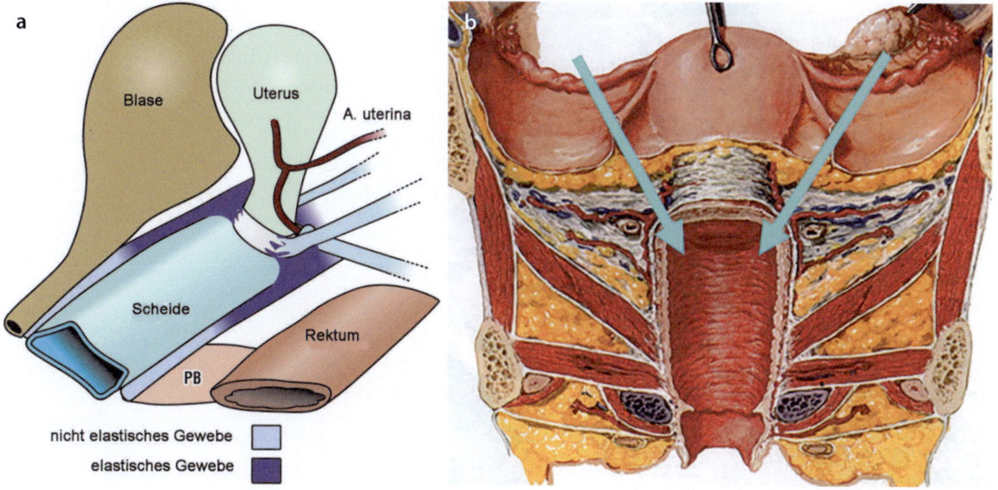

Abb. 14.80 **a** Der Ramus descendens der A. uterina dient als Hauptblutversorger für die apikale Faszie und die uterosakralen Ligamente (USL). **b** Eine Hysterektomie ligiert die A. uterina und vermindert damit die Blutversorgung im Scheidenapex. *PB* Perinealkörper

Entero-/Rektozele

Die RVF verbindet die Scheidenhinterwand mit dem PB distal und den Muskeln der LP kranial (Abb. 14.81; Nichols und Randall 1989). Durch Kontraktion der LP (Pfeil in Abb. 14.81) wird die hintere Scheidenwand gegen den Widerstand des PB horizontal nach hinten gezogen. Eine ausreichende Festigkeit der RVF in Kombination mit dem nach hinten gerichteten Zug der LP bilden die Hauptfaktoren, die eine Hernie im Bereich der Scheidenhinterwand verhindern.

Sind die RVF und die an ihr befestigten Ligamente (CL und USL) defekt, kann sich eine Lücke bilden, durch die sich die Rektumvorderwand ballonartig nach vorne zur Scheide hin vorwölben kann. Es entsteht eine **Rektozele** (Abb. 14.82). Die Ränder der RVF werden dadurch weit nach lateral gedrängt (Abb. 14.82, Pfeile) und der rektovaginale Raum eingeengt. Er verklebt mit dem angrenzenden Gewebe (Abb. 14.83).

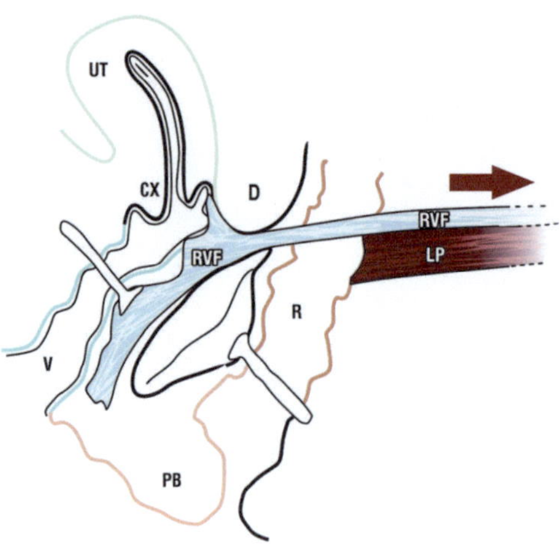

▪ **Abb. 14.81** Verlauf der RVF vom PB bis zur LP. *CX* Zervix, *D* Douglas-Raum, *LP* Levatorplatte, *PB* Perinelakörper, *R* Rektum, *RVF* rektovaginale Faszie, *UT* Uterus, *V* Vagina

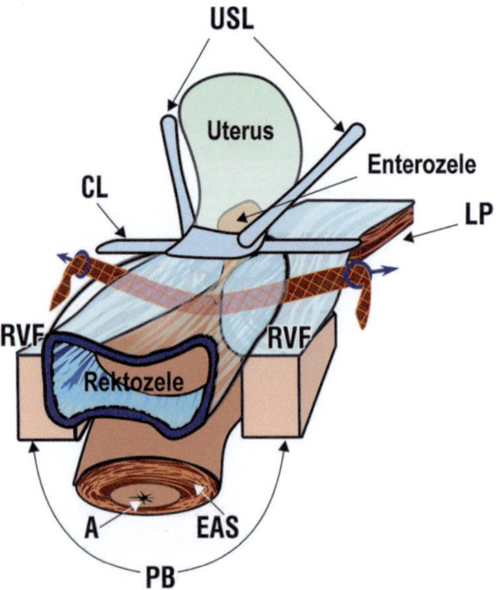

▪ **Abb. 14.82** Auseinanderweichen der RVF und des PB nach lateral fördern eine Protrusion der Rektumvorderwand ins Scheidenlumen. Eine Schädigung der apikalen Faszie zieht eine Enterozele nach sich. *A* Anus, *CL* kardinale Ligamente, *EAS* externer Analsphinkter, *LP* Levatorplatte, *PB* Perinelakörper, *RVF* rektovaginale Faszie, *USL* uterosakrale Ligamente

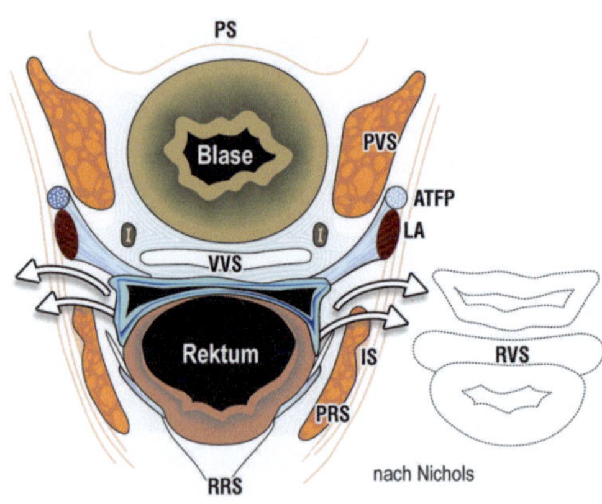

▪ **Abb. 14.83** Verlagerung der vorderen Rektumwand nach oben außen. Die dadurch entstehende Rektozele engt den rektovaginalen Raum ein und verdrängt ihn nach lateral. Durch direkten Kontakt von Scheide und Rektum kommt es zu Verklebungen. *ATFP* Arcus tendineus fasciae pelvis, *IS* Spina ischiadica, *LA* M. levator ani, *PRS* pararektaler Raum, *PS* Symphysis pubica, *PVS* pubovesikaler Raum, *RRS* retrorektaler Raum, *RVS* rektovaginaler Raum, *S* Spina ischiadica, *VVS* vesikovaginaler Raum

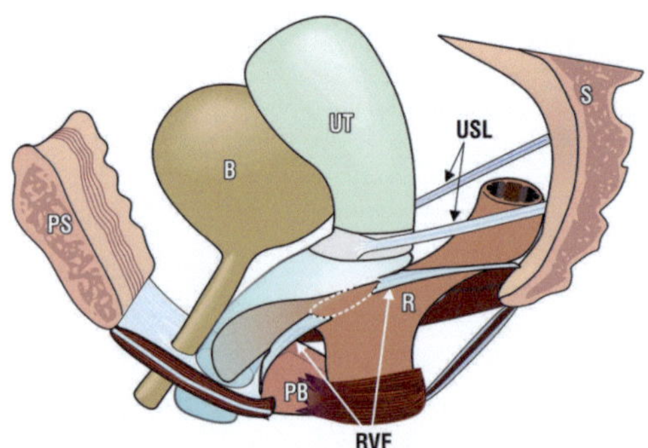

▪ **Abb. 14.84** Eine hohe Rektozele (RVF-Defekt) kann mit einer Enterozele (apikaler Defekt) verwechselt werden. *B* Blase, *PB* Perinealkörper, *PS* Symphysis pubica, *R* Rektum, *RVF* rektovaginale Faszie, *S* Saktum, *USL* uterosakrales Ligament, *UT* Uterus

Schäden im apikalen Anteil der RVF führen zur **Enterozele** (▪ Abb. 14.82). Eine hohe Rektozele kann als Enterozele fehlgedeutet werden und umgekehrt (▪ Abb. 14.77 und 14.84).

14

Ein Defekt in der RVF (■ Abb. 14.84) macht den nach hinten gerichteten Zug auf die Scheidenhinter- und Rektumvorderwand unwirksam. Da die Streckung der Rektumvorderwand die Grundvoraussetzung für eine normale Darmentleerung darstellt, kommt es bei fehlender Spannung in der Darmwand zu Entleerungsproblemen („stool-outlet obstruction") und bei einem Drittel der Patientinnen zur Invagination (innerer Rektumprolaps; ▶ Abschn. 6.2).

Für die Normalisierung der Defäkation ist es daher wichtig, dass die Anatomie wieder hergestellt und Faszienlücken verschlossen werden. Damit die LP die Scheide und die Rektumvorderwand wieder ausreichend strecken kann, muss die RVF lateral und zentral korrigiert werden.

> Wegschneiden von überschüssiger Scheidenhaut über dem Zentrum der Vorwölbung und Zusammennähen der Wundränder führt zu einer weiteren Schwächung der bereits schlaffen Haut und damit kurzfristig zum Rezidiv. Ein über die Rektozele eingebrachtes Netz normalisiert das System ebenfalls nicht.

Um die Funktion wieder herzustellen, muss die nach lateral abgewichene Faszie nach medial gebracht und die Scheidenhinterwand zentral verstärkt werden.

14.3.2 Chirurgische Korrektur im Speziellen

> Exkurs: Die Grundlagen der Deszensuschirurgie stammen aus dem letzten Jahrhundert. Bereits Fothergill (1907) war der Meinung, dass eine Korrektur der Bandverbindungen im Beckenbereich von entscheidender Bedeutung ist. Er legte in seiner Manchester-Fothergill Operation großen Wert auf die Faszienunterstützung des Uterus. Nach Paramore (1908a) sind Beckenbodenmuskulatur und Faszien gleichermaßen wichtig, einem Deszensus entgegenzuwirken. Sturmdorf (1919) zeigte auf, dass der M. levator ani den intraabdominellen Druck auffängt, den uterovaginalen Winkel verschließt, das Scheidenlumen komprimiert und die Beckenfaszie spannt. In der Folgezeit wurden bevorzugt Muskelschäden für Defekte im Beckenboden verantwortlich gemacht. So vermuteten z. B. Berglas und Rubin 1953, dass eine Überdehnung der LP zum Muskelprolaps und zum Prolaps des horizontalen Anteils der Vagina führt.

In der Integraltheorie steht das Bindegewebe im Zentrum der Überlegungen. Ziel aller auf dieser Theorie basierenden Operationen ist es, den natürlichen Zustand des Stütz- und Befestigungsapparats der Unterleibsorgane wiederherzustellen. In der hinteren Zone ist nur selten eine Struktur isoliert geschädigt. Daher müssen vor einer Operation immer alle Ligamente und Faszien überprüft und, falls notwendig, korrigiert werden. Im Einzelnen betrifft das die bereits im ▶ Abschn. 4.2.4 erwähnten, von DeLancey (1999) beschrieben 3 Ebenen der vaginalen Unterstützung (■ Abb. 14.85).

- **Level 1:** pubovesikale Ligamente (PVL), PCF; Mitte: Zervikalring; hinten: USL, apikale RVF
- **Level 2:** PUL, ATFP, RVF
- **Level 3:** EUL, PM, PB

DeLancey konzentrierte sich hauptsächlich auf das posteriore Kompartiment. Die hintere Zone ist jedoch nicht der Ort, an dem die meisten Rezidive auftreten. Der Literatur zufolge geschieht dies häufiger im vorderen Kompartiment (Barber et al. 2014).

Außerdem zeigt die neuere Literatur, dass isolierte Defekte im anterioren, apikalen oder posterioren Kompartiment sehr selten sind (Smith et al. 2001; Boyles et al. 2003; Whiteside et al. 2004). Das heißt, wenn bei komplexen Beckenbodendefekten nur ein Teil rekonstruiert wird, kommt es zu

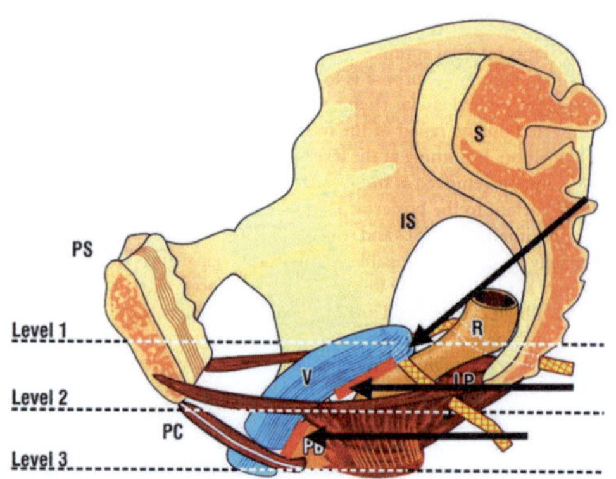

Abb. 14.85 Die 3 Level, in denen operative Korrekturen in der posterioren Zone notwendig sein können. *Oberer Pfeil* zeigt auf die uterosakralen Ligamente (USL), *mittlerer Pfeil* auf die rektovaginale Faszie (RVF), *unterer Pfeil* auf den PB. *LP* Levatorplatte, *IS* Spina ischiadica, *PB* Perinealkörper, *PC* Pudenduskanal, *PS* Symphysis pubica, *R* Rektum, *S* Sakrum, *V* Vagina

einer Druckverschiebung, die einen Prolaps an anderer Stelle verursacht (Goeschen 2015b).

Da komplexe Rekonstruktionen nur vaginal durchgeführt werden können, stellt sich nun die Frage, welche vaginale Technik die beste ist.

Eine multizentrische, randomisierte Studie von Barber et al. (2014) zeigt, dass die chirurgischen Erfolgsraten nach Fixierung des Scheidenendes am SSL (DeLancey et al. 2001; Abb. 14.86) oder nach einer USL-Suspension (Shull et al. 1992) zwischen 60,5 und 59,2 % lagen.

Diese nicht überzeugenden Ergebnisse sind unserer Meinung nach dadurch bedingt, dass geschädigtes Gewebe an geschädigtes Gewebe genäht und nicht durch ein künstliches Netz verstärkt wurde. Ein Rezidivdes Beckenorganprolapses (POP) wird jedoch nicht nur durch geschwächtes Gewebes verursacht, sondern auch durch Zug an der Wundnaht, bevor die Wunde ausreichend stabil ist. Eine heilende Wunde hat in den ersten Wochen nur wenig Festigkeit und wird ohne Verstärkung wieder nachgeben.

Die nach wie vor häufig durchgeführte Vaginaefixatio sacrospinalis vaginalis nach Amreich-Richter weist zwar wenig Rezidive auf, erzeugt aber eine falsche Geometrie (Abb. 14.86) und bedingt dadurch Zystozelen und andere Senkungszustände in bis zu 92 % (Holley et al. 1995) auf der kontralateralen Seite. Außerdem ist die Operation komplikationsträchtig (Abb. 14.86) und führt zu keiner Normalisierung der Anatomie und Physiologie.

Daneben ist seit Jahrzehnten bekannt, dass die vordere Zone hauptsächlich dem abdominalen Druck und der Schwerkraft ausgesetzt ist. Daher ist die Rezidivrate in diesem Bereich am höchsten, doppelt so hoch wie im posterioren Kompartiment (Petros und Ulmsten 1993g). Weber et al. (1989) und Sand et al. (2001a,b) berichteten, dass eine anteriore Kolporrhaphie zur Behandlung von Zystozelen nur in 30 bzw. 57 % erfolgreich war. Daher kann eine isolierte vordere Kolporrhaphie nicht mehr empfohlen werden.

Die Cochrane-Metaanalyse aus dem Jahr 2011 zeigt, dass die Verwendung eines transobturatorischen Netzes im Vergleich zur alleinigen anterioren Kolporrhaphie eine signifikant niedrigere Rezidivrate aufweist, die sich jedoch immer noch auf einem Niveau von 14 vs. 49 % bewegt (Maher et al. 2011, Yeung et al. 2024). Bereits 2001 wiesen Weber et al. (2001) und Sand (2001a,b) darauf hin, dass die Verwendung eines Netzes die Ergebnisse verbessert. In randomisierten kontrollierten Studien, in denen die anteriore Kolporrhaphie ohne und mit Netz verglichen wurde, waren die Erfolgsraten in den Netzgruppen besser (57 vs. 75 % bzw. 37 vs. 42 %), aber immer noch inakzeptabel hoch. Durch eine sakrospinale Fixation ohne Netzverstärkung ließ sich Rezidivrate in der vorderen Zone auf 13,7 % und hinten auf 7,2 % senken (Barber et al. 2014).

Das bedeutet: Mesh-Unterstützung ohne SSL-Fixationund SSL-Fixation ohne Mesh führen zu besseren Ergebnissen im vorderen Kompartiment als die traditionelle Kolporrhaphie. Daraus folgt, dass miteiner Kombina-

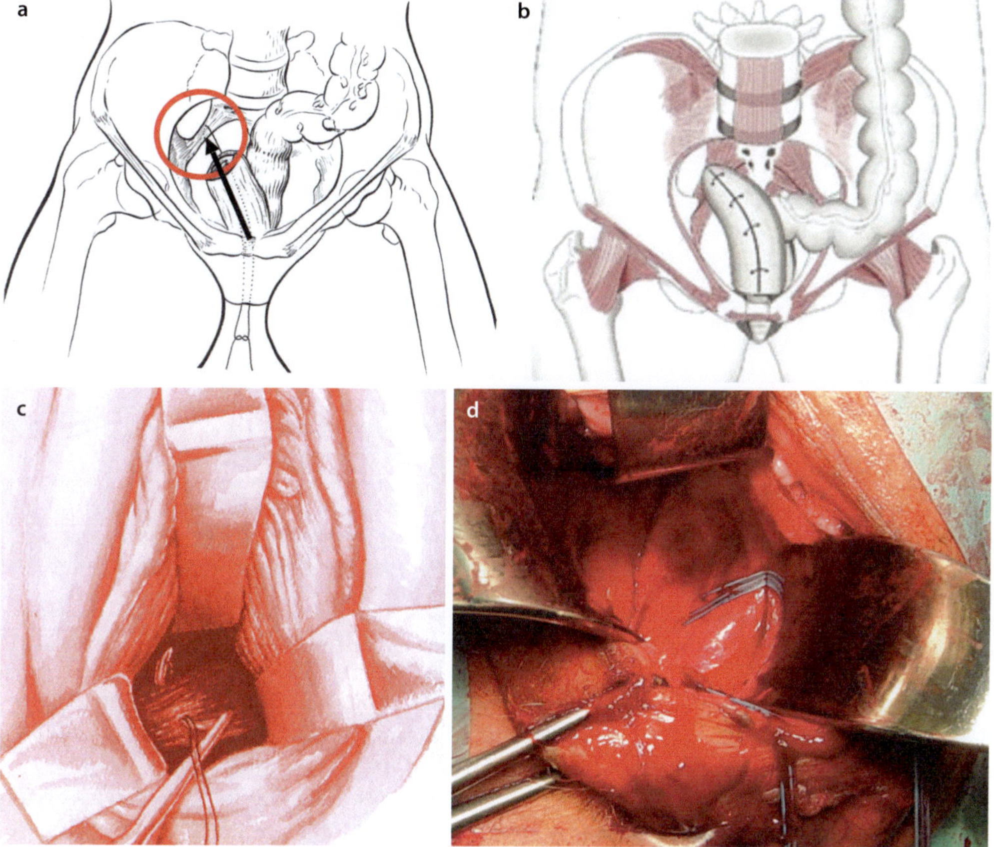

Abb. 14.86 Sakrospinale Fixation nach Amreich-Richter. **a**, **b** Falsche Geometrie. **c**, **d** Technisch aufwendige Präparation des Lig. sacrospinale (SSL)

tion aus beidem – Mesh und SSL-Fixation – die besten Ergebnisse erzielt werden.

Um die anatomischen Ergebnisse insbesondere bei hohen POP-Graden zu verbessern, haben wir unsere Operationstechnik seit 2007 modifiziert. Ein Prolaps aller Beckenorgane, bekannt als „Enteroptose“, stellt die größte chirurgische Herausforderung dar (Abb. 14.87).

Da das alleinige posteriore IVS-Verfahren nicht ausreichte, um die vordere Scheidenwand abzustützen und das Scheidende so weit nach hinten zu verlagern, dass eine normale vaginale Länge entsteht, änderten wir die Technik.

Bei Senkung/Prolaps der Beckenorgane kombinieren wir das posteriore IVS mit der Einlage eines anterioren transobturatorischen 4-Arm-Netzes (ATOM). Mit einem speziellen Instrument werden zusätzlich das hintere Band und die hinteren ATOM-Arme auf beiden Seiten an den SSL fixiert.

In unserem vaginalen Verfahren werden die Prinzipien der Integraltheorie und bewährten traditionellen Chirurgie kombiniert. Der wichtigste Schritt, der bei allen Patientinnen durchgeführt wird, ist die beidseitige Fixierung des posterioren IVS-Bandes anden SSL. Das Grundprinzip dieser Strategie besteht darin, die Vorteile bewährter Verfahren zu nutzen, indem gleichzeitig defekte Bänder und Stützstrukturen gestärkt werden.

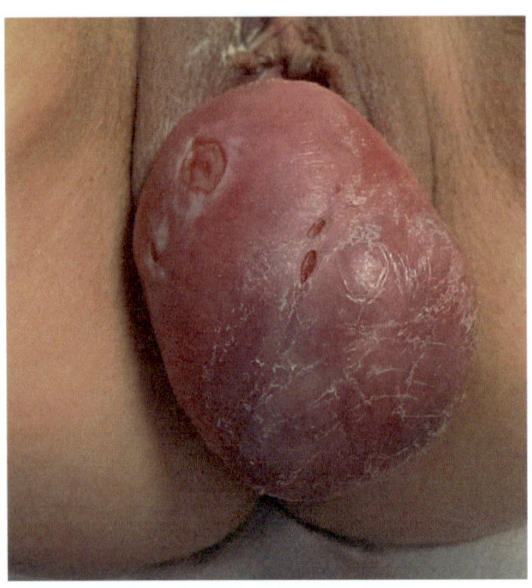

Abb. 14.87 Enteroptose mit vollständiger Protrusion der Scheide, des Uterus und der kaudalen Beckenorgane

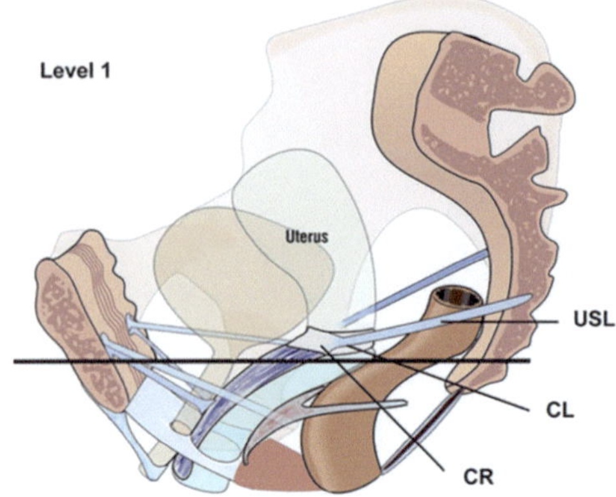

Abb. 14.88 Level-1-Unterstützung. Die obere Scheide und die Gebärmutter sind nach lateral durch die CL und nach hinten durch die USL mit dem knöchernen Becken in Höhe S2–S4 verbunden und werden von diesen Bändern in Position gehalten. *CL* kardinales Ligament, *CR* zervikaler Ring, *USL* uterosakrales Ligament

Level-1-Reparatur

Die operativen Korrekturen im **vorderen** Level-1-Bereich (PVL, PCF) sind in ► Abschn. 1 beschrieben, die im mittleren (Zervikalring) in ► Abschn. 4.

Bei einem **posterioren** Level-1-Schaden ist die LP nicht mehr in der Lage, die Scheide durch Zug nach hinten zu spannen (Abb. 14.88). Es gibt 3 Gründe, die verantwortlich sein können:

1. Erschlaffte oder zerrissene USL
2. Nach lateral abgewichene CL
3. Überdehnung oder Riss in der apikalen RVF

14

Bei geschädigten USL und/oder CL sowie Überdehnung oder Riss in der apikalen RVF kommt es anatomisch zur Senkung oder zum Prolaps der Gebärmutter (Abb. 14.89). Zur Normalisierung der Situation müssen die Ligamente und die apikale RVF dauerhaft korrigiert werden.

Funktionell führt ein Level-1-Schaden in der

- vorderen Zone zum unzureichenden Urethraverschluss (Inkontinenz),
- mittleren Zone zur insuffizienten Unterstützung der Dehnungsrezeptoren am Blasenboden (Urge, Pollakisurie, Nykturie) und
- hinteren Zone durch fehlenden Zug nach hinten zur Blasen- und Darmentleerungsstörung, Nykturie und tiefsitzenden Rückenschmerzen.

Aufgrund der gleichen Pathogenese von Symptomen und anatomischen Veränderungen war es logisch, nach einer Operationsmethode zu suchen, die sowohl die Beschwerden behebt als auch die Form normalisiert. Um das zu erreichen, musste ein Verfahren entwickelt werden, mit dem sich die Verbindung zwischen Scheide und Muskel wieder herstellen lässt. Die bisher übliche Fixierung von Uterus oder Scheide am Os sacrum oder SSL ist starr. Sie vermag zwar Uterus oder Scheidenapex in situ zu halten, korrigiert aber nicht die für die Funktion notwendige Kraftübertragung der LP auf die Scheide.

Um dieses zu erreichen, müssen Uterus und/ oder Scheide über ein künstliches

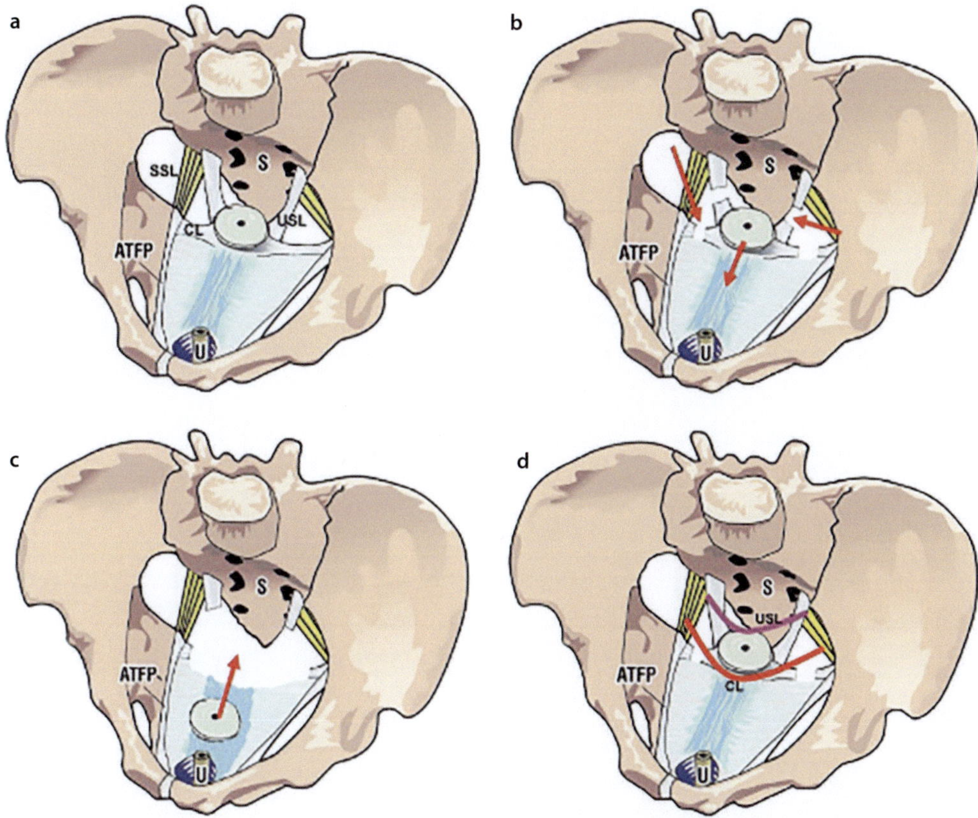

Abb. 14.89 **a** Ebene 1, Ansicht von oben. **b** Wenn die Bänder beschädigt sind, wird der Uterus prolabieren. **c** Der rationale Ansatz besteht darin, die Bänder zu reparieren, um die Anatomie zu normalisieren, und nicht darin, den Uterus zu entfernen. **d** Normalisierte Anatomie nach bilateraler Fixierung und Bandre paratur des SSL (*rosa* USL, *rot* CL). *ATFP* Arcus tendineus fasciae pelvis, *CL* kardinales Ligament, *S* Sakrum, *SSL* sakrospinales Ligament, *U* Urethra, *USL* uterosakrales Ligament

Neoligament mit dem M. levatorani verbunden werden. Erst dadurch wird der Muskel wieder in die Lage versetzt, die Scheide zu spannen. Wenn die Kraftübertragung auf die Scheidenwand infolge eines Risses in der apikalen Faszie nicht ausreicht, muss diese Lücke zusätzlich verschlossen werden.

Diese Überlegungen waren ausschlaggebend für die Entwicklung der nachfolgend beschriebenen **posterioren IVS** (Petros 2001b, c).

▪ Posteriore intravaginale Schlingenoperation (posteriorelVS) oder infrakokzygeale Sakropexie mit sakrospinaler Fixation

Die posteriore IVS-Operation kann gleichermaßen bei einer Enterozele, beim Uterusdeszensus/-prolaps und beim Scheidendeszensus/-prolaps nach einer Hysterektomie durchgeführt werden. Um ein Hin- und Herblättern zu vermeiden, werden nachfolgend teils schon gezeigte Operationsschritte wiederholt.

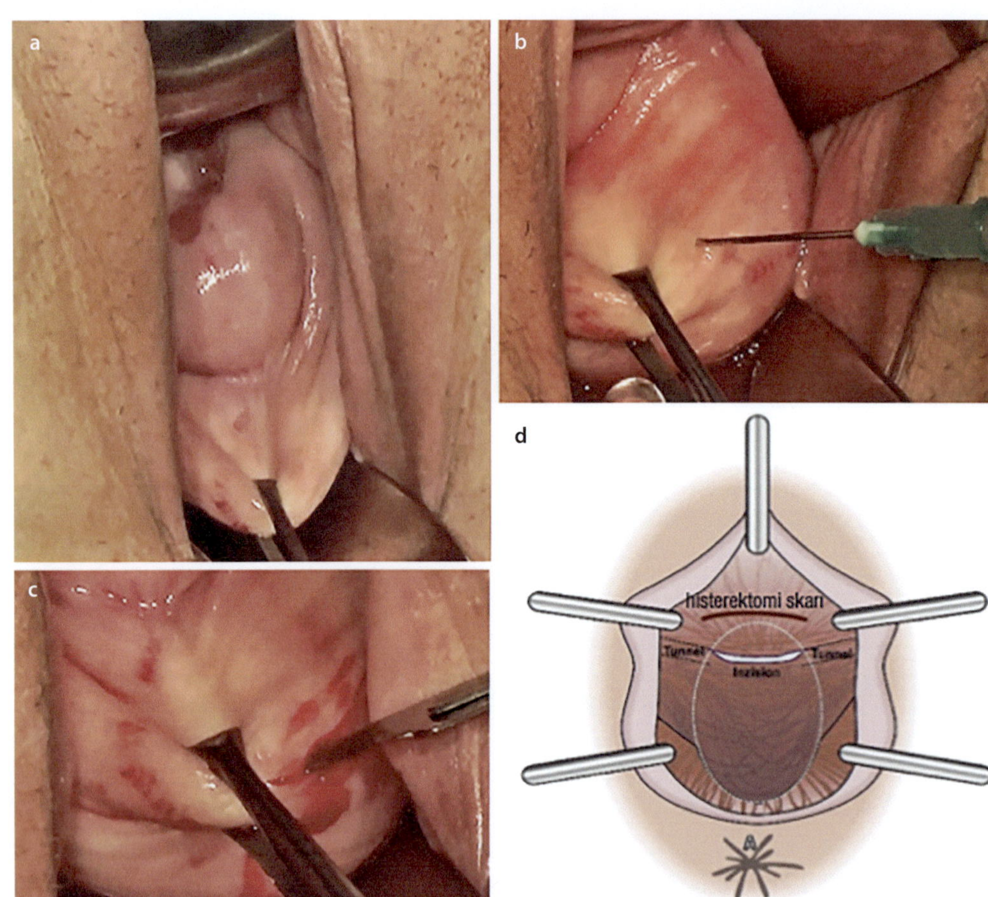

Abb. 14.90 **a** Die Vaginalwand wird mit einer Allis-Klemme 1,5 cm unterhalb des Gebärmutterhalses oder der Hysterektomienarbe gefasst. **b** Injektion von isotonischer Lösung mit Adrenalin für die Aquadissektion. **c** 3 cm langer transversale Inzision zum Erreichen des posterioren Fornix. **d** Inzisionsstelle bei einer hysterektomierten Patientin (schematisch)

Bei der in Steinschnittlage liegenden Patientin wird die Scheidenhaut im Apex 1,5 cm unterhalb der Portio oder der Hysterektomienarbe über der Enterozele mit einer Klemme gefasst. Wenn der obere Scheidenbereich weit ist (Abb. 14.90a-d), erfolgt nach Aquadissektion eine 3 cm lange Querinzision, wobei die Vaginalhaut komplett durchtrennt wird. Bei engem Scheidenapex oder wenn der Operateur es so gewöhnt ist, kann eine Längsinzision angelegt werden. Das Peritoneum über der Enterozele wird teils mit der Schere, teils stumpf, teils mit dem Spekulum zurückgedrängt. Die Enterozele muss sorgfältig abgeschoben werden, um die CL und USL identifizieren zu können (Abb. 14.91).

Die Enterozele wird nicht routinemäßig eröffnet. Da sich eine Enterozele nicht durch eine hohe Peritonealisierung beheben lässt, bringt es keine Vorteile, wenn das Peritoneum geöffnet und durch Tabaksbeutelnähte hoch verschlossen wird. Dabei läuft man nur Gefahr, dass bei unklaren anatomischen Verhältnissen fälschlicherweise das Rektum statt des Peritoneums geöffnet wird.

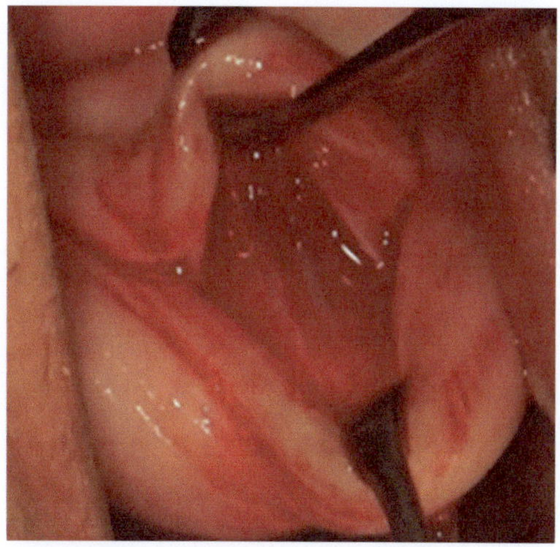

Abb. 14.91 Die Inzision wird mit Allis-Klemmen und einem Sims-Spekulum eröffnet. Falls erforderlich, kann die Enterozele eröffnet und mit einer hohen Tabaksbeutelnaht verschlossen werden

Falls der Douglas-Raum geöffnet wurde, wird der Enterozelensack durch eine hohe Peritonealisierung mit einer Tabaksbeutelnaht wieder verschlossen. Bei einem großen Prolaps kann das Enterozelenperitoneum reseziert werden, sofern die anatomischen Verhältnisse klar sind. Ansonsten wird das Peritoneum des Bruchsacks von außen durch Tabaksbeutelnähte nach kranial gedrängt.

Mit der Präparierschere wird ein Kanal in Richtung Spina ischiadica gebildet, der so groß ist, dass der Zeigefinger hineinpasst. (Abb. 14.92). Um eine Darmverletzung zu vermeiden, sollte die Scherenspitze gegen die Vaginalhaut gerichtet sein. Durch beidseitige stumpfe Fingerpräparation wird das SSL vom umgebenden, adhärenten Gewebe befreit.

Mit einem speziellen Nahtgerät (z. B. Sacrofix Abb. 14.43 und 14.93), werden dann in beide SSL jeweils zwei 2/0-Prolene-Nähte in der Mitte angebracht (Abb. 14.44) und diese nach außen gezogen.

Von der Spina ischiadica aus wird der Punkt aufgesucht, durch den die IVS-Tunnelerspitze die Beckenbodenmuskulatur

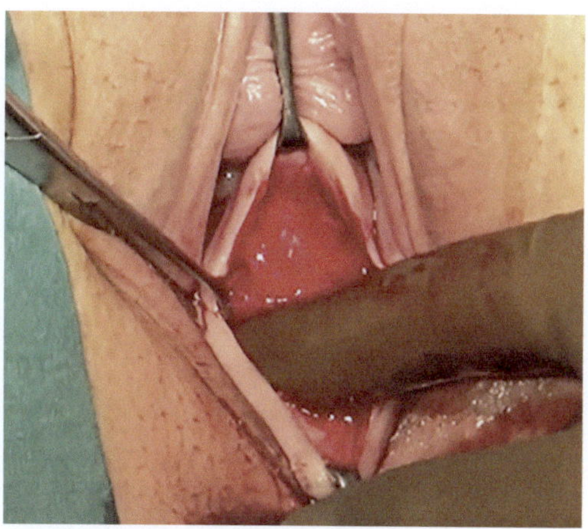

Abb. 14.92 Abschieben der Enterozele mit dem Finger bis zur Spina ischiadica

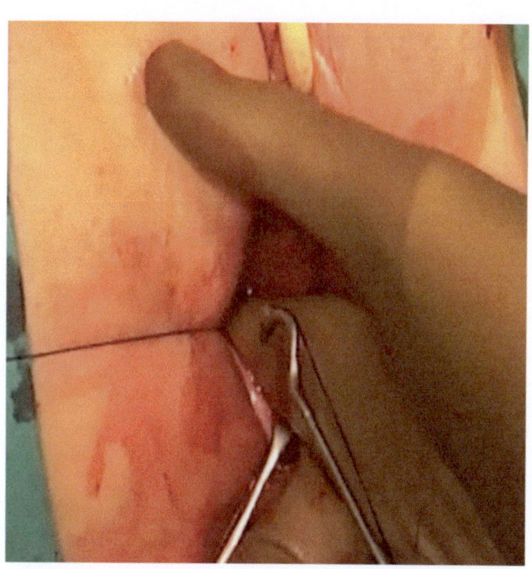

Abb. 14.93 Legen von zwei 2/0 Prolene-Nähten durch das Ligament auf beiden Seiten unter Verwendung eines speziellen Sacrofix-Instruments

perforieren soll. Dieser Punkt liegt 1 cm medial und 1 cm kaudal der Spina ischiadica (Abb. 14.94).

Nach Injektion von Kochsalzlösung mit Adrenalin in die perianale Haut (Abb. 14.95) erfolgt bei 4 und 8 Uhr in der Mitte zwischen EAS und Steißbein eine 5 mm lange Inzision, und zwar 2 cm lateral der äußeren Grenze des EAS (Abb. 14.96).

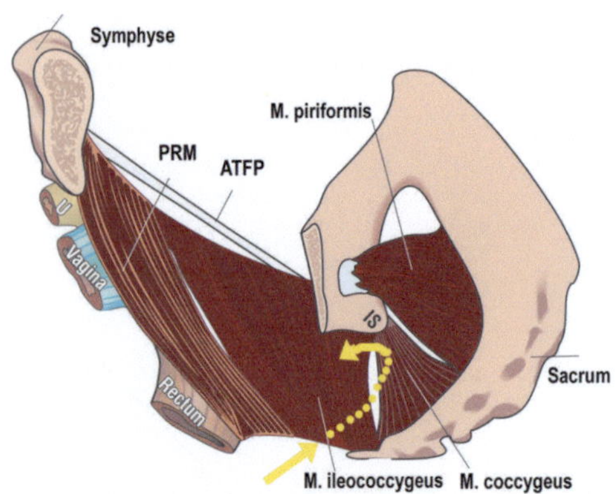

Abb. 14.94 Durchtrittstelle des Bandes (*gelber Pfeil*) 1 cm medial und 1 cm kaudal der Spina ischiadica. *ATFP* Arcus tendineus fasciae pelvis, *PRM* puborektaler Muskel. (Nach Netter 1989)

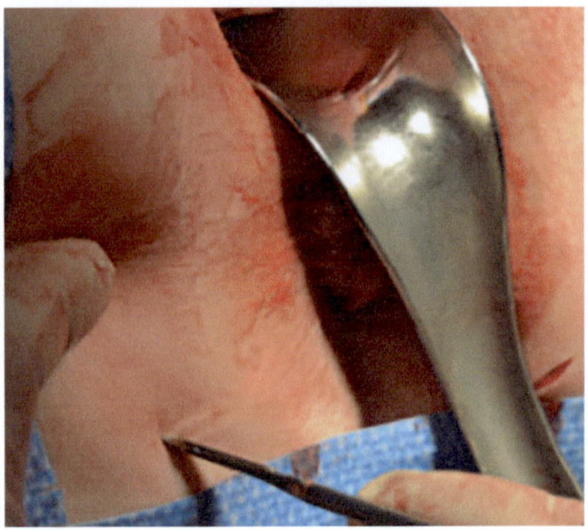

Abb. 14.96 Beidseitige 0,5 cm lange Inzisionen in die perianale Haut bei 4 und 8 Uhr, auf halbem Weg zwischen Steißbein und äußerem Analsphinkter (EAS), in einer Linie 2 cm seitlich vom EAS

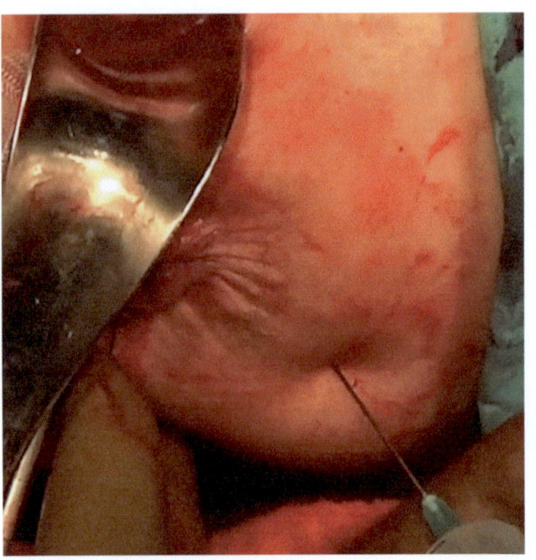

Abb. 14.95 Beidseitige Injektion von Kochsalzlösung mit Adrenalin in die Fossa ischiorectalis (IRF)

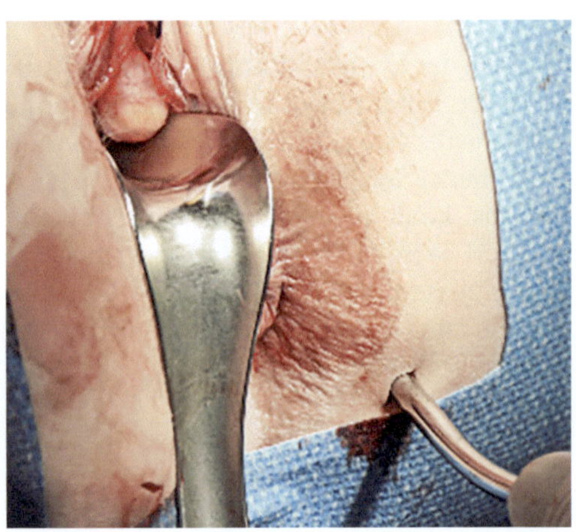

Abb. 14.97 Der IVS-Tunneler wird über eine Strecke von 4–5 cm in die Fossa ischiorectalis (IRF) eingeführt

14

Der Tunneler wird auf einer Seite durch die Inzision 3–4 cm in die Fossa ischiorectalis (IRF) parallel zur Rektumseitenwand vorgeschoben und unter Kontrolle des in den vorher präparierten Kanal eingeführten Zeigefingers 1 cm medial und kaudal der Spina ischiadica durch die LP gestochen (Abb. 14.97, 14.98, 14.99 und 14.100). An dieser Stelle befindet sich der Tunneler in sicherem Abstand vom Rektum und vom Peritoneum.

Unter kontinuierlichem Druck des Zeigefingers auf die Tunnelerspitze wird diese vorsichtig nach medial in Richtung Scheidenende geneigt, durch den vorpräparierten Kanal entlang der USL in die Scheide vorgeschoben (Abb. 14.98 und 14.100)und aus dem Introitus herausgeleitet. Durch eine rektale Untersuchung wird eine Perforation ausgeschlossen (s. Video 6).

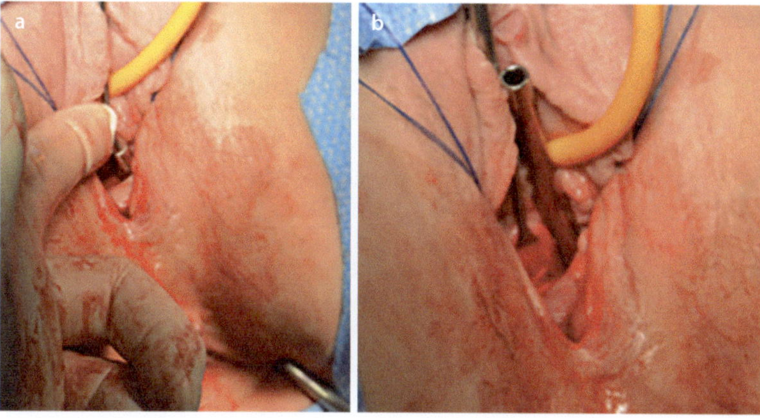

■ **Abb. 14.98** **a, b** Unter rektaler Kontrolle wird das Instrument vorsichtig nach innen gedreht und die stumpfe Spitze durch die Levatorplatte (LP) bis zur transversalen Inzision geführt

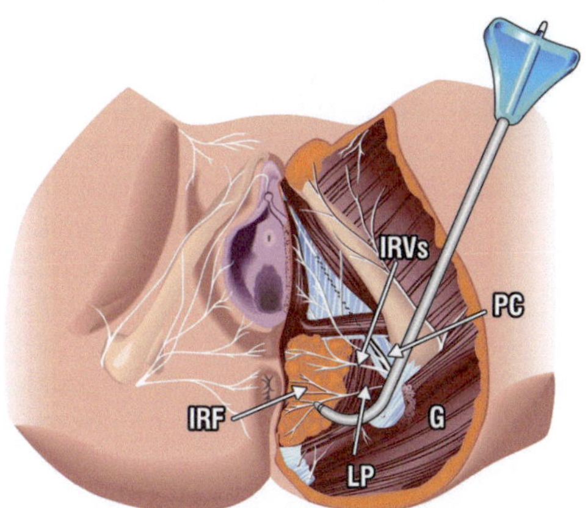

■ **Abb. 14.99** Einführen des Instruments (schematisch). *G* M. gluteus, *IRVs* inferiore rektale Venen, *IRF* ischiorektale Fossa, *LP* Levatorplatte, *PC* Pudenduskanal

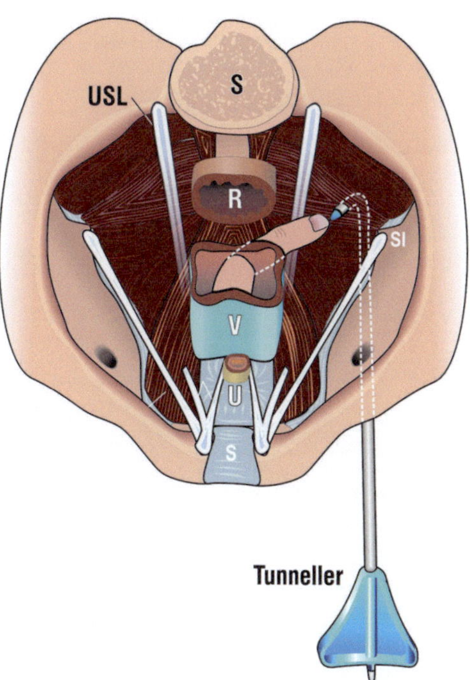

■ **Abb. 14.100** Die Tunnelerspitze wird durch die Levatorplatte (LP) gedrückt. *R* Rektum, *S* Sakrum, *IS* Spina ischiadica, *U* Urethra, *USL* uterosakrales Ligament, *V* Vagina

In der IRF sind nur kleine Äste der V. rectalis inferior und des N. pudendus vorhanden, sodass die Gefahr einer Verletzung von Nerven und Gefäßen gering ist (■ Abb. 14.101).

Durch ein 30 cm langes, 8 mm breites Polypropylenband wird jeweils eine mit dem

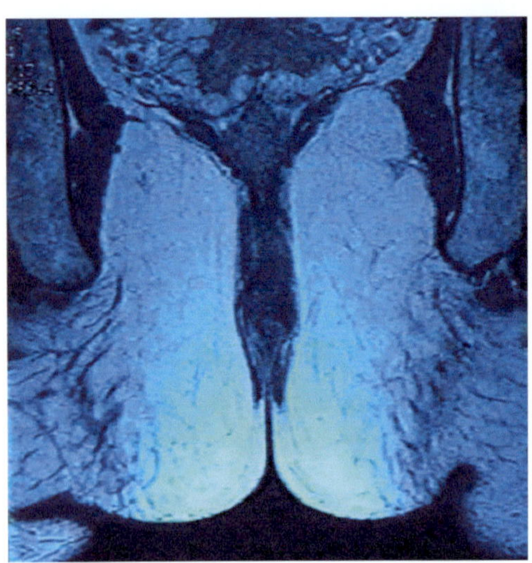

Abb. 14.101 MRT-Aufnahme der Fossa ischioanalis und ischiorectalis (IRF). Es sind keine größeren Gefäße oder Nerven zu erkennen

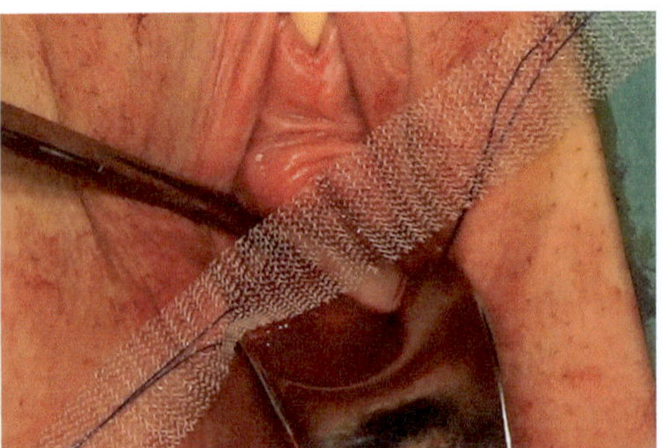

Abb. 14.102 Eine der beiden Prolene-Nähte von jeder Seite wird durch die Mitte des Bandes geführt in einem Abstand von 4 cm

SSLverbundene Prolene-Naht durch die Mitte des Bandes gefädelt, mit einem Abstand von 4 cm zwischen den Fäden (Abb. 14.102).

Der Stylus wird entnommen und umgekehrt, mit dem Öhr voran, in den Tunneler eingebracht. Das Tape wird in das Öhr des Plastikstabs eingefädelt und nach außen gezogen (Abb. 14.103a–c). Der Vorgang wird auf der kontralateralen Seite wiederholt.

Das u-förmig eingebrachte Band sollte flach liegen (Abb. 14.104) und wird seitlich im Bereich der USL und in der Mitte am zervikalen Ring oder der Hysterektomienarbe mit Vicryl oder Dexon der Stärke 1 fixiert. Wenn der Faden nicht durch die Scheidenhaut gestochen wird, können auch nicht resorbierbare Fäden verwendet werden. Mit diesem Schritt wird der Scheidenapex wieder mit der hinteren Levatormuskulatur verbunden (Abb. 14.105a, b) und der M. levatorani damit wieder in die Lage versetzt, die Scheide zu spannen.

Um Erosionen zu vermeiden, muss das Band weit genug vom Wundrand entfernt liegen. Weiterhin hat sich bewährt, die Reste der SUL und der Faszie über dem Band zusammenzunähen (Abb. 14.106a, b). Das Band wird abgedeckt, die Querinzision in eine Längsinzision umgewandelt, der Fornix verengt und die Scheide verlängert. Entsteht dadurch zu viel Spannung, sollte die Scheide y-förmig oder quer vernäht werden. Überschüssiges Gewebe wird nicht weggeschnitten, sondern an die Faszie genäht. Entfernen der Haut verkürzt und verengt die Scheide. Vermehrte Spannung in diesem Bereich führt zum Ausreißen der Nähte, wodurch das Band dann frei in der Scheide liegen kann. Um das zu verhindern, können zusätzlich transvaginale matratzenförmige Haltenähte,z. B. mit Polydioxanon (PDS) oder Dexon der Stärke 1, gelegt werden, die das heilende Gewebe vor Zug und Spannung schützen.

Zum Schluss wird das Band durch Zug am perinealen Ende vorsichtig gestreckt, abgeschnitten und nicht angenäht. Die Hautinzisionen werden durch eine Naht (Abb. 14.107) oder mit Steri-Strips verschlossen. Falls nicht intrakoreal genäht wurde, sollten die Fäden nach 72 h entfernt werden, weil diese oft Schmerzen verursachen.

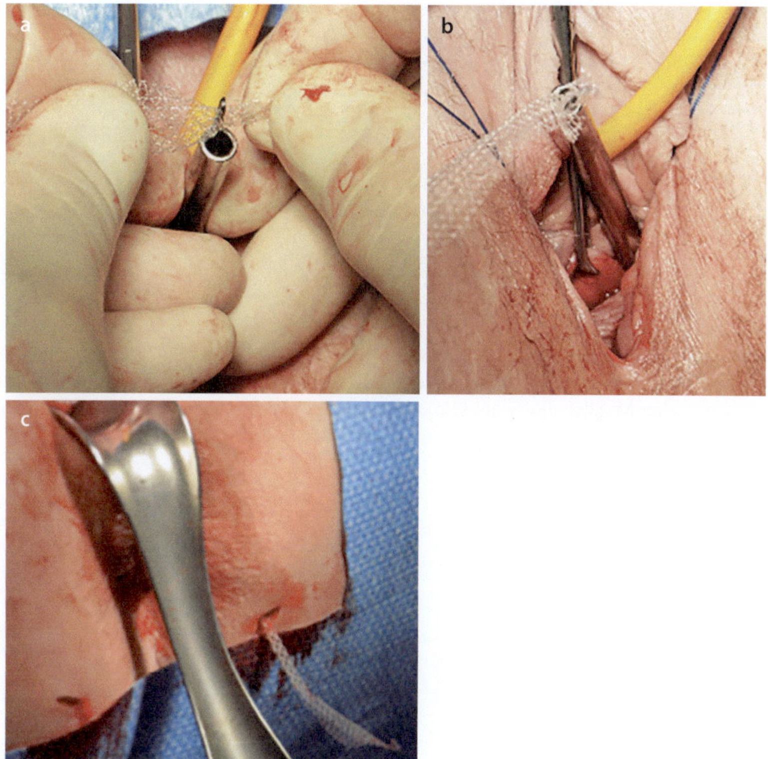

Abb. 14.103 **a**, **b** Ein 8 mm breites Polypropylenband wird durch die Öse der Führungsspitze gefädelt. **c** Herausgeleitetes Bandende rechts

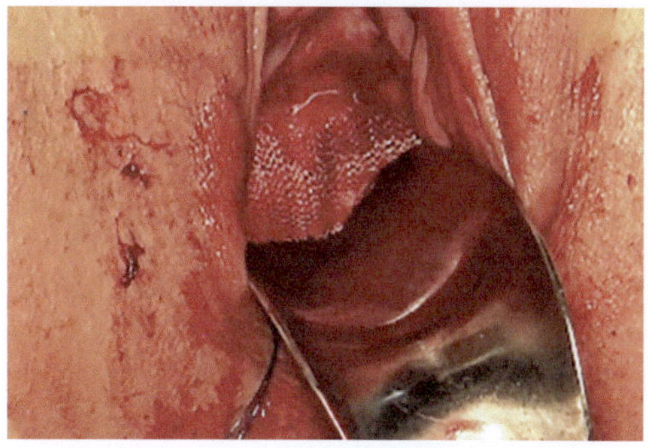

Abb. 14.104 Band in eine flache Position bringen

Anmerkung: Einige Operateure/Operateurinnen benutzen routinemäßig eine Längsinzision, andere nur, wenn das obere Scheidendrittel eng ist. In jedem Fall müssen die USL und dienach lateral abgewichene Faszie über dem Band vereinigt werden. Eine über das Band gelegte Faszienschicht schützt nicht nur vor Erosion. Sie hilft auch, den Prolaps zu verkleinern. Außerdem wird der Apex nach hinten verlagert. Die Faszie verbindet sich mit dem Band ab dem 10. Tag. Eine transvaginale Haltenahtträgt dazu bei, dass die anderen Nähte während der Heilungsphase nicht unter Spannung geraten. Fürdie Reposition des Uterus ist eine ausreichende Annäherung der USL und der RVF genauso wichtig wie die posteriore Schlinge (Petros 2001b, c). Wenn der Scheidenapex nicht ausreichend korrigiert wurde, kann es zum Rezidiv kommen.Bei einer großen Enterozele ist es daher empfehlenswert, auch die nach lateral abgewichene PCF wieder an den zervikalen Ring anzuheften, vor allem wenn bereits eine hohe Zystozele vorhanden ist. Der Prolaps wird dadurch weiter verkleinert.

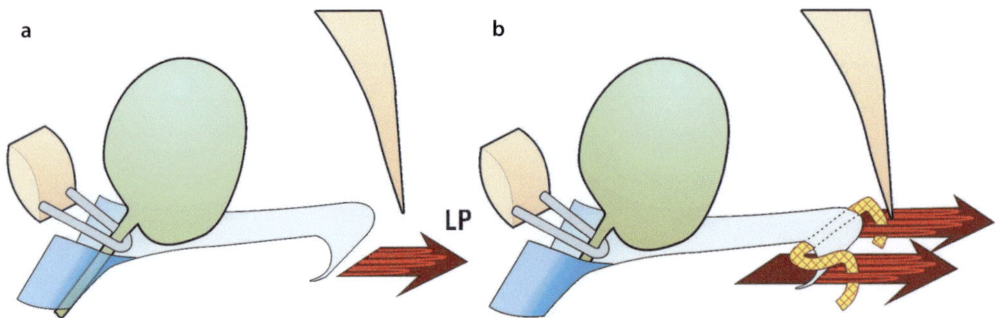

■ **Abb. 14.105** **a** Die Verbindung zwischen Scheidenwand und Levatorplatte (LP) ist unterbrochen. Daher kann der Muskel die Scheide nicht mehr spannen. **b** Nach Korrektur durch eine posteriore intravaginale Schlingenplastik (IVS) ist der Scheidengrund wieder mit den hinteren Beckenbodenmuskeln verbunden. Muskelzug kann wieder auf die Scheide übertragen werden

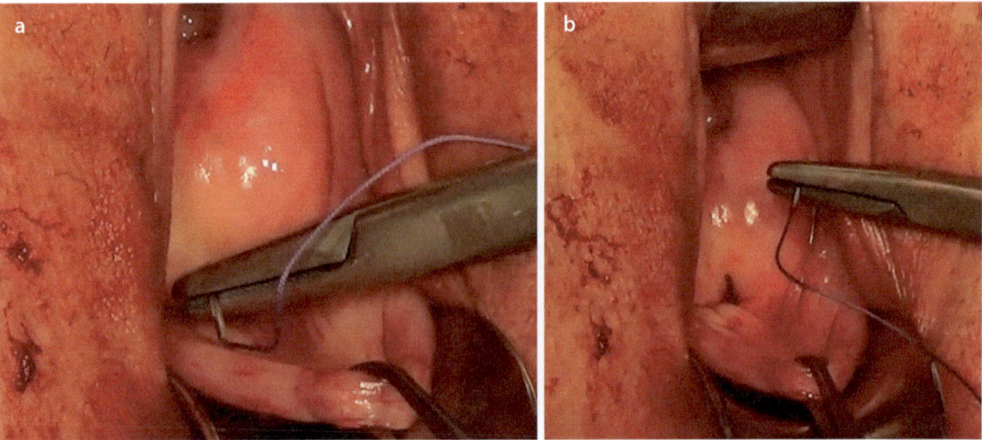

■ **Abb. 14.106** **a, b** Durch die uterosakralen Bänder (USL) wird auf beiden Seiten eine Vicryl-1-Naht gestochen, die das darunter liegende Band mit dem Zervikalring oder der Vaginalmanschette verbindet

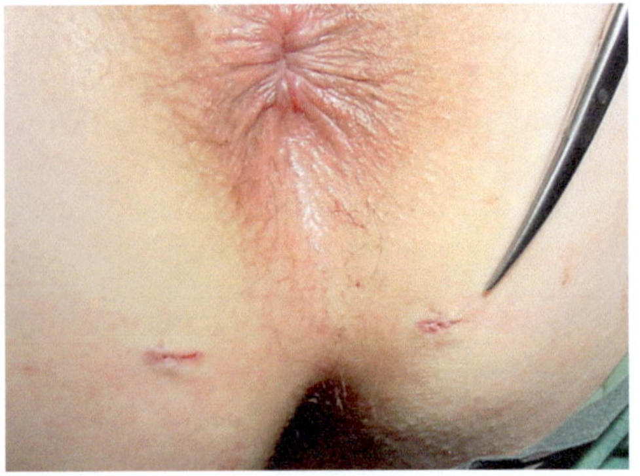

■ **Abb. 14.107** Situs am Ende der Operation nach Verschluss der perinealen Inzisionen

Video 7 zeigt die Technik, wie die Nähte für die minimalinvasive sakrospinale Fixation gelegt werden. Im Video 8 ist das komplette modifizierte IVS-Verfahren zu sehen, bei dem beide Techniken für die Reparatur von Level 1 kombinieret werden (bilaterale sakrospinale Fixation und posteriore IVS).

Posteriore Schlingenoperation bei Elongatio colli Bei einer Elongatio colli, die oft bei einem Prolaps uteri angetroffen wird, kann eine Schlingenoperation mit einer modifizierten Manchester-Operation kombiniert werden.

Die verlängerte Zervix wird mit dem elektrischen Messer amputiert und die Wunde wie bei einer Konisation thermokoaguliert. Der Defekt wird mit U-Nähten verschlossen, um eine neue Zervix zu formen.

Die Scheidenhaut wird, wie oben beschrieben, 1,5 cm unterhalb der Zervix inzidiert und der Raum über der Enterozele geöffnet. Nach Zurückschieben der Enterozele werden die SUL und der zervikale Ring erkennbar.

Wenn die Zervix sehr breit ist, kann mit dem elektrischen Messer ein von 4 bis 8 Uhr reichender Keil aus der Zervix exzidiert werden (◘ Abb. 14.108a, b). Das erleichtert die spätere Annäherung der USL und der RVF ohne Spannung. Bei der Naht der Zervix ist darauf zu achten, dass nicht der Ramus descendens der A. uterina ligiert wird. Das kann zu starken Blutungen führen, wenn sich die Zervixnähte postoperativ lockern.

Nach Rekonstruktion der Zervix wird das Band, wie oben beschrieben, am zervikalen Ring implantiert und in der Nähe der Insertionsstelle der USL angenäht. Das weitere Vorgehen entspricht dem oben beschriebenen.

▪▪ Level-2-Korrektur

Im **Level 2** gibt es einen vorderen und hinteren Bereich: Im vorderen Anteil befinden sich befinden sich das PUL sowie die am ATFP befestigte vordere Scheidenwand (◘ Abb. 14.109), im hinteren Abschnitt die durch ihre seitlichen Verbindungen mit der Muscularis-Schicht und der RVF von der Faszie des M. levator ani stabilisierte hintere Scheidenwand (◘ Abb. 14.110).

▪ Anteriore Level-2-Korrektur

Die operative Korrektur des PUL ist im ► **Abschn.** 14.1 beschrieben.

Eine Korrektur der deszendierten vorderen Scheidenwand, die sich aus Mukosa und PCF zusammensetzt (◘ Abb. 14.110) und seitlich am ATFP befestigt ist (◘ Abb. 14.110), hat zum Ziel, einerseits die vordere

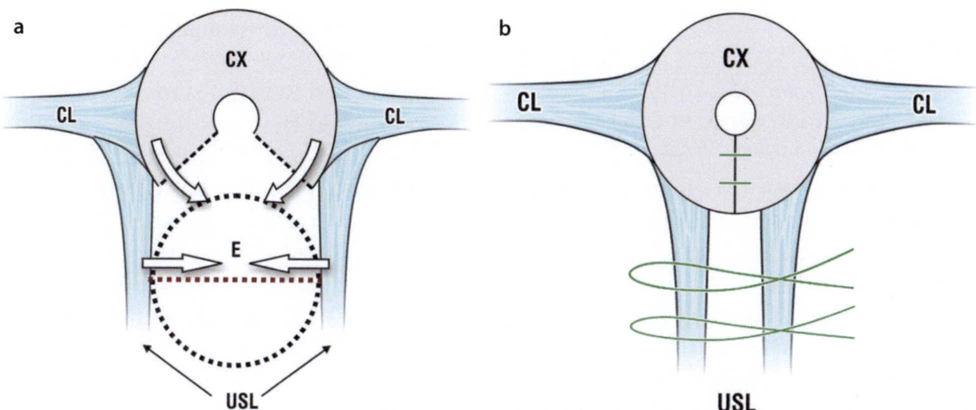

◘ **Abb. 14.108** **a** Keilresektion bei breiter Zervix. **b** Keilresektion nach Rekonstruktion. *CL* kardinales Ligament, *CX* Zervix, *E* Enterozele, *USL* uterosakrale Ligamente

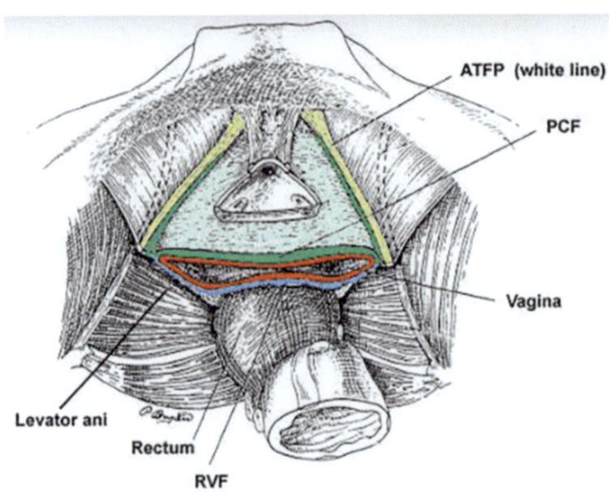

Abb. 14.109 Befestigungsstrukturen im Level 2, Ansicht von oben. Die vordere Vaginalwand (Mukosa, *hellgrün*) einschließlich PCF (*dunkelgrün*) ist mit dem ATFP (*gelb*) verbunden. Die hintere Wand einschließlich RVF (*blau*) mit dem M. levator ani. *ATFP* Arcus tendineus fasciae pelvis, *PCF* pubozervikale Faszie, *RVF* rektovaginale Faszie

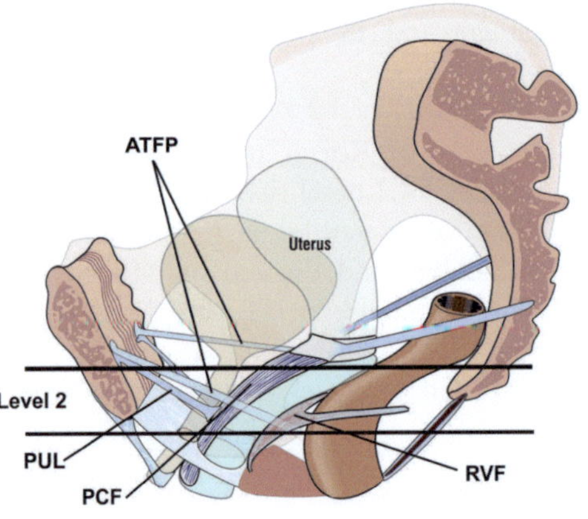

Abb. 14.110 Befestigungsstrukturen im Level 2, seitliche Ansicht. *ATFP* Arcus tendineus fasciae pelvis, *PCF* pubozervikale Faszie, *PUL* pubourethrales Ligament, *RVF* rektovaginale Faszie

Scheidenwand an den ATFP anzuschließen und wieder zu repositionieren, andererseits die PCF zu verstärken.

Eine Wiederaufhängung der abgelösten vorderen Scheidenwand (Abb. 14.110) am ATFP, der seitlichen „Wäscheleine", und der PCF kann abdominal oder vaginal durchgeführt werden (Abb. 14.111).

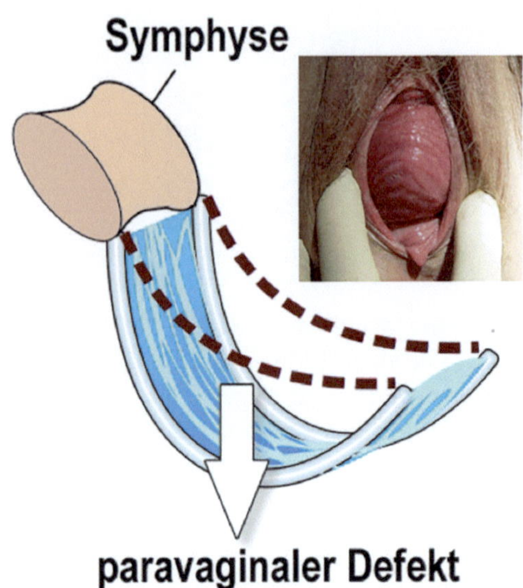

Abb. 14.111 Paravaginaler Defekt, der durch Abriss oder Nachgeben der seitlichen Aufhängung zum Prolaps der Scheidenvorderwand mit Rugae vaginales geführt hat

Die klassische Operation besteht darin, von **abdominal** die seitlich abgesenkte oder abgerissene Scheidenvorderwand samt PCF wieder am ATFP zu fixieren (Abb. 14.112). Bei der abdominalen Rekonstruktion handelt es sich um eine schwierige Operation mit schlechten Ergebnissen, weil

- die Scheidenvorderwand nicht zusätzlich verstärkt und
- schlechtes Gewebe an Gewebe fixiert wird, das bereits nachgegeben hat.

Zystozelen und Rezidive sind die Folge.

Von **vaginal** lässt sich hingegen ein Prolaps der vorderen Scheidenwand infolge eines paravaginalen Defekts erheblich leichter und effektiver normalisieren. Außerdem ist das nachfolgend beschriebene operative Vorgehen erheblich weniger belastend für die Patientin und der stationäre Aufenthalt deutlich kürzer (Caliskan et al. 2015, Liedl 2017).

Da bei einem Lateraldefekt in den meisten Fällen auch die PCF geschwächt ist,

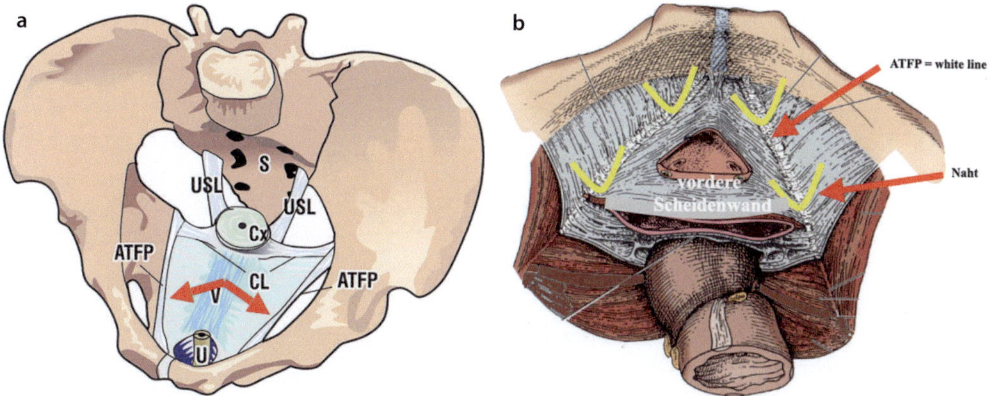

Abb. 14.112 **a, b** Abdominale Korrektur eines paravaginalen Defektes durch Annaht der seitlichen Scheidenränder an den defekten ATFP. *ATFP* Arcus tendineus fasciae pelvis, *CL* kardinales Ligament, *S* Sakrum, *U* Urethra, *USL* uterosakrales Ligament, *V* Vagina

muss ein Eingriff von Vorteil sein, der zusätzlich die PCF verstärkt. Dadurch werden spätere Zystozelen vermieden, die nach abdomineller paravaginaler Korrektur gehäuft auftreten.

Anfänglich haben wir die in Abb. 14.37 beschriebe ATOM-Technik angewendet, die eine gute Unterstützung für eine deszendierte Scheidenvorderwand und den Blasenboden bietet.

Mit der ATOM-Technik werden allerdings die posteriore Scheide und der Fornix hinten nicht fixiert, ein Bereich, der erneut nachgeben kann.

Daher haben wir unsere Strategie dahingehend verändert, dass wir die hinteren beiden Arme des 4-armigen Meshs (Abb. 14.37) nicht transobturatorisch herausführen, sondern um die Zervix oder Hysterektomieinzision herum nach posterior bringen (Abb. 14.46a–d) und am SSL befestigen (Abb. 14.43 und 14.47). Da die einzelnen Operationsschritte bereits in vorherigen Kapiteln beschrieben sind, erfolgt nachfolgend nur eine komprimierte Zusammenfassung unserer Strategie.

Unser Vorgehen bei einem a**nterioren Level-2-Defekt** setzt sich aus folgenden Schritten zusammen:

1) Öffnen der Scheide im Bereichdes Douglas-Raums 1,5 cm unterhalb der Portio oder der Hysterektomienarbe (Abb. 14.90a–d).
2) Durch beidseitige stumpfe Fingerpräparationwird das SSL aufgesucht und vom umgebenden, adhärenten Gewebe befreit (Abb. 14.92).
3) Mit einem speziellen Nahtgerät (z. B. Sacrofix Abb. 14.43 und 14.93) wird dann in beiden SSL jeweils eine 2/0-Prolene-Naht in der Mitte angebracht (Abb. 14.44) und diese nach außen gezogen.
4) Dann wird die Brückentechnik vorne durchgeführt. Das operative Vorgehen ist in demAbschnitt „Zystozelenkorrektur mit der Brückentechnik" beschrieben und in den Abb. 14.26a–e und 14.27a–c dargestellt. Die abgewichene Scheidenvorderwand wird dadurch gestrafft und verstärkt.
5) Die Brückentechnik wird anschließend mit der ATOM-Methode kombiniert, d. h. dass ein Mesh mit 4 Armen über die Brücke gelegt wird. Die vorderen Arme werden transobturatorisch nach außen geleitet und so justiert, dass das Netz ohne Spannung flach liegt. Der

obere Netzrand wird innen auf beiden Seiten am PCF mit jeweils einer Naht fixiert (◘ Abb. 14.34a–c und 14.35a–c).

6) Die hinteren Arme des 4-armigen Meshs (◘ Abb. 14.37) werden nicht transobturatorisch herausgeleitet, sondern um die Zervix oder Hysterektomieinzision und nach posterior gezogen (◘ Abb. 14.46a–d). Das Netz wird spannungsfrei durch Zug an den 4 Armen entlang der Mittellinie des Defekts ausgebreitet (14.37) und am PCM, am Gebärmutterhals oder an der Hysterektomienarbe mit Ethibond der Stärke 3/0 anterior, posterior und lateral fixiert (◘ Abb. 14.37c).
7) Die Wunde im Bereich des Netzes wird zweischichtig verschlossen, indem zunächst die innere Scheidenfaszie mit Matratzennähten über dem Mesh vereinigt und dann die Wundränder mit einer fortlaufenden Naht adaptiert werden (◘ Abb. 14.38a–c).
8) Die anfangs gelegten sakrospinalen Prolene-Nähte werden so mit den posterioren Mesh-Armen in der Nähe des zervikalen Rings verbunden, dass die vordere Scheidenwand nach Knoten der Prolene-Fäden mobil bleibt (◘ Abb. 14.47a, b) und nicht überstreckt wird.
9) Die Prolene-Fäden werden vorsichtig auf beiden Seiten geknotet, nachdem die Scheide entlang der Vorderwand mit dem hinteren Blatt des Spekulums nach dorsal gedrückt wurde.
10) Die anfängliche Querinzision im Bereichdes Douglas-Raums wird zweischichtig verschlossen (◘ Abb. 14.38).

▪ Posteriore Level-2-Reparatur

Die **Scheidenhinterwand** im Level 2 wird durch ihre seitlichen Verbindungen mit der Muscularis-Schicht und der RVF von der Faszie des M. levator ani stabilisiert (◘ Abb. 14.109 und 14.110).

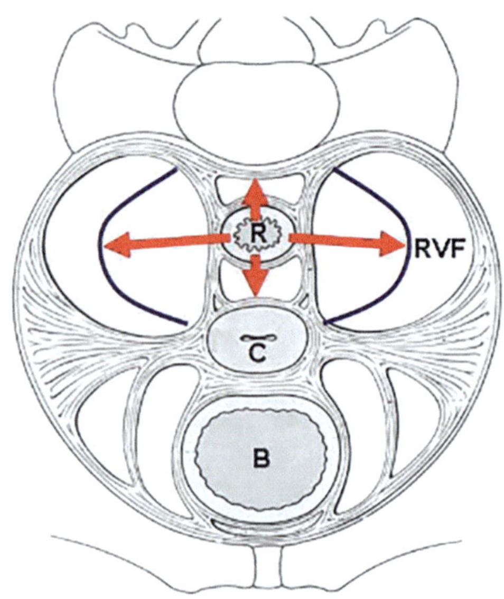

◘ **Abb. 14.113** Seitlich abgewichene RVF. *B* Blase, *CX* Cervix, *R* Rektum, *RVF* rektovaginale Faszie

Bei einem Defekt in diesem Bereich besteht eine posteriore Level-2-Reparatur daher aus einer

- Verstärkung der nach lateral abgewichenen RVF und Straffung der hinteren Vaginalwand einschließlich des Rektums (◘ Abb. 14.113 und 14.114) und
- Verengung des verbreiterten Genitalhiatus (▶ Abb. 7.36 und 7.37).

Bei der herkömmlichen Kolporrhaphia posterior sucht der Operateur nach einer Abpräparation der Scheidenhaut vom Rektum die nach lateral abgewichene Faszie auf. Die Faszie wird so weit mobilisiert, dass sie sich durch Nähte in der Mitte zusammenziehen lässt. Die überschüssige Scheidenhaut wird reseziert, die Wundränder werden zusammengenäht.

Da die RVF einer starken Zugkraft ausgesetzt ist und eine heilende Wunde in den ersten Wochen nur wenig Festigkeit aufweist, gerät das Gewebe frühzeitig unter

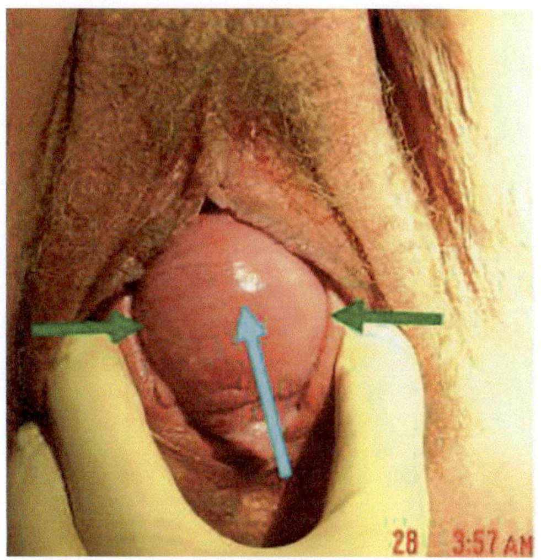

Abb. 14.114 Ziel ist es, die hintere Vaginalwand (*hellgrüner Pfeil*). und das Rektum (*dunkelgrüner Pfeil*) zu straffen

Spannung, wird aufgelockert und gibt nach. Das begünstigt ein Ausreißen bzw. Durchschneiden der Nähte, wodurch die Wunde noch weiter auseinanderweichen kann. Diese Zusammenhänge erklären die hohe Rezidivrate bei traditioneller Chirurgie.

Beiden auf der Integraltheorie basierenden Operationen geht man von folgenden Überlegungen aus:

1. Wird nach Zusammenbringen der Faszie über dem schwächsten Bereich der Zele die überschüssige Scheidenhaut nicht weggeschnitten, sondern an der Faszie fixiert, kann die Wand dadurch verstärkt werden (Abb. 14.23). Auch wenn danach zunächst zu viel Scheidenhaut vorhanden sein sollte, schrumpft diese mit der Zeit und stabilisiert die Wand.
2. Um genug gesunde Faszie in die Mitte bringen zu können, ist es notwendig, weit nach lateral reichende transvaginale Haltenähte zu legen, dadurch die abgewichenen Seitenwände in ihre ursprüngliche Position zurückzubringen und dann die Faszie ohne Spannung in der Mitte zu vereinigen.
3. Um den schwächsten Bereich der Hernie weiter zu verstärken, muss in das Zentrum der Vorwölbung, zusätzlich zur Faszie, haltbares Gewebe gebracht werden. Hierzu eignet sich die unten beschriebene Brückentechnik oder die Implantation von heterologem Gewebe (Netz, Schweinekollagen).
4. Um die Blasen- und Darmfunktion zu normalisieren, muss die neu verstärkte hintere Scheidenwand mit der posterioren Muskulatur verbunden werden. Erst das ermöglicht den notwendigen Zug der Scheide nach hinten während der Miktion und Defäkation.

Die alleinige Befestigung der Scheide oder Zervix am SSL oder am Os sacrum sollte vermieden werden, weil

- das nicht den anatomischen Gegebenheiten entspricht
- es den Rückwärtszug der Scheide bei der Miktion und der Defäkation behindert und
- die Gefahr besteht, dass Pudendusnerven und -gefäße verletzt werden.

Brückentechnik in Kombination mit der posterioren intravaginalen Schlinge (IVS) zur Korrektur einer Rektozele

Bei der Brückentechnik werden die genannten Überlegungen berücksichtigt und miteinander kombiniert. Diese Operation ist vor allem bei großen Hernien empfehlenswert, bei denen sonst üblicherweise Scheidenhaut reseziert wird.

Nach Implantation und Fixierung des hinteren Bandes (s. Abschnitt „Posteriore intravaginale Schlingenoperation (IVS) oder infrakokzygeale Sakropexie mit sakrospinaler Fixation“; Abb. 14.90 bis 14.106) wird die Wunde nicht, wie dort beschrieben, verschlossen, sondern zunächst eine Korrektur der Scheidenhinterwand durchgeführt.

Um überschüssige Scheidenhaut mit der ihr anhaftenden Faszie zum Verstärken der Scheidenhinterwand verwenden und über dem Zentrum der Vorwölbung, dem schwächsten Bereich der Hernie, platzieren zu können, müssen zunächst Breite und Länge der Brücke bestimmt werden. Dazu wird die erschlaffte Scheidenhaut in der Mittellinie mit 2 Allis-Klemmen gefasst, wobei die proximale Klemme den unteren Wundrand der Fornixinzision im Level 1 greift und die distale Klemme 1–2 cm oberhalb des Introitus positioniert wird (▫ Abb. 14.115). Die Klemmen werden in Richtung Rektum eingestülpt. Aufdiese Weise ist leicht zu erkennen, wie viel überschüssiges Gewebe für eine Brücke vorhanden ist. Bei einer zu breiten Brücke müssen die Wundränder unter vermehrter Spannung verschlossen werden, was zum Ausreißen der Nähte und zum Rezidiv führen kann.

Nachdem die Längeund die Breite der blattförmigen Brücke festgelegt sind, wird die Scheidenhaut durch Aquadissektion vom Rektum abgelöst und entlang der In-

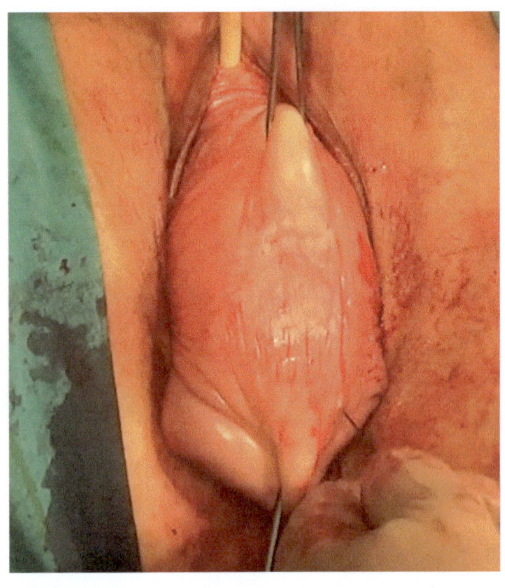

▫ **Abb. 14.115** Die hintere Vaginalwand wird mit Allis-Klemmen gefasst und isotonische Kochsalzlösung mit Adrenalin für die Aquadissektion injiziert

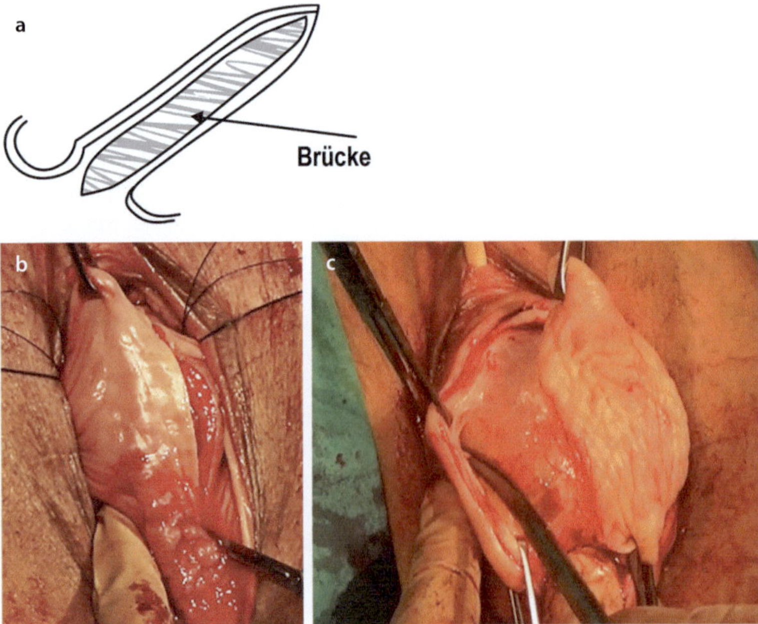

▫ **Abb. 14.116** **a** Präparation der Brücke (schematisch). **b, c** Durchtrennung der Scheidenhaut und Aufsuchen der Präparierschicht

14

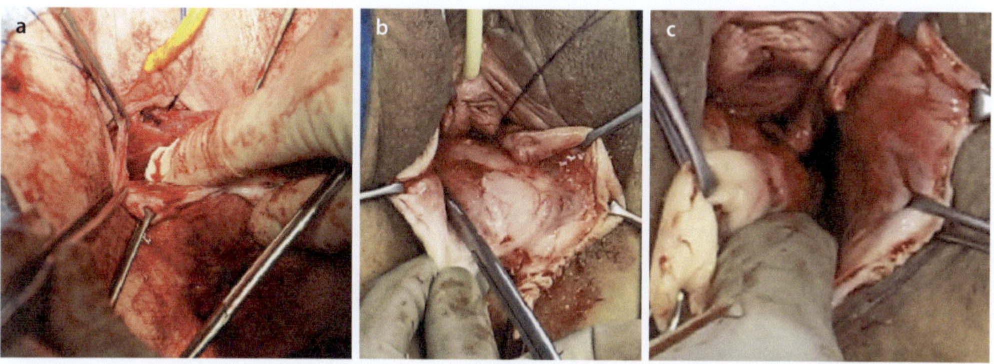

Abb. 14.117 **a–c** Die Vaginalschleimhaut sollte auf beiden Seiten seitlich vom Rektum abpräpariert werden, um Zugang zur rektovaginalen Faszie (RVF) zu erhalten

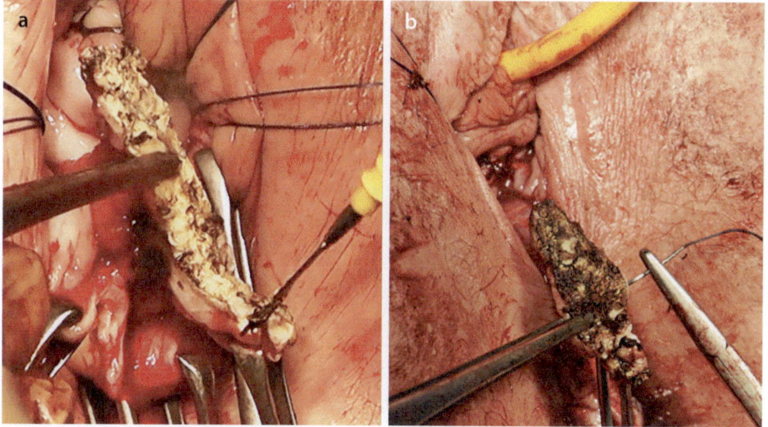

Abb. 14.118 **a** Koagulation der Brücke. **b** Bildung einer zweischichtigen Brücke durch Annähen der Ränder aneinander

zisionslinien komplett durchtrennt (Abb. 14.116a–c). Die Scheidenhaut wird nach lateral vom Rektum bis in den Sulcus abpräpariert, das Spatium pararectale eröffnet und die Levatorenränder auf beiden Seiten freigelegt (Abb. 14.117a–c).

Das Oberflächenepithel der Brücke wird elektrisch koaguliert, bis alle Drüsen denaturiert sind. Die beiden Ränder der Brücke werden mit mehreren Nähten spannungsfrei adaptiert (Abb. 14.118a, b).

Die Brücke wird proximal am posterioren IVS-Band (Abb. 14.119a, b) und distal am PB fixiert.

Unter rektaler Kontrolle werden von kranial nach distal 2–3 PDS-Nähte transvaginal u-förmig durch beide Seiten der abgewichenen RVF und den darunter liegenden M. levator ani gelegt, wobei die Brücke in der Mitte mitgefasst wird oder die PDS-Fäden unter der Brücke liegen (Abb. 14.120a, b). Die transvaginalen Nähte sind erforderlich, um den Hiatus genitalis zu verkleinern, die seitlich verschobene RVF zur Mittellinie hin anzunähern und das Gewebe während des Heilungsprozesses in Position zu halten. Die PDS-Nähte werden jetzt noch nicht verknotet.

Zunächst werden die Reste der SUL und der Faszie über dem Band zusammengenäht (Abb. 14.106) und die quere Inzision im

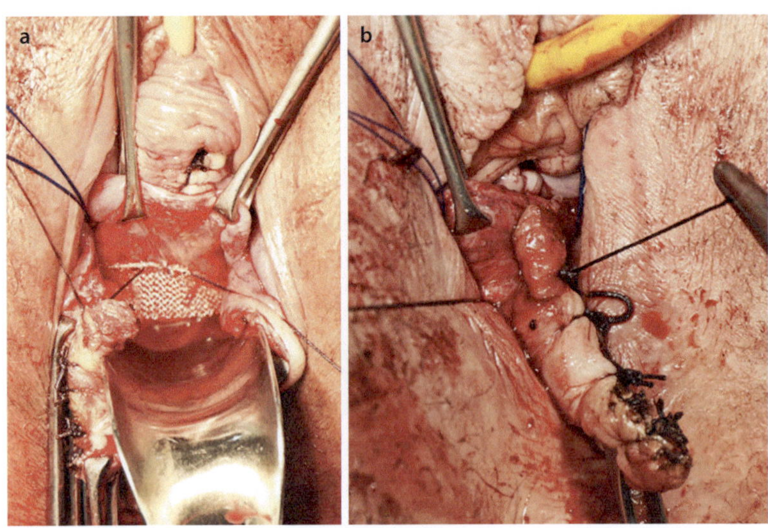

Abb. 14.119 a, b Fixierung des oberen Teils der Brücke am IVS-Band (IVS = intravaginale Schlinge)

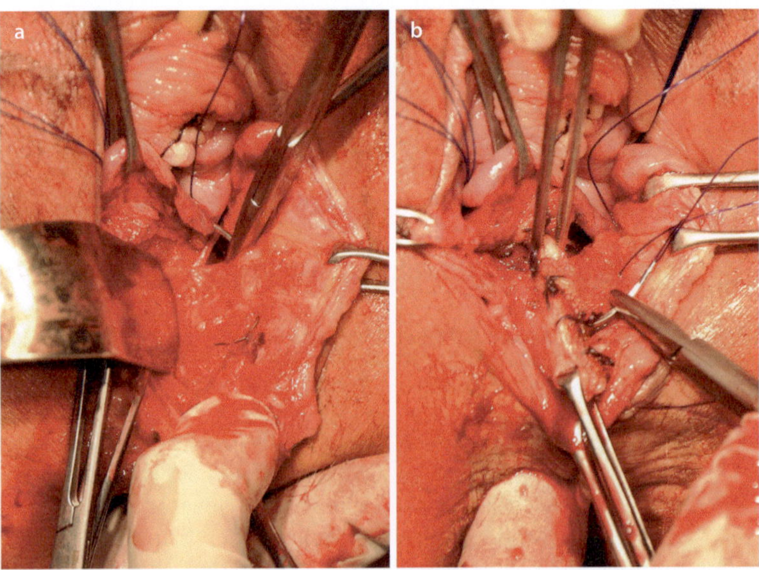

Abb. 14.120 a, b Legen von 2 transversalen vaginalen Haltefäden unter rektaler Kontrolle (PDS der Stärke 1) so lateral wie möglich, einen auf Höhe der sakrouterinen Bänder (SUL) und den anderen auf Höhe der Rektovaginalfaszie (RVF). Diese Nähte verlaufen u-förmig als horizontale Matratzennähte durch die Brücke und die RVF und werden zunächst nicht verknotet

Bereich des Douglas-Raums der Scheide zweischichtig mit Einzelknopfnähten und einer nachfolgenden überwendlichen Naht verschlossen. Das Knoten der PDS-Nähte erfolgt, nachdem die Zervix oder die Vaginalmanschette nach kranial zurückgeschoben wurde (s. Video 9). Die Längsinzision wird ebenfalls zweischichtig verschlossen und die Scheidenwand in der Brücke verankert (Abb. 14.121).

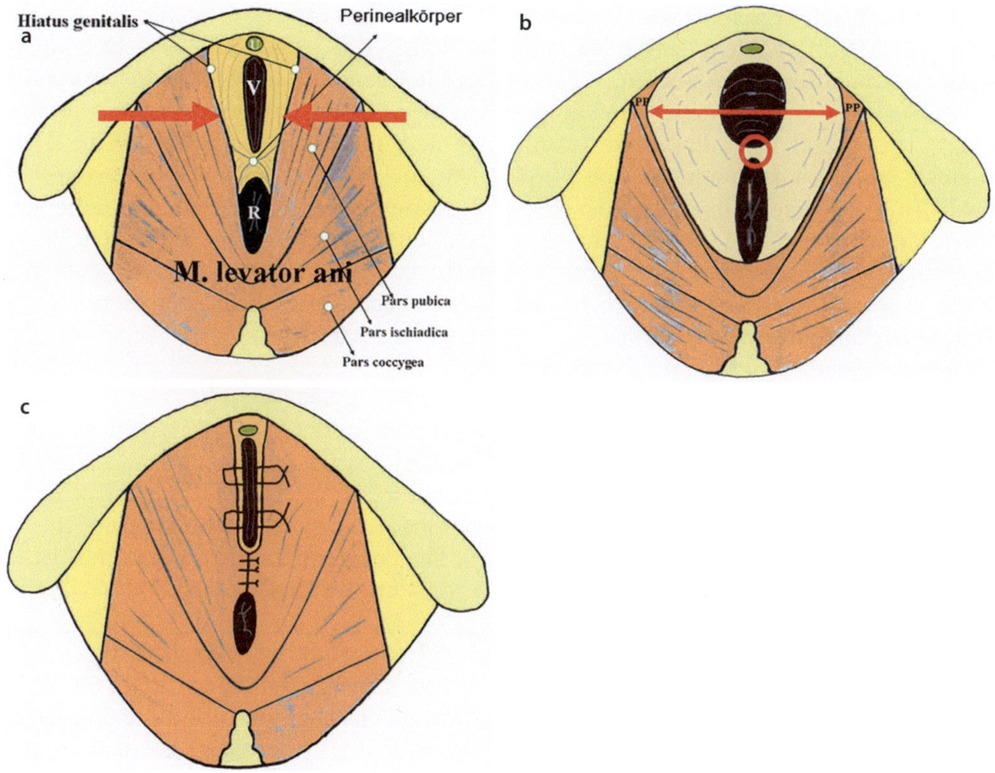

Abb. 14.121 **a** Stabiler und fester Genitalhiatus, geschützt durch einen starken Schambeinast des M. levator ani. **b** Extrem breiter Genitalhiatus (*roter Pfeil*), verursachtdurch eine Schädigung des M. levator ani und der endopelvinen Faszien. Die Crura des M. levator ani sind dünn und liegen weit seitlich, der Dammkörper (*roter Kreis*) ist defekt. **c** Wiederhergestellter Genitalhiatus nach Reparatur des Dammkörpers und der Crura des M. levator ani. *PP* Polypropylen, *R* Rektum, *V* Vagina

Dieses Verfahren kann auch ohne ein posteriores Tape als Ersatz für die klassische hintere Kolporrhaphie durchgeführt werden. Es ermöglicht eine effektive, dauerhafte und physiologische hintere Reparatur und ist zudem ideal zur Vaginalverengung (Abb. 14.116a–c) geeignet, da die seitlichen Vaginalwände zusammengeführt werden.

Verwendung von Netzstreifen in Kombination mit der posterioren IVS zur Korrektur einer Rektozele

Sind nach vorangegangenen vaginalen Operationen die zentrale und laterale Faszie der Scheidenhinterwand geschwächt, kann die Wand mit einem Netz verstärkt werden. Dies ist nur selten notwendig, da die Scheidenhinterwand bei der Brückentechnik dadurch gefestigt wird, dass die Brücke nach Elektrokoagulation durch mehrere Knopfnähte gedoppelt wird, wodurch eine zweischichtige Platte entsteht. Die Brücke wirkt damit wie ein Pfeiler, der oben an der posterioren Schlinge, unten am PB fixiert und seitlich nach dem Knoten der PDS-Nähte von der RVF stabilisiert wird.

Wenn ein Netz verwendet wird, kann wie beim ATOM vorne auch hinten ein Netz mit 2 oder 4 Armen verwendet werden.

Zunächst wird ein hinteres Band eingebracht (s. Abschnitt „Posteriore intravaginale Schlingenoperation“; ◘ Abb. 14.91 bis 14.107), die Scheidenhaut über der Rektozele längs inzidiert und vom Rektum bis in die Sulci abpräpariert. Ist überschüssige Haut vorhanden, kann zusätzlich die Brückentechnik angewendet werden.

Anschließend wird ein Netz zugeschnitten, das das gesamte Operationsgebiet von der Entero/Rektozele bis zum PB abdeckt und seitlich in die Sulci reicht. Das Netz wird am hinteren Band angenäht, faltenfrei über der Rektozele bzw. der Brücke ausgebreitet und am PB sowie lateral im Sulcus fixiert. Bei einem 4-armigen Netz werden die distalen Arme mit dem Tunneler pararektal in Höhe des PB durch die perianalen Inzisionen nach außen geleitet (◘ Abb. 14.122).

Das Wundgebiet wird, wie oben beschrieben, zweischichtig verschlossen.

Die alleinige Korrektur der hinteren Scheidenhinterwand mit einem Netz weist den Nachteil auf, dass die nach lateral abgewichene RVF nicht in ihre ursprüngliche Position zurückgebracht wird. Der Zug der LP nach hinten, der u. a. für die Blasenöffnung, das Abstützen der Dehnungsrezeptoren und die Defäkation notwendig ist, bleibt insuffizient, weil die schlaffe Faszie nicht ausreichend gespannt und die Kraft nicht auf die Scheidenwand übertragen werden kann. Aus diesen Gründen wird die Verwendung eines Meshs für die hintere Wand nicht empfohlen. Trotz des Verzichts auf Mesh liegt unsere Erfolgsquote bei 97 % (Caliskan et al. 2018).

▪▪ Level-3-Reparatur

Im Level 3 (◘ Abb. 14.123) gibt es einen vorderen, mittleren und hinteren Bereich. Im vorderen Anteil befindet sich das EUL, im mittleren der PB und hinten die PM.

Die operative Korrektur der EUL ist in ▶ Abschn. 14.1 beschrieben.

▪ Korrektur des Perinealkörpers (PB)

In den meisten POP-Fällen ist es ebenfalls erforderlich, auch den PB zu stabilisieren. Das bedeutet: Es muss eine **kombinierte Rekonstruktion von Level 2 und 3** durchgeführt werden.

Der PB stellt den Verankerungspunkt für die Perinealmuskulatur und den äußeren Analsphinkterdar und stützt das untere Scheidendrittel ab. Diese Stützebene hat starke Verbindungen zum M.-levator-ani-

14

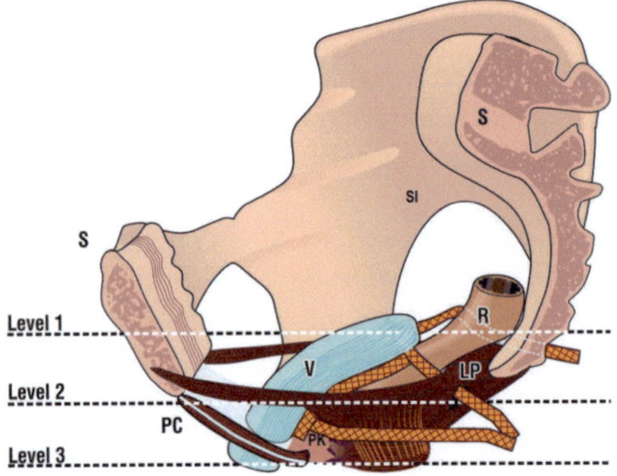

◘ **Abb. 14.122** Vierarmiges Netz zur Verstärkung der Scheidenhinterwand. *LP* Levatorplatte, *PCM* M. pubococcygeus, *PB* Perinealkörper, *R* Rektum, *S* Symphyse, *IS* Spina ischiadica, *V* Vagina

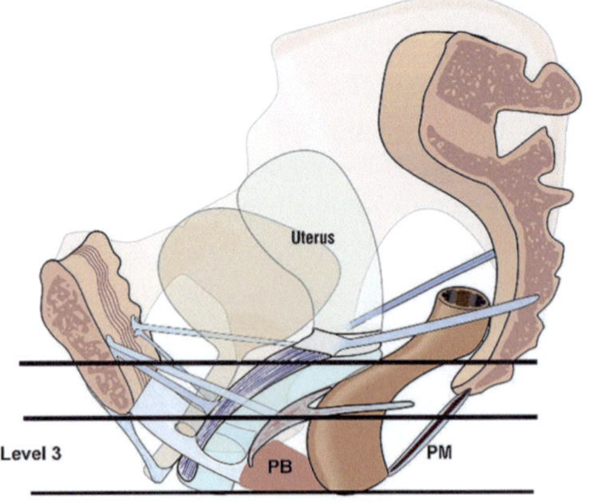

◘ **Abb. 14.123** Level 3 mit Perinealkörper (*PB*) und perinealer Membran (*PM*)

Komplex und ist daher weniger anfällig für den durch den Beckenboden übertragenen Druck, der zu einem Prolaps führen kann. Neben der Stützung des Rektums bietet er Widerstand und Stabilität gegenüber dem intraabdominalen Druck und der Schwerkraft. Bei einer gesunden Frau stützt der PB-Komplex strukturell mindestens 50 % der hinteren Scheidenwand ab. In dieser Hinsicht ist er nach der Gebärmutter der 2. „Schlussstein" des Beckenbodens. Ein Genitalhiatus mit einer Weite von >3,75 cm ist mit der Entstehung von Prolaps und Rezidiven korreliert und gilt daher als prognostisches Zeichen (◘ Abb. 14.121b). Um Rezidive zu verhindern und Stabilität zu gewährleisten, ist es wichtig, den Genitalhiatus durch Levator- und Perinealnähte zu verkleinern (◘ Abb. 14.121c). Für eine **dauerhafte und effektive Prolapschirurgie** ist eine Level-3-Reparatur daher entscheidend. Dieses Verfahren normalisiert die Anatomie und schließt den Douglas-Raum.

Der PB hat einen Durchmesser von 3–4 cm und ist erheblichen Zugkräften ausgesetzt. Die beste Methode, um festzustellen, ob der PB intakt oder defekt ist, besteht darin, ihn mit Daumen und Zeigefinger zu untersuchen (◘ Abb. 14.124a). Überdehnung während einer vaginalen Geburt führt dazu, dass der PB oft an der Vorderseite des Anus dünn ausgezogen ist. Patientinnen mit diesem Defekt müssen zumeist ihre Finger zu Hilfe nehmen, um durch Druck auf die Rektumvorderwand ihren Darm entleeren zu können.

Eine Schädigung des PB bei einer Geburt tritt selten isoliert auf, sondern nahezu immer in Kombination mit einer Rektozele (◘ Abb. 14.124b). Nur wenn ausschließlich ein defekter PB korrigiert werden soll, empfiehlt sich als Zugang ein Querschnitt direkt im Haut-Schleimhaut-Übergang des Introitus. Vor allem bei Patientinnen mit früheren vaginalen Operationen vereinfacht ein Querschnitt das Auffinden der lateralen Anteile des PB und vermindert die Gefahr einer Rektumperforation.

Bei einem Kombinationseingriff im Level 2 und 3 erfolgt die chirurgische Rekonstruktion des PB und der PM vom unteren Anteil der Längsinzision aus. Ziel dieses Verfahrens ist es, den PB direkt über dem Anus zu verstärken und die Integrität des Dammkörpers als Verankerungspunkt für die nach hinten und nach unten gerichteten Kräfte wiederherzustellen.

Bevor die transvaginalen PDS-Haltenähte (◘ Abb. 14.125) verknotet werden, wird unter rektaler Kontrolle auf beiden Seiten bis in den Bereich der auseinander gewichenen, vernarbten Sphinktermuskulatur des Anus präpariert. Diese wird durch beiderseits weit nach lateral greifende Vicryl-Nähte aufgeladen und mit dem unteren Teil der Brücke vereinigt. Je nach Be-

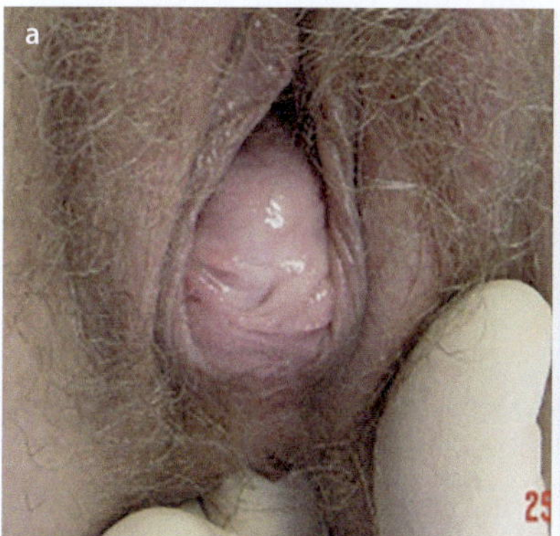
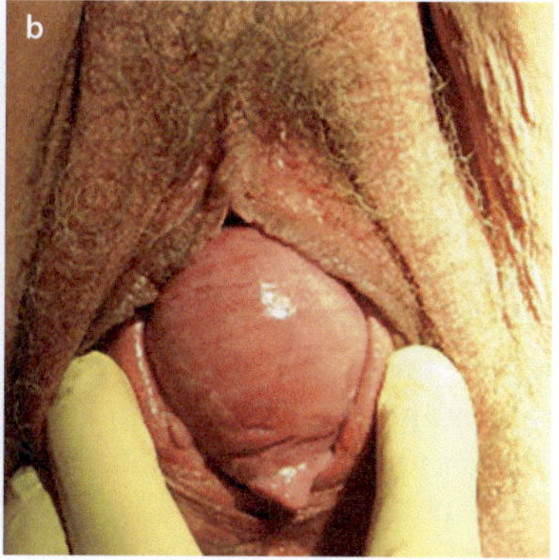

◘ **Abb. 14.124** **a** Defekter Perinealkörper (PB). **b** Rektozele Grad 3–4

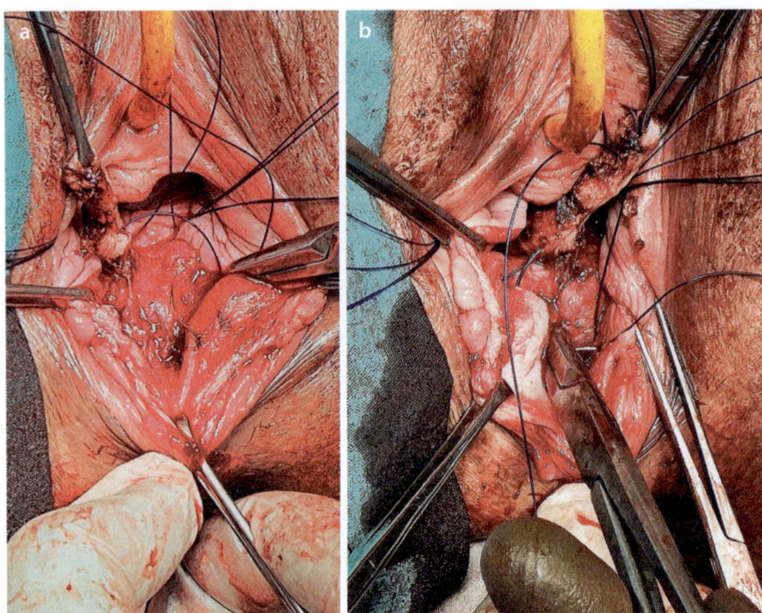

◘ **Abb. 14.125** **a**, **b** Auf beiden Seiten des M. bulbocavernosus wird mit einer kräftigen Vicryl-1-Nadel reichlich Gewebe genommen und, wenn eine Brücke vorhanden ist, auch der distale Teil der Brücke durchstochen. Dies wird je nach Situation in 2 oder 3 Lagen wiederholt. Dann werden die Nähte mit angemessener Spannung verknotet

fund sind mehrere Nähte erforderlich, um einen normal hohen Damm aufzubauen (◘ Abb. 14.125a, b).

Beim Verknoten der Nähte sollte übermäßige Spannung vermieden werden, da dies zu starken postoperativen Schmerzen führen kann. Außerdem sollten im Dammbereich keine monofilen Fäden wie PDS verwendet werden, da diese stecknadelgroße Fistelgänge erzeugen können, vor allem, wenn die Analhaut dünn und die Nähte fest sind.

Nachdem der PB rekonstruiert wurde, wird die y-förmige Inzision am Apex mit Vicryl der Stärke 1 in 2 Schichten zunächst mit Einzelknopf-Vicryl-1-Naht gefolgt von einer 2. kontinuierlichen, überwendlichen Schicht verschlossen (◘ Abb. 14.126a), da dieser Bereich später schwer zugänglich ist.

Gebärmutter und Scheide werden mit einem Sims-Spekulum so weit wie möglich zurückgeschoben, die 4 Prolene-Nähte – 2 auf jeder Seite – und die transversalen PDS-Nähte mit dem erforderlichen Druck verknotet (◘ Abb. 14.126b). Auf diese Weise werden Gebärmutter, Scheide, Blase und Enddarm wieder in die normale Position gebracht.

Zum Schluss wird die vertikale Inzision der hinteren Vaginalwand, wie zuvor beschrieben (◘ Abb. 14.126a, b), in 2 Schichten verschlossen und die Brückeunter den seitlichen Lappen versenkt. Dadurch befinden sich der Uterus, die Vagina, die Blase und das Rektum wieder in ihre normalen Position (◘ Abb. 14.127a–c).

▪ Scheidenprolapskorrektur nach Hysterektomie

Eine Hysterektomie schwächt die faszialen und ligamentären Strukturen im Bereich des entfernten zervikalen Rings und führt zur Atrophie der verbleibenden Scheidenwand. Der Ramus descendens der A. uterina dient als Hauptblutversorger für die apikale Faszie und die USL (◘ Abb. 14.80a, b). Nach Hysterektomie werden Ligamente und Fas-

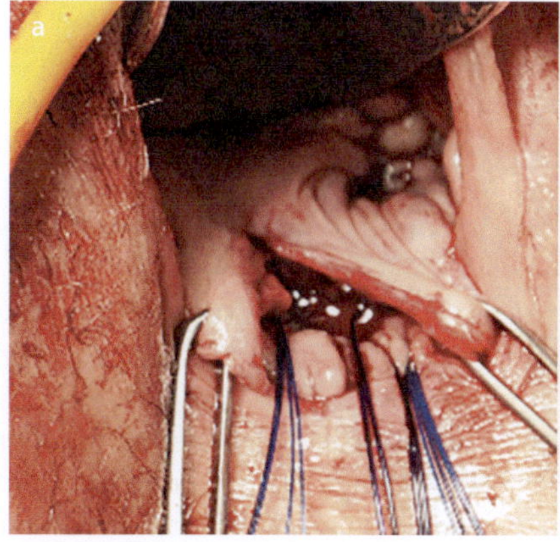

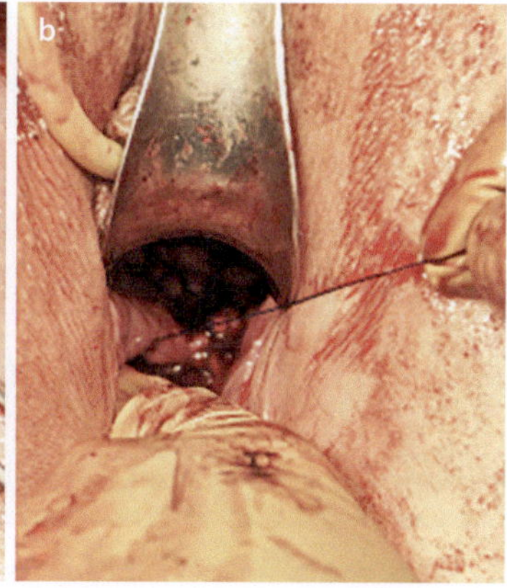

Abb. 14.126 **a** Die Ränder der Y-Inzision werden zunächst mit Einzelknopf-Vicryl der Stärke 1 genäht, gefolgt von einer 2. kontinuierlichen, überwendlichen Naht. **b** Prolene- und PDS-Nähte werden geknotet, wobei Uterus und Scheide mithilfe eines Sims-Spekulums in normale Position zurückgeschoben werden

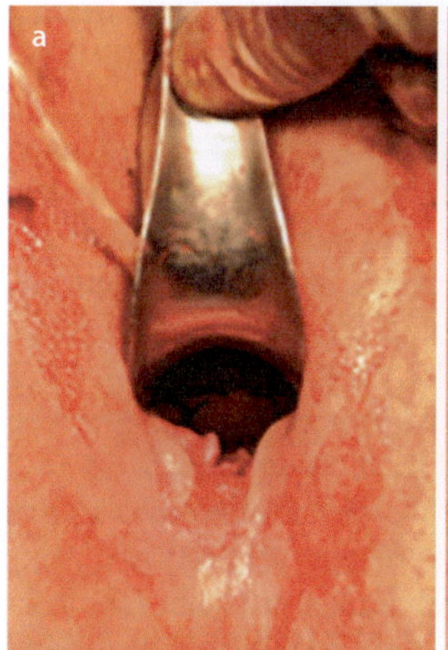

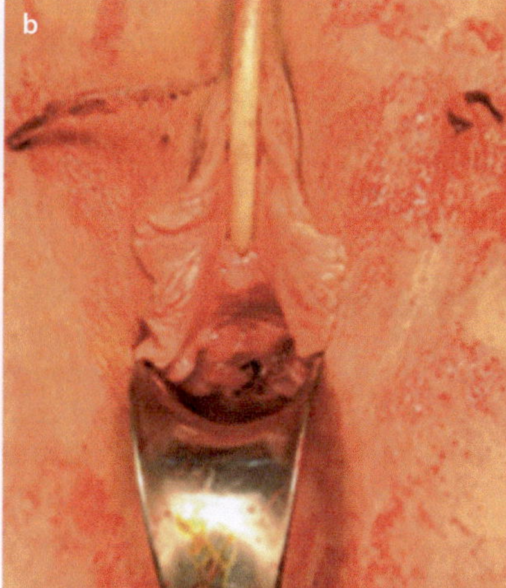

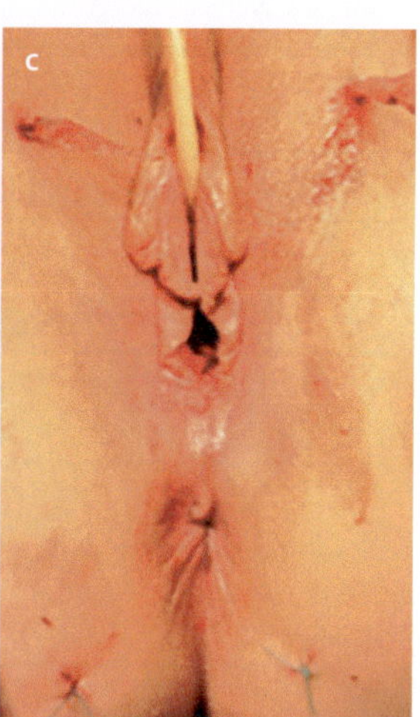

Abb. 14.127 **a** Die Prolene- und PDS-Nähte sind spannungsfrei geknüpft und der Längsschnitt geschlossen. **b** Vordere Wand in normaler Position. **c** Die kokzygealen Bandenden sind abgetrennt, die Hautinzisionen vernäht

zien nicht mehr ausreichend durchblutet und verlieren ihre Spannung. Ein zusätzliches Wegschneiden von überschüssigem Scheidengewebe verstärkt den Zug und Druck auf die Wundränder und führt zur Auflockerung der Wand.

Ist eine Scheidenwand weich geworden, kann sie nachgeben und sich wie die Darmwand einstülpen. Genau wie beim inneren Rektumprolaps handelt es sich bei einem Scheidenprolaps um eine Invagination oder Intussuszeption, wobei sich der kraniale Scheidenbereich in den distalen einstülpt. Dabei werden hinten der Douglas-Raum und vorne das Spatium vesico uterinum mit nach unten gezogen, was die Entstehung einer Traktionsentero-, -zysto- oder -rektozele (Abb. 14.128) erklärt.

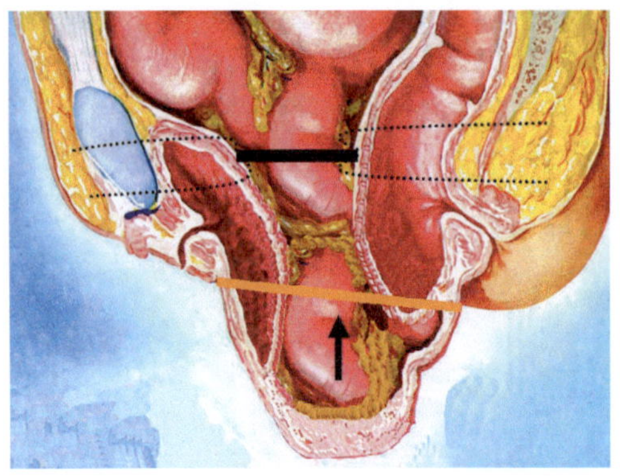

Abb. 14.128 Prolaps der blind endenden Scheide mit Traktionszystozele, -enterozele und Rektozele. Eine Operation muss das äußere Niveau wiederherstellen (*gelbe Linie* und *schwarzer Pfeil*) und die Bruchpforte mit einem Netz abdecken (*schwarze Linie*, die Arme des Netzes sind *gestrichelt* dargestellt), um ein Rezidiv zu verhindern

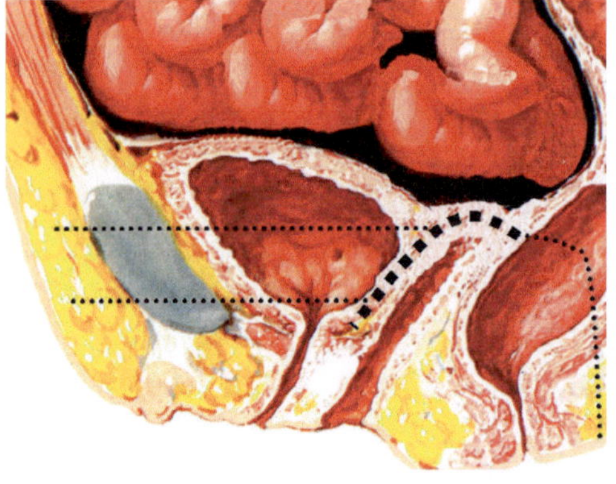

Abb. 14.129 Anatomie nach Korrektur des in Abb. 14.128 dargestellten Prolapses

Daher sollten bei einer Prolapsoperation alle geschwächten Strukturen verstärkt und, wie bei einer Hernienoperation, die Bruchlücke mit einem Netz verschlossen werden (Abb. 14.129).

Heutzutage wird häufig immer noch im Rahmen der POP-Chirurgie routinemäßig ein normalgewichtiger, 60 g schwerer Uterus als Ursache für den Prolaps angesehen und entfernt, wobei die vaginale Hysterektomie weltweit nach wie vor das häufigste Hysterektomieverfahren ist. In verschiedenen Studien wurden Rezidivraten von 11,6 % bis 33 % nach einer Hysterektomie im Rahmen der Prolapschirurgie berichtet. Mant et al. (1997) stellten fest, dass das Risiko eines erneuten Prolapses nach einer Hysterektomie bei Frauen mit POP 5,5-mal höher ist.

Obwohl Maher et al. (2013) erklärten, dass es keine überzeugenden Beweise dafür gebe, wann eine uteruskonservierende Chirurgie oder eine Hysterektomie im Rahmen einer POP-Chirurgie empfohlen werden sollte, zeigt sich, dass Frauen es vorziehen, ihre Gebärmutter zu erhalten, wenn das Ergebnis gleich gut ist (Frick et al. 2013; van Ijsselmuiden et al. 2018). In den letzten Jahren haben uteruskonservierende Techniken zugenommen. Im Jahr 2016 wurde z. B. in Dänemark in 90 % derFälle bei Operationen aufgrund eines apikalen Prolapses der Uterus erhalten.

Wie bei der posterioren IVS wird nach Aquadissektion zunächst die Haut 1,5 cm unter der Hysterektomienarbe quer inzidiert, die Enterozele abgeschoben und ein Kanal in Richtung Spina ischiadica gebildet. Der Tunneler wird unter Kontrolle des Zeigefingers in das hintere Scheidengewölbe vorgeschoben. Das Polypropylenband und ein zusätzlicher Vicryl-Faden werden in das Öhr des umgedrehten Plastikstabs eingefädelt und nach außen gezogen. Der Vorgang wird auf der kontralateralen Seite wiederholt.

Dann wird zunächst die Scheidenvorderwand korrigiert. Wie bei der ATOM-Technik wird nach Präparation der Brücke, Abschieben der Blase und Öffnen der paravaginalen Sulci die prolabierende Zystozele samt Brücke durch 6 weit nach lateral greifende u-förmige Nähte reponiert. Die Inzision reicht von 1 cm unterhalb des Blasenhalses bis 2 cm kranial der Hysterektomienarbe, sodass eine Hautbrücke im Bereich der Hysterektomienarbe bestehen bleibt. Die Enterozele wird komplett von der Hautbrücke abpräpariert, bis ein breiter subkutaner Zugang nach hinten zum anfangs gelegten Band vorhanden ist.

Aus einem 30×30 cm großen Mesh wird ein passendes 4-armiges Netz geschnitten und die vorderen Arme werden wie bei der klassischen ATOM-Technik beidseitig nach außen geführt. Die hinteren Arme werden, wie in den ◘ Abb. 14.46a–d erläutert, durch den an der Scheidemanschette eröffneten Schnitt nach unten gezogen und an den Sakrospinalnähten fixiert.

Die Wunde im Bereich der vorderen Scheidenwand wird verschlossen, indem die PCF über dem Mesh durch U-Nähte und die Wundränder durch eine kontinuierliche Naht vereinigt werden.

Die Korrektur von Level 2 und 3 erfolgt, wenn notwendig, in gleicher Art, wie es in den entsprechenden Abschnitten oben beschrieben ist.

> Ist zum Abdecken der Bruchpforte ein längerer Netzstreifen erforderlich, können die hinteren Arme unter der posterioren Schlinge durchgezogen und auf beiden Seiten, distal von der Penetrationsstelle des posterioren Bandes, mit dem Tunneler gesondert durch die IRF nach außen gebracht werden. Auf die posteriore Schlinge kann nicht verzichtet werden, weil sie die Verbindung zur Muskulatur der LP sicherstellt und dafür sorgt, dass die Scheide nicht zu kurz wird.

> Cave: Eine gleichzeitige Korrektur der vorderen und hinteren Scheidenwand kann zu einer ringförmigen Striktur in diesem Bereich führen (◘ Abb. 14.130). Eine Längsinzision und der Verzicht, Scheidenhaut wegzuschneiden, helfen, Stenosen zu vermeiden. Damit die Scheide nicht zu eng wird, sollten die transvaginalen Haltenähte geknotet werden, während das hintere breite Spekulumblatt in der Scheide liegt (◘ Abb. 14.126b).

Zusammenfassung

1) Das operative Vorgehen, wie anteriore Veränderungen im Level 2 korrigiert werden sollten, ist in dem Abschnitt „Anteriore Level-2-Korrektur“ zusammengefasst.

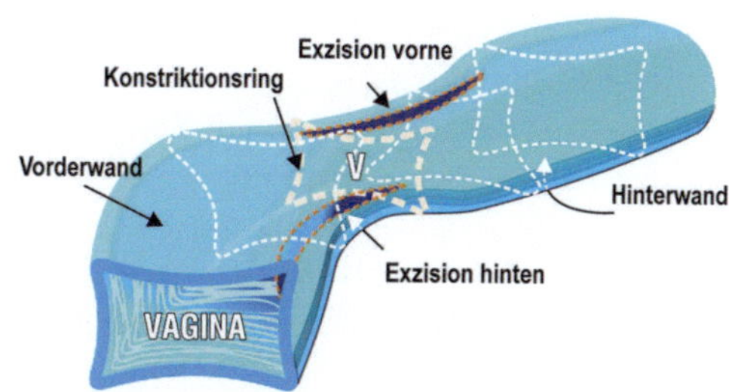

◘ **Abb. 14.130** Die Scheide ist normalerweise wie ein Rohr geformt. Die gleichzeitige Korrektur der vorderen und der hinteren Scheidenwand kann zur Verkürzung und Einengung der Scheide führen (*V*). Um eine solche Uhrglasform zu vermeiden, sollte auf eine Exzision von Gewebe verzichtet werden

Das Vorgehen setzt sich aus folgenden Schritten zusammen:

1) Öffnen der Scheide im Bereichdes Douglas-Raums 1,5 cm unterhalb der Portio oder der Hysterektomienarbe (◘ Abb. 14.90a–d).
2) Durch beidseitige stumpfe Fingerpräparationwird das SSL aufgesucht und vom umgebenden, adhärenten Gewebe befreit (◘ Abb. 14.92).
3) Mit einem speziellen Nahtgerät (z. B. Sacrofix ◘ Abb. 14.43 und 14.88) wird dann in beide SSL jeweils eine 2/0-Prolene-Naht in der Mitte angebracht (◘ Abb. 14.44) und diese nach außen gezogen.
4) Dann wird die Brückentechnik vorne durchgeführt. Das operative Vorgehen ist ist in dem Abschnitt „Zystozelenkorrektur mit der Brückentechnik“ beschrieben und in den ◘ Abb. 14.26a–e und 14.27a–c dargestellt. Die abgewichene Scheidenvorderwand wird dadurch gestrafft und verstärkt.
5) Die Brückentechnik wird anschließend mit der ATOM-Methode kombiniert, d. h. dass ein Mesh mit 4 Armen über die Brücke gelegt wird. Die vorderen Arme werden transobturatorisch nach

außen geleitet und so justiert, dass das Netz ohne Spannung flach liegt. Der obere Netzrand wird innen auf beiden Seiten am PCF mit jeweils einer Naht fixiert (▫ Abb. 14.34a–c und 14.35a–c).

6) Die hinteren Arme des 4-armigen Meshs (▫ Abb. 14.37) werden nicht transobturatorisch herausgeleitet, sondern um die Zervix oder Hysterektomieinzision und nach posterior gezogen (▫ Abb. 14.46a–d). Das Netz wird spannungsfrei durch Zug an den 4 Armen entlang der Mittellinie des Defekts ausgebreitet (▫ Abb. 14.37) und am PCM, am Gebärmutterhals oder an der Hysterektomienarbemit Ethibond der Stärke 3/0 anterior, posterior und lateral fixiert (▫ Abb. 14.37c).
7) Die Wunde im Bereich des Netzes wird zweischichtig verschlossen, indem zunächst die innere Scheidenfaszie mit Matratzennähten über dem Mesh vereinigt und dann die Wundränder mit einer fortlaufenden Naht adaptiert werden (▫ Abb. 14.38a–c).
8) Die anfangs gelegten sakrospinalen Prolene-Nähte werden so mit den posterioren Mesh-Armen in der Nähe des zervikalen Rings verbunden, dass die vordere Scheidenwand nach Knoten der Prolene-Fäden mobil bleibt (▫ Abb. 14.47a, b) und nicht überstreckt wird.
9) Die Prolene-Fäden werden vorsichtig auf beiden Seiten geknotet, nachdem die Scheide entlang der Vorderwand mit dem hinteren Blatt des Spekulums nach dorsal gedrückt wurde.
10) Die anfängliche Querinzision im Bereichdes Douglas-Raums wird zweischichtig verschlossen (▫ Abb. 14.38).

Das Endergebnis wird in den ▫ Abb. 14.131a, b schematisch dargestellt: Der Gebärmutterhals ist von den hinteren Armen des Netzes eingefasst und mit dem dem PCM und dem SSL verbunden. Diese Kombination verhindert ein Rezidiv eines Gebärmuttervorfalls.

Das operative Vorgehen bei posterioren **Veränderungen in Level 2 und Level 3** ist in den Abschnitten „Posteriore Level-2-Korrektur“ und „Level-3-Reparatur“ zusammengefasst.

Das Vorgehen setzt sich aus folgenden Schritten zusammen:

1) Öffnen der Scheide im Bereichdes Douglas-Raums 1,5 cm unterhalb der Portio oder der Hysterektomienarbe (▫ Abb. 14.90a–d).

14

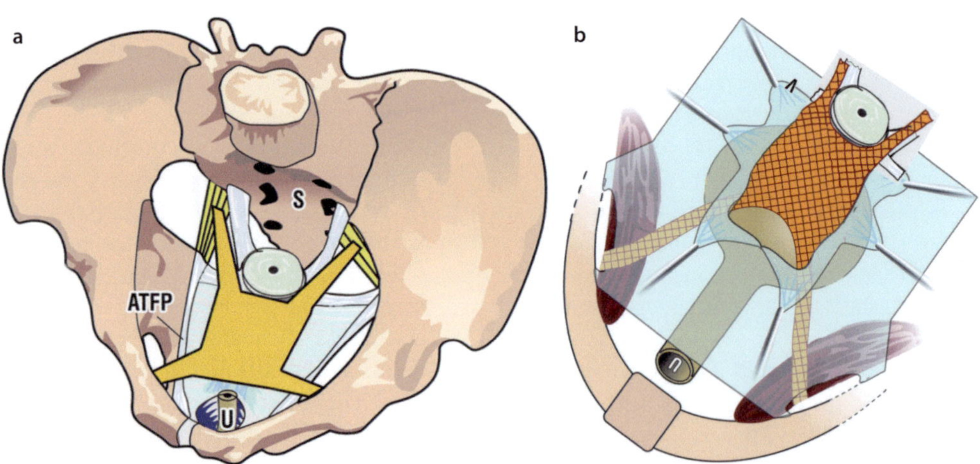

▫ **Abb. 14.131** **a**, **b** Situation nach anteriorer Netzunterstützung. **a** Ansicht von oben. **b** Ansicht von unten. *ATFP* Arcus tendineus fasciae pelvis, *S* Sakrum, *U* Urethra, *V* Vagina

2) Durch beidseitige stumpfe Fingerpräparationwird das SSL aufgesucht und vom umgebenden, adhärenten Gewebe befreit (◘ Abb. 14.92).
3) Mit einem speziellen Nahtgerät (z. B. Sacrofix ◘ Abb. 14.43 und 14.93) werden dann in beide SSL jeweils **zwei** 2/0-Prolene-Nähte in der Mitte angebracht (◘ Abb. 14.44) und diese nach außen gezogen.
4) Nach Injektion von Kochsalzlösung mit Adrenalin in die perianale Haut (◘ Abb. 14.95) erfolgt bei 4 und 8 Uhr in der Mitte zwischen EAS und Steißbein eine 5 mm lange Inzision, und zwar 2 cm lateral der äußeren Grenze des EAS (◘ Abb. 14.96).
5) Der Tunneler wird auf einer Seite durch die Inzision 3–4 cm in die IRF parallel zur Rektumseitenwand vorgeschoben und unter Kontrolle des in den vorher präparierten Kanal eingeführten Zeigefingers 1 cm medial und kaudal der Spina ischiadica durch die LP gestochen (◘ Abb. 14.97 bis 14.102). An dieser Stelle befindet sich der Tunneler in sicherem Abstand vom Rektum und vom Peritoneum.
6) Unter rektaler Kontrolle wird das Instrument vorsichtig nach innen gedreht und die stumpfe Spitze durch die LP bis zur transversalen Inzision geführt (◘ Abb. 14.98a, b).
7) Durch ein 30 cm langes, 8 mm breites Polypropylenband wird jeweils eine mit dem SSL verbundene Prolene-Naht durch die Mitte des Bandes gefädelt, mit einem Abstand von 4 cm zwischen den Fäden (◘ Abb. 14.102).
8) Der Stylus wird entnommen und umgekehrt, mit dem Öhr voran, in den Tunneler eingebracht. Das Tape wird in das Öhr des Plastikstabs eingefädelt und nach außen gezogen (◘ Abb. 14.103a–c). Der Vorgang wird auf der kontralateralen Seite wiederholt.
9) Das u-förmig eingebrachte Band sollte flach liegen (◘ Abb. 14.104) und wird seitlich im Bereich der USL und in der Mitte am zervikalen Ring oder der Hysterektomienarbe mit Vicryl oder Dexon der Stärke 1 fixiert. Wenn der Faden nicht durch die Scheidenhaut gestochen wird, können auch nicht resorbierbare Fäden verwendet werden. Mit diesem Schritt wird der Scheidenapex wieder mit der hinteren Levatormuskulatur verbunden (◘ Abb. 14.105b) und der M. levatorani wieder in die Lage versetzt, die Scheide zu spannen.
10) Das Band wird beidseits im Bereich der Insertionspunkte der SUL und in der Mitte unter der Scheidenhaut durch nicht resorbierbare U-Nähte fixiert.

■ **Korrektur der vorderen Scheidenwand mit Brückentechnik und ATOM**

11) Wenn notwendig wird die Brückentechnik vorne durchgeführt. Das operative Vorgehen ist ist indem Abschnitt „Zystozelenkorrektur mit der Brückentechnik“ beschrieben und in den ◘ Abb. 14.26a–e und 14.27a–c dargestellt. Die abgewichene Scheidenvorderwand wird dadurch gestrafft und verstärkt.
12) Die Brückentechnik wird anschließend mit der ATOM-Methode kombiniert, d. h. dass ein Mesh mit 4 Armen über die Brücke gelegt wird. Die vorderen Arme werden transobturatorisch nach außen geleitet und so justiert, dass das Netz ohne Spannung flach liegt. Der obere Netzrand wird innen auf beiden Seiten am PCF mit jeweils einer Naht fixiert (◘ Abb. 14.34a–c und 14.35a–c).
13) Die hinteren Arme des 4-armigen Mesh (◘ Abb. 14.37) werden um die Zervix oder Hysterektomieinzision gelegt und nach posterior gezogen (◘ Abb. 14.46a–d). Das Netz wird spannungsfrei durch Zug an den 4

Armen entlang der Mittellinie des Defekts ausgebreitet (◘ Abb. 14.37) und am PCM,am Gebärmutterhals oder an der Hysterektomienarbe mit Ethibond der Stärke 3/0 anterior, posterior und lateral fixiert (◘ Abb. 14.37c).

14) Die Wunde im Bereich des Netzes wird zweischichtig verschlossen, indem zunächst die innere Scheidenfaszie mit Matratzennähten über dem Mesh vereinigt und dann die Wundränder mit einer fortlaufenden Naht adaptiert werden (◘ Abb. 14.38a–c).
15) Die 2 noch übrig gebliebenen, anfangs gelegten sakrospinalen Prolene-Nähte werden auf jeder Seite so mit den posterioren Mesh-Armen in der Nähe des zervikalen Rings verbunden, dass die vordere Scheidenwand nach Knoten der Prolene-Fäden mobil bleibt (◘ Abb. 14.47a, b) und nicht überstreckt wird.

Korrektur der hinteren Scheidenwand mit Brückentechnik

16) Nach Implantation und Fixierung des hinteren Bandes werden die Länge und die Breite der blattförmigen Brücke festgelegt (◘ Abb. 14.115) und die Scheidenhaut vom Rektum durch Aquadissektion abgelöst und entlang der Inzisionslinien komplett durchtrennt (◘ Abb. 14.116a-c). Die Scheidenhaut wird nach lateral vom Rektum bis in den Sulcus abpräpariert, das Spatium pararectale eröffnet und die Levatorenränder auf beiden Seiten freigelegt (◘ Abb. 14.117a–c).
17) Das Oberflächenepithel der Brücke wird elektrisch koaguliert, bis alle Drüsen denaturiert sind. Die beiden Ränder der Brücke werden mit mehreren Nähten spannungsfrei adaptiert (◘ Abb. 14.118a–b).
18) Die Brücke wird proximal am posterioren IVS-Band (◘ Abb. 14.119a, b) und distal am PB fixiert.
19) Unter rektaler Kontrolle werden transvaginal von kranial nach distal 2–3 PDS-Nähte u-förmig durch beide Seiten der abgewichenen RVF und den darunter liegenden M. levator ani gelegt, wobei die Brücke in der Mitte mitgefasst wird (◘ Abb. 14.120a, b). Die PDS-Nähte werden erst später verknotet.

Korrektur von PB und PM

Die chirurgische Rekonstruktion des PB undder PM erfolgt vom unteren Anteil der Längsinzision aus:

20) Bevor die transvaginalen PDS-Haltenähte (◘ Abb. 14.120) verknotet werden, wird unter rektaler Kontrolle auf beiden Seiten bis in den Bereich der auseinander gewichenen, vernarbten Sphinktermuskulatur des Anus präpariert. Diese wird durch beiderseits weit nach lateral greifende Vicryl-Nähte aufgeladen und mit dem unteren Teil der Brücke vereinigt. Dieser Schritt wird je nach Befund in 2 oder 3 Lagen wiederholt, um einen normal hohen Damm aufzubauen (◘ Abb. 14.125a, b). Die Nähte werden mit angemessener Spannung verknotet.
21) Nachdem der PB rekonstruiert wurde, wird die y-förmige Inzision am Apex mit Vicryl der Stärke 1 in 2 Schichten zunächst mit Einzelknopf-Vicryl-1-Naht gefolgt von einer 2. kontinuierlichen, überwindlichen Schicht verschlossen (◘ Abb. 14.126a).
22) Gebärmutter und Scheide werden mit einem Sims-Spekulum so weit wie möglich zurückgeschoben, die 4 Prolene-Nähte – 2 auf jeder Seite – und die transversalen PDS-Nähte mit dem erforderlichen Druck verknotet (◘ Abb. 14.126b). Auf diese Weise werden Gebärmutter, Scheide, Blase und Enddarm wieder in die normale Position gebracht.

23) Zum Schluss wird die vertikale Inzision der hinteren Vaginalwand, wie unter (14.21) beschrieben, in 2 Schichten verschlossen und die Brücke unter den seitlichen Lappen versenkt.

Das Endergebnis ist in der ◘ Abb. 14.132 a schematisch dargestellt: Der Gebärmutterhals ist von den hinteren Armen des Netzes und dem hinteren Band eingefasst und mit dem PCM und dem SSL verbunden. Diese Kombination ist ein sicherer Schutz gegen ein POP-Rezidiv..

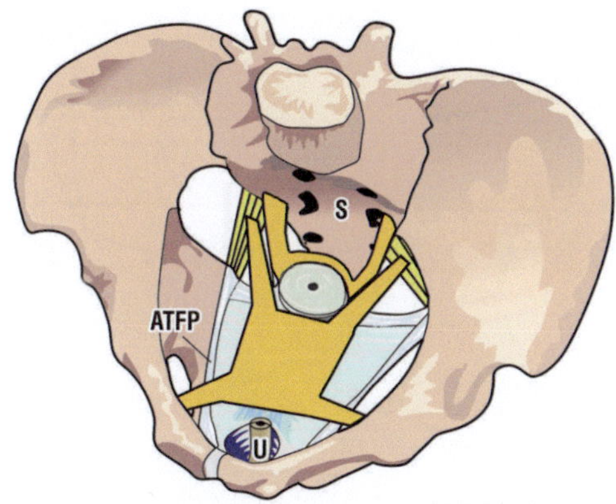

◘ **Abb. 14.132** Endsituation nach Level-1- und Level-2-Korrektur: Der Zervikalring ist von dem hinteren Band und den hinteren Armen des Netzes umgeben. Dies verhindert ein Rezidiv des Gebärmuttervorfalls. *ATFP* Arcus tendineus fasciae pelvis, *S* Sakrum, *U* Urethra

> Fazit: Selbst in Fällen mit extremer Enteroptose (◘ Abb. 14.128a) führt diese Technik zu hervorragenden Ergebnissen (◘ Abb. 14.133).

14.3.3 Korrektur einer Rektozele mit Intussuszeption/Rektumprolaps

Eine ungestörte Defäkation ist nur möglich, wenn die Rektumvorderwand gespannt ist. Bei einem Defekt der RVF oder der USL kann die Rektumvorderwand nicht mehr ausreichend gestreckt werden. Die Kotsäule gelangt nicht auf direktem Weg zum Anus, sondern wird zunächst nach ventral in Richtung Rektumvorderwand geleitet und hier abgebremst (◘ Abb. 14.134a, b). Die Patientin kann trotz heftigen Pressens ihren Darm nicht mehr komplett entleeren und jeweils nur kleine Kotmengen absetzen. Das verstärkte Drücken in die falsche Richtung überdehnt die RVF weiter und erzeugt eine Rektozele. Die sich nach außen entwickelnde Rektozele zieht die proximale Rektumwand nach unten innen. Das führt zur Einstülpung der Wand, zur Intussuszeption, zum inneren Rektumprolaps (◘ Abb. 14.134a, d).

▪ Entstehung einer Intussuszeption

Nach Thompson et al. (2002) ensteht bei 33 % der Patientinnen mit Rektozele ein inne-

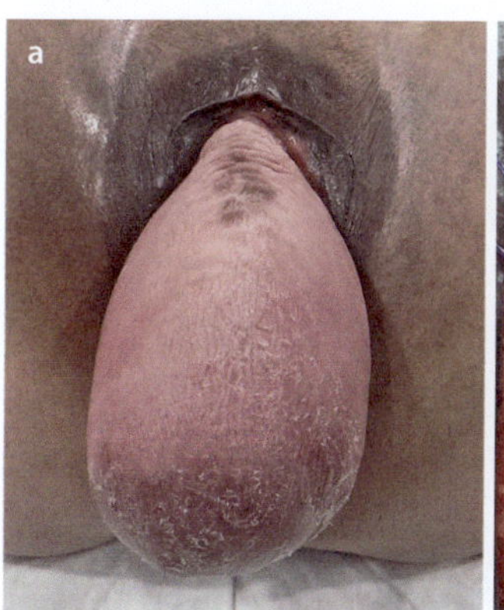

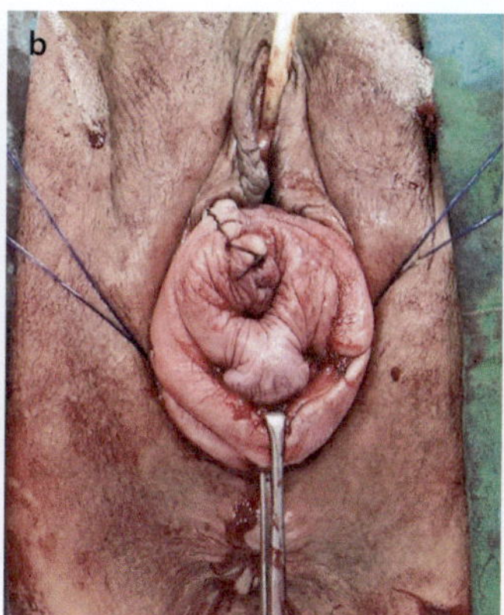

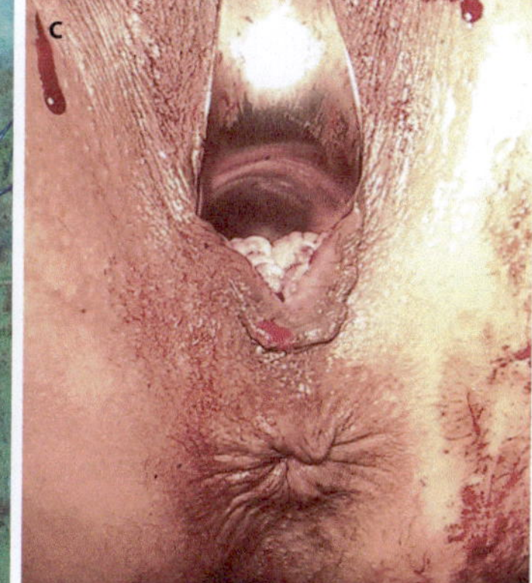

◘ **Abb. 14.133** **a** Vor OP. **b** Nach dem Einlegen des vorderen Netzes und hinteren Bandes. **c** Endergebnis

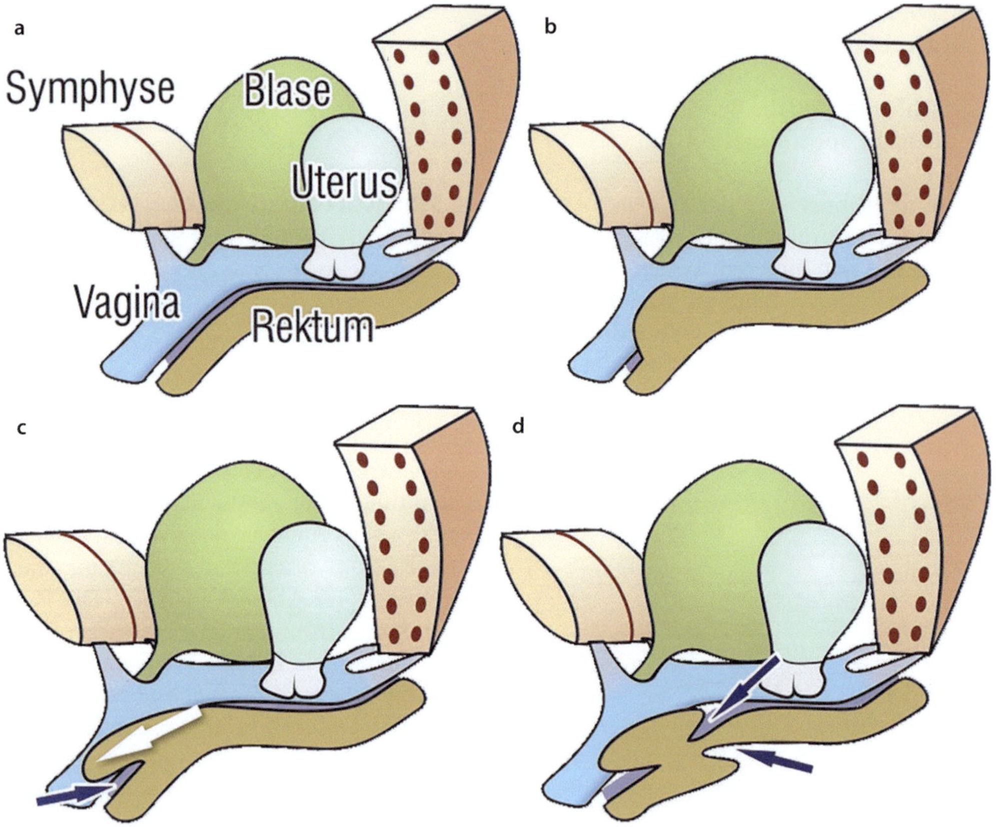

Abb. 14.134 **a–d** Schematische Darstellung der Entstehung einer Intussuszeption. **a** Bei intakter rektovaginaler Faszie (RVF) und straffen uterosakralen Ligamenten (USL) ist die Rektumvorderwand gespannt. Die Kotsäule kann ungehindert das Rektum passieren. **b** Bei einem Defekt in der RVF drückt die Kotsäule die Rektumvorderwand nach vorne und bremst sie ab (*weißer Pfeil*). Die Patientin muss vermehrt pressen, um den Darm zu entleeren. **c** Durch vermehrten Pressdruck verstärkt sich die Rektozele (*weißer Pfeil*), führt zur Einkerbung im Bereich der intakten RVF (*blauer Pfeil*) und zieht am proximalen Rektum. **d** Bei defekten USL kann sich das Rektum einstülpen, zur Einengung des Lumens führen (*blaue Pfeile*) und die Obstipation verstärken

rer Rektumprolaps oder eine rektale Intussuszeption (Abb. 14.135). Klinisch äußert sich das in inkompletter Entleerung, die oft nur durch Fingerunterstützung möglich ist, Obstipation, Stuhlinkontinenz, Schmerzen und Druck im Becken.

Da auch der venöse Rückfluss in einer erschlafften Darmwand erschwert ist, werden die Venen gestaut und gedehnt. Hämorrhoiden, Schmerzen und Blutungen sind die Folge. Weiterhin kann sich durch den Blutstau die Analschleimhaut von der Serosa ablösen und prolabieren, was oft mit Ulzera-

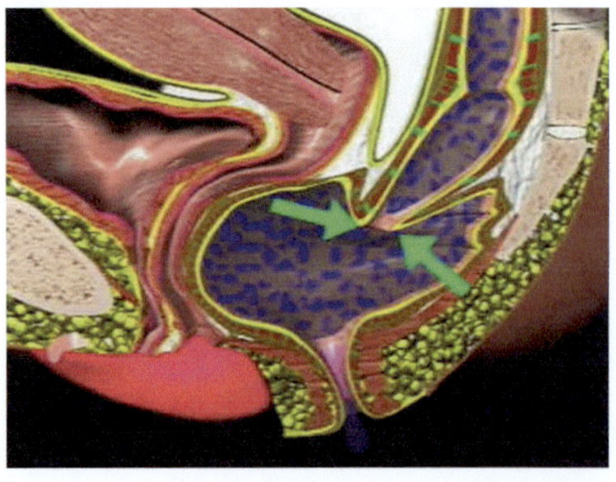

Abb. 14.135 Intussuszeption

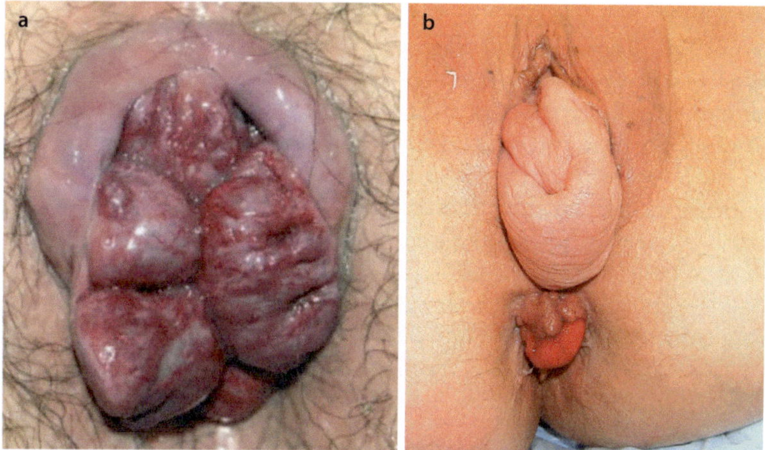

Abb. 14.136 **a** Hämorrhoiden bei einer Patientin mit Intussuszeption. **b** Enteroptose mit Anal- und Totalprolaps der blind endenden Scheide

tionen und Blutungen einhergeht (Abb. 14.136).

14.3.4 Chirurgisches Vorgehen

Über die Therapie wird kontrovers diskutiert. Sie sollte darauf abzielen, prolapsbedingte anorektale Dysfunktionen wie Stuhlinkontinenz oder Obstipation und die Anatomie zu normalisieren. Die Häufigkeit der Stuhlinkontinenz liegt in westlichen Ländern bei 5 %, wobei Frauen 5-mal häufiger betroffen sind. Unter Verstopfung („stool-outlet obstruction") leiden bis zu 20 % der Frauen.

Die sakrospinale Fixation nach Amreich-Richter zur operativen Behandlung des Scheidenvorfalls stellt nach wie vor eine der am häufigsten durchgeführten vaginalen Deszensusoperationen dar. Wie im Abschn. 14.3.2 dargestellt, erzeugt diese Operation allerdings eine falsche Geometrie (Abb. 14.86) und bedingt dadurchin bis zu 92 % der Fälle (Holley) Zystozelen und andere Senkungszustände auf der kontralateralen Seite. Außerdem ist die Operation komplikationsträchtig und führt zu keiner Normalisierung der Anatomie und Physiologie.

Nach Graf et al. (1996) verbessert sich eine gestörte Darmfunktion nach klassischen Operationen nur gering, und zwar in 5 % der Fälle mit Darmentleerungsstörung und 16 % der Fälle mit Stuhlinkontinenz. Insgesamt wurden gute funktionelle und chirurgische Ergebnisse nur bei 16 % der Fälle erzielt. Wie beim Gebärmutterprolaps wird zudem auch bei einer Intussuszeption bzw. einem Anorektalprolaps in der Regel „überschüssiges" Gewebe weggeschnitten und nicht reponiert.

Das ist auch bei der von vielen Chirurg*innen verwendeten STARR-Operation nach Longo (STARR = „stapled transanal rectalresection") der Fall. Diese relativ neue Operationstechnik zur Behandlung eines obstruktiven Defäkationssyndroms wird komplett transanal durchgeführt. Hierdurch kann sowohl eine Rektozele als auch eine bestehende Intussuszeption behoben werden. Allerdings wird die Beckenbodenanatomie nicht normalisiert. Daraus resultiert eine Rezidivrate von 5 bis 18,7 % und eine Komplikationsrate von 36 % innerhalb von 12 Monaten, mit typischen Komplikationen wie Dranginkontinenz in 20 % und persistierende Schmerzen in 7 % der Fälle (Jayne et al. 2009; Abb. 14.137 und 14.138).

Unser Vorgehen

Da die klassischen anorektalen Prolapsoperationen uns nicht überzeugen konnten, haben wir anhand der Integraltheorie überlegt, wie wir die Ergebnisse verbessern können.

Ein Analprolaps, der von einer Entero- oder Rektozele begleitet wird, ist in einem hohen Prozentsatz durch schlaffe SUL und eine auseinander gewichene RVF bedingt. Daher ist eine chirurgische Technik, die die normale Anatomie durch Zurückbringen dislozierter Strukturen wiederherstellt, logischer als das Wegschneiden von disloziertem Gewebe.

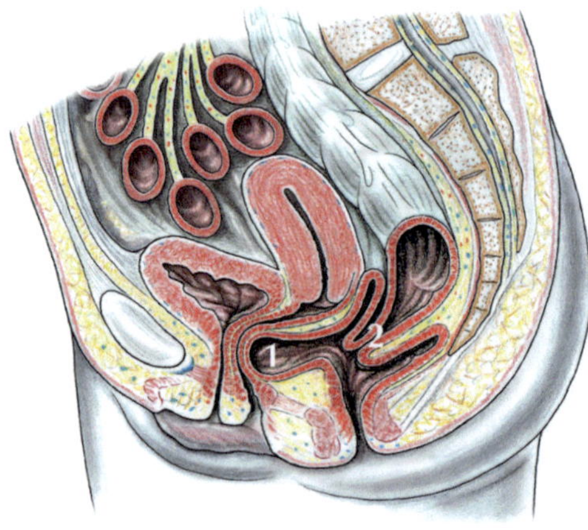

Abb. 14.137 Schematische Darstellung einer Entero-/Rektozele (*1*) und Intussuszeption (*2*)

> Somit sollten zunächst die SUL und die RVF korrigiert werden. Erst wenn das nicht ausreicht, muss auf klassische chirurgische Techniken zurück gegriffen werden.

Unser Konzept steht im Einklang mit der von Baden und Walker (1972) entwickelten Zelttheorie. Sie haben postuliert, dass, wenn ein Zeltdach einfällt, die Wände folgen werden. (Abb. 14.139). Um die Situation zu normalisieren, muss zunächst das Dach gesichert werden.

In Analogie zur Zelttheorie müssen also zunächst die SUL durch eine posteriore IVS im Level 1 (Abb. 14.140a, b), dann nachfolgend die RVF und die defekten Strukturen in Level 2 und 3 korrigiert werden (Abb. 14.140c, d). Dadurch werden das Rektum im Ansatzbereich der SUL fixiert, diese gestreckt und die Vorwölbung der Rektumvorderwand beseitigt (Abb. 14.140e, f und 14.141).

Ergebnisse

Abendstein et al. (2008a, b) haben in 2 Studien an Patientinnen mit Rektozele, teilweise

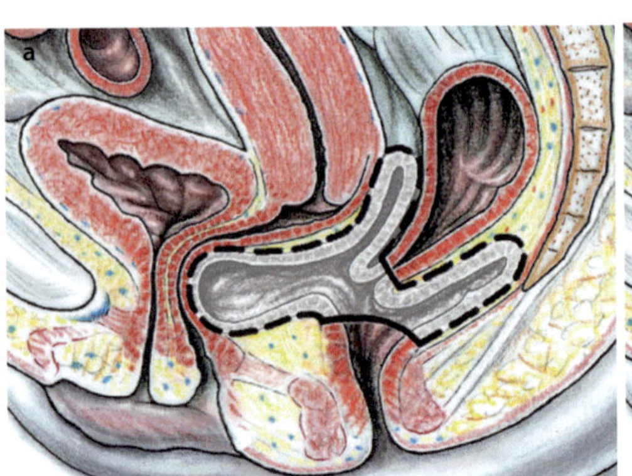

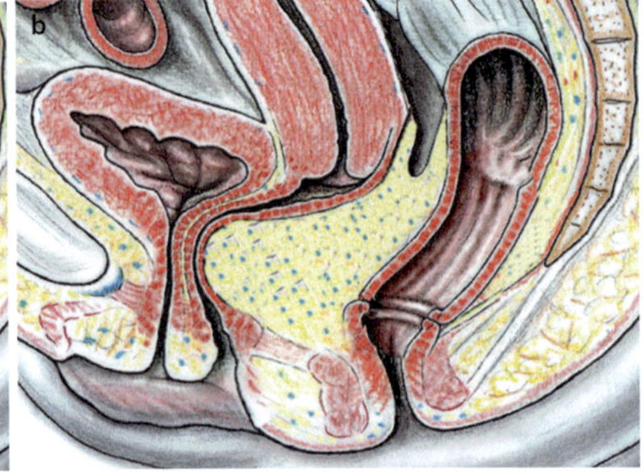

Abb. 14.138 **a, b** STARR-Operation nach Antonio Longo (STARR = „stapled transanal rectal resection“). **a** Mastdarmgewebe, das entfernt werden soll, ist *gestrichelt* dargestellt. **b** Durch die Operation wird die Enterozele nicht beseitigt und drückt weiter auf die Blasenhinterwand und die Dehnungsrezeptoren am Blasenboden (Urge)

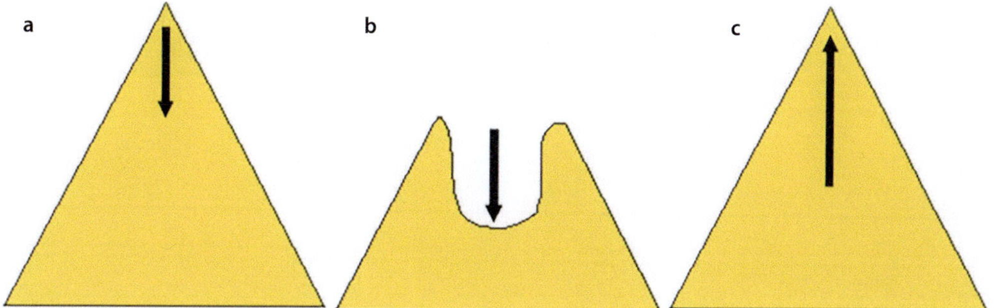

Abb. 14.139 **a–c** Grafische Darstellung der Zelttheorie nach Baden und Walker (1972). **a** Wenn das Dach einfällt, **b** folgen die Zeltwände. **c** Um das Zelt zu stabilisieren, muss zunächst das Dach gesichert werden

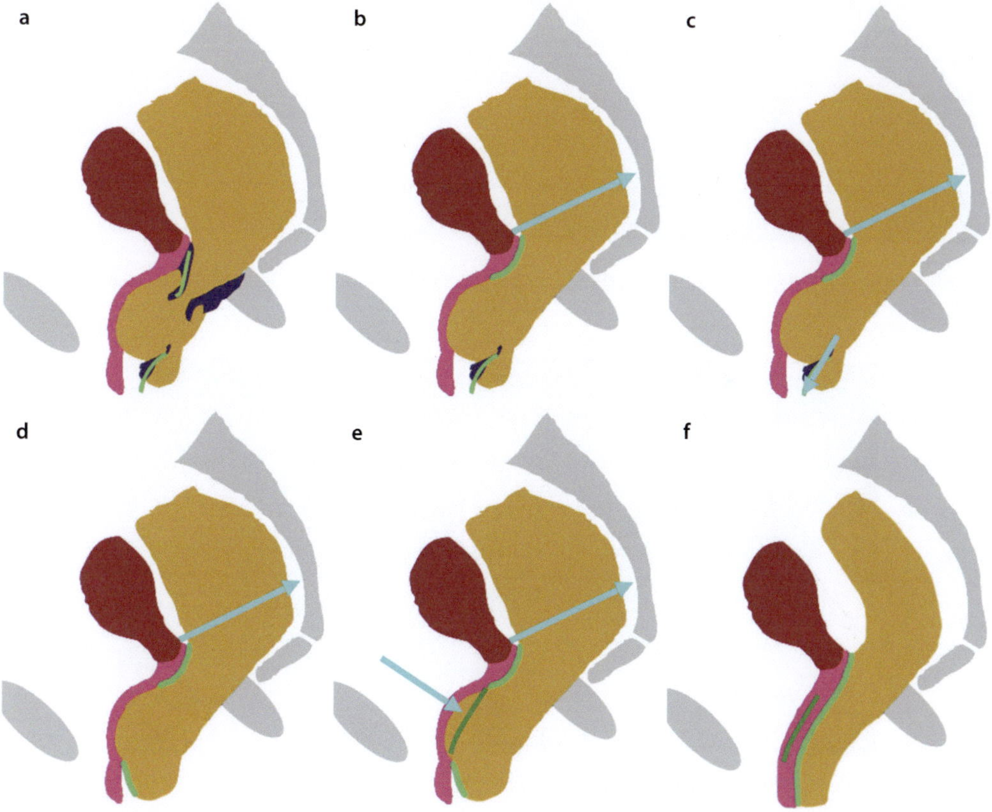

Abb. 14.140 **a, b** Korrektur der sakrouterinen Ligamente (SUL). **c, d** Korrektur des Perinealkörpers (PB). **e, f** Korrektur der rektovaginalen Faszie (RVF)

in Kombination mit einer Intussuszeption überprüft (Abb. 14.142a–c), ob sich die Beschwerden und Anatomie operativ mit einer posterioren IVS und Kombination mit einer Korrektur der RVF und des PB normalisieren lassen. 94 % (45 von 48) der Patientinnen mit Darmentleerungsstörungen und 66 % mit Stuhlinkontinenz konnten komplett

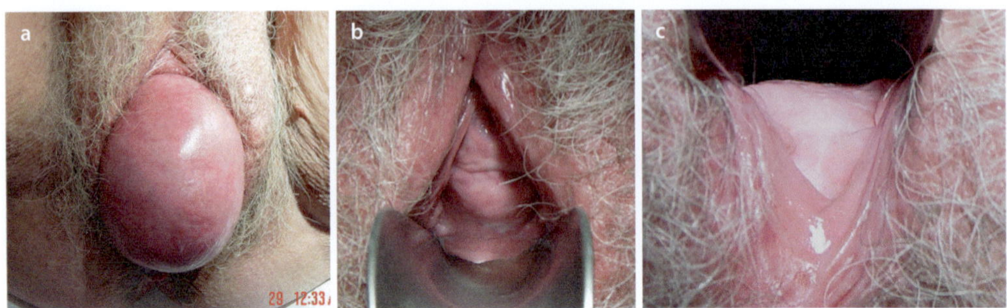

Abb. 14.141 **a** Enteroptose nach vaginaler Hysterektomie. **b**, **c** Vordere und hintere Scheidenwand nach 3 Monaten

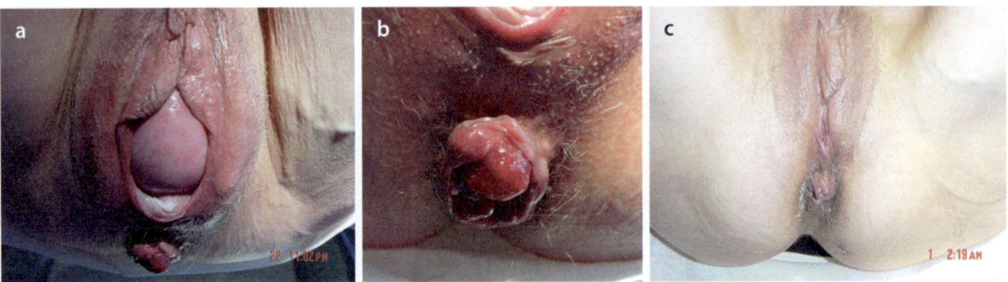

Abb. 14.142 **a**, **b** Patientin mit Rekto-/Enterozele Grad 3 und Analprolaps. **c** Befund 6 Monate nach Korrektur des 3 Level

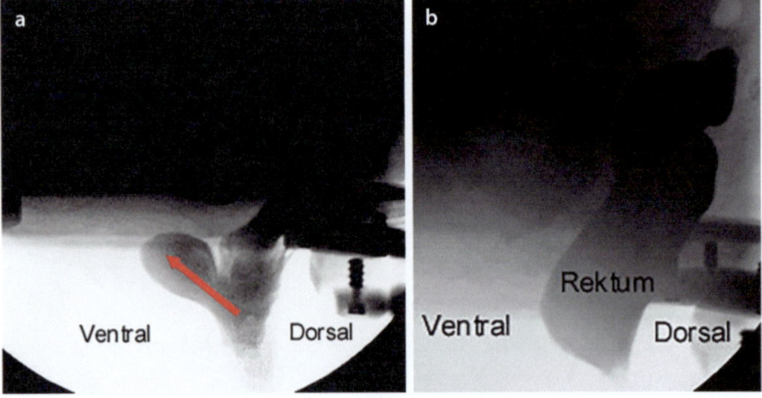

Abb. 14.143 **a**, **b** Defäkografie bei Patientin mit „stool-outlet obstruction" nach vaginaler Hysterektomie mit vorderer und hinterer Kolporrhaphie und Kolposuspension nach Stamey und Pereira. **a** Rektozele vor der Operation (*roter Pfeil*); **b** Normalbefund nach der Operation. (Mit freundlicher Genehmigung von B. Abendstein)

geheilt werden. Zur Absicherung der anatomischen Veränderungen wurde bei allen Patientinnen prä- und postoperativ eine Defäkografie durchgeführt (Abb. 14.143a, b)

In einer weiteren Studie mit 19 Patientinnen, die wegen Rektozele, teilweise in Kombination mit einer Intussuszeption, analog operiert wurden, zeigten bei der Nachkontrolle nach 6 Monaten 17 von 19 Patientinnen eine normale rektoanale Anatomie (◘ Abb. 14.144a–c und 14.145a, b). Alle 19 Patientinnen waren stuhl- und blasenkontinent und wiesen eine ungestörte Darmentleerung auf.

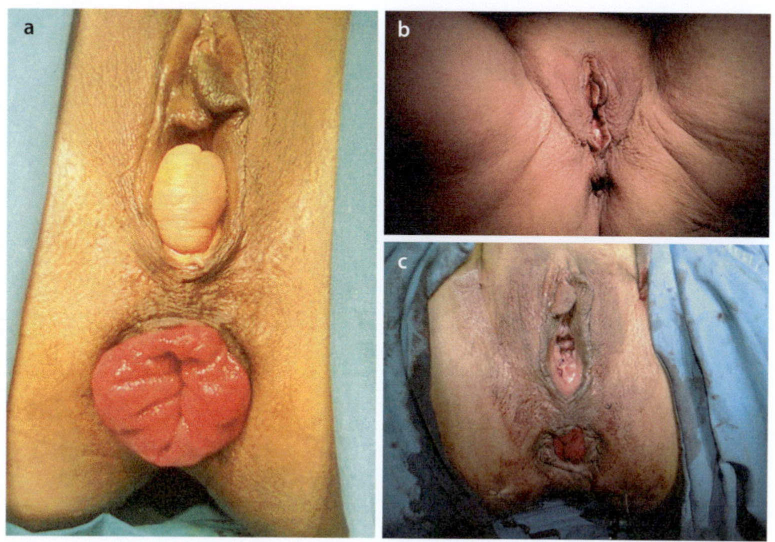

◘ **Abb. 14.144** **a**, **b** Beispiel einer weiteren Patientin mit Entero-/Rektozele und Analprolaps: **a** vor OP, **c** nach OP, **b** Ergebnis nach 1 Jahr

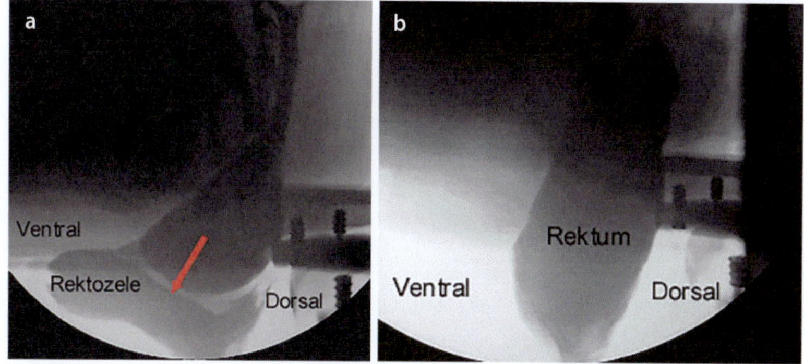

◘ **Abb. 14.145** **a**, **b** Defäkografie bei Patientin mit „stool-outlet obstruction" nach vaginaler Hysterektomie mit vorderer Kolporrhaphie. **a** Entero-/Rektozele mit Intussuszeption (*roter Pfeil*); **b** Normalbefund. (Mit freundlicher Genehmigung von B. Abendstein)

Mögliche Komplikationen bei chirurgischen Korrekturen

Inhaltsverzeichnis

K. Goeschen et al., *Der weibliche Beckenboden*, https://doi.org/10.1007/978-3-662-71469-0_15

Es sollte unterschieden werden zwischen

- akuten Komplikationen, die während der Operation oder in den ersten 4 Wochen danach auftreten,
- mittelfristigen Komplikationen, die im ersten Monat bis zu einem Jahr nach der Operation auftreten, und
- langfristigen Komplikationen, die in den folgenden Jahren auftreten.

15.1 Akute Komplikationen

15.1.1 Rektum-/Blasenverletzung bei der Präparation

Vor allem bei Patientinnen mit Narben im Bereich der Scheidenwände oder am Perineum erleichtert die Aquadissektion das Auffinden der richtigen Präparierschicht.

Um eine Rektum- oder Blasenverletzung zu vermeiden, ist es wichtig, nur in Gewebe hineinzuschneiden, das unter Spannung steht. Die stumpfe Präparation mit dem Finger oder einem Tupfer ist nach Voroperationen gefährlich. Die Wundränder der Scheide und die Rektumvorder- bzw. Blasenwand sollten mit Klemmen gefasst, unter Spannung gehalten und danach die Schichten mit der Präparierschere getrennt werden. Eine gute Assistenz, die Gegenzug erzeugt, erleichtert die Präparation.

15

Wurde das Rektum oder die Blase verletzt, muss die Rektum- bzw. Blasenwand sorgfältig von dem angrenzenden Narbengewebe befreit und spannungsfrei in 2 Schichten verschlossen werden. Bei einer Blasenverletzung sollte die Blase für die nächsten 7–10 Tage durch einen Dauerkatheter (suprapubisch oder transurethral) drainiert werden.

15.1.2 Rektumperforation mit dem Tunneler

Eine Rektumperforation mit dem Tunneler ist stichförmig und liegt extraperitoneal. In über 10.000 von den Autoren durchgeführten Operationen wurde keine Perforation beobachtet. Sollte dennoch eine Perforation auftreten, muss der Tunneler zurückgezogen und korrekt neu positioniert werden.

Auch wenn sich die Perforationsstelle durch Muskelkontraktion verschließt, sollte jede auch noch so kleine Perforation zweischichtig von vaginal übernäht werden. Eine Fistelentstehung ist höchst unwahrscheinlich.

15.1.3 Blasenperforation mit dem Tunneler

Blasenperforationen treten beim Legen einer retropubischen Schlinge am häufigsten am superolateralen Rand zwischen 11 und 1 Uhr in der Nähe der Luftblase auf. Wenn das passiert, muss der Mandrin oder das Band entfernt und erneut eingebracht werden. Um eine Perforation erkennen zu können, muss die Blase mit 500 ml Kochsalzlösung entfaltet sein. Nur bei diesem Volumen kann sichergestellt werden, dass sich keine Perforationsstelle hinter einer Falte versteckt (▶ Abschn. 14.1).

Manchmal kann bei Perforationsverdacht weder das Band noch eine Blutung gesehen werden. Ist das der Fall, sollte eine Ampulle Methylenblau in 500 ml physiologischer Kochsalzlösung gelöst und die Blase erneut gefüllt werden. Eine Blaufärbung des Bandes an den Einstichstellen beweist eine Perforation.

Bis heute scheiden sich die Geister, ob es notwendig ist, die Blase nach Tunnelerperforation für 7–10 Tage mittels Dauerkatheter zu drainieren. Die Autoren sind der Meinung, dass darauf verzichtet werden kann. Zum einen ist die Perforationsstelle nicht größer als die nach Legen eines suprapubischen Katheters. Es wird auch kein transurethraler Dauerkatheter gelegt, wenn der suprapubische Katheter gezogen wird, um die Läsion abheilen zu lassen. Zum anderen liegt die Läsion nicht am Blasenboden, sondern im oberen Blasenbereich, in dem die Wand nicht ständig unter Spannung steht und feucht ist.

15.1.4 Hämatome

Treten Hämatome auf, nachdem eine suburethrale Schlinge gelegt wurde, wird wie in ► Abschn. 14.1.2 beschrieben vorgegangen.

Blutungen beider posterioren IVS-Operation sind selten. Zum einen wird der Tunneler so indie Fossa ischiorectalis (IRF) eingeführt, dass er anatomisch weit entfernt von perirektalen und pudendalen Gefäßen ist. Zum anderen reduziert die stumpfe Spitze des Tunnelers die Gefahr von Gefäßverletzungen, schließt sie aber nicht völlig aus.

Blutet es nach Einbringen des Tunnelers oder nach Implantation des Bandes aus dem Stichkanal, reicht zumeist eine 3-minütige Kompression des Operationsgebiets mit dem Finger aus. Eine Blutungsquelle im Bereich der Scheidenwunde nach Insertion des Tunnelers kann dargestellt und durch eine Umstechung oder Elektrokauterisation gestillt werden.

Ein revisionsbedürftiges Hämatom nach Korrektur einer Entero-/Rektozele ist ebenfalls selten (1–2 ‰), wenn bei der Operation auf eine sorgfältige Blutstillung geachtet wird.

Größere Hämatome im rektovaginalen Raum lassen sich abdominal und vaginal per Ultraschall darstellen und sind oft von vaginal und rektal zu tasten. Sie gehen mit Druckgefühl oder Schmerzen in der Scheide und dem Rektum sowie mit Defäkationsproblemen einher. Bei kleinen Hämatomen kann die Spontanresorption abgewartet werden. Nur in seltenen Fällen ist eine Revision erforderlich. Eine Punktion führt meist nicht zum Erfolg, da sich das Blut im lockeren Gewebe zwischen Rektumvorderwand und Peritoneum diffus ausbreiten kann. Die Querinzision oder der obere Anteil der Längsinzision im Scheidenfornix wird eröffnet, die Koagel werden abgesaugt und eine eventuelle Blutungsquelle umstochen. Eine Drainage fördert die weitere Entlastung.

15.2 Mittelfristige Komplikationen

15.2.1 Erosion bei Kunststoffbändern/-netzen

Allgemein

Jedes implantierte Material erzeugt eine Fremdkörperreaktion, die stark in ihrer Intensität variieren kann. Petros hat 1999 im Rahmen einer Tierstudie untersucht, wie sich das immunologische System verhält, wenn ein Mersilene-Netz mit frei in der Scheide liegenden Enden implantiert wurde.

Bei einigen Tieren fand sich nach 6 Wochen nur spärlich Granulationsgewebe im Bereich des implantierten Netzes (◘ Abb. 15.1 und 15.2). Andere wiesen mäßig viel Granulationsgewebe auf. Wieder andere reagierten darauf mit Bildung von sterilem Eiter. Bei keinem der Tiere kam es zum Temperaturanstieg oder zur Leukozytose.

Anhand von bakteriologischern Untersuchungen konnte Petros (1994b, 1998b, 2001a) weiter zeigen, dass am freiliegenden Bandende nur vereinzelt Bakterien vorhanden waren. Nur in wenigen Fällen konn-

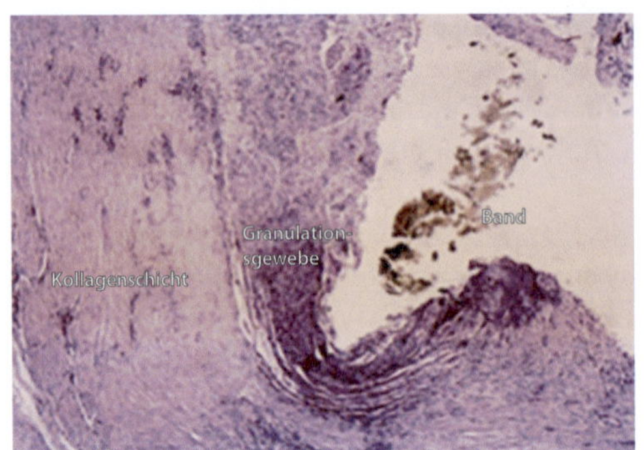

Abb. 15.1 Banderosion in der Scheide. Das Band ist innen von Granulationsgewebe und außen von einer Kollagenschicht umgeben

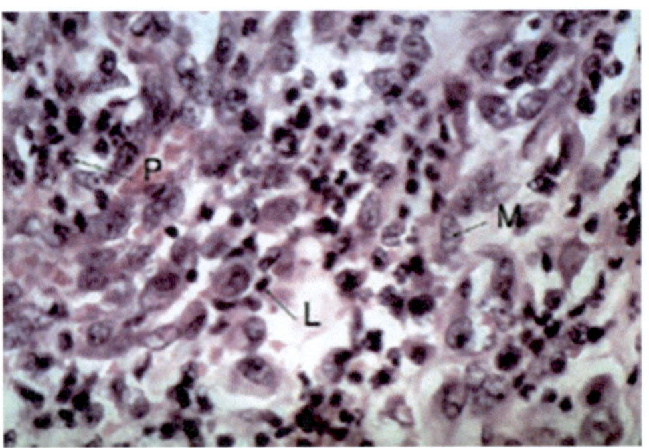

Abb. 15.2 Banderosion in der Scheide. Granulationsgewebe aus der Umgebung des Bandes unter hoher mikroskopischer Verstärkung. Auffallend ist die Dichte der polymorphkernigen Leukozyten (*P*) und das Übergewicht von Lymphozyten (*L*) und vor allem der Makrophagen (*M*)

ten grampositive Bakterien an einem Band nachgewiesen werden, was nicht überrascht, weil grundsätzlich pathogene Keime in der Scheide vorhanden sind.

Diese Ergebnisse bestätigen die von Hunter (1959) aufgestellte These, dass Fremdkörperreaktion und Infektion eine entzündliche Reaktion darstellen. Während aber eine Fremdkörperreaktion weitestgehend gutartig ist, trifft das auf die Entzündung nicht zu. Hunter (1959) definierte daher Erstere als adhäsive und Letztere als eitrige Entzündung.

Van Winkle und Salthouse (1976) wiesen darüber hinaus darauf hin, dass zwischen Kontamination und Entzündung unterschieden werden sollte. Eine Kontamination liegt vor, wenn Bakterien vorhanden sind, deren Zahl nicht so groß ist, dass die Körperabwehr sie nicht lokal beseitigen kann. Eine Infektion ist vorhanden, wenn das Ausmaß der Kontamination einen Punkt erreicht, an dem die lokale Körperabwehr nicht mehr mit den eindringenden Bakterien fertig wird. Es konnte gezeigt werden, dass die Schwelle, an der eine Kontamination zur Infektion wird, bei mehr als 100.000 (>10^5) Bakterien pro Gramm Gewebe liegt. Eine kontaminierte Wunde kann sich in eine infektiöse umwandeln, wenn nekrotisches, devaskularisiertes Gewebe, Blutkoagel usw. vorhanden sind. In solchen Situationen können sich Bakterien stark vermehren, weil Detritus sie vor den Zellen der lokalen Körperabwehr schützt.

▪ Ursache für Erosionen

In den ersten 48 h nach einer Operation bildet sich wie bei jeder Wundheilung ein Ödem um das Band/Netz. Der Flüssigkeitsfilm kann dazu führen, dass sich das Band/Netz ein wenig hin und her bewegt. Wenn das Band/Netz zu nahe an der Scheidenhautnarbe liegt, kann die Fremdkörperreaktion die Narbe aufweichen. Das kann in den nächsten Wochen oder Monaten dazu führen, dass die Haut über dem Band/Netz nicht zuheilt und die Oberfläche des Bandes/Netzes freiliegt, vorallem bei Patientinnen mit weicher und dünner Scheidenhaut.

Aus diesem Grund sollte

- bei anterioren Schlingenoperationen die Hammock-Faszie separat verschlossen werden,
- bei Korrektur der Scheidenvorderwand mit einem Netz die pubozervikale Faszie (PCF) ebenfalls separat verschlossen werden,
- bei der posterioren intravaginalen Schlingenplastik (IVS) die Sakrouterinbänder (SUL) über dem Band zusammengeführt werden. Falls zusätzlich eine dorsale Brücke angelegt wurde, sollte das Band mit dem oberen Ende der Brücke abgedeckt werden.

Diese Schritte schaffen eine Grenzschicht zwischen Band und Scheidenhaut und halten das Band/Netz besser in Position.

Erosionen kommen bei Polypropylenbändern/-netzen selten vor. Die Erosionsrate liegt bei Patientinnen mit SUI- (SUI =Stressinkontinenz) oder posterioren IVS-Operationen bei 1–3 %. Wird gleichzeitig eine Hysterektomie durchgeführt, ist darauf zu achten, dass das Band weit vom Wundrand der Hysterektomienarbe entfernt liegt.

Klinische Symptome

Erosionen treten im Allgemeinen in dem Bereich der Scheide auf, in dem die Hautinzision erfolgt ist (längs, quer oder paraurethral). In einigen Fällen geschieht das ohne die Ausbildung von Granulationspolypen oder verstärktem Wundsekret. Diese Erosionen können sich mit der Zeit spontan reepithelialisieren.

In aller Regel ist das erste Zeichen dafür, dass ein Band die Scheidenhaut erodiert hat, vermehrter schmerzfreier Abgang von rötlichem, teilweise auch gelblichem Fluor. Die Stelle, an der die Erosion aufgetreten ist, kann zumeist an vermehrt vorhandenem Granulationsgewebe ausgemacht werden, wobei zeitweilig das Band auch ohne lokale Reaktion freiliegen kann (◘ Abb. 15.3 und 15.4). Die Patientin hat kein Fieber und keine Leukozytose. Nur selten können Bakterien auf dem Band in einer Kultur nachgewiesen werden. Im Zweifelsfall sollte vor dem chirurgischen Eingriff ein bakteriologischer Abstrich vom Band/Netz entnommen werden, um Erreger adäquat behandeln zu können.

Die Histologie zeigt um das Band herum Granulationsgewebe, das hauptsächlich aus Makrophagen, multinukleären Riesenzellen, Lymphozyten und neutrophilen Leukozyten besteht. Das Granulationsgewebe ist von einer Kollagenschicht umgeben (◘ Abb. 15.1 und 15.2).

Eine Erosion führt nur selten zu ernsthaften Problemen, z. B. einem Abzess, da nicht eine bakterielle Entzündung, sondern ein Bandrutschen und mechanische Faktoren die Hauptgründe für die Erosion sind.

Vorgehen bei Erosionen

Sind bei einer Band- oder Netzerosion Granulationspolypen in der Scheide vorhanden, ist dafür eine überschießende Fremdkörperreaktion verantwortlich.

Bei multifilamentären Bändern oder Netzen stellt eine Erosion (◘ Abb. 15.4) zumeist kein größeres Problem dar, weil das freiliegende Band/Netz samt Granulationsgewebe in den meisten Fällen in der Praxis entfernt werden kann. Ein multifilamentäres Band lässt sich normalerweise leicht und sicher entfernen, weil es von

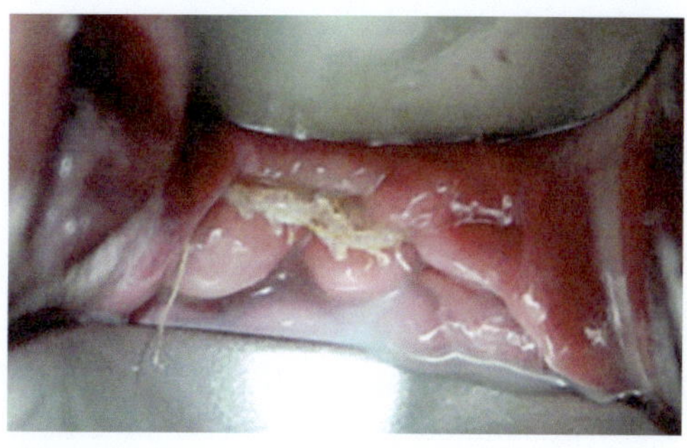

◘ **Abb. 15.3** Erosion bei einem monofilamentären Band, das fest in seine Umgebung eingewachsen ist und nur en bloc entfernt werden kann

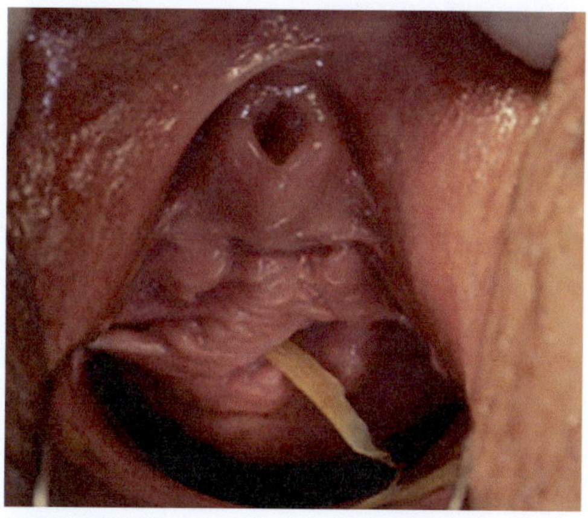

◘ **Abb. 15.4** Erosion bei einem multifilamentären Band, das sich relativ leicht entfernen lässt

einer Bindegewebekapsel umgeben ist und aus dieser Kapsel herausgezogen werden kann.

Dazu wird das freiliegende Band-/Netzsegment mit einer Klemme gefasst und vorgezogen. Bei kompletter Abstoßung lässt sich das gesamte Band/Netz herausziehen. Eine komplette Abstoßung eines Polypropylenbandes/-netzes ist allerdings selten, während das bei dem früher verwendeten Mesilene- und Nylonmaterial häufiger beobachtet wurde. Bei Widerstand wird das Scheidengewebe unter Zug am Band/Netz mit den beiden Scherenbranchen nach hinten abgeschoben und das freiliegende Band-/Netzsegment weggeschnitten.

Zieht man zu stark an einem festsitzenden Band/Netz, kann das Gewebe verletzt, kleine Blutungen erzeugt und die Voraussetzung für die Entstehung eines Abszesses geschaffen werden.

Bei erodierten monofilamentären Bändern/Netzen (◘ Abb. 15.3) kann die Entfernung schwierig sein, da dieses Material oft nur en bloc herauspräpariert werden kann (◘ Abb. 15.5). Besondere Vorsicht ist bei monofilamentären Bändern im Bereich der Urethra geboten, weil bei dem Versuch, das Band zu explantieren, die Urethra verletzt werden kann. Nach Entfernen des Bandes/Netzes können die präoperativen Beschwerden erneut auftreten.

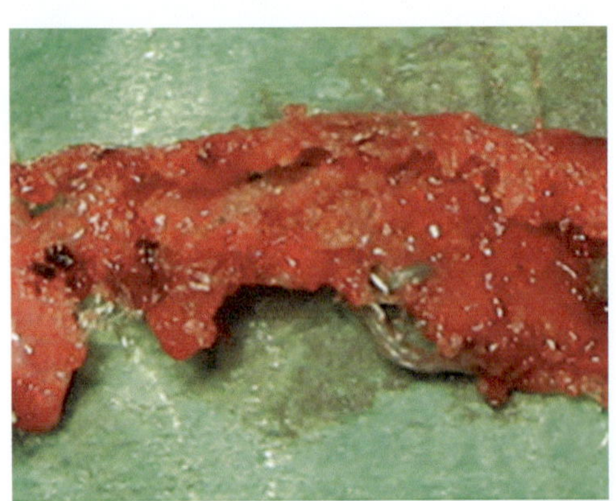

◘ **Abb. 15.5** Monofilament-Tape „en bloc" entfernt

Infektion

Zu einer klinisch eindeutigen Entzündung gehören Rötung, Fieber, Leukozytose, Mikroabzesse im histologischen Befund und über 100.000 Bakterien/mg Gewebe in der Kultur.

Eine geringe Entzündung kann allerdings auch neben einer Fremdkörperreaktion bestehen. In diesen Fällen ist der Verlauf zumeist unproblematisch. Ob und wie oft eine Band-/Netzerosion von einer Entzündung begleitet wird, ist unklar. Infektionen in implantierten Bändern oder Netzen müssen aber selten vorkommen, weil die Gesamterosionsrate unter 3 % liegt.

Besteht der Verdacht auf eine Infektion, ist eine bakteriologische Untersuchung des Band-/Netzsegments und eine gezielte antibiotische Behandlung angebracht, bevor der chirurgische Eingriff erfolgt.

Eine nicht heilende Inzisionsstelle in der Bauchdecke ist zumeist durch vaginales Granulationsgewebe bedingt, das sich entlang einer suburethralen Schlinge ausgebreitet hat. Das Band sollte in diesen Fällen von vaginal herausgezogen werden. Unter Antibiotikumschutz wird die Scheidenhaut in Urethramitte inzidiert und das Band gefasst. Es kann meist problemlos herausgezogen werden, weil es über die gesamte Kapsellänge mit Flüssigkeit umgeben ist.

Sehr selten bildet sich ein ischiorektaler Sinus. In diesem Fall führt ein Kanal zu vermehrtem Granulationsgewebe im posterioren Scheidenbereich. Ein entlang des hinteren Bandes vorhandener perinealer Kanal wird konsequenterweise ebenfalls von vaginal korrigiert, indem man das Band von einer Querinzision aus entfernt. Die Region, in der sich das Band befindet, ist weit vom Rektum entfernt, was eine Rektumverletzung höchst unwahrscheinlich macht.

Nach Entfernen des Bandes verkleben die Wundkanäle normalerweise innerhalb von 48 h. Ein Ausschneiden eines Sinus sollte vermieden werden, weil das zu einer Ausbreitung der in dem Kollagenzylinder eingekapselten Bakterien ins umliegende Gewebe führen kann.

Beachte: Untersuchungen an Tieren und Menschen haben gezeigt, dass, auch wenn ein Band-/Netzende frei in der Scheide liegt, nur extrem selten klinische Infektionen auftreten (Petros et al. 1990). Die Tatsache, dass nahezu keine Bakterien ins umliegende Gewebe migrieren, wird damit erklärt, dass das Band von einer kollagenen Scheide ummantelt ist.

Unabhängig davon kann eine mögliche Infektion bei chirurgischen Eingriffen dadurch vermindert werden, dass

1. präoperativ im Phasenkontrastpräparat pathogene Keime ausgeschlossen oder Vaginalabstriche entnommen werden, um Strepto- und Staphylokokken zu erkennen und zu behandeln,
2. intraoperativ systemisch Antibiotika verabreicht werden,
3. bei der Operation steril gearbeitet wird,
4. sichergestellt ist, dass das Band/Netz flach liegt und eine Faltenbildung oder starke Spannung vermieden wird,
5. auf sorgfältige Blutstillung geachtet wird, um Hämatome zu vermeiden.

15.3 Langzeitveränderungen

15.3.1 Mögliche Komplikationen bei der Brückentechnik

Wurde das Scheidenepithel bei der Brückentechnik nicht ausreichend durch Elektrokoagulation destruiert, kann sich eine Retentionszyste bilden, die weißlich-gelbliche Flüssigkeit enthält. Die Diagnose kann mittels Punktion oder Ultraschall abgesichert und die Zyste exzidiert werden.

15.3.2 Einengung der Urethra nach suburethraler Schlingenoperation

Kollagen wird mit dem Alter steif und zieht sich zusammen (Peacock 1984). Das Kollagen einer 70-jährigen Frau ist 4-mal fester als das einer 25-jährigen. Eine suburethrale Schlinge, in deren Maschen Kollagen eingewachsen ist, kann sich daher mit der Zeit zusammenziehen und zu einer Obstruktion der Urethra führen. Die Schlinge muss dann von einer Längs- oder Querinzision aufgesucht, durchtrennt oder teilweise reseziert werden.

15.3.3 Fisteln

Beckenorgane bewegen sich ständig. Daher kann ein Band/Netz verrutschen oder ausreißen, selbst wenn es festgenäht wurde, was zur Erosion oder Fistelbildung führen kann. Wenn ein Netz zu schmal ist, besteht eine größere Wahrscheinlichkeit, dass es in Blase oder Darm penetriert.

Die Fibrose bei einer Penetration ist oft sehr ausgeprägt und erfordert bei der Korrektur ein großzügiges Entfernen des Granulationsgewebes, um die Mobilität von Blase, Darm und Scheide zu gewährleisten. Kann die Scheidenhaut nur unter Spannung zusammengenäht werden, sollte in das Wundgebiet ein gestielter Bulbokavernosus-Hautfettlappen eingeschwenkt werden (► 14.2.3).

15.3.4 Verklebung von Organverschiebeschichten

Rektum und Scheide sind physiologischerweise nur im distalen Bereich der Scheide über eine Länge von 3 cm fest miteinander verbunden. Proximal davon müssen sie in der Lage sein, aufeinander zu gleiten. Große Netzstreifen können zu festen Verklebungen zwischen Rektum und Scheide oder Blase und Scheide führen und die freie Beweglichkeit von Rektum und Scheidenhaut einschränken. Das kann im Lauf der Jahre Schmerzen, Dyspareunie oder Funktionsstörungen verursachen, weil Narbenkollagen dazu neigt, steif zu werden und sich zusammenzuziehen. Um das zu vermeiden, ist bei der Auswahl und Platzierung eines Netzes Vorsicht geboten!

Postoperatives Vorgehen bei persistierenden, erneut oder neu auftretenden Symptomen

Inhaltsverzeichnis

K. Goeschen et al., *Der weibliche Beckenboden*, https://doi.org/10.1007/978-3-662-71469-0_16

16.1 Ursachenerkennung

Sind nach einer Operation weiterhin Beschwerden vorhanden oder treten sie erneut auf, muss es sich nicht unbedingt um einen operativen Versager handeln. Die Beschwerden können durch ein Nachgeben der Bindegewebestrukturen in einer anderen Zone bedingt sein. Eine wirksame operative Korrektur in einer Zone kann das Gleichgewicht in den anderen Zonen verändern und die Beckenbodenkräfte auf den schwächsten Punkt des Systems lenken. Gibt der neue Schwachpunkt nach, können neue Symptome entstehen.

Jede*r Chirurg*in muss sich darüber im Klaren sein, dass seine/ihre Operation die Dynamik der Gewebestrukturen und damit die Funktion verändert. Bei persistierenden Problemen ist es daher notwendig, sehr genau die prä- mit den postoperativen Symptomen zu vergleichen. Zunächst muss die Patientin erneut einen Fragebogen (Anhang A1) ausfüllen. Dieser wird mit dem alten zusammenfassenden Diagnosebögen verglichen (▶ Abb. 9.2) und genau überprüft, ob sich die Symptome der Patientin verändert haben. Der nächste Schritt, die Situation zu klären und der Patientin zu helfen, besteht darin, die Anatomie zu überprüfen und mithilfe von simulierten Operationen zu untersuchen, ob sich die Symptomatik verbessern lässt (▶ Abschn. 9.1, „Spezielle Diagnostik: praktisches Vorgehen").

Das auf der Integraltheorie basierende chirurgische Vorgehen berücksichtigt, dass in einigen Fällen mehr als eine Operation notwendig ist, bis ein gutes Ergebnis vorliegt. Das Gewebe ist oft insgesamt weich, verschiedene Regionen sind betroffen oder es können neue Strukturen im Beckenboden nachgeben, wenn andere korrigiert wurden. Da die chirurgische Strategie darauf abzielt, möglichst viel Gewebe zu erhalten und dabei minimalinvasiv und schmerzarm vorzugehen, können mehrere Operationen durchgeführt werden, ohne die Patientin bei einem Rezidiv oder neuen Symptomen allzu sehr zu belasten.

Bevor eine weitere Operation in Erwägung gezogen wird, ist es wichtig, den Patientinnen die Zusammenhänge zu erklären. Für die Betroffenen ist es schwierig, zwischen neuen oder bestehenden Symptomen zu unterscheiden. Außerdem sind sie oft nicht in der Lage, zu erkennen, ob bei einigen Symptomen evtl. eine Verbesserung eingetreten ist, bei anderen hingegen nicht.

Eine anatomische Erklärung für erneut oder neu auftretende Symptome zu finden, ist ein komplexes Geschehen. Treten nach operativer Behandlung erneut Beschwerden auf, so kann das folgende Gründe haben:

a) **Die gleichen Symptome persistieren direkt nach dem operativen Eingriff.** Persistierende Symptome direkt nach dem Eingriff sind entweder dadurch bedingt, dass die falsche Zone korrigiert wurde (**Fehldiagnose**) oder dass eine Wunddehiszenz infolge insuffizienter chirurgischer Technik (**Operationsfehler**) aufgetreten ist. Weiterhin muss ausgeschlossen werden, was obligatorisch eigentlich vor jeder Operation geschehen sollte, dass nicht andere Ursachen wie Myome, ein Blasenkarzinom oder Entzündungen für die Beschwerden verantwortlich sind.
b) **Es handelt sich um neue Symptome.** In diesen Fällen ist es sehr wahrscheinlich, dass Bindegewebe in einer anderen Zone nachgegeben hat. Im Allgemeinen treten neue Symptome erst nach Wochen oder Monaten auf. Selten kann dies aber auch schon nach Tagen der Fall sein.
c) **Die gleichen Symptome treten nach anfänglicher Besserung erneut auf.** Treten die gleichen Symptome nach anfänglicher Besserung wieder auf, handelt es sich zumeist um einen Operationsversager infolge schlechter Gewebequalität (**Rezidiv des ursprünglichen Defekts**).

16.1.1 Fehldiagnose

Eine Fehldiagnose liegt vor, wenn anatomische Defekte operativ korrigiert wurden, die nicht für die Symptome verantwortlich waren.

Die präoperative Diagnose, die festlegt, welche anatomische Schädigung für ein Symptom verantwortlich ist, gelingt in bis zu 20 % nicht eindeutig. Jedoch helfen gründliche Kenntnis der dynamischen Anatomie, die Technik der simulierten Operationen und das Wissen, dass einige neurologische Symptome wie Urge und Beckenschmerzen nur durch geringe anatomische Defekte bedingt sein können, Fehldiagnosen zu vermeiden.

Das Weiterbestehen von Symptomen, vor allem von Urge, kann eine Bindegewebedekompensation in einer anderen Zone verschleiern, die ähnliche Beschwerden verursacht. Daher muss der/die Operateur*in in jedem Fall die post- mit den präoperativen Symptomen vergleichen.

16.1.2 Nachgeben anderer Bindegewebestrukturen

Warum kann eine Zone dekompensieren, wenn eine andere korrigiert wurde?

De-novo-Symptome

Die Zugkräfte im Becken werden von den elastischen Anteilen der Ligamente, Muskeln und Faszien abgefedert, die als „Schockabsorber" dienen. Weil alle Strukturen im Beckenboden untereinander verbunden sind, können Defekte in den 3 Beckenzonen lange Zeit maskiert vorliegen. Nach Korrektur eines Vaginalbereichs werden die Becken- oder Abdominalkräfte verstärkt auf andere Zonen umgeleitet. Der schwächste Bereich kann entsprechend dem Gesetz des geringsten Widerstands nachgeben und Beschwerden auslösen. Treten neue Symptome auf, die von den bisherigen abweichen, weist das auf einen de novo entstandenen anatomischen Defekt hin.

▶ Beispiel 1

Die bekanntesten „neuen" Symptome sind Neourge und Blasenentleerungsstörungen. Diese Symptome treten beispielsweise nach einer Burch-Kolposuspension in bis zu 20 % der Fälle auf. Sie resultieren aus einer zu festen Blasenhalsanhebung, die die Dehnungsrezeptoren aktiviert und dadurch den aktiven Öffnungsmechanismus des Blasenausgangs beeinträchtigt, was zu De-novo-Urge und Harnverhalt führt. Die Symptome bessern sich in der Regel im Laufe der Zeit, da die durch die Operation verursachte Spannung allmählich nachlässt. Ähnliche Probleme treten bei Schlingenoperationen auf, wenn das Band in Richtung Blasenhals verrutscht. Typischerweise berichtet die Patientin, dass sie eine Blockade verspüre, sie die Blase nicht vollständig entleeren könne und mehrfach zur Toilette gehen müsse. In der Regel sind Medikamente wirkungslos und die Durchtrennung des Bandes ist die vernünftigste Lösung.

Bei Burch-Patientinnen, die postoperativ eine Enterozele entwickeln, ist es wahrscheinlicher, dass die Drang- und Blasenentleerungsstörungen durch eine Verringerung der Spannung im hinteren Gewebebereich verursacht werden. Diese Patientinnen klagen später häufig über andere Symptome, die aus dem hinteren Bereich stammen, z. B. Nykturie und Schmerzen.

Der vor und nach der Operation ausgefüllte Fragebogen gibt zusammen mit dem grafischen Diagnosealgorithmus Hinweise auf den Ort und die Genese der Beschwerden. Allerdings hilft der grafische Diagnosealgorithmus nicht immer weiter. Ein Beispiel hierfür ist die Diagnose eines Tethered-Vagina-Syndroms (TVS), an das immer gedacht werden sollte, wenn eine Patientin bereits voroperiert wurde und beim Aufstehen reichlich Urin verliert. ◀

16

Heilung von Symptomen nach Korrektur einer anderen, nicht für die Beschwerden verantwortlichen Zone

Umgekehrt kann es vorkommen, dass die Symptome sich bessern, nachdem ein Bereich der Vagina korrigiert wurde, der eigentlich nicht für die bestehenden Symptome verantwortlich ist.

▶ Beispiel 2

Korrektur einer Zystozele und der damit verbundenen Symptome durch eine posteriore intravaginale Schlingenplastik (IVS)

Eine Streckung der Scheidenhinterwand im Rahmen einer Entero-/Rektozelenkorrektur kann vorübergehend auch eine Zystozele korrigieren. Die strukturelle Beziehung zwischen mittlerer und hinterer Zone demonstriert ◘ Abb. 16.1. Ist allerdings die PCF geschädigt, wird es mit großer Wahrscheinlichkeit nach einiger Zeit zum Rezidiv der Zystozele kommen (◘ Abb. 16.2).

Aus funktioneller Sicht kann die vorübergehende Heilung der Zystozele mit einer Normalisierung der Urgesymptomatik einhergehen, weil es durch die Streckung der vorderen Scheidenwand zu einer Unterstützung der Dehnungsrezeptoren des Blasenbodens kommt (◘ Abb. 16.1). Dieser Effekt wird allerdings nur bis zum Rezidiv der Zystozele anhalten. ◀

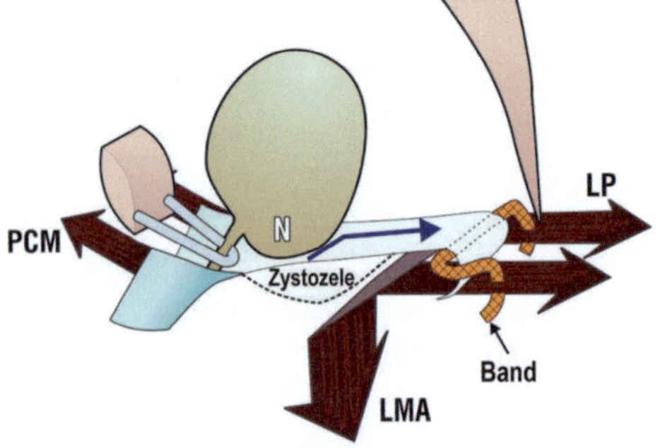

◘ **Abb. 16.1** Korrektur einer Zystozele durch eine posteriore Schlinge. Durch Zug nach hinten wird auch die vordere Scheidenwand gestreckt. Ist aber die pubozervikale Faszie (PCF) geschädigt, wird die Zystozele wieder auftreten. *LMA* longitudinaler Muskel, *LP* Levatorplatte, *N* Dehnungsrezeptoren, *PCM* pubokokzygealer Muskel

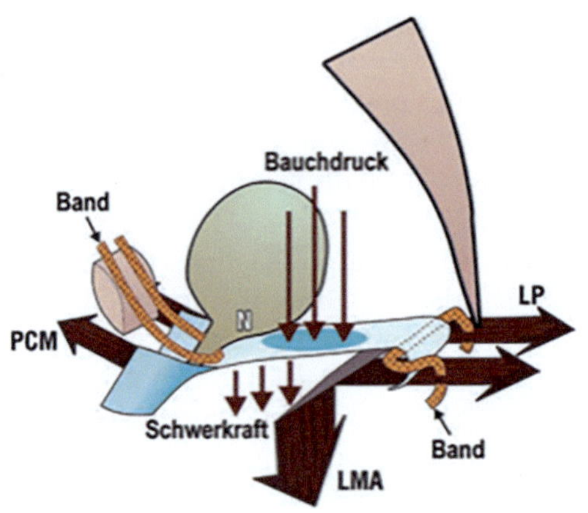

◘ **Abb. 16.2** Eine korrigierte Zystozele hat die Tendenz, zu rezidivieren, wenn ein Faszienschaden vorliegt. Dies wird gefördert durch den intraabdominalen Druck und die Schwerkraft, die beide auf die Scheidenvorderwand einwirken. *LMA* longitudinaler Analmuskel, *LP* Levatorplatte, *N* Dehnungsrezeptoren, *PCM* pubokokzygealer Muskel

▶ Beispiel 3

Heilung einer Belastungsinkontinenz (SUI) nach einer posterioren Schlinge

Viele Patientinnen berichten über eine Besserung ihrer SUI-Symptomatik nach Legen einer posterioren Schlinge. Dies liegt an der wieder normalisierten Funktion des nach unten gerichteten, zur Rotation führenden LMA, der gegen die posteriore Schlinge zieht und die Urethra jetzt wieder abknicken kann. ◀

▶ Beispiel 4

Heilung einer SUI nach Auftreten einer Zystozele

Viele Patientinnen berichten über eine Besserung ihrer SUI-Symptomatik nach Auftreten einer Zystozele. Dies kann damit erklärt werden, dass das Hammock von einer sich ausbildenden Zystozele nach hinten gezogen wird. Dadurch liegt das PUL wieder besser an der Urethra an und ist in der Lage, sie von hinten zu verschließen. Ein Anheben der Zystozele mit dem Finger macht die Streckung rückgängig. Die Patientin verliert beim Hustentest wieder Urin. Entsprechend verhält es sich, wenn nur die Zystozele, nicht aber das pubourethrale Ligament (PUL) operativ korrigiert wird. ◀

16.1.3 Rezidiv

Treten die gleichen Symptome nach anfänglicher Besserung wieder auf, handelt es sich zumeist um einen Operationsfehler:

- Entweder wurden nicht alle für die Symptome verantwortlichen Defekte korrigiert, z. B. eine gleichzeitige Straffung des Hammock und des externen urethralen Ligaments (EUL) zusammen mit einer suburethralen Schlinge bei SUI.
- Oder die Nähte sind infolge schlechter Gewebequalität oder Operationstechnik durchgeschnitten oder ausgerissen.

Dieser Befund erfordert eine Rezidivoperation. In ▶ Abschn. 12.4 wurde darauf eingegangen, wie sich eine unzureichende Operationstechnik und daraus resultierende Rezidive weitestgehend vermeiden lassen.

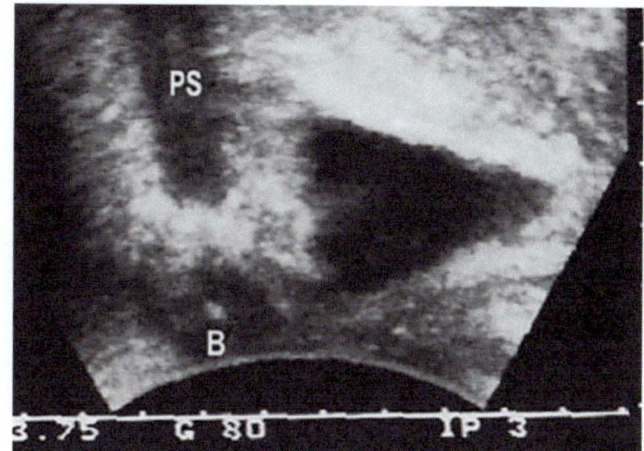

Abb. 16.3 Versager nach Schlinge, sagittaler Ultraschallschnitt beim Pressen. Man erkennt die Rotation, die Trichterbildung und die distale Position des Bandes. *B* Band, *PS* Symphysis pubica

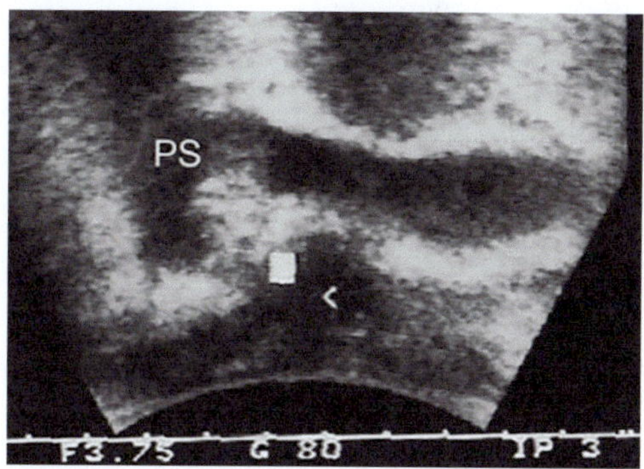

Abb. 16.4 Gleiche Patientin wie in Abb. 16.3. Unterstützung der Urethramitte mit einer Klemme (<) normalisiert die urethrovesikale Geometrie beim Pressen und führt zur Kontinenz. Die distale Urethra bleibt geöffnet. *PS* Symphysis pubica

16.2 Praktisches Vorgehen bei postoperativ persistierenden Symptomen

Um ein Rezidiv oder eine neu geschädigte Zone ausfindig machen zu können, wird bei der gynäkologischen Untersuchung jede Zone einzeln untersucht

16.2.1 Anteriore Zone

Eine SUI ist hauptsächlich ein anteriores Problem. Einer der Hauptgründe für das Versagen einer vorderen Schlinge ist ein zu loses Band. Mithilfe der vaginalen oder transperinealen Ultraschalluntersuchung sollten bei postoperativ weiter bestehender SUI die Rotation und das Tiefertreten des Blasenbodens überprüft werden (Abb. 16.3). Bei zu losem pubourethralem Verankerungsmechanismus kommt es zur Trichterbildung. Normalisiert sich die urethrovesikale Geometrie, wenn einseitig eine Klemme in den Bereich der Urethramitte platziert wird, und führt das zur Kontinenz, ist eine weitere miturethrale Schlinge indiziert (Abb. 16.4).

Ist der Blasenhals beim Mitturethratest verschlossen, die distale Urethra aber geöffnet (Abb. 16.4), benötigt diese Patientin für eine komplette Heilung zusätzlich zu einem weiteren Band eine Straffung des Hammock und wahrscheinlich des EUL.

Verlieren Patientinnen nach einer mitturethralen Schlinge bei plötzlichen Bewegungen, aber nicht beim Husten unkontrolliert Urin, besteht der Verdacht, dass die EUL erschlafft sind, vor allem, wenn eine Flüssigkeitsblase in der Urethra zu sehen ist. Ein klaffender Meatus externus urethrae oder ein Mukosapolyp weisen ebenfalls auf ein loses EUL hin.

Selten kann es durch postoperatives Verrutschen der Schlinge dazu kommen, dass das Band die Urethra offen hält. Historisch entspricht diese Situation einer fibrotischen Narbenurethra. Dies kann mit einem quer aufgesetzten Schallkopf bei der Ultraschalluntersuchung diagnostiziert werden. In dieser Situation wird die Urethra beim Pressen nicht verschlossen, sondern ist wie bei der Miktion geöffnet, weil die fibrosierte Urethrahinterwand den Verschluss verhindert. In diesen Fällen muss das Band entfernt werden, um die Elastizität der Urethrahinterwand wiederherzustellen.

Bei Patientinnen mit fehlgeschlagener suburethraler Schlingenoperation nach Hysterektomie, bei denen der Mitturethratest beim Husten nicht zur Kontinenz führt, können schlaffe USL die Ursache für ihre persistierende SUI sein. Wenn die Patientin nach Streckung des posterioren Fornix beim Hustenstresstest kontinent ist, sollte eine Korrektur der hinteren Zone erfolgen.

> Merke: Bei postoperativ weiterbestehender SUI müssen in jedem Fall alle Strukturen überprüft werden, die einen individuellen Beitrag zur Kontrolle der SUI leisten. Im Einzelnen sind das: EUL, PUL, Hammock und posteriore Ligamente.

16

- **Was tun, wenn mehrere SUI-Operationen, inklusive Urethraschlinge, erfolglos waren?**

Ist ein TVS für den Urinverlust verantwortlich, muss die Elastizität in der Blasenhalsregion wiederhergestellt werden (▶ Abschn. 7.2.1 und 14.2.3).

Sind mehrere SUI-Operationen fehlgeschlagen und liegt keine TSV-Symptomatik vor, kann ein explorativer operativer Heilungsversuch durchgeführt werden. Wenn möglich, sollte dies unter Lokalanästhesie in Kombination mit systemischer Sedierung erfolgen. Bei einer Blasenfüllung von 300 ml wird nochmals jede Struktur überprüft und evtl. korrigiert, die zur Kontinenz beiträgt, wobei die Patientin vor und nach jedem Schritt aufgefordert wird, zu husten.

Verliert die Patientin nach Korrektur der einzelnen Strukturen immer noch Urin, ist eine Überprüfung der posterioren Ligamente notwendig. Nach Injektion von 1 %igem Xylocain in den Scheidenfornix werden der linke und der rechte Apexbereich mit einer Allis-Klemme gefasst und vorsichtig in die Mitte gezogen, während die Patientin zum Husten aufgefordert wird. Geht bei diesem Manöver kein Urin mehr ab, müssen die posterioren Ligamente gestrafft werden, vorzugsweise unter Verwendung einer posterioren Schlinge.

Bleibt die Situation weiterhin unklar, wird die Scheidenhaut vorsichtig, aber in ganzer Dicke unter der Urethra längs durchtrennt und die Urethraanatomie überprüft. Ist die Urethra mit dem Band verbacken und wird das Lumen dadurch offen gehalten, müssen das Band und das Narbengewebe entfernt werden.

Sofern die Urethrawand dünn, gestreckt oder dilatiert ist, muss die zylindrische Form der Urethra durch Naht der Wand, z. B. mit Dexon der Stärke 3/0, wiederhergestellt werden.

16.2.2 Mittlere Zone

Bei postoperativ weiter bestehenden Beschwerden in Form von Urge, Pollakisurie, Nykturie und Blasenentleerungsstörungen muss ein Defekt in der Mittelzone ausgeschlossen werden. Eine postoperative Zystozele oder ein Lateraldefekt treten z. B. in

16–18 % der Fälle nach einer operativen Korrektur des hinteren Scheidenbereichs auf (Petros 2001b, c, d; Shull et al. 1992).

Durch eine genaue vaginale Untersuchung und Benutzung des grafischen Diagnosealgorithmus lassen sich anatomische Veränderungen in der Mittelzone exakt unterscheiden in zentraler, paravaginaler oder zervikaler Ringdefekt.

16.2.3 Posteriore Zone

Weil die mittlere und die hintere Zone anatomisch eng verbunden sind, muss bei Urge, Pollakisurie, Nykturie und Blasenentleerungsstörungen immer auch die hintere Zone mit abgeklärt werden. Bei einem Urge kann mithilfe einer simulierten Operation abgegrenzt werden, wie stark die jeweilige Zone für die Symptomatik verantwortlich ist.

Tritt der Urge nach einer SUI-Operation auf, sollte der/die Operateur*in anhand des präoperativ erstellten grafischen Diagnosealgorithmus überprüfen, ob neuerdings auch Schmerzen im Becken, Blasenentleerungsstörungen oder eine Nykturie vorhanden sind. Wenn das der Fall ist, spricht das für einen neu entstandenen Defekt im hinteren Scheidenbereich. Manchmal findet sich nur ein geringer Deszensus von Uterus oder Scheide bei der Untersuchung. Um die charakteristische Vorwölbung im hinteren Scheidenbereich erkennen zu können, muss der/die Untersucher*in oft zunächst die vordere Scheidenwand mit einer Ringklemme anheben und die Patientin dann zum Pressen auffordern. Beckenschmerzen können reproduziert werden, indem bei der Untersuchung mit dem Finger Druck auf den Fornix ausgeübt wird.

Eine langsame Blasenentleerung und Restharn weisen ebenfalls auf einen Schaden im hinteren Scheidenbereich hin.

Nicht immer kann ein eindeutiger Befund bei der klinischen Untersuchung festgestellt werden. Sind aber 2 oder mehr Symptome der posterioren Zone vorhanden, findet sich in den meisten Fällen ein Defekt im hinteren Scheidenbereich.

Zusammenfassung Teil V

In diesemTeil wurden die Grundlagen der rekonstruktiven Beckenbodenchirurgie sowie allgemeine und spezielle Überlegungen zum chirurgischen Vorgehen gemäß Integraltheorie diskutiert. Ausgangspunkt ist die von Galen aufgestellte Maxime, dass die „Wiederherstellung der Form zur Wiederherstellung der Funktion führt“. Das bedeutet, dass eine Korrektur eines Bindegewebeschadens in den 9 Hauptstrukturen, 3 in jeder Zone, den Prolaps und die Funktion gleichermaßen normalisieren. Dabei können ausgeprägte Symptome durch geringe anatomische Veränderungen bedingt sein.

Bestimmte chirurgische Prinzipien müssen beachtet werden:

- Erhalt des Uterus und von Scheidengewebe, wenn irgend möglich,
- Gebrauch von Polypropylennetzen zum Verstärken von geschädigten Ligamenten und Faszien, wenn sie nicht anders repariert werden können.

Folgende Grundregeln sind bei kurzstationärer Chirurgie zu beachten:

1. Vermeide Spannung bei Scheidennähten!
2. Vermeide Wegschneiden von Scheidengewebe!
3. Vermeide Inzisionen im Bereich der Perinealhaut!
4. Vermeide Starrheit in der Blasenhalsregion!

Das chirurgische Vorgehen wird durch 2 Grundvoraussetzungen ermöglicht:

1. Gebrauch von speziellen minimalinvasiven Spezialinstrumenten
2. Benutzung von besonderen anatomischen Zugängen für die Insertion von Bändern und Faszien, um geschädigte Bindegewebestrukturen in allen 3 Zonen reparieren zu können

Die für eine normale Funktion verantwortlichen Bindegewebestrukturen werden gemäß ihrer Bedeutung analysiert:

- Anteriore Zone: PUL, Hammock, EUL
- Mittlere Zone: PCF (Befestigung am zervikalen Ring, zentral und paravaginal)
- Posteriore Zone: USL, RVF, Perinealkörper (PB)

Die Vorgehensweisen für die Rekonstruktion des PUL und des USL sowie der verschiedenen Faszien wurden beschrieben. Strittige Punkte und Techniken, die sich mit der Reparatur vongeschädigtem Gewebe befassen, um das Gewebe zu stärken, oder die als Alternative zur Verfügung stehen, wurden diskutiert: Netz, autologe Brückentechnik, heterologer Gewebeersatz und TFS-Band.

Des Weiteren wurde darauf eingegangen, wie man mit rezidivierenden oder neu auftretenden Symptomen nach Operationen umgehen soll.

In Anbetracht der vielen in der Literatur beschriebenen Operationstechniken für die POP-Chirurgie (POP = Beckenorganprolaps) zeigt sich, dass die Wiederherstellung der 3 von DeLancey beschriebenen vaginalen Stützebenen mit Operationen, die wir auf der Grundlage der Integraltheorie von Petros weiterentwickelt haben, nach heutigem Kenntnisstand die bisher besten Ergebnisse erbrachten (unsere anatomischen Erfolgsraten liegen bei 95–98 %, die funktionellen bei 70–95 %).

Es ist die logischste Methode, um den Stütz- und Halteapparat des Beckenbodens wiederherzustellen und zu versuchen, den physiologischen Zustand und die natürliche Anatomie durch einen vaginalen Eingriff zu rekonstruieren. Nach der Integraltheorie ist die POP-Operation eine Faszien- und Bänderoperation.

DeLancey konzentrierte sich hauptsächlich auf das hintere Kompartiment. Es ist jedoch nicht das hintere Kompartiment, in dem Rezidive am häufigsten vorkommen. Laut Literatur tritt diese Situation meist im vorderen Kompartiment auf. Denn der Druck im Bauchraum und die Schwerkraft ziehen die vordere Wand stark nach unten, weshalb sie auch als „Locus minoris resistentiae“ bezeichnet wird, also als Ort des geringsten Widerstands.

Außerdem zeigt die neuere Literatur, dass isolierte Defekte im vorderen, apikalen oder hinteren Kompartiment sehr selten sind. Dies bedeutet, dass bei komplexen Defekten des Beckenbodens eine Reparatur an nur einer Stelle zu einem Defekt an einer anderen führen kann.

Da komplexe Rekonstruktionen nur vaginal durchgeführt werden können, stellt sich die nächste Frage: Welche vaginale Technik ist die beste?

Eine von Barber et al. 2014 veröffentlichte randomisierte Multicenter-Studie zeigt, dass die chirurgischen Erfolgsraten nach SSL-Fixation (SSL = sakrospinale Ligamente) und USL-Apexsuspension (USL = uterosakrale Ligamente) bei 60,5 bzw. 59,2 % lagen.

In ähnlicher Weise wurden 2022 bei Patientinnen mit fortgeschrittenem Prolaps die laparoskopische und die SSL-Fixation verglichen. In der Laparoskopiegruppe wurden fast keine zusätzlichen Operationen durchgeführt, während in der anderen Gruppe 30 % der Patientinnen eine Zusatzkorrektur im vorderen und 60 % im hinteren Kompartiment erhielten. Die Misserfolgsraten lagen bei 25 bzw. 40 %.

Aus den meisten Studien geht hervor, dass es keinen Sinn macht, Meshs mit einfachen Haltenähten zu vergleichen. Außerdem ermöglicht ein abdominelles Vorgehen nicht die Möglichkeit für eine wirksame und dauerhafte Rekonstruktion der 3 Ebenen. Misserfolge sind hauptsächlich darauf zurückzuführen, dass schlechtes Gewebe an schlechtes Gewebe herangeführt und nicht mit künstlichem Material verstärkt wird. Das Wiederauftreten eines POP ist jedoch nicht nur auf eine Gewebeschwäche, sondern auch auf ein Nachgeben der Naht zurückzuführen, bevor diese ausreichend verheilt ist. Eine Wunde, die in den ersten

Wochen heilt, hat nur eine geringe Festigkeit und kann sich ohne Verstärkung (gute apikale Unterstützung, synthetisches Fremdmaterial, Stütznähte usw.) wieder öffnen. Eine einseitige SSL-Fixation ist ebenfalls bedenklich, da die Vagina zu einer Seite gezogen und die gegenüberliegende Seite geschwächt wird, woraus sich die Möglichkeit der Bildung einer Enterozele ergibt.

Es ist seit vielen Jahren bekannt, dass das vordere Vaginalkompartiment hauptsächlich dem Druck des Bauches und der Schwerkraft ausgesetzt ist. Daher ist die Rezidivrate in diesem Kompartiment am häufigsten und mindestens doppelt so hoch wie im hinteren Bereich. Wenn eine anteriore Korrektur erforderlich ist, verwenden wir daher immer eine Netzunterstützung zur Verstärkung der PCF und der kardinalen Ligamente (CL).

In diesem Zusammenhang berichten Weber und Sand in einer Studie, dass die anteriore Kolporrhaphie bei Zystozelen nur in 30 bzw. 57 % erfolgreich war. Eine anteriore Kolporrhaphie ohne eine zusätzliche Korrektur wird daher nicht mehr empfohlen. Viele Autor*innen haben auf die Bedeutung des Scheidenapex für eine effektive und adäquate POP-Reparatur hingewiesen. Der Apex bildet daher die Grundlage für unsere Techniken, insbesondere bei der modifizierten posterioren IVS, bei der wir die SSL-Fixation mit der posterioren IVS kombinieren, nach dem Motto „secure the apex first".

Wenn eine anteriore und/oder posteriore Reparatur indiziert ist, kombinieren wir den Eingriff immer mit einer Fixation des Scheidenpols (außer bei isolierten Rezidiven in dieser Region). Wenn der Apex nicht angemessen abgestützt wird, kann die Korrektur der vorderen und hinteren Scheidenwände fehlschlagen.

Die Zervix ist die stärkste Struktur des Beckenbodens und muss daher – wenn immer möglich – erhalten werden. Die Ursache für einen Prolaps ist nicht die Gebärmutter, sondern eine Schwächung und Schädigung der Bänder, die sie halten und aufhängen. Dennoch wird die Hysterektomie nach wie vor routinemäßig durchgeführt. Im Rahmen der rekonstruktiven Beckenbodenchirurgie sollte kein Organ oder Gewebe überflüssig entfernt werden.

Eine Cochrane-Metaanalyse aus dem Jahr 2011 zeigt, dass die Verwendung von transobturatorischen Netzen im Vergleich zur alleinigen anterioren Kolporrhaphie eine deutlich niedrigere Rezidivrate aufweist, die jedoch immer noch 14 % gegenüber 49 % beträgt. Bereits 2001 wiesen Weber und Sand darauf hin, dass die Verwendung eines Netzes die Ergebnisse verbessert. In randomisierten kontrollierten Studien, in denen die anteriore Reparatur ohne und mit Netz verglichen wurde, waren die Erfolgsraten in den Netzgruppen deutlich besser (57 vs.75 % bzw. 37 vs. 42 %), aber immer noch inakzeptabel hoch. Barber et al. (2014)fanden eine anteriore Rezidivrate von 13,7 % und eine posteriore Rezidivrate von 7,2 % nach SSL-Fixation ohne Netzverstärkung.

Das bedeutet, dass sowohl Mesh-Unterstützung ohne SSL-Fixationals auch SSL-Fixation ohne Mesh im anterioren Kompartiment zu besseren Ergebnissen führen als die traditionelle Kolporrhaphie. Die beste Option stellt eine Kombination aus Mesh und und SSL-Fixation dar.

Vor dem Hintergrund dieser Erkenntnisse und unserer Erfahrungen haben wir seit 2007 einige unserer Operationstechniken geändert, um die funktionellen und anatomischen Ergebnisse zu verbessern, insbesondere bei hochgradigem POP. Denn Rezidive sind bei Patienten mit hohem POP-Grad wahrscheinlicher.

Dabei verwenden wir spezielle, von uns entwickelte Instrumente, um SSL-Nähte zu setzen, die im Fall eines begleitenden Vorderwandprolapses an den hinteren ATOM-Armen fixiert werden (▶ Abb. 14.42d). Zusätzlich kombinieren wir für eine bessere apikale Unterstützung das posteriore IVS-Band mit beidseitigen sakrospinalen Nähten.

Die posteriore Level-2-Reparatur dient der Stärkung der rektovaginalen Faszie (RVF) und der Verengung des erweiterten Genitalhiatus. Wir führen die posteriore Reparatur immer bei jeder Patientin durch, da diese Unterstützung wichtig ist, um ein Rezidiv zu verhindern.

In den meisten Fällen eines POP muss auch der PB wiederhergestellt werden. Der distale Abschnitt der Vagina wird durch den PB und die Perinealmembran (PM) gestützt. Diese Stützebene ist eng mit dem M.-levator-ani-Komplex verbunden. Es sollte eine kombinierte Rekonstruktion von Level 2 und 3 durchgeführt werden. Das Ziel der Rekonstruktion von Level 3, also der PB-Reparatur, besteht darin, die Integrität des PB wiederherzustellen, der als Fixpunkt für nach hinten und unten wirkende Kräfte dient.

Durchden Erhalt des Uterus als Schlüsselstruktur des Beckenbodens ohne Entfernung von überschüssigem Gewebe können selbst bei fortgeschrittenen Enteroptosefällen hervorragende Ergebnisse erzielt werden, wenn man Techniken anwendet, die auf der Integraltheorie basieren und die normale Anatomie und Physiologie berücksichtigen (◘ Abb. 16.5a–c).

> Fazit: Es gibt heute exzellente Möglichkeiten, funktionelle und anatomische Beckenbodenprobleme bei Frauen zu behandeln.

Die ◘ Abb. 16.5a–c zeigen, wie bis vor 25 Jahren operiert wurde. Damals wurde die Anatomie komplett verändert., was keine normale Funktion der Beckenorgane ermöglichte, mit erheblichen Schmerzen und langem Krankenhausaufenthalt einherging.

Das heutige Vorgehen normalisiert die Anatomie, heilt die Symptome und verkürzt in einem hohen Prozentsatz den stationären Aufenthalt (◘ Abb. 16.6a–c). Nach Goeschen 2015, Caliskan et al 2015, Inoue 2021, Liedl et al. 2017 liegt die Heilungsrate von POP bedingen Blasenproblemen (häufiges Wasserlassen, Urge, Urgeinkontinenz, Nykturie, Blasenentleerungsstörung, Restharn) zwischen 63 und 98 %, bei einem durchschnittlichen Krankenhausaufenthalt von 3–5 Tagen. Darmprobleme (Entleerungsstörungen, Stuhlinkontinenz) und chronische Beckenschmerzen können in 63–93 % der Fälle bei gleicher stationärer Verweildauer geheilt werden.

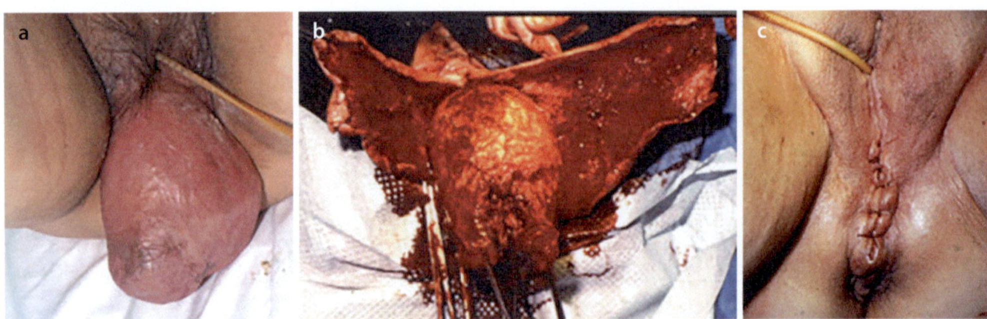

◘ Abb. 16.5 **a–c** Operation bei Totalprolaps uteri et vaginae vor 40 Jahren. **a** Ausgansbefund. **b** Operation in Form von Hysterektomie, Kolpektomie, Kolpokleisis. **c** Komplett veränderte Anatomie, schmerzhafte Narben

16

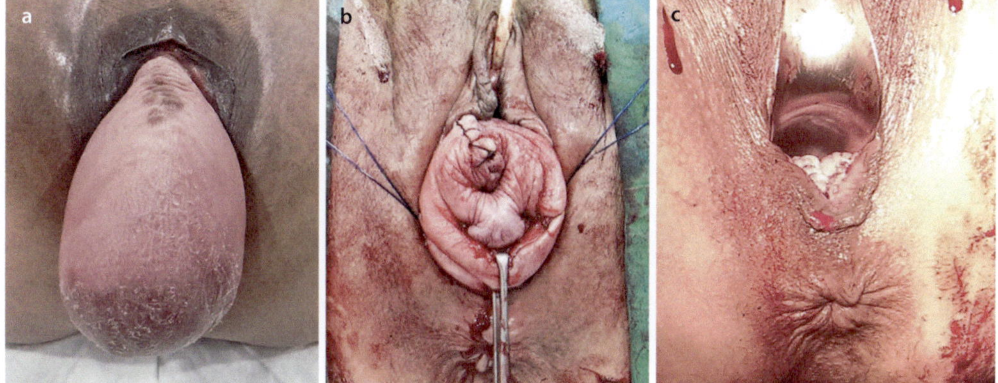

Abb. 16.6 **a–c** Operation bei Totalprolaps uteri et vaginae heute. Erhalt der Gebärmutter, keine Resektion der Scheide, Rekonstruktion der normalen Anatomie. **a** Ausgangsbefund. **b** Ergebnis nach Einsetzen des vorderen Netzes und des hinteren Bandes mit SSL-Nähten (SSL = sakrospinale Ligamente). **c** Endergebnis

Serviceteil

K. Goeschen et al., *Der weibliche Beckenboden*, https://doi.org/10.1007/978-3-662-71469-0

Epilog

Kurze Zusammenfassung der Chirurgie gemäß Integraltheorie

Eine zentrale Funktion im komplexen Beckenbodensystems übernimmt die Vagina. Sie spielt nicht nur eine wichtige Rolle für die Statik, sondern übermittelt auch die Kräfte der Beckenbodenmuskulatur auf die Zielorgane Blase und Rektum. Sie sorgt damit für Kontinenz und Entleerung. Dafür müssen die Scheidenwände ausreichend elastisch sein und bleiben.

Die Länge und Struktur der Scheide sind kollagen- und damit altersabhängig und verändern sich mit der Zeit. Die von der Natur vorgegebene Anatomie der Vagina ist für die Funktion und Statik ausschlaggebend. Die Scheidenachse ist im mittleren und hinteren Bereich fast waagerecht. Nur ein horizontaler Verlauf kann den intraabdominellen Druck langfristig abfedern. Jede Winkelung nach oben/unten seitlich verteilt den Druck mehr auf die eine oder andere Seite und führt zu einer Verlagerung der Beckenorgane und zum Deszensus.

Die vordere Scheidenwand hat überwiegend eine statische Funktion und ist semirigide seitlich am Arcus tendineus fasciae pelvis (ATFP) verankert. Sie ist kürzer als die hintere Wand und kann anteroposterior angespannt werden. Auf ihr liegen Blase und Urethra. Sie hat keine direkte muskuläre Anbindung.

Die hintere Scheidenwand ist länger und dorsal mit der Levatorplatte (LP) verbunden. Somit kann die Muskelkraft auf Blase, Urethra und Darm übertragen werden. Dadurch spielt sie eine wesentliche Rolle für die Funktion dieser Organe. Ein Abtrennen der hinteren Scheidenwand von der LP führt zu Funktionsstörungen der Zielorgane. Das passiert auch, wenn operative Eingriffe die Scheidenachse verändern.

Daher sollten operative Eingriffe möglichst die genannten Parameter berücksichtigen und somit

- die Länge und Elastizität der Vagina erhalten,
- die Achse und die Verbindung mit der Levatorplatte nicht verändern und
- für die Fixierung der Halte- und Stütznähte physiologische Insertionspunkte benutzen.

Weder bei den klassischen abdominalen noch vaginalen Operationen werden bisher diese für eine normale Beckenorganfunktion notwendigen Voraussetzungen berücksichtigt:

- Abdominale und laparoskopische Operationen wie Promontofixation und Pektopexien mit Mesh verändern die Scheidenachse, erzeugen eine unelastische Verankerung an der LP und beeinträchtigen damit die Funktion von Blase und Darm.
- Kolposuspensionen nach Burch, Marshall-Marchetti-Krantz verändern hochgradig die Anatomie des vorderen Scheidenbereichs und verlagern Blase und Urethra in eine unphysiologische Postion.
- Eine sakrospinale Fixation nach Amreich-Richter zieht das Scheidende einseitig nach lateral zum sakrospinalen Ligament (SSL), wodurch die Scheide auf der Gegenseite den Bauchdruck und die Schwerkraft nicht mehr abfedern kann.
- Kolporrhaphien mit Scheiden(teil)resektionen hinterlassen eine starre, immobile Vagina mit Vernarbungen.
- Das heute als NOTES (Transvaginal Natural Orifice Transluminal Endoscopic Surgery) angebotene vaginale Vorgehen hat zum Ziel, einen Zugang zu inneren Organen von vaginal herzustellen und

diese, wenn notwendig, dann zu entfernen (z. B. den Uterus). Alle sonstigen anatomischen Veränderungen können nicht adäquat korrigiert werden. Und eine Entfernung einer gesunden Gebärmutter sollte, worauf mehrfach in dem Buch hingewiesen wurde, unbedingt vermieden werden.
- Eine Kolpokleisis führt zu einer kompletten Destruktion der Scheide.

Die in diesem Buch auf dem Boden der Integraltheorie beschriebenen vaginalen Operationstechniken erfüllen weitestgehend die notwendigen Voraussetzungen für ein gutes Ergebnis. In zahlreichen Studien wird das durch eine hohe Heilungsrate der Symptome von durchschnittlich 80 % bewiesen. Dabei ist zu beachten, dass die postoperative Heilung/Besserung der Beschwerden stufenweise verläuft und Tage bis Wochen dauern kann.

1. Am schnellsten normalisiert sich die Belastungsinkontinenz (SUI) nach Einlage eines Bandes (tension-free vaginal tape, TVT; trans-obturator tape, TOT).
2. Nykturien hören ebenfalls kurzfristig nach dem Einsetzen einer posterioren intravaginalen Schlingenplastik (IVS) auf.
3. Danach bessern sich Blasenentleerungsstörungen.
4. Eine Heilung von Beckenschmerzen und eine Normalisierung der Stuhlentleerung braucht mehrere Wochen.

Die von uns empfohlenen Operationen berücksichtigen vor allem, dass auch minimale anatomische Veränderungen, z. B. eines Ligaments oder von Faszien, massive Beschwerden verursachen können: So kann eine Schädigung das pubourethralen Ligaments (PUL) zur SUI führen, ein Erschlaffen der sakrouterinen Ligamente (SUL) zum posterioren Fornixsyndrom (PFS) mit unterschiedlichen möglichen Funktionsstörungen mehrerer Organe, u. a. SUI, Pollakisurie, Urge, Urgeinkontinenz, Nykturie, chronische Unterleibsschmerzenin verschiedenen Regionen, Blasenentleerungsstörung, Darmobstruktion, Stuhlinkontinenz

Die Operationstechniken, die auf den Überlegungen der Integraltheorie basieren, sind keine einfachen Deszensus-/Prolapsoperationen oder ablative, organentfernende Eingriffe, sondern in erster Linie funktionelle Operationen. Sie zielen darauf ab, Symptome zu heilen und vermeiden Kolposuspensionen und Fixationen an unphysiologischen Stellen.

Die Chirurgie nach Integraltheorie ist anspruchsvoll und daher nicht einfach und schnell zu erlernen. Der/die Operateur*in muss die Anatomie genau kennen und während der Operation vor Augen haben, weil viele wichtige Strukturen nicht sichtbar sind. Eine Orientierung ist vielfach nur palpatorisch entlang von Orientierungspunkten möglich, wobei teilweise spezielles Instrumentarium verwendet werden muss.

Die chirurgischen Verfahren nach Integraltheorie konzentrieren sich primär auf die Rekonstruktion von Faszien und Ligamenten durch Wiederverankerung an der von der Natur vorgegebenen Stelle, durch Straffung, Verdoppelung, Recycling von überschüssigem Gewebe oder mithilfe alloplastischer Materialien. Wenn Fremdmaterial notwendig ist, wird intraoperativ präzise ausgemessen, wieviel Material gebraucht wird. Netze und Bänder bestehen üblicherweise aus Polypropylen und werden so verankert, dass sie die Elastizität der Vagina nicht beeinflussen. Bei früheren Netzoperationen wurden großflächige, vorgefertigte Netze eingesetzt und damit eine überschüssige Fibrosierung und Vernarbung der Vagina mit Späkomplikationen verursacht.

Daneben ist die Chirurgie nach Integraltheorie darauf ausgerichtet, die Anatomie des Beckenbodens wiederherzustellen. Dabei finden Operationen weder im intraperitonealen, noch im retroperitonealen

Beckenbodenbereich statt, sodass Risiken und Komplikationen sehr überschaubar sind. Verankerungspunkte werden nicht neu erfunden, sondern analog der ursprünglichen Anatomie gesucht und benutzt.

Der Zugang durch die Vagina ist von Vorteil, weil die Entfernung zu den Zielstrukturen kurz ist im Vergleich zu abdominalen oder laparoskopisch-robotischen Operationen. Außerdem ist beim abdominalen Vorgehen zumeist nur das obere Beckenbodenkompartiment behandelbar. Transvaginal können hingegen alle 3 Schichten " oben, Mitte, außen" gleichzeitig korrigiert werden.

Insofern bietet die Chirurgie nach Integraltheorie derzeit die beste Möglichkeit, Beckenbodenbeschwerden zu heilen und die Anatomie ohne Wegschneiden von Gewebe oder Entfernung von Organen der Natur entsprechend zu normalisieren.

Neue Überlegungen, wie die Heilungsraten in der Zukunft weiter verbessert werden können, sind auffolgender Internetseite nachzulesen: https://atm.amegroups.org/issue/view/1400.

Sexualität nach vaginalen Operationen

Sexualverhalten nach vaginalen Operationen ist kein Tabuthema, sondern spielt eine zentrale Rolle im partnerschaftlichen Zusammenleben. In diesem Zusammenhang ist Folgendes zu beachten:

Nach Hippokrates dauert es 100 Tage, bis Narbengewebe einer Belastung Stand hält (Abb. 12.1, Abschn. 12.4). Deshalb sollte eine Frau nach den in diesem Buch beschrieben vaginalen Operationen 3 Monate warten, bevor sie vorsichtig mit dem ersten vaginalen Geschlechtsverkehr beginnt und sich langsam an das Gefühl der wieder normalisierten Anatomie gewöhnt. Eine Unterstützung durch Gleitmittel ist zu empfehlen.

Implantiertes Fremdmaterial stellt für den Geschlechtsverkehr kein Problem dar. Auch die Nähte sind dann gut verheilt. Eine fachärztliche Nachuntersuchung vor dem ersten Sex gibt zustäzliche Sicherheit. Peri- und postmenopausale Frauen sollten postoperativ eine vaginale Östrogenbehandlung erhalten haben.

Beim Einführen des Penis in die Scheide sollten anfangs Stellungen gewählt werden, bei denen der Penis nicht zu tief in die Scheide vordringt, z. B. indem die Frau auf dem Mann liegt, sitzt bzw. neben oder vor ihm liegt und dabei selbst die Tiefe des Eindringens steuern kann.

Wenn der Mann Schmerzen beim Geschlechtsverkehr empfindet, sollte eine Ärztliche Untersuchung der Scheide erfolgen und überprüft werden, ob freiliegende Band- oder Netzanteile die Ursache dafür sind. Das muss dann korrigiert werden.

Vaginale Stenosen, die nach klassischen Kolporrhaphien nicht selten vorkommen und den Geschlechtsverkehr behindern, haben wir bei unseren Operationen bisher nicht beobachtet.

G-Punkt

Eine suburethrale Schlinge bei SUI kann durch eine Mittellinieninzision oder durch 2 Schnitte seitlich, paraurethral platziert werden. Das paraurethrale Vorgehen hat nicht nur den Vorteil, dass das externeurethrale Ligament (EUL) und das Hammock korrigiert werden können, sondern auch dass der G-Punkt nicht verletzt wird. Auch wenn die Existenz des G-Punkts bis heute nicht endgültig geklärt ist, bevorzugen wir aus oben genannten Gründen das paraurethrale Vorgehen.

Der G-Punkt ist die sprachliche Abkrüzung für Gräfenberg-Punkt, -Zone oder -Spot, nach dem Gynäkologen Ernst Gräfenberg (1881–1957). Der G-Punkt soll im Gewebe zwischen Scheide und Harnröhre liegen, etwa in der Mitte zwischen Scheideneingang und Portio. Bei genügender Reizung kann diese Region stark anschwellen und intensive Orgasmuserlebnisse auslösen - einschließlich multipler, also wiederholter Höhepunkte.

Das *Deutsche Ärzteblatt* fasste 2005 (David M et al. 2005) den Stand der Forschung so zusammen, dass es den G-Punkt als „gynäkologisches Ufo" bezeichnete: „Viel gesucht, viel diskutiert, aber nicht verifiziert durch objektive Daten."Sicher ist, dass der K-Spot, die Klitoris, *das* Lustorgan der Frau ist: Der Kitzler dient einzig dem Zweck des weiblichen Lustempfindens."

Anhang

A1 Patientinnenfrageboge

A1. Patientinnenfragebogen

Anhang

A1 PATIENTEN-FRAGEBOGEN

für die Blasen-Beckenboden-Behandlung nach Petros/Goeschen

Datum ____________ Name ____________________________ Vorname ____________________________

Anschrift ____

Tel.-Nr ____

Krankenkasse ______________________________ Zusatzversicherung ____________________________

Chefarztversichert ____

Geburtsdatum /___ /___ /___ / Alter ______ Jahre Größe ____________ Gewicht ___________

Medikamente ____

Haben Sie Medikamente gegen Ihr Beckenboden-/Blasenproblem eingenommen? Falls ja, welche? _________
____

Haben Sie Beckenbodengymnastik durchgeführt? ____

Bemerkungen ____
____
____
____

Anamnese

Anzahl vaginaler Geburten ☐ maximales Geburtsgewicht ________kg

durch Kaiserschnitt ☐ Wann waren die Geburten? ________________

Frühere Operationen

a) Gebärmutterentfernung nein ☐

ja ☐ vom Bauchschnitt wann? ________ P

ja ☐ durch die Scheide wann? ________ P

b) Operation/en wegen Urinverlust nein ☐

ja ☐ vom Bauchschnitt wann? ________ P/T

ja ☐ durch die Scheide wann? ________ P/T

c) andere Operationen/Jahr ________________

____

Hauptproblem

____

____

____

Urinverlust bei Belastung

Verlieren Sie Urin beim	nein	ja, manchmal	ja, oft	
– Husten, Niesen, Lachen	☐	☐	☐	A90/M
– Gehen	☐	☐	☐	A90/M
– Sport	☐	☐	☐	A90/M
– Bücken, Hocken, Aufstehen	☐	☐	☐	A90/M
Falls ja, wie viel?	wenige Tropfen ☐	Teelöffel ☐	Esslöffel ☐	

Blasenentleerungsstörung

	nein	ja, manchmal	ja, oft	
– Haben Sie das Gefühl, Ihre Blase nicht ausreichend entleeren zu können?	☐	☐	☐	P70/M
– Haben Sie Schwierigkeiten zu Beginn der Blasenentleerung?	☐	☐	☐	P70/M
– Hört es unfreiwillig auf und fängt dann wieder an?	☐	☐	☐	P70/M
– Können Sie nur langsam Wasser lassen?	☐	☐	☐	P70/M

Harndrang

	nein	ja, manchmal	ja, oft	
Haben Sie Schmerzen beim Wasserlassen?	☐	☐	☐	Inf.
Haben Sie ständig das Gefühl, Wasser lassen zu müssen?	☐	☐	☐	M/P
Falls ja, sind Sie vor Erreichen der Toilette nass?	☐	☐	☐	M/P
Verlieren Sie nachts im Bett Urin?	☐	☐	☐	P
Geht morgens beim Aufstehen aus dem Bett unwillkürlich Urin ab?	☐	☐	☐	T
Verschlechtern sich Ihre Symptome vor der Periode?	☐	☐	☐	A
Wie oft sind Sie nass am Tag?	☐ mal			
Wie oft müssen Sie tagsüber Wasser lassen?	☐ mal			
Wie oft müssen Sie nachts Wasser lassen?	☐ mal			

Schmerzen im Unterleib

Haben Sie Schmerzen	nein	ja, manchmal	ja, oft	
beim Geschlechtsverkehr?	☐	☐	☐	P
diffus im Unterleib?	☐	☐	☐	P
vorne in der Scheide?	☐	☐	☐	P
hinten im Scheiden-/Steißbeinbereich?	☐	☐	☐	P

Darmprobleme

	nein	ja, manchmal	ja, oft	
Sind Sie mit Stuhl beschmutzt?	☐	☐	☐	A/P
Gehen unkontrolliert Winde, Flüssigkeit, Stuhl ab?	☐	☐	☐	A/P
Haben Sie Schwierigkeiten, Ihren Darm zu entleeren?	☐	☐	☐	A/P

Leidensdruck

Sind Sie die meiste Zeit nass durch Urinverlust?	ja ☐	nein ☐	A90
Benutzen Sie Binden oder Einlagen wenn Sie ausgehen?	ja ☐	nein ☐	

- Falls ja, wie viele pro Tag? ....(Anzahl)

Lebensqualität

Wie stark wird Ihre **Lebensqualität** durch die Probleme im Blasen-/Darm- und Beckenbodenbereich **eingeschränkt?**

☐ **1** = nicht eingeschränkt
☐ **2** = wenig eingeschränkt
☐ **3** = deutlich eingeschränkt
☐ **4** = erheblich eingeschränkt
☐ **5** = fast gänzlich eingeschränkt

A2 Diagnosealgorithmus

A2. Diagnosealgorithmus: Zusammenhänge zwischen Funktionsstörungen und strukturellen Veräderungen in den 3 Beckenbodenzonen. *ATFP* Arcus tendineus fasciae pelvis, *B* Blase, *EUL* externes urethrales Ligament, *LMA* longitudinaler Analmuskel, *LP* Levatorplatte, *PB* Perinealkörper, *PCF* pubozervikale Faszie, *PCM* pubokokzygealer Muskel, *PS* Symphysis pubica, *PUL* pubourethrales Ligament, *R* Rektum, *RVF* rektovaginale Faszie, *S* Sakrum, *USL* uterosakrales Ligament, *UT* Uterus

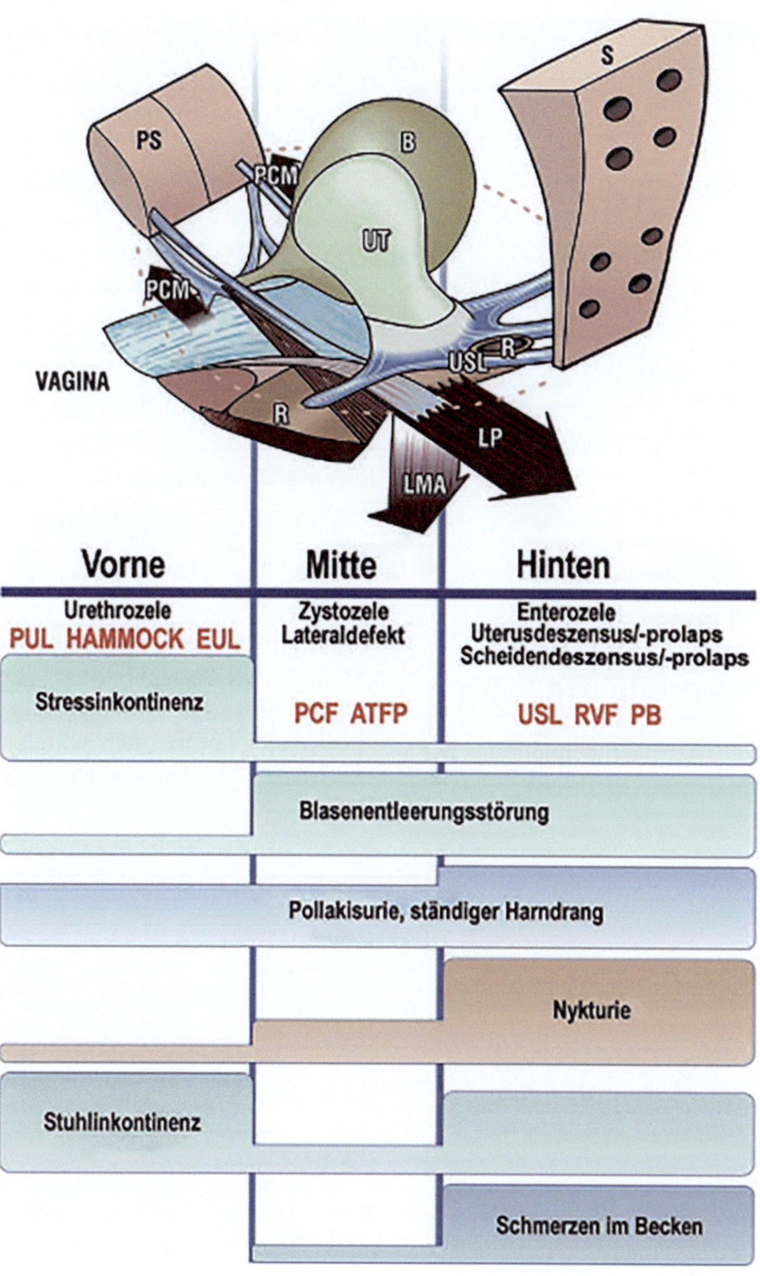

A3 Klinischer Untersuchungsbogen

A3. Klinischer Untersuchungsbogen. *ATFP* Arcus tendineus fasciae pelvis, *EAS* externer Analsphinkter, *EUL* externes urethrales Ligament, *PB* Perinealkörper, *PUL* pubourethrales Ligament

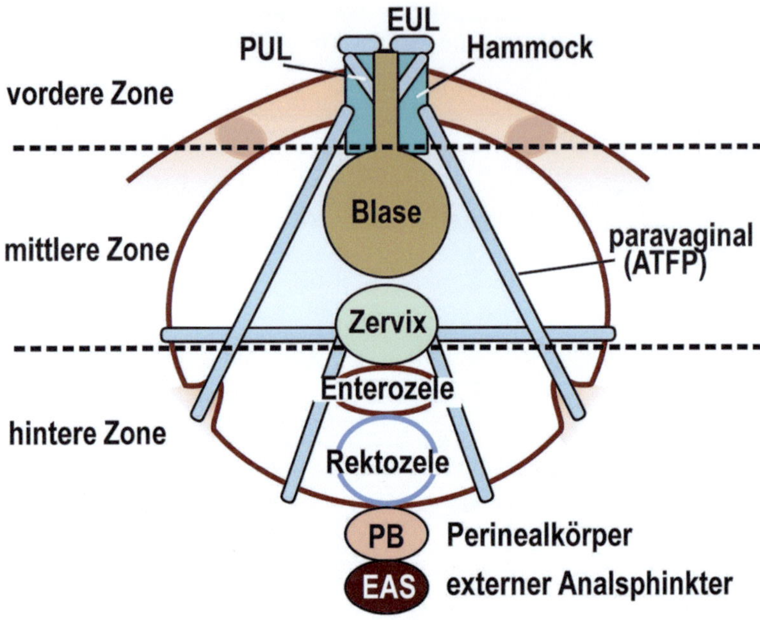

A4 Validierungstabelle für simulierte Operationen

A4. Validierungstabelle für simulierte Operationen. *1* externes urethrales Ligament (EUL), *2* pubourethrales Ligament (PUL), *3* Hammock, *4* Blasenboden, *5* lateraler Sulcus des Arcus tendineus fasciae pelvis (ATFP), *6* posteriorer Fornix (uterosakrale Ligamente, USL); *SUI* Stressinkontinenz

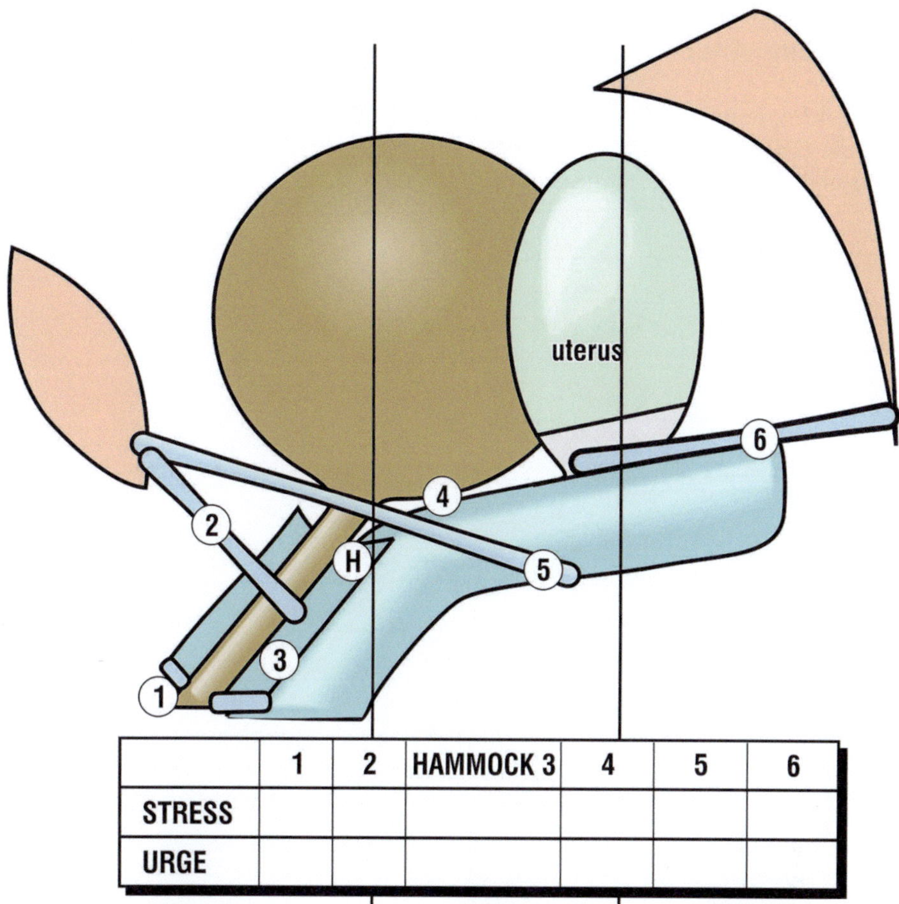

	1	2	HAMMOCK 3	4	5	6
STRESS						
URGE						

Vorne

Urge/Stress

Abnahme der Urge-Symptomatik

vordere Ligamente

Druck, der Reihe nach, mit Finger oder Klemme einseitig bei "1", dann "2", Patientin hustet mit voller Blase

Hammock

"Klemmtest" wenn weiter Urin abfließt, straffe das Hammock auf einer Seite durch Bilden einer Hautfalte mit einer Klemme

Mitte

Urge

Abnahme der Urge-Symptomatik durch eine Fensterklemme.

Stress

Reduktion der Zystoezele führt zum Urinverlust (larvierte SI)

Tethered Vagina

Streckung der Scheide nach hinten führt zum Urinverlust beim Husten bei Patientinnen ohne SI

Hinten

Schmerzen

vorsichtiges Berühren der Zervix oder des Scheidenendes löst Schmerzen im Bauch oder am Steiß aus

Urge/Stress

Einbringen eines hinteren Spec.-Blattes führt zur Abnahme der Urge-Symptomatik und manchmal der SI, vor allem nach Hysterektomie. Dieser Test kann ebenfalls eine larvierte SI demaskieren

A5 Spezielle Diagnostik - Aufzeichnungsblatt

A5. Aufzeichnungsblatt für die spezielle Diagnostik. *B* Blase, *BH* Blasenhals, *DI* Detrusorinstabilität, *MUCP* maximaler Urethraverschlussdruck, *N* Dehnungsrezeptoren, *PCM* pubokokzygealer Muskel, *R* Rektum, *SUI* Stressinkontinenz, *TVS* Tethered-Vagina-Syndrom, *USL* uterosakrales Ligament, *UT* Uterus

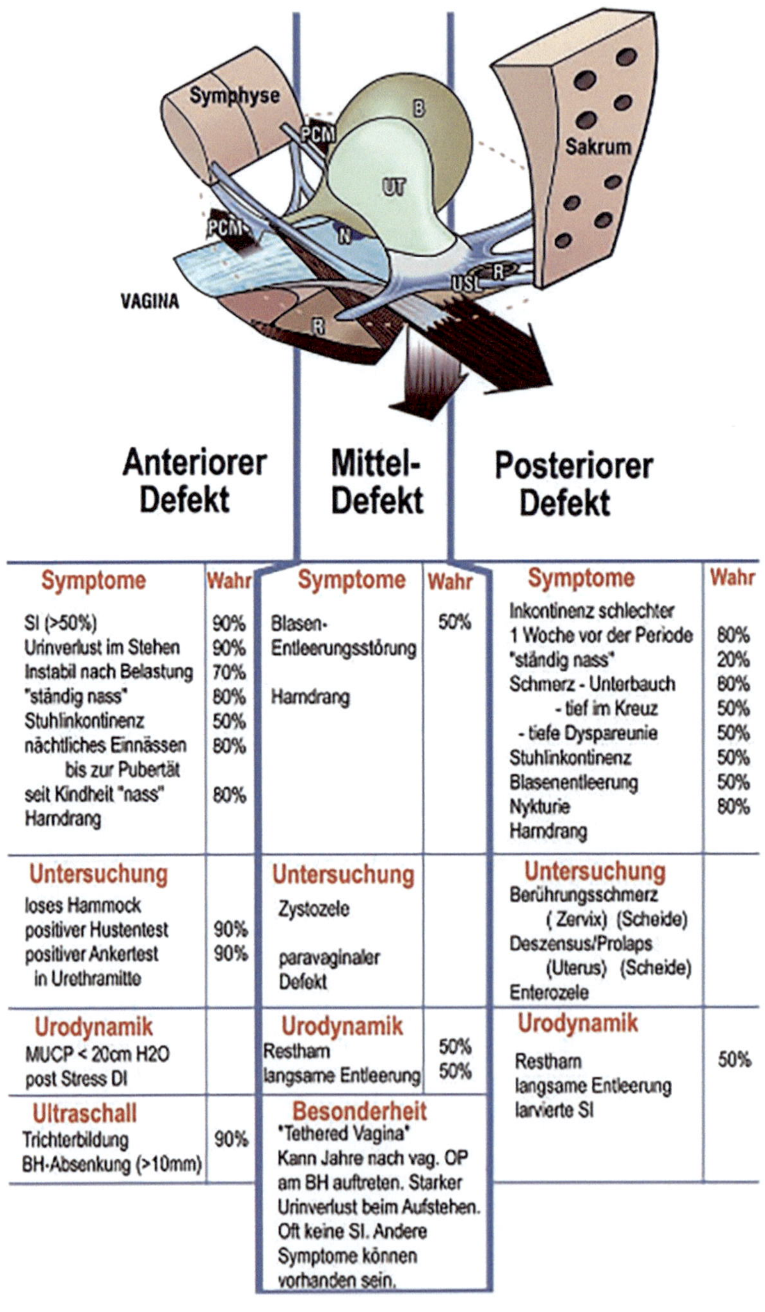

Anteriorer Defekt

Symptome	Wahr
SI (>50%)	90%
Urinverlust im Stehen	90%
Instabil nach Belastung	70%
"ständig nass"	80%
Stuhlinkontinenz	50%
nächtliches Einnässen bis zur Pubertät	80%
seit Kindheit "nass"	80%
Harndrang	
Untersuchung	
loses Hammock	
positiver Hustentest	90%
positiver Ankertest in Urethramitte	90%
Urodynamik	
MUCP < 20cm H2O	
post Stress DI	
Ultraschall	
Trichterbildung	90%
BH-Absenkung (>10mm)	

Mittel-Defekt

Symptome	Wahr
Blasen-Entleerungsstörung	50%
Harndrang	
Untersuchung	
Zystozele	
paravaginaler Defekt	
Urodynamik	
Restharn	50%
langsame Entleerung	50%
Besonderheit	
"Tethered Vagina" Kann Jahre nach vag. OP am BH auftreten. Starker Urinverlust beim Aufstehen. Oft keine SI. Andere Symptome können vorhanden sein.	

Posteriorer Defekt

Symptome	Wahr
Inkontinenz schlechter 1 Woche vor der Periode	80%
"ständig nass"	20%
Schmerz - Unterbauch	80%
- tief im Kreuz	50%
- tiefe Dyspareunie	50%
Stuhlinkontinenz	50%
Blasenentleerung	50%
Nykturie	80%
Harndrang	
Untersuchung	
Berührungsschmerz (Zervix) (Scheide)	
Deszensus/Prolaps (Uterus) (Scheide)	
Enterozele	
Urodynamik	
Restharn	50%
langsame Entleerung	
larvierte SI	

A6 OP-Anweisungen

A6. OP-Anweisungen

Beckenboden-Operationen nach Petros/Goeschen

Patient:

Am Aufnahmetag

☐ abends 1 oder 2 Microclist

☐ Schamhaare kürzen oder rasieren

☐ zur Nacht 1 Tabl. STILNOX 10 mg

Am Operationstag vor OP

☐ elastische Strümpfe

Am Operationstag postoperativ

☐ Mono-Embolex 6 h nach OP

☐ Blutdruckkontrolle

☐ am Abend 1 Tabl. Furadantin retard

☐ Kontrolle der vaginalen Blutung

☐ ca. 5 Stunden nach OP mit der Patientin aufstehen.

☐ wenn die Patientin es wünscht, darf sie 1 Stunde nach der OP trinken und 4 Stunden nach OP essen

An den nachfolgenden Tagen

☐ Schmerzmittel: alle 4-6 Stunden entweder 1 Tabl. Ibuprofen 600 oder 1 Voltaren Supp. 100 (Patientin fragen, ob sie Tablette oder Zäpfchen bevorzugt)

☐ Entfernen des Blasenkatheters morgens 1 Tag nach der OP.
Patientin soll dann aufschreiben wieviel sie trinkt und wann und wieviel sie Urin lässt (Menge messen)

☐ falls sie die Blase nicht ausreichend entleeren kann, Prof. Goeschen informieren.

☐ Mono-Embolex 1x pro Tag,

☐ elastische Strümpfe

☐ Blutdruckkontrolle, Kontrolle der vaginalen Blutung

☐ Furadantin retard auf Anordnung

☐ zur Nacht 1 Tabl. STILNOX 10 mg

☐ Patientin kann duschen und herumlaufen

☐ normales Essen (keine Diät)

☐ Ubretid auf Anordnung

Telefon (behandelnder Arzt):

Vielen Dank

A7 Instrumente

A7. Instrumente

Instrumentenzusammenstellung für die Beckenbodenkorrektur nach Petros/Goeschen gemäß integraltheoretischem System

Lagerung

Steinschnittlage mit Extra-Instrumententisch: wird nach dem Desinfizieren zwischen die Beinhalter platziert. Operateur*in, Assistenz und Instrumentierende sitzen zur OP. Operateur*inbenutzt ggf. Lupenbrille/Kopflampe.

Desinfektion

Phenoxyethanol und Octenidindihydrochlorid (z. B. Octenisept), Tupfer, Kornzange

Einmalmaterial

10 und 20 ml Spritzen (zum Blocken des Katheters bzw. für Lokalanästhesie)
Lokalanästhetikum (z. B. 50 ml Xylonest 1 % + 1 ml Suprarenin + 100 ml NaCl)

Kanüle

1x Abdeckmaterial für vaginale OP

18-G-Katheter

Saugerschlauch 1/Saugeransatz (mittelgroß)

Eventuell Blasenspritze (nach Ansage)

Instrumente

1xNierenschale
6xAllis-Klemmen

2xPean-Klemmen

2xKocher-Klemmen

1xSimps-Spekulum

1xSeitenspekulum

1xSchmaler Langenbeck-Haken

1xSpitzes (15er), 1xrundes Skalpell (22er)

1xMetzenbaum-Schere mittellang

1xFadenschere mittellang

1xCooper-Schere mittellang

1xPelfloors nach Goeschen (Deschamps transobturatorisch links und rechts + Tunneler)

1xSacrofix nach Goeschen; alternativ: I-Stitch (A.M.I), Serapro RDS-Ney (Serag Wiesner), Meniscal Viper (Arthrex)

4xGebogene Pean-Klemmen

2xAnatomische Pinzetten 16 cm

2xChirurgische Pinzetten 16 cm

1xOverholt-Klemme fein, 1xkräftig

2xMittlere Nadelhalter (Durogrip)

1xKurzer Nadelhalter

2Kornzange

1xKugelzange

2xBackhaus-Klemmen

Diathermie (monopolar) mit Kugel und Messer

Merke: Deschamp Set links/rechts, Tunneler und Instrumente für sakrospinale Fixation (Sacrofix usw.) werden gesondert und separat sterilisiert und eingeschweißt. Sie werden je nach Bedarf intraoperativ zur Verfügung gestellt. Eine regelmäßige Wartung für Durchgängigkeit und Beweglichkeit der inneren Teile wird vorausgesetzt!

Nahtmaterial und Implantate (Auswahl)

2xPolydioxanon (PDS) Stärke 1 oder Monoplus mit CT-2 Plus Nadel oder Marisorb HR27s
4xVicryl Stärke 0, 70 cm mit CT-2 plus Nadel oder Marlin HR27s oder Safil CT37

1xEthibond Stärke 3/0 mit Nadel

Eventuell Prolene, Premilene, Maprolen Stärke 2/0, die Nadel wird abgeschnitten

(PDS Plus Violet, Fadenstärke 0, CTB-2, 26 mm Nadel

Vicryl plus suture Fadenstärke 1, CT-2, 26 mm Nadel

Ethibond green, Fadenstärke 2/0, 1x30" UR-6, 22 mm Nadel)

30x30 cm Polypropylen, makroporöses, leichtes Mesh (evtl. titanisiert)

Eventuell alternativ Polyvinylidenfluorid (PVDF; DynaMesh/FEG Textiltechnik Aachen)

Besonderheiten

500 ml NaCl, wenn Zystoskopie notwendig, Blasenspritze, Videozystoskop

Estriol-Creme

HF-Gerät" blau auf Spray und 120 stellen

Neutralelektrode am Oberschenkel anbringen

Literatur

Abendstein B, Petros PE, Richardson PA, Goeschen K, Dodero D. The surgical anatomy of rectocele and anterior rectal wall intussusception. Int Urogynecol J PelvicFloor Dysfunct 2008;19(5): 705–710.

Abendstein B, Brugger BA, Furtschegger A, Rieger M, Petros P. Role of the uterosacral ligaments in the causation of rectal intussusception, abnormal bowel emptying, and fecal incontinence-a prospective study. Pelviperineology 2008;27;118–121.

Abrams P, Blaivas J, Stanton S. The standardisation of terminology of lower urinarytract function. The International Continence Society Committee on Standardisation of Terminology. Scand J Urol Nephrol 1988;(Suppl 114).

Alagiri M, Chottner S, Ratner V, Slade D, Hanno P. Interstitial cystitis: unexplained associations with other chronic disease and pain syndromes. Urology 1997;49:52–57.

Amid PK. Classification of biomaterials and their related complications in abdominalwall hernia surgery. Hernia 1997;1:15–21.

Amreich J. Ätiologie und Operation des Scheidenstumpfprolapses. Wien Klin Wschr 1951;63:74–79.

Anthuber C, Lienemann A. Morphologische und funktionelle Beckenboden Störungen aus gynäkologischer Sicht. Gynäkologe 2001; 34:10–18.

Asplund R. Hip fractures, nocturia, and nocturnal polyuria in the elderly. Arch Gerontol Geriatr. 2006;43(3):319–326. https://doi.org/10.1016/j.archger.2005.12.002

AWMF. Leitlinie zur Diagnostik und Therapie der Interstitiellen Cystitis (IC/BPS), Langfassung. AWMFNr. 043/050. AWMF online; 2018.

Ayoub SF. Anterior fibres of the levator ani muscle in man. Journal of Anatomy 1979;128:571–580.

Azam U, Castleden M, Turner D. Economics of lower urinary tract symptoms (LUTS) in older people. Drugs Aging 2001;18:213–223. https://doi.org/10.2165/00002512-200118030-00006

Bailey AJ, Bazin S, De Launey A. Changes in the nature of collagen during development and restoration of granulation tissue. Biochim Biophys Acta 1973;328:383–390.

Bailey AJ, Sims TJ, Le Lous M, Bazin S. Collagen polymorphism in experimental granulation tissue. Biochemophys Res Commun 1975;66:1160–165.

Barber MD, Brubaker L, Burgio KL. Comparison of 2 transvaginal surgical approaches and perioperative behavioral therapy for apical vaginal prolapse the OPTIMAL randomized trial. JAMA 2014;311(10):1023–1034.

Barbolt TA. Biology of polypropylene/polyglactin 910 grafts. Int Urogynecol J PelvicFloor Dysfunct. 2006;17(Suppl 1):S26-S30.

Bates CP. The unstable bladder. Clin Obstet Gynaecol 1978;5:1:109–122.

Bates CP, Bradley WE, Glen E, Hansjorg M, Rowan D, Sterling A, Hald T. International Continence Society first report on the standardisation of terminology of lower urinarytract function; 1975.

Bergeron S, Binik YM, Khalife S. A randomized comparison of group cognitive-behavioral therapy, surface electromyographic biofeedback, and vestibulectomy in thetreatment of dyspareunia resulitng from vulvar vestibulitis. Pain 2001;91;297–306.

Berglas B, Rubin IC. Study of the supportive structures of the uterus by levatormyography. Surg Gynecol Obstet 1953;97:667â-692.

Black N, Griffiths J, Pope C, Bowling A. Impact of surgery for stress incontinence onmorbidity: cohort study. Brit Med J 1997;315:1493–1498.

Bojahr B, Tchartchian G, Waldschmidt M, Ohlinger R, De Wilde RL. Laparoscopic Sacropexy: A Retrospective Analysis of the Subjective Outcome in 310 Cases. Obstetrics and Gynecology International. Volume 2012, Issue 1. doi 10.1155/2012/538426

Boyles SH, Weber AM, Meyn L Procedures for pelvic organ prolapse in the United States,1979–997. Am J Obstet Gynecol 2003;188(1):108–115.

Brown J, Seeley D, Grady D, Ensrud K, Cummings S. Hysterectomy: The effect on prevalence of urinary incontinence. Int Urogynecol J 1994;5: 370.

Brown JS, Sawaya G, Thorn DH Grady D. Hysterectomy and urinary incontinence: asystematic review. Lancet 2000;356:535–539.

Brubaker L, Richter HE, Norton PA, Albo M, Zyczynski HM, Chai TC, Zimmern P, Kraus, S.Sirls L, Kusek JW, StoddardA, Tennstedt S, Gormley EA; Urinary Incontinence Treatment Network. 5-year continence rates, satisfaction and adverse events of burch urethropexy and fascial sling surgery for urinary incontinence. J Ural 2012;187(4):1324–1330.

Bump RC, Mattiason A, Bo K. The standardization of terminology of female pelvic organ prolapse and pelvic floor dysfunction. Am J Obstet Gynecol 1996;175:10–17.

Bush MB, Petros PEP, Barrett-Lennard BR. On the flow through the human urethra.Biomechanics 1997;30: 967–969.

Caliskan A, Mülller-Funogea A, Goeschen K, Surgical treatment of a patient with Enteroptosis (prolapse of uterus, vagina, bladder and rectum). Innovation in POP surgery, a case report. Pelviperineology 2015;34(4):123–26.

Caliskan A, Goeschen K, Zumrutbas AE. Long term results of modified posterior intravaginal slingplasty (P-IVS) in patients with pelvic organ prolapse. Pelviperineology 2015;34:94–100.

Caliskan A, Goeschen K. Treatment of tethered vagina syndrome patient with muscle-fat-skin-flap-operation:Case report. Turk J Obstet Gynecol 2016; 26: 67–72.

Caliskan A, Ozeren M, Goeschen K. Modified posterior intravaginal slingplasty: Does treadditional bilateral tape attachment to the sacrospinous ligament improve ther results? Cent European J Urol 2018;71(3):326â€"333.

Cardozo L, Cutner A, Wise B. Treatment of genuine stress incontinence. In: Cardozo L,Cutner A, Wise B (Eds), Basic urology. Oxford UK: Oxford University Press;1993:77–95.

Chong EC, Khan AA, Anger JT. The financial burden of stress urinary incontinence among women in the United States. Curr Urol Rep 2011;12(5):358–62. https://doi.org/10.1007/s11934-011-0209-x

Clemens JQ, Meenan RT, Rosetti MC, Gao SY, Calhoun EA. Prevalence and incidence of interstitial cystitis in a managed care population. J Urol 2005;173(1):98–102;discussion.

Constantinou CE, Govan DE. Contribution and timing of transmitted and generated pressure components in the female urethra. In: Zinner NR, Sterling AM (Eds), Female incontinence. New York: Alan R Liss;1981:113–120.

Constantinou CE. Resting and stress urethral pressures as a clinical guide to the mechanism of continence. Clin Obstet Gynaecol 1985;12: 343–356.

Courtney H. Anatomy of the pelvic diaphragm and ano-rectal musculature as related to sphincter preservation in ano-rectal surgery. Am J Surg 1950;79:155–173.

Creed K. Functional diversity of smooth muscle. Br Med Bull 1979;3:243–247.

David M. Chen FCK, Siedentopf JP. Ernst Gräfenberg: Wer (er)fand den G-Punkt? Deutsches Ärzteblatt PP Ausgabe 11/2005

DeLancey JOL. Structural support of the urethra as it relates to stress incontinence:the hammock hypothesis Am J Obst Gynecol 1994;170:1713

DeLancey JOL. Correlative study of paraurethral anatomy. Obst Gynecol 1986; 68:91–97.

DeLancey JOL. Anatomic aspects of vaginal eversion after hysterectomy. Am J Obstet Gynecol 1992;166:1717–1728.

DeLancey JO. Structural anatomy of the posterior pelvic compartment as it relates torectocele. Am J Obstet Gynecol 1999;180(4):815–823.

DeLancey JOL, Morley GW, Howard D. Sacrospinous suspension. Obstet Gynecol Manage 2001;13(3): 18–29.

Delorme E. La bandelette transobturatrice: un procede mininvasif pour traiterlâ l'incontinence urinaire d'effort de la femme. Prog Urol 2001;11:1306–1313.

Denny-Brown D, Robertson E. Physiology of micturition. Brain 1933;56:149–191.

Deschermeier P. Die Entwicklung der Bevölkerung Deutschlands bis 2030 – ein Methodenvergleich. IW-Trends 2. 2015

Dickinson RL. Studies of the levator ani muscle. Am J Obstet Dis Women Child 1889(a);22:898–917.

Dickinson RL. The vagina as a hernial canal. Am J Obstet Dis Women Child 1889(b);22:692–697.

Douglas DM. The healing of aponeurosis incisions. Br J Surg 1952(a); 40:79–84.

Downing SJ, Sherwood OD. The physiological role of relaxin in the pregnant rat. IV. The influence of relaxin on cervical collagen and glycosaminoglycans. Endocrinology 1986; 118:471–79.

Duthie GS, Bartolo DCC. Faecal continence and defaecation. In: Henry MM, Swash M (Eds), Coloproctology and the pelvic floor. 2nd ed. Oxford: Butterworth Heinemann;1992:86–97.

Enhörning G. Simultaneous recording of intraurethral and intravesical pressure in women. Proc R Soc Med 1960; 53:1019.

Enhörning G. Simultaneous recording of intravesical and intraurethral pressure. Acta Chir Scand Suppl 1961;(Suppl 27):61–68.

Falconer C, Ekman-Orderberg G, Malmstrom A, Ulmsten U. Clinical outcome and changes inconnective tissue metabolism after intravaginal slingplasty in stressincontinent women. Int Urogynecol J 1996;7:133–137.

Farnsworth BN. A multicentre trial of the intravaginal slingplasty procedure with critical analysis of results, surgical methodology and complications thereof. Int Jurogynecol 2001;12:303–308.

Farnsworth BN. Posterior intravaginal slingplasty (infraccocygeal sacropexy) for severe posthysterectomy vaginal vault prolapse " a preliminary report. Int Jurogynecol 2002;13:4–8.

Fritsch H. Beckenhöhle und Beckenboden. In: Drenckhahn D (Ed), Benninghoff-Drenckhahn Anatomie. München: Urban & Fischer; 2008.

Forgac S, Peschka M, Pretterklieber ML. Der chronische Beckenschmerz. Wien Klin Mag 2012;15:38–44.

Fothergill WE. Pathology and operative treatment of displacements of the pelvic viscera. J Obst Gynaecol Br Emp 1907;13:410–419.

Philipp EE, Barnes J, Newton M (Eds). Scientific foundations of obstetrics and gynaecology.London: William Heinemann Medical Books Ltd;1977:78–84.

Frankel VH, Nordin M. Biomechanics of collagenous tissues. In: Frankel VH, Nordin M (Eds), Basic biomechanics of the skeletal system. Philadelphia: Lea&febiger;1980:87–110.

Frick AC, Barber MD, Paraiso MF. Attitudes toward hysterectomy in women undergoing evaluation for uterovaginal prolapse. Female Pelvic Med Reconstr Surg 2013;19(2):103–109.

Ganesh A, Upponi S, Hon LQ, et al. Chronic pelvic pain due to pelvic congestion syndrome: the role of diagnostic and interventional radiology. Cardiovasc Intervent Radiol. 2007, 30:1105–11.

Glazener CM, Breeman S, Elders A; PROSPECT study group. Mesh, graft, or standard repairfor women having primary transvaginal anterior or posterior compartment prolapse surgery: two parallel-group, multicentre, randomised, controlledt rials (PROSPECT). Lancet 2017;389(10067):381–392.

Gleick J. Inner Rhythms. In: Gleick J (Ed), Chaos-making a new science. Cardinal, England:Penguin;1987:275–300.

Goeschen K. (2002) Harninkontinenz: Ein diagnostisches und therapeutisches Chamäleon. Menopause-Praxis 7: 24–27.

Goeschen K. Heilung einer schweren Harninkontinenz durch Hauttransplantation Kasuistik; 2003(a).

Goeschen K, Petros PE. Die Integral-Theorie: Ein neuer Weg des Verstehens. Teil 1. Gyn 2003(b); 8:86–09.

Goeschen K, Petros PE. Die Integral-Theorie: Ein neuer Weg des Verstehens Teil 2. Gyn 2003(c);8:162–179.

Goeschen K, Petros PE. Die Integral-Theorie: Ein neuer Weg des Verstehens Teil 3. Gyn 2003(d);8: 246–266.

Goeschen K, Gent H-J. Das posteriore Fornix-syndrom. Frauenarzt 2004;45(2):104–112.

Goeschen K. Letters to the editor: Experiences with the tissue fixation system (TFS). Aust N Z J Obstet Gynaecol;2006;46(6):474–478.

Goeschen K. Tethered Vagina. In: PEP Petros (Ed), The female pelvic floor. Heidelberg: Springer; 2006.

Goeschen K, Petros PE. Der weibliche Beckenboden: Funktionelle Anatomie, Diagnostik und Therapie nach der Integraltheorie. Berlin Heidelberg: Springer; 2008.

Goeschen K. Posterior fornix syndrome: Comparison of original (2004) and modified (2015) post-PIVS anatomic and symptomatic results - a personal journey. Pelviperineology 2015; 34:85–91.

Goeschen K. Role of uterosacral ligaments in the causation and cure of chronic pelvic pain syndrome. Pelviperineology 2015;34:2–20.

Goeschen K. Tethered vagina syndrome. Pelviperineology 2020; 39(2):42–49.

Goeschen K, Liedl B. Chronic pelvic pain and pelvic organ prolapse: a consequence of upright position? Pelviperineology 2020;39(2):55–59. https://doi.org/10.34057/PPj.2020.39.02.005

Goeschen K, Gold D. Surgical cure of chronic pelvic pain, associated bladder & bowel symptoms by posterior sling in 198 patients validates the Pescatori Iceberg principle of pelvic symptom co occurrence. Pelviperineology 2017;36: 84–88.

Goeschen K, Gold DM, Liedl B, Yassouridis A, Petros P. Non-Hunner`s interstitial cystitisis different from Hunner`s interstitial cystitis and may be curable byuterosacral ligament repair. Urol Int. 2022;106(7):649–657. https://doi.org/10.1159/000524321

Goeschen K, Browning A, Williams G, Gold DM, Gunnemann A, Müller-Funogea IA. Tethered vagina syndrome: Massive urine loss caused by bladder neck scarring cured by skin graft. Ann Transl Med 2024;12(2):33. https://doi.org/10.21037/atm-23-1866

Goeschen K, Scheffler K, Jean-Jacques Wyndaele JJ, Jacob Bornstein J. Interstitial cystitis/bladder pain syndrome: when part of the posterior fornix syndrome is potentially curable surgically. Ann Transl Med 2024;12(2):30. https://doi.org/10.21037/atm-23-1865

Goff BH. Secondary reconstruction of damaged pelvic floor, practical consideration of the damaged pelvic floor with the technique for its secondary reconstruction. Surg Gynecol Obstet 1928;46:855–866.

Gold DM. The integral theory - paradigm, not hypothesis. Ann Transl Med 2024;12(2):21. https://doi.org/10.21037/atm-23-1819

Gold DM, Swash M, Farag A, Ding S, Santoro G, Dodi G. A brief physiology and pathophysiology of the anorectum based on the Integral Theory paradigm. Ann Transl Med 2024;12(2):25. https://doi.org/10.21037/atm-23-1883

Gosling JA, Dickson JS, Humpherson JR. Gros. Microscopic anatomy of the urethra II. Functional anatomy of the urinary tract (1983). Churchill Livingstone, Edinburgh 5.10–20

Gosling JA. Structure of the lower urinary tract and pelvic floor. Obstet Gynecol Clin North Am 1985;12: 285–294.

GoslingJH, Dixon JS, Critchley HOD. A comparative study of the human external sphincter & periurethral ani muscles. Br J Urol 1981;53:35–41.

Graf W, Karlbom U, Pahlman L, Nilsson S, Ejerblad S. Functional results after abdominal suture rectopexy for rectal prolapse or intussusception. Eur J Surg1996;162(11):905–911

Harrison JH. Synthetic materials as vascular prosthesis. Am J Sur 1958;95:16–24.

Harrison JH, Swanson DS, Lincoln AF. A comparison of tissue reactions to plastic materials. AMA Archives of Surgery 1956;139–143.

Harvie HS, Amundsen CL, Neuwahl SJ, Honeycutt AA, Lukacz ES, Sung VW, Rogers RG, Ellington

D, Ferrando CA, Chermansky CJ, Mazloomdoost D, Thomas S. Cost-effectiveness of sacral neuromodulation versus Onabotulinumtoxin A for refractory urgency urinary incontinence: Results of the ROSETTA randomized trial. J Urol.2020;203(5):969–77. https://doi.org/10.1097/JU.0000000000000656

Henry MM, Swash M. Coloproctology and the pelvic floor. 2nd ed. Oxford: Butterworth Heineman; 1992.

Herbison P, Hay-Smith J, Ellis G, Moore K. Effectiveness of anticholinergic drugscompared with placebo in the treatment of overactive bladder: systematic review. BMJ 2003;326(7394):841–844. https://doi.org/10.1136/bmj.326.7394.841

Himmler M, Göttl K, Witczak, M, Yassourides A, Gold DM, Liedl B. The impact of transvaginal, mesh-augmented level one apical repair on anorectal dysfunctiondue to pelvic organ prolapse. Int Urogynecol J 2022;33(11):3261–3273. https://doi.org/10.1007/s00192-022-05151-3

Himmler M, Rakhimbayeva A, Sutherland SE, Roovers JP, Yassouridis A, Liedl B. Theimpact of sacrospinous ligament fixation on pre-existing nocturia andco-existing pelvic floor dysfunction symptoms. Int Urogynecol J 2021;32(4):919–928. https://doi.org/10.1007/s00192-020-04440-z

Himmler M, Kohl M, Rakhimbayeva A, Witczak M, Yassouridis A, Liedl B. Symptoms ofvoiding dysfunction and other coexisting pelvic floor dysfunctions: The impactof transvaginal, mesh-augmented sacrospinous ligament fixation. Int Urogynecol J 2021;32(10):2777–2286. https://doi.org/10.1007/s00192-020-04649-y

Hocking IW. Experimental study No. 9: Double incontinence, urinary and fecal, cured bysurgical reinforcement of the pubourethral ligaments. Pelviperineology 2008;27:110.

Hodgson R, Wagenlehner F, del Amo E, Inoue H, Abendstein B. Descending perinealsyndrome cure by deep transversus perinei ligament repair: surgical options. AnnTransl Med 2024;12(2):32. https://doi.org/10.21037/atm-23-1803

Huisman AB. Aspects on the anatomy of the female urethra with special relation tourinary continence. Contrib Gynecol Obstet 1983;10:1–31.

Hukins WL, Aspden R. Composition and properties of connective tissues. Trends Biochem Sci 1985;7,10: 260–264.

Husby KR, Lose G, Klarskov N. Trends in apical prolapse surgery between 2010 and 2016 in Denmark. Int Urogynecol J 2020;31(2):321–327.

Iglesia CB, Fenner DE, Brubaker L. The use of mesh in gynaecologic surgery. Int Urogynecol J Pelvic Floor Dysfunct 1997;8:105–115.

Imamura M, Hudson J, Wallace SA, MacLennan G, Shimonovich M et al. Surgical interventions for women with stressurinary incontinence: systematic review and network meta-analysis of randomized controlled trials. BMJ 2019;365:l1842.

Ingelman-Sundberg A. The pubovesical ligament in stress incontinence. Acta Obstetric Gynecolog Scand 1949;28:183–188.

Ingelman-Sundberg A, Ulmsten U. Surgical treatment of female urinary stress incontinence. Contrib Gynecol Obstet 1983;10:51–69.

Jeffcoate TNA. Genital prolapse. In: Jeffcoate TNA (Ed), Principles of gynaecology. 2nd ed.London: Butterworths;1962;282–330.

Ignacio A, Dua R, Sarin S, et al. Pelvic congestion syndrome: diagnosis and treatment. Semin Intervent Radiol. 2008, 25: 361–8.

Inoue H, Kohata Y, Sekiguchi Y, Kusaka T, Fukuda T, Monnma M. The TFS minisling restores major pelvic organ prolapse and symptoms in aged Japanese women by repairing damaged suspensory ligaments: 12–48 month data. Pelviperineology 2015;34:79–83.

Inoue H, Kohata Y, Fukuda T, Monma M, Uzawa Y, Kubo Y, Watanbe R, Kusaka T. Repair of damaged ligaments with tissue fixation system minisling is sufficient to cure major prolapse in all three compartments: 5-year data. J Obstet Gynaecol Res 2017;43(10):1570–577.

Inoue H, Nakamura R, Sekiguchi Y, Kohata Y, Fukuda T, Oonuma K, Uzawa Y, Watanabe R.Tissue fixation system ligament repair cures major pelvic organ prolapse in ageing women with minimal complications: A 10-year Japanese experience in 960 women. Cent European J Urol 2021;74(4)552–562.

Irwin DE, Milsom I, Hunskaar S, Reilly K, Kopp Z, Herschorn S, Coyne K, Kelleher C,Hampel C, Artibani W, Abrams P. Population-based survey of urinary incontinence, overactive bladder, and other lower urinary tract symptoms infive countries: Results of the EPIC study. Eur Urol 2006;50(6):1306–1314; discussion 14–15. https://doi.org/10.1016/j.eururo.2006.09.019

Jayne DG, Schwandner O, Stuto A. Stapled transanal rectal resection for obstructed defecation syndrome: one-year resultsof the European STARR Registry. Dis Colon Rectum 2009;52: 1205–212.

Jeffcoate TNA. Principles of gynaecology. 2nd ed. London: Butterworths;1962.

Johansson SL, Fall M. Clinical features and spectrum of light microscopic changes in interstitial cystitis. J Urol 1990;143(6):1118–1124.

Katrikh AZ, Ettarh R, Kahn MA. Cadaveric nerve and artery proximity to sacrospinous ligament fixation sutures placed by a suture-capturing device. Obstet Gynecol 2017; 130(5):1033–1038. https://doi.org/10.1097/AOG.0000000000002324

Kauffman SA. The origins of order. New York: Oxford Uni Press;1993:173–235.

Kelly HA, Dumm WM. Urinary incontinence in women without manifest injury to the bladder. Surg Gynecol Obstet 1914;18:444–450.

Jha S, Cutner A, Moran P. The UK National Prolapse Survey: 10 years on. Int Urogynecol J 2018;29(6):795–801.

Klutke CG, Siegel CL. Functional female pelvic anatomy. Urol Clin N Am 1995;22:487–498.

Koelbl H, Stoerer S, Seliger G, Wolters M. Transurethral penetration of a tension-freevaginal tape. BJOG 2001;108(7):763–765.

Koelbl H, Igawa TY, Salvatore S, et al. Pathophysiology of urinary incontinence, faecal incontinence and pelvic organ prolapse. In: Abrams P, Cardozo L, KhouryS, Wein A (Eds), Fifth International Consultation on Incontinence. Bristol, UK:International Consultation on Urological Diseases;2013:261–60.

Kovanen V, Suominen H, Risteli J, Risteli L. Type IV collagen and laminin in slow andf ast skeletal muscle in rats - effects of age and life-time endurance training. Collagen Rel Res 1988;8:145–53.

Krantz KE. Anatomy of the urethra and anterior vaginal wall. Am J Obstet Gynecol 1951;62(2):374–86.

Kubin N, Shkarupa D, Shapovalova E, Zaytseva A. A comparison of native vaginal andligament surgery for cure of pelvic organ prolapse and overactive bladder. Ann Transl Med 2024;12(2):39. https://doi.org/10.21037/atm-23-1781

Kuhn T. The structure of scientific revolutions. 3rd ed. Chicago, IL: University of Chicago Press; 1996.

Lahodny J. Vaginale Inkontinenz- und Deszensuschirurgie. Stuttgart: Enke, Stuttgart;1991:3–20.

LantzschT , Goepel C, Wolters M, Koebl H, Methfessel HD. Sacrospinous ligament fixation for vaginal vault prolapse. Arch Gynecol Obstet 2001;265:21–25.

Leibovich SJ, Ross R. The role of the macrophage in wound repair. A study with hydrocortisone and antimacrophage serum. Am J Pathol 1975;78:71–91.

Liedl B, Inoue H, Sekiguchi Y, Gold D, Wagenlehner F, Haverfield M, Petros P. Update of the integral theory and system for management of pelvic floor dysfunction in females. Eur Urol Suppl 2018;17(3):100–108. https://doi.org/10.1016/j.eursup.2017.01.001

Liedl B, Inoue H, Sekiguchi Y, Haverfield M. Richardson P, Yassourides A, WagenlehnerF. Is overactive bladder in the female surgically curable by ligament repair? Cent European J Urol 2017;70(1):51–57. https://doi.org/10.5173/ceju.2017.938

Liedl B, Goeschen K, Durner L. Current treatment of pelvic organ prolapse correlated with chronic pelvic pain, bladder and bowel dysfunction. Curr Opin Urol 2017;27(3):274–281.

Liedl B, Goeschen K, Yassouridis A, Inoue H, Abendstein B, Müller-Funogea IA,Caliskan A. Cure of underactive and overactive bladder symptoms in women by 1,671 apical sling operations gives fresh insights into pathogenesis and needfor definition change. Urol Int 2019;103(2):228–234.

Liedl B, Goeschen K, Sutherland SE, Roovers JP, Yassouridis A. Can surgical reconstruction of vaginal and ligamentous laxity cure overactive bladder symptoms in women with pelvic organ prolapse? BJU Int 2019;123(3):493–510.

Liedl B, Dodi G, Inoue H, Neuman M, del Amo E. Structural, functional, and dysfunctional pelvic anatomy. AnnTransl Med 2024;12(2):23. https://doi.org/10.21037/atm-23-1877

Liedl B, Gürtler F, Antoniewicz A, Wenk M. Belastungsharninkontinenz der Frau- von der Pathophysiologie zu langfristigen Therapieerfolgen. Uroforum 2024;10:29–33.

Lim YN, Muller R, Corstiaans A, Dietz HP, Barry C, Rane A. Suburethral slingplasty evaluation study in North Queensland, Australia: the SUSPEND trial. Aust N Z JObstet Gynaecol 2005; 45(1):52–59.

Lim YN, Rane A. Suburethral vaginal erosion and pyogenic granuloma formation: Anunusual complication of intravaginal slingplasty (IVS). Int Urogynecol J Pelvic Floor Dysfunct 2004;15(1):56–58.

Lloyd J, Crouch NS, Minto CL. Female genital appearance: `normality`unfolds. BJOG2005;112:643–46.

Lose G, Colstrup H. Mechanical properties of the urethra in healthy and stressincontinent females: Dynamic measurements in the resting urethra. J Urol 1990;1258–262.

Lose G. Impact of changes in posture and bladder filling on the mechanical properties of the urethra in healthy and stress incontinent women. Neurourol Urodyn 1990;9:459–469.

Lose G. Simultaneous recording of pressure and cross-sectional area in the female urethra. A study of urethral closure function in healthy and stress incontinentwomen. Neurourol Urodyn 1992(a);11: 55–9.

Lose G. Study of urethral closure function in healthy and stress incontinent women. Neurourol Urodyn 1992(b);11:55–89.

Lotery HE, McClure N, Galask RP. Vulvodynia. Lancet 2004;363:1058–1060.

Lowder JL, Oliphant SS, Shepherd JP, Ghetti C, Sutkin G. Genital hiatus size isassociated with and predictive of apical vaginal support loss. Am J Obstet Gynecol 2016;214(6):718.

Madden JW, Peacock EE Jr. Dynamic metabolism of scar collagen and re-modelling of dermal wounds. Ann Surg 1971;174:511–520.

Maggi CA. Tachkinins and calcitonin gene-related peptide (CGRP) as co-transmitters released from peripheral endings of sensory nerves. Progress in Neurobiology.1995;45:1–98

Maher, CM., et al. (2011). „Surgical management of pelvic organ prolapse in women: the updated summary version Cochrane review.“ Int Urogynecol J 22(11): 1445–1457

Maher CM, Feiner B, Baessler K, Schmid C. Surgical management of pelvic organ prolapse in women. Cochrane Database Syst Rev 2013;(4):CD004014.

Mant J, Painter R, Vessey M. Epidemiology of genital prolapse: Observations from the Oxford Family Planning Association Study. Br J Obstet Gynecol 1997;104(5):579–585.

Marinoff SC, Turner ML. Vulvar vestibulitis syndrome: an overview. Am J Obstet Gynecol 1991;165(4 Pt 2):1228–233.

Martius H. Lehrbuch der Gynäkologie. Stuttgart: Thieme; 1946.

Martius H. Über einen häufigen gynäkologischen Symptomkomplex. Arch Gynecol Obstet 1938;166:332–335.

May RM. Simple mathematical models with very complicated dynamics. Nature 1976;261:459–467.

Mayer R, Wells T, Brink C. Handwashing in the cystometric evaluation of detrusorinstability. Neurourol Urodyn 1991;10:563–569.

Messing EM, Stamey TA. Interstitial cystitis. early diagnosis, pathology and treatment. Urology 1978;12(4):381–392.

Milani R, Salvatore S, Soligo M et al. Functional and anatomical outcome of anteriorand posterior vaginal prolapse repair with prolene mesh. BJOG 2005;112(1):107–11.

Milley PS, Nicholls DH. The relationship between the pubourethral ligaments and the urogenital diaphragm in the human female. Anat Rec 1971;170:281–83.

Min H, Li H, Bingshu L et al (2013) Meta-analysis of the efficacy and safety of the application of adjuvant material in the repair of anterior vaginal wall prolapsed. Arch Gynecol Obstet 287:919–936.

Molloy WBM. Targeted treatment of female urinary dysfunction. Lancet 2002;358(9308):800.

Moossdorff-Steinhauser H, Rademakers KLJ, Nieman F, van Koeveringe GA, Berghmans B. A survey onvoiding complaints in women presenting at a pelvic care center. Curr Urol 2019;13(1):31–6. https://doi.org/10.1159/000499297

Muller HK. Mechanism of clearing injured tissue. In: Glynn LE, Houck JC, Weissmann G (Eds),Handbook of inflammation. Vol 3: Tissue regeneration and repair. Amsterdam NewYork: Elsevier/ North-Holland Biomedical Press; 1981:145–75.

Nakamura R, Yao M, Maeda Y, Fujisaki A, Sekiguchi Y. Outpatient mid-urethral tissue fixation system sling for urodynamic stress urinary incontinence: 3-yearsurgical and quality of life results. Int Urogynecol J 2017(a). https://doi.org/10.1007/s00192-017-3341-4

Nakamura R, Yao M, Maeda Y, Fujisaki A, Sekiguchi Y. Retropubic tissue fixation system tensioned mini-sling carried out under local anesthesia cures stress urinaryi ncontinence and intrinsic sphincter deficiency: 1-year data. Int J 2017(b);24(7):532–37.

Netter F. Atlas of human anatomy. Ardsley USA: CIBA-Geigy Corp;1989.

Neuman M, Farnsworth B, Sun X, Sekiguchi, Wenk M, Inoue H. Principles of surgery according to the integral theory paradigm (ITP). Ann Transl Med 2024;12(2):28. https://doi.org/10.21037/atm-23-1769

Neymeyer J, Moldovan DE, Weinberger S, Kranz J. Alter Wein in neuen Schläuchen - bewärte offen-operative Verfahren zur Behandlung des Urogenitalprolaps [Old wine in new bottles-proven open-surgical procedures for the treatment of pelvic organprolapse]. Urologe 2019;58(6):617–626.

Nichols DH, Randall CL. Massive eversion of the vagina. In: Nichols DH, Randall CL (Eds),Vaginal surgery. 3rd ed. Baltimore: Lippincott Williams & Wilkins;1989:328–357.

Nichols DH, Randall CL. Vaginal surgery. 3rd ed. Baltimore: Lippincott Williams &Wilkins;1–46;1989.

Nilsson CG, Palva K, Aarnio R, Morcos E, Falconer C. Seventeen years`follow-up of the tension-free vaginal tape procedure for female stress urinary incontinence. Int Urogynecol J 2013;24(8): 1265–269. https://doi.org/10.1007/s00192-013-2090-2

Nordling J , Staskin D, Yoshimura N. Etiology: Etiological and pathogenic theories of interstitial cystitis/bladder pain syndrome. In: Hanno PM, Nordling J, Staskin D, Wein AJ, WyndaeleJJ (Eds), Bladder pain syndrome- an evolution. New York: Springer;2018:37–39.

Nygaard I, Barber MD, Burgio KL, Kenton K, Meikle S, Schaffer J, Spino C, Whitehead WE,Wu J, Brody DJ. Prevalence of symptomatic pelvic floor disorders in US women.JAMA 2008;300(11):1311–1316. https://doi.org/10.1001/jama.300.11.1311

Nyssönen V, Talvensaari-Mattila A, Santala M. Intravaginal slingplasty sling is associated with increased risk of vaginal erosion. Acta Obstetric Gynecolog Scand 2009;88(11):1222–1226.

Olesen KP, Walter S. Bladder base insufficiency. Acta Obstetric Gynecolog Scand 1978;57:463–468.

Osman NI, Esperto F, Chapple CR. Detrusor under activity and the under active bladder: a systematic review of preclinical and clinical studies. Eur Urol 2018; 74(5):633–643.

Osterburg D. Influence of capillary multifilament sutures on the antibacterial action of inflammatory cells in infected wounds. Acta Chir Scandinavica 1983;149:751–757.

Ozcan U, Güngör T, Ekin M, Eken S. Sacrospinous fixation for the prolapsed vaginal vault. Gynecol Obstet Invest 1999;47(1):65–8. https://doi.org/10.1159/000010064.

Papadimitriou JM, Petros PEP. Histological studies of monofilament and multifilament polypropylene mesh implants demonstrate equivalent penetration of macrophages between fibrils. Hernia 2005;9:75–8.

Papadimitriou JM, Ashman RB. Macrophages: Current views on their differentiation, structureand function. Ultrastruct Path 1989;13:343–358.

Paramore RH. Some further considerations on the supports of the female pelvic viscera,in which the intra-abdominal pressure is still further defined. J Obstet Gynaecol Br Emp 1908(a);14:172–187.

Paramore RH. The supports in chief of the female pelvic viscera. J Obstet Gynaecol Br Emp 1908(b);30: 391–409.

Parks AG, Swash M, Urich H. Sphincter Denervation in ano-rectal incontinence and rectal prolapse. Gut 1977;18:656–65.

Peacock EE. Structure, synthesis and interaction of fibrous protein and matrix. In: In: Peacock EE (Ed), Wound repair. 3rd ed, Philadelphia: WB Saunders Co.; 1984:56–101.

Pescatori M, Spyrou A, Pulvirenti d`Urso A. prospective evaluation of occult disorders inobstructed defecation using the iceberg diagram. Colorectal Dis 2007; 9(5):452–456.

Petros PE. Changes in Bladder Neck Geometry and Closure Pressure After Midurethral Anchoring Suggest a Musculoelastic Mechanism Activates Closure. Neurourology and Urodynamics 22:191:97 (2003)

Petros PE, Swash M, Kakulas B. Experimental Study No. 8: Stress urinary incontinence results from muscle weakness and ligamentous laxity in the pelvic floor. Pelviperineology 2008; 27: 107–109 http://www.pelviperineology.org

Petros PE, Ulmsten U (1990a) An integral theory of female urinary incontinence. Experimental and clinical considerations. Acta Obstet Gynecol Scand 69(S153):7–51

Petros PE, Ulmsten U. An Integral Theory of female urinary incontinence. Acta Obstet Gynecol Scand. 1990(b);69 Suppl 153:page

Petros PE. Detrusor instability - a critical analysis. Doctoral thesis. Uppsala: University of Uppsala;1993.

Petros PE. Ambulatory incontinence and vaginal surgery. Aust Med J 1994(a);161:171–72.

Petros PE. Tissue reaction to implanted foreign materials for cure of stressincontinence (letter). Am J Obstet Gynecol 1994(b);171:1159.

Petros PE. The effect of urethral pressure variation in women (letter). Int Urogynecol J and Pelvic Floor 1996(a);7: 274.

Petros PE. The intravaginal slingplasty operation: A minimally invasive technique for cure of urinary incontinence in the female. Aust N Z J Obst and Gyn 1996(b); 36:463–461.

Petros PE. Severe chronic pelvic pain in women may be caused by ligamentous laxity in the posterior fornix of the vagina. Aust N Z J Obstet Gynaecol. 1996(c);36(3):351–354.

Petros PE. Is detrusor instability a premature variant of a normal micturition reflex? (letter). Lancet (1997a) 349: 1255–1256.

Petros PE. New ambulatory surgical methods using an anatomical classification of urinary dysfunction improve stress, urge and abnormal emptying. Int Urogynecol J Pelvic Floor Dysfunct 1997(b);8:270–278.

Petros PE. A cystocele may compensate for latent stress incontinence by stretching the vaginal hammock. Gynecol Obstet Invest 1998(a);46:206–209.

Petros PE. The pubourethral ligaments - an anatomical and histological study in the live patient. Int Urogynecol J Pelvic Floor Dysfunct 1998(a);9:154–157.

Petros PE. The sign of stress incontinence, should we believe what we see? Aust N Z J Obstet Gynaecol 1998(c);38:352–353.

Petros PE. Change in urethral pressure during voluntary pelvic floor muscle contraction and vaginal stimulation. Int Urogynecol J Pelvic Floor Dysfunct 1998(d);8:318.

Petros PE. Development of generic models for ambulatory vaginal surgery - apreliminary report. Int Urogynecol J Pelvic Floor Dysfunct 1998(e);9:19–27.

Petros PE. Symptoms of defective emptying and raised residual urine may arise from ligamentous laxity in the posterior vaginal fornix. Gynecol Obstet Invest 1998(f);45:105–108.

Petros PE. AAVIS course in ambulatory vaginal and incontinence surgery. Royal Perth Hospital;1999(a);1–90.

Petros PE. Development of the intravaginal slingplasty, and other ambulatory vaginal procedures. Doctor of Surgery thesis. University of Western Australia; 1999(b).

Petros PE. Cure of urinary and fecal incontinence by pelvic ligament reconstruction suggests a connective tissue etiology for both. Int Urogynecol J 1999(c);10:356–360.

Petros PE. Detrusor instability and low compliance may represent different levels of disturbance in peripheral feedback control of the micturition reflex. Neurourol Urol 1999(d);18:81–91.

Petros PE. Medium-term follow up of the intravaginal slingplasty operation indicates minimal deterioration of continence with time. Aust. NZ J Obstet Gynaecol 1999(e);39:354–356.

Petros PE. Influence of hysterectomy on pelvic floor dysfunction. Lancet 2000;356:1275.

Petros PE. The art and science of medicine. Lancet 2001(a);358:1818–1819.

Petros PE. Vault prolapse 1: Dynamic supports of the vagina. Int J Urogynecol Pelvic Floor Dysfunct 2001(b);12:292–295.

Petros PE. Vault prolapse II: Restoration of dynamic vaginal supports by the infracoccygeal sacropexy, an axial day-care vaginal procedure. Int J Urogynecol Pelvic Floor Dysfunct 2001(c);12:296–303.

Petros PE. Application of theory to the management of pelvic floor dysfunction, pelvicfloor. In: JH Pemberton, M Swash, M Henry (Eds), The pelvic floor: Its functionand disorders. Philadelphia: Saunders; 2001(d).

Petros PE. Finite element models - a template for future urodynamics. Neurourol Urodyn 2001(e);20: 231–233.

Petros PE. The anatomy of the perineal membrane: Its relationship to injury in childbirth and episiotomy. Aust N Z J Obstet Gynaecol 2002;42: 577–578.

Petros PE. Non-linearity in clinical practice. J Eval Clin Pract 2003(a);9(2):171–178.

Petros PE. Changes in bladder neck geometry and closure pressure following midurethral anchoring suggest a musculoelastic mechanism activates closure. Neurourol Urodyn 2003(b);22:191–197.

Petros PE. Tissue fixation system perineal body repair: a minimally invasive method for repair of descending perineal syndrome. Dis Colon Rectum 2016;59(12):e455.

Petros PE. The biomechanics of uterine prolapse impact rectal intussusception, ODS and surgical restoration. Tech Coloproctol 2022;26(3): 161–162.

Petros PE. The integral theory paradigm in practice-addressing a major health crisis in bladder/bowel/ pain management. Ann Transl Med 2024;12(2):22. https://doi.org/10.21037/atm-23-1755

Petros PE, Bornstein J. Vulvodynia may be a referred pain originating from laxity inthe uterosacral ligaments. Aust N Z J Obstet Gynaecol 2004;44:483–486.

Petros PE, Bush MB. A mathematical model of micturition gives new insights intopressure measurement and function. Int Urogynecol J Pelvic Floor Dysfunct 1998;9:103–107.

Petros PE, von Konsky B. Anchoring the midurethra restores bladder neck anatomy andcontinence. Lancet 1999;354:997–998.

Petros PE, Skilling PM. The physiological basis of pelvic floor exercises in the treatment of stress urinary incontinence. Br J Obstet Gynaecol 1999;106:615–616.

Petros PE, Skilling PM. Pelvic floor rehabilitation according to the integral theoryof female urinary incontinence. First report. European J Obstet Gynecol 2001;94(2):264–269.

Petros PE, Richardson PA. Tissue fixation system posterior sling for repair ofuterine/vault prolapse - a preliminary report. Aust N Z J Obstet Gynaecol 2005(a);45:376–379.

Petros PE, Richardson PA. Midurethral tissue fixation system sling -˜micro-method -for cure of stress incontinence- preliminary report. Aust N Z J Obstet Gynaecol 2005(b);45(5):372–375.

Petros PE, Richardson PA, Goeschen K, Abendstein B. The tissue fixation systemprovides a new structural method for cystocoele repair: A preliminary report.Aust N Z J Obstet Gynaecol. 2006;46: 474–478.

Petros PE, Ulmsten U, Papadimitriou J. The autogenic neoligament procedure: a technique for planned formation of an artificial neo-ligament. Acta ObstetricGynecolog Scand 1990;69(153):43–51. https://doi.org/10.1111/j.1600-0412.1990.tb08031.x

Petros PE, Ulmsten U. An integral theory of female urinary incontinence. Acta Obstetric Gynecolog Scand 1990(a);69(Suppl 153):1–79.

Petros PE, Ulmsten U. The tethered vagina syndrome, post surgical incontinence and I-plasty operation for cure. Acta Obstetric Gynecolog Scand 1990(b);69(Suppl 153):63–67.

Petros PE, Ulmsten U. The combined intravaginal sling and tuck operation. An ambulatory procedure for stress and urge incontinence. Acta Obstetric Gynecolog Scand 1990(c); 69(Suppl 153):53–59.

Petros PE, Ulmsten U. The tuck procedure: A simplified vaginal repair for treatment of female urinary incontinence. Acta Obstetric Gynecolog Scand 1990(d);69(Suppl 153):41–42.

Petros PE, Ulmsten U. Cough transmission ratio: An indicator of suburethral vaginalwall tension rather than urethral closure? Acta Obstetric Gynecolog Scand 1990(e);69(Suppl 153): 37–39.

Petros PE, Ulmsten U. Cure of urge incontinence by the combined intravaginal sling and tuck operation. Acta Obstetric Gynecolog Scand 1990(f);69(Suppl 153): 61–62.

Petros PE, Ulmsten U. The role of a lax posterior vaginal fornix in the causation of stress and urgency symptoms: A preliminary report. Acta Obstetric Gynecolog Scand 1990(g);69:71–73.

Petros PE, Ulmsten U. Non-stress non-urge incontinence- diagnosis and cure-preliminary report. Acta Obstetric Gynecolog Scand 1990(h);69(Suppl 153): 69–70.

Petros PE, Ulmsten U. Pinch test for diagnosis of stress urinary incontinence. Acta Obstetric Gynecolog Scand 1990(i);69(Suppl 153):33–35.

Petros PE, Ulmsten U. An analysis of rapid pad testing and the history for the diagnosis of stress incontinence. Acta Obstetric Gynecolog Scand 1992(a);71:529–536.

Petros PE, Ulmsten U. Urge incontinence history is an accurate predictor of urge incontinence. Acta Obstetric Gynecolog Scand 1992(b);71: 537–539.

Petros PE, Ulmsten U. Tests for detrusor instability in women. These mainly measure the urethral resistance created by pelvic floor contraction acting against apremature activation of the micturition reflex. Acta Obstetric Gynecolog Scand 1993(a);72:661–667.

Petros PE, Ulmsten U. The development of the intravaginal slingplasty procedure: IVS II-VI. Scand J Urol Nephrol 1993(b);27(Suppl 153):61–84.

Petros PE, Ulmsten U. The posterior fornix syndrome: A multiple symptom complex of pelvic pain and abnormal urinary symptoms deriving from laxity in the posterior fornix. Scand J Urol Nephrol 1993(c);27(Suppl 153):89–93.

Petros PE, Ulmsten U. An anatomical basis for success and failure of female incontinence surgery. Scand J Urol Nephrol 1993(e);27:53–60.

Petros PE, Ulmsten U. Bladder instability in women: A premature activation of the micturition reflex. Neurourol Urodyn 1993(f);12: 235–239.

Petros PE, Ulmsten U. Natural volume handwashing urethrocystometry - a physiological technique for the objective diagnosis of the unstable detrusor. Gynecol Obstet Invest 1993(g);36:42–46.

Petros PE, Ulmsten U. Surgical principles deriving from the integral theory - Part III. Scand J Urol Nephrol 1993)(h);27(Suppl 153):41–49.

Petros PE, Ulmsten U. The free graft procedure for cure of the tethered vagina syndrome. Scand J Urol Nephrol 1993(i);27(Suppl 153):85–87.

Petros PE, Ulmsten U. An integral theory and its method for the diagnosis and management of female urinary incontinence - Part 1. Scand J Urol Nephrol 1993)(j);27(Suppl):1–93.

Petros PE, Ulmsten U. Urethral and bladder neck closure mechanisms. Am J Obst Gynecol 1995(a);173:346–347.

Petros PE, Ulmsten U. Urethral pressure increase on effort originates from within the urethra, and continence from musculovaginal closure. Neurourol Urodyn 1995(b);14:337–350.

Petros PE, Ulmsten U. Is detrusor instability a prematurely activated (but otherwise normal) micturition reflex? Lancet 1997(a); 9050(349):505.

Petros PE, Ulmsten U. Role of the pelvic floor in bladder neck opening and closure I: Muscleforces. Int J Urogynecol Pelvic Floor Dysfunct 1997(b);8:74–80.

Petros PE, Ulmsten U. Role of the pelvic floor in bladder neck opening and closure II:V agina. Int J Urogynecol Pelvic Floor Dysfunct 1997(c);8: 69–73.

Petros PE, Ulmsten U. An anatomical classification- a new paradigm for management of lower female urinary dysfunction. Eur J Obstet Gynecol Reprod Biol 1998;80:87–94.

Petros PE, Ulmsten U. An anatomical classification- a new paradigm for management of urinary dysfunction in the female. Int Urogynecol J Pelvic Floor Dysfunct 1999;10:29–35.

Petros PE, Swash M, Kakulas B. Stress urinary incontinence results from muscle weakness and ligamentous laxity in the pelvic floor. Pelviperineology 2008;27:107–109.

Petros PE, Swash M. Correction of abnormal geometry and dysfunction by suspensory ligament reconstruction gives insights into mechanisms for anorectal angleformation. Pelviperineology 2008;27:103–104.

Petros PE, Swash MA. Musculoelastic theory of anorectal function and dysfunction inthe female. Pelviperineology 2008;27:89–121.

Petros PE, Richardson PA. The TFS mini-sling for uterine/vault prolapse repair: A three-year follow-up review. Aust N Z J Obstet Gynaecol 2009;49(4):439–440.

Petros PE, Richardson PA. TFS posterior sling improves overactive bladder, pelvic pain and abnormal emptying, even with minor prolapse: A prospective urodynamicstudy. Pelviperineology 2010;29:52–55.

Petros PE. The integral system. Cent European J Urol. 2011;64:110–119.

Petros PE, Inoue H. How I do it? Transvaginal perineal body repair for low rectocoele. Tech Coloproctol 2013;17:449–454. https://doi.org/10.1007/s10151-013-0980-4

Petros PE, Goeschen K, Inoue H. Underactive bladder may be caused by uterosacral ligament laxity - a critical review of two paradigms. Cent European J Urol 2018;71(4):444–447.

Petros PE, Palma P. Conceptualizing stress urinary incontinence surgery beyond midurethral slings: Very early results from simplified ligament repair without tapes. Neurourol Urodyn 2023;42(2):383–388.

Petros PE, Abendstein B, Swash M. Retention of urine in women is alleviated byuterosacral ligament repair: Implications for Fowler- syndrome. Cent European J Urol 2018;4:436–443.

Petros PE, Bornstein J, Scheffler K, Wagenlehner F, Abendstein B, Zaytseva A. Chronic pelvic pain of `unknown origin`in the female. Ann Transl Med 2024;12(2):26. https://doi.org/10.21037/atm-23-1758

Petros PE, Liedl B, Palma P, Riccetto C, Shuqing Ding S. A practical ligament-based diagnostic system for cure of pelvic symptoms and prolapse. Ann Transl Med 2024;12(2):27. https://doi.org/10.21037/atm-23-1759

Petros PE, Sivaslioglu A, Papadimitriou J, Sekiguchi Y, Hodgson R, Palma P. Further developments of pubourethral ligament surgery for stress urinary incontinence. Ann Transl Med 2024;12(2):31. https://doi.org/10.21037/atm-23-1764

Pilsgaard K. Mouritsen L. Follow-up after repair of vaginal vault prolapse with abdominalc olposacropexy. Acta Obstetric Gynecolog Scand 1999;78:66–70.

Popper KR. Theories, falsifiability. In: Popper KR (Ed), The logic of scientific discovery. London: Unwin, Hyman;1980:27–46.

Porter NH. A physiological study of the pelvic floor in rectal prolapse. Ann R CollS urg Engl 1962;31:379–404.

Postlethwaite RW. Long-term comparative study of nonabsorbable sutures. Ann Surg 1970;171(6):892–898.

Postlethwaite RW, Schauble JF, Dillon ML, Morgan J. Wound healing. II An evaluation of surgical suture material. Surg Gynaecol Obstet 1959;555–566.

Postlethwaite RW, Willigan DVM, Ulin AW. Human tissue reaction to sutures. Ann Surg1975;181:144–152.

Power RM. Embryological development of the levator ani muscle. Am J Obstet Gynecol 1948;55:367–381.

Quaghebeur J, Browning A, Kubin N, Jean-Jacques Wyndaee JJ, Stefan de Wachter S.Peripheral muscle force balance/imbalance in neurological binary control of bladder function and dysfunction. Ann Transl Med 2024;12(2):37. https://doi.org/10.21037/atm-23-1771

Quaghebeur J , Bush M, Shkarupa D, Wyndaele JJ, De Wachter S. A brief physiology andpathophysiology of the bladder. Ann Transl Med 2024;12(2):24. https://doi.org/10.21037/atm-23-1755

Rechberger T, Uldbjerg N, Oxlund H. Connective tissue changes in the cervix during normal pregnancy and pregnancy complicated by a cervical incompetence. Obstet Gynecol1988;71:563–567.

Rechberger T, Rzezniczuk K, Skorupski P, Adamiak A, Tomaszewski J et al. A randomized comparison between monofilament and multifilament tapes for stress incontinencesurgery. Int J Urogyn 2003;14;432–436.

Riccetto C, Gunnemann A, Monteiro LA, Wu Q, Goeschen K, Bernhard Liedl B. Simulated operations (SOs) apply mechanical support to structures to confirm symptom causation. Ann Transl Med 2024;12(2):29. https://doi.org/10.21037/atm-23-1815

Richardson AC, Edmonds PB, Williams NL. Treatment of stress urinary incontinence due to paravaginal fascial defect. Obstet Gynaecol 1981;57: 35–62.

Richardson DA, Bent EA, Ostergard D et al. Delayed reaction to the dacron buttress suture used in urethropexy. J Reprod Med 1984;29:689–692.

Richardson JD, Vasko MR. Cellular mechanism of neurogenic inflammation. J Pharmacol Exp Ther. 2002;302(3):839–45

Richter K. Die Prophylaxe und Therapie des Scheidenvorfalles nach Uterusexstirpation. Geburtsh Frauenheilk 1963;23:1016–1080.

Risacher SL, McDonald BC, Tallman EF, West JD, Farlow MR, Unverzagt FW, Gao S, BoustaniM, Crane PK, Petersen RC, Jack Jr CR, Jagust WJ, Aisen PS, Weiner MW, SaykinAJ. Association between anticholinergic medication use and cognition, brain metabolism, and brain atrophy in cognitively normal older adults. JAMA Neurology 2016;73:721–732. https://doi.org/10.1001/jamaneurol.2016.0580

Rooney K, Kenton K, Mueller ER, FitzGerald MP, Brubaker L. Advanced anterior vaginal wall prolapse is highly correlated with apical prolapse. Am J Obstet Gynecol2 006;195:1837–1840.

Rud T, Asmussen M, Andersson KE, Hunting A, Ulmsten U. Factors maintaining theintra-urethral pressure in women. Invest Urol 1980;17(4):343–347.

Salthouse TM. Biological response to sutures. Otolaryngol Head Neck Surg 1980;88:658–664.

Salthouse TM. Some aspects of macrophage behaviour at the implant interface. J Biomed Mater Res 1984;18:395–401.

Sand PK, Koduri S, Lobel RW et al. Prospective randomized trial of polyglactin 910mesh to prevent recurrence of cystoceles and rectoceles. Am J Obstet Gynecol 2001;184(7):1357–1362.

Schaer GN, Koechli OR, Schuessler B, Haller U. Perineal ultrasound for evaluating the bladder neck in urinary stress incontinence. Obstet Gynecol 1995;85:224–229.

Scheffler KU, Petros PE, Oliver W, Hakenberg OW. A hypothesis for urinary stream divergence in the female: unilateral dislocation of the pubovisceral muscle. Pelviperineology 2014;33:10–13.

Scheffler K, Hakenberg OW, Petros P. Cure of interstitial cystitis and non-ulcerating Hunner`s ulcer by cardinal/uterosacral ligament repair. Urol Int 2021;105(9–10):920–923.

Schlögl M, Umbehr MH, Habib MH, Wagg A, Gordon AL, Harwood R. Promoting continence in older people. Age Ageing 2022;51(9):afac199. https://doi.org/10.1093/ageing/afac199

Schmeiser G, Putz R. Anatomie und Funktion des Beckenbodens. Gynäkologe 2001;34:2–9.

Schmidbauer L. Posteriores Fornixsyndrom versus Interstitielle Zystitis/Blasenschmerzsyndrom. München: LMU München; 2024.

Sekiguchi Y, Kinjo M, Maeda Y, Kubota Y. Reinforcement of suspensory ligaments underlocal anesthesia cures pelvic organ prolapse: 12-month results. Int Urogynecol J 2014;25(6):783–9. https://doi.org/10.1007/s00192-013-2281-x

Shafik A. A new concept of the anatomy of the anal sphincter mechanism and the physiology of defecation. Acta Anat 1990;138:359-363.

Shafik A. A new concept of the anatomy of the anal sphincter mechanism and the physiology of defaecation IV. Coloproctology 1982;1: 49–54.

Shafik A. Vagino-levator reflex: description of a reflex and its role in sexual performance. Eur J Obstet Gynecol Reprod Biol 1995;60:161–164.

Shkarupa D, Kubin N, Pisarev A, Zaytseva A, Shapovalova E. The hybrid technique of pelvic organ prolapse treatment: apical sling and subfascial colporrhaphy. Int Urogynecol J 2017;28:1407–1413. https://doi.org/10.1007/s00192-017-3286-7

Shkarupa D, Zaytseva A, Kubin N, Kovalev G, Shapovalova E. Native tissue repair of cardinal/uterosacral ligaments cures overactive bladder and prolapse, but only in pre-menopausal women. Cent European J Urol 2021;74:372–378.

Shull BL, Capen CV, Riggs MW, Kuehl TJ. Preoperative and postoperative analysis of site-specific pelvic support defects in 81 women treated with sacrospinous ligament suspension and pelvic reconstruction. J Obstet Gynecol 1992;166;1764–771.

Skilling PM, Garcia-Fernandez A, Witczak M. Squatting-based exercises cure bedwetting in children and improve pain and bladder symptoms in premenopausal women. Ann Transl Med 2024;12(2):38. https://doi.org/10.21037/atm-23-1768

Sivaslioglu AA, Unlubilgin E, Aydogmus S, Keskin L, Dolen I. A prospective randomized controlled trial of the transobturator tape and tissue fixation minisling in patients with stress urinary incontinence: 5-year results. J Urol 2012;188:194–199. https://doi.org/10.1016/j.juro.2012.02.2564

Sivaslioglu AA, Müller-Funogea IA, Paolo Palma P. Tension-free artisan tape: a low-costoption for cure of pelvic organ prolapse and stress incontinence. Ann Transl Med 2024;12(2):35. https://doi.org/10.21037/atm-23-1876

Sivaslioglu AA, Sun X, Hodgson R, Riccetto C. Widebore polyester sutures may create sufficient collagen for cure of prolapse/incontinence: A work in progress. Ann Transl Med 2024;12(2):36. https://doi.org/10.21037/atm-23-1774

Skaper SD, Facci L, Zusso M, Giusti P. An Inflammation-Centric View of Neurological Disease: Beyond the Neuron. Front Cell Neurosci. 2018;12:72

Smith FJ, Holman CD, Moorin RE, Tsokos N. Lifetime risk of undergoing surgery for pelvic organ prolapse. Obstet Gynecol 2010;116(5):1096–100.

Smith A, Hosker G, Warrell D. The role of pudendal nerve damage in the aetiology of genuine stress incontinence in women. Br J Obstet Gynaecol 1989(a);96: 29–32.

Smith ARB, Hosker GL, Warrell DW. The role of partial denervation of the pelvic floo rin the aetiology of genito-urinary prolapse and stress incontinence of urine: A neurophysiological study. Br J Obstet Gynaecol 1989(b);96:2–28.

Snooks SJ Badernock DF, Tiptaft RC, Swash M. Perineal nerve damage in genuine stressurinary incontinence: An electrophysiological study. Br J Urol 1985;57:422–426.

Stoeckel W. Lehrbuch der GynÃ¤kologie. 11. Aufl. Leipzig: Hirzel;1947:720–724.

Sturmdorf A. The levator ani muscle. In: Davis FA (Ed), Gynoplastic technology. Philadelphia: William Heinemann Medical Books Ltd;1919:109–14.

Sultan AH, Kamm MA, Hudson CN, Thomas JM, Bartram CI. Anal-sphincter disruption during vaginal delivery. N Eng J Med 1993;329:1905–1911.

Swash M, Henry MM, Snooks SJ. Unifying concept of pelvic floor disorders and incontinence. J R Soc Med 1985;78: 906-911.

Sze E, Karram MM. Transvaginal repair of vault prolapse: A review. Obstet Gynecol 1997;89(3): 466–475.

Szymczak P, Grzybowska ME, Sawicki S, Futyma K, Wydra DG. Perioperative and long-term anatomical and subjective outcomes of laparoscopic pectopexy and sacrospinous ligament suspension for POP-Q stages II-IV apical prolapse. J Clin Med 2022;11(8):2215.

Tanagho EA, Miller ER. Initiation of voiding. Br J Urol 1970;42:175–180.

Tanagho EA. The anatomy and physiology of micturition. Clin Obstet Gynecol 1978;5:13–26.

Tanagho EA, Myers FH, Smith DR. Urethral resistance: Its components and implications, No 2. Striated muscle component. Invest Urol 1969;7:195–205.

Thompson JR, Chen AH, Pettit PD, Bridges MD. Incidence of occult rectal prolapse inpatients with clinical rectoceles and defecatory dysfunction. Am J ObstetGynecol 2002;187(6):1494–149; discussion 1499–1500.

Thonar EJMA, Kuettner KE. Biochemical basis of age related changes in proteoglycans.In: Wight TN, Mecham RP (Eds), Biology of protoeglycans. Academic Press Inc;1987:211–246.

Uldbjerg N, Ulmsten U. The physiology of cervical ripening and cervical dilatation and the effect of abortifacient drugs. In: Bygdeman M (Ed) Bailliere's clinical obstetrics and gynaecology - medical induction of abortion, 4. London:Bailliere Tindall;1990:263–281.

Ulmsten U, Petros PE. Surgeryf or female urinary incontinence. Curr Sci 1992;4:456–462.

Ulmsten U , Henriksson L, Johnson P, Varhos G. An ambulatory surgical procedure underl ocal anesthesia for treatment of female urinary incontinence. Int Urogynecol J1996;781–86.

Ulmsten U, Johnson P, Petros P. Intravaginal slingplasty. Zentralblatt für Gynäkologie1994;116:398–404.

Vande Merwe JP, Nordling J, Bouchelouche P, Bouchelouche K, Cervigni M, Daha LK et al. Diagnostic criteria, classification, and nomenclature for painful bladder syndrome/interstitial cystitis: An ESSIC proposal. Eur Urol 2008;53(1):60â-67.

Van Doorn, van Waalwijk ESC, Remmers A, Jaknegt RA. Conventional and extramural ambulatory urodynamic testing of the lower urinary tract in the female. J Urol 1992;147:1319–1325.

Van Usselmuiden MN, Detollenaere RJ, Gerritse MBE. Dutch women`s attitudes towards hysterectomy and uterus preservation in surgical treatment of pelvic organ prolapse. Eur J Obstet Gynecol Reprod Biol 2018;220:79–83.

VanWinkle W, Salthouse TN. Biological response to sutures and principles of suture selection monograph. Ethicon;1976.

VanWinkle W, Hastings JC. Considerations in the choice of suture material forvarious tissues. Surg Gynecol Obstet 1972;135:113–126.

Varma MG, Brown JS, Creasman JM, Thom DH, Van Den Eeden SK, Beattie MS, Sobek LL.Fecal incontinence in females older than aged 40 years: who is at risk? Dis Colon Rectum 2006;49:841–851. https://doi.org/10.1007/s10350-006-0535-0

Wagenlehner F, Müller-Funogea I, Perletti G, Abendstein B, Goeschen K, Inoue H, SekiguchiY, Sivaslioglu A, Haverfield M, Richardson P. Vaginal apical prolapse repair using two different sling techniques improves chronic pelvic pain, urgency and nocturia: A multicentre study of 1420 patients. Pelviperineology 2016;35(4):99–104.

Wahren J. Neue Aspekte zum Blasenverschluss. Gyn 2001;6:270–85.

Walter JB, Israel MS. Inflammatory reaction. In: Walter JB, Israel MS (Eds), Pathology. 5th ed. Edinburgh: Churchill & Livingstone;1979:71–85.

Weber AM, Richter HE. Pelvicorgan prolapse. Obst Gynecol 2005;106:615–634.

Weber AM, Walters MD, Piedmonte MR, Ballard LA. Anterior colporrhaphy: A randomizedt rial of three surgical techniques. Am J Obstet Gynecol 2001;185(6):1299–1304.

Wendell-Smith CP, Ulsen PM. The musculature of the pelvic floor. In: Philipp EE, Barnes J, NewtonM (Eds), Scientific foundations of obstetrics and gynaecology. London: William Heinemann Medical Books Ltd;1977:78–84.

Wenk MJ, Bush M, Swash M, Liedl B, Witczak M. Underactive bladder, Fowler`s syndrome are potentially curable by uterosacral ligament repair. Ann Transl Med 2024;12(2):34. https://doi.org/10.21037/atm-23-1775

White GR. An anatomical operation for cure of cystocele. JAMA 1909;53:113.

Whiteside JL, Weber AM, Meyn LA, Walters MD. Risk factors for prolapse recurrence aftervaginal repair. Am J Obstet Gynecol 2004;191(5):1533–1538.

Williams GA, Richardson AC. Transplantation of external oblique aponeurosis: An operation for prolapse of the vagina following hysterectomy. Am J Obstet Gynecol 1952;64:552–557.

Wilson PD. Posterior pubourethral ligaments in normal and genuine stress incontinent women. J Urol 1982;130:802–805.

Woodburne RT. Structure and function of the urinary bladder. J Urol 1960;84:79–85.

Yamada H. Aging rate for the strength of human organs and tissues. In: Evans FG (Ed),Strength of biological materials. Baltimore: Williams & Wilkins Co;1970:272–280.

Yamauchi M, Woodley DT, Mechanic GL. Aging and cross-linking of skin collagen. Biochem Biophys Res Commun 1988;152:898–901.

Yaprak M. The axon reflex. Neuroanatomy. 2008;7:17–9

Yeung E, Baessler K, Christmann-Schmid C, Haya N, Chen Z, Wallace SA, Mowat A, Maher C. Transvaginale Netze oder Transplantate oder Reparatur von nativem Gewebe bei Vaginalprolaps. Cochrane Database of Systematic Reviews 2024, Ausgabe 3. Art.-Nr.: CD012079. https://doi.org/10.1002/14651858.CD012079.pub2.

Zacharin RF, Gleadell LW. Abdominoperineal urethral suspension. Am J Obstet Gynecol 1963;86:981.

Zacharin RF. Pelvic floor anatomy and the surgery of pulsion enterocele. New York: Springer;1985:272–280.

Zacharin RF. A suspensory mechanism of the female urethra. J Anat 1963;97:423–427.

Zacharin RF. Pelvic floor anatomy and cure of pulsion enterocoele. Wien: Springer;1985.

Stichwortverzeichnis

A

B

C

D

E

F

G

H

I

K

L

M

N

O

P

R

S

T

U

V

W

Z

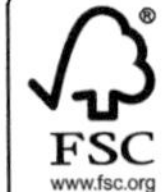

MIX
Papier aus verantwortungsvollen Quellen
Paper from responsible sources
FSC® C105338

If you have any concerns about our products,
you can contact us on
ProductSafety@springernature.com

In case Publisher is established outside the EU,
the EU authorized representative is:
Springer Nature Customer Service Center GmbH
Europaplatz 3, 69115 Heidelberg, Germany

Printed by Libri Plureos GmbH
in Hamburg, Germany